疾病预防控制机构实验室质量管理与生物安全管理体系建设应用指南

主　编　丁钢强　蒋健敏　张双凤
副主编　章荣华　黄学敏　虞晓珍　周晓红

ZHEJIANG UNIVERSITY PRESS
浙江大学出版社

图书在版编目（CIP）数据

疾病预防控制机构实验室质量管理与生物安全管理
体系建设应用指南 / 丁钢强等主编. —杭州：浙江大学
出版社，2016.7
ISBN 978-7-308-15048-4

Ⅰ. ①疾… Ⅱ. ①丁… Ⅲ. ①传染病防治－实验室管
理－质量管理－指南 Ⅳ. ①R183-33

中国版本图书馆 CIP 数据核字（2015）第 200817 号

疾病预防控制机构实验室质量管理
与生物安全管理体系建设应用指南

主　编　丁钢强　蒋健敏　张双凤
副主编　章荣华　黄学敏　虞晓珍　周晓红

责任编辑　杜希武
责任校对　金　蕾　林允照
封面设计　刘依群
出版发行　浙江大学出版社
　　　　　　（杭州市天目山路 148 号　邮政编码 310007）
　　　　　　（网址：http://www.zjupress.com）
排　　版　杭州好友排版工作室
印　　刷　杭州杭新印务有限公司
开　　本　787mm×1092mm　1/16
印　　张　36.5
字　　数　871 千
版 印 次　2016 年 7 月第 1 版　2016 年 7 月第 1 次印刷
书　　号　ISBN 978-7-308-15048-4
定　　价　125.00 元

《疾病预防控制机构实验室质量管理与生物安全管理体系建设应用指南》编委会名单

主　编　丁钢强　蒋健敏　张双凤
副主编　章荣华　黄学敏　虞晓珍　周晓红

编委：(以姓氏笔画为序)

丁钢强　浙江省疾病预防控制中心
王爱萍　舟山市疾病预防控制中心
韦余东　浙江省疾病预防控制中心
李　娜　浙江省疾病预防控制中心
张双凤　浙江省疾病预防控制中心
陈卫国　衢州市疾病预防控制中心
陈夏芳　金华市疾病预防控制中心
林梅芬　温州市疾病预防控制中心
金春光　宁波市疾病预防控制中心
周晓红　杭州市下城区疾病预防控制中心
胡薇薇　杭州市下城区疾病预防控制中心
柳丽海　丽水市疾病预防控制中心
黄学敏　浙江省疾病预防控制中心
曹芳红　德清县疾病预防控制中心
章荣华　浙江省疾病预防控制中心
蒋健敏　浙江省疾病预防控制中心
傅小红　宁波市疾病预防控制中心
虞晓珍　浙江省疾病预防控制中心
虞爱旭　杭州市疾病预防控制中心

秘　书　谭萍萍　林梅芬

前　言

　　自 2000 年我国疾病预防控制体制改革以来,随着各级疾病预防控制机构的建设与发展,其实验室质量管理体系建设也从最初的建立,发展到逐步健全和完善,至今已有 10 余年历程,成效显著。但随着经济社会发展和疾病防控形势的变化,疾控机构检验检测任务显著增加,实验室生物安全和质量管理要求越来越高,实验室质量管理工作逐步面临着发展的瓶颈期和疲乏期。当初机构成立时,效仿发达国家建立起来的质量管理体系,虽经不断完善和补充,但却没能在运行中有效结合我国疾控机构特点和实际,出现体系规定与实际运行相脱离或违背的情况。疾控系统为加强实验室质量管理,建立起既符合相关法律、法规和《实验室资质认定评审准则》(国认实函〔2006〕141 号,自 2007 年 1 月 1 日起实施)的要求,同时又切合机构工作实际的质量管理体系,从而使得体系规定达到简单易行又持续有效运行的目标,是一个看似容易却非常需要经验积累和用心思考的一个重要课题。特别是在我国食品安全事故时有发生、食品安全监管警钟频繁敲响的背景下,国家认监委和中华人民共和国国家质量监督检验检疫总局先后印发了《食品检验机构资质认定评审准则》(国认实〔2010〕49 号,自 2010 年 11 月 1 日起实施)和《实验室 生物安全通用要求》(GB 19489—2008)(2008 年 12 月 26 日发布,2009 年 7 月 1 日实施)相关规定,给疾病预防控制检验检测工作提出更高的要求,也凸显了国家对于实验室生物安全和质量管理前所未有的重视。如何把《实验室资质认定评审准则》《食品检验机构资质认定评审准则》和《实验室 生物安全通用要求》(GB 19489—2008)三者与疾病预防控制工作实际有机地结合起来,进一步健全和完善疾病预防控制机构实验室质量管理体系,是疾病预防控制工作者亟须研究和解决的问题。

　　为了适应新的发展形势,切实为疾病预防控制机构解决难题,有效指导各级疾病预防控制机构实验室质量管理与生物安全管理体系的建设和运行,提高科学管理水平,我们组织了实验室管理、食品检验机构资质认定评审员和实验室生物安全管理领域的资深专家,历经多次讨论和修订,编写了《疾病预防控制机构实验室质量管理与生物安全管理体系建设应用指南》。本书紧紧围绕我国疾病预防控制机构实验室质量管理和生物安全管理的特点和实践进行编制,广泛地收集了相关法律法规,具体地归纳了疾控系统实验室基础知识,详细地阐述了实验室质量管理与生物安全管理体系要求及释义,较为全面地提供了质量手册、程序文件、作业指导书、记录表式等体系文件以为各层次参考,并首次较系统地介绍了 5S 管理在疾病预防控制机构实验室质量管理中的应用。各章节内容全面丰富,在理论介绍基础上,还列举多个实例,不仅有针对重点难点的实例,更有常见不符合项的模拟现身说法,这些均凝聚了编者大量的实践经验和智慧结晶,具有较强的操作性和参考价值,有利于指导疾病预防控制机构实验室管理工作及提升实验室管理能力,有效预防和纠正管理体系存在的问题,促进整个体系持续有效运行。

　　本书由浙江省疾病预防控制中心牵头组织编写,因时间关系和限于编者水平,编写过程中难免存在一些疏漏之处,敬请广大读者批评指正。

　　最后,感谢参与编写人员的辛勤劳动及其所在单位的大力支持! 对于在编写审定过程中给予热情支持和悉心指导的国家及省内外专家一并表示衷心的感谢!

《疾病预防控制机构实验室质量管理与生物安全管理体系建设应用指南》编委会

2015 年 1 月

目　录

第一篇　疾控系统实验室基础知识

第二篇　质量手册范例

第三篇　程序文件范例

第四篇　作业指导书范例

第五篇　实验室安全手册范例

第六篇　质量记录表式范例

第一篇

疾控系统实验室基础知识

第一章　概　　述

1.1　疾控机构实验室管理的历史和发展

疾控机构实验室管理随着社会的需要而发展。早在建国初期,我国成立卫生防疫站时,就成立了卫生检验实验室,能够完成简单防病及卫生检验项目,采取经验式的管理模式。

到了20世纪80年代末期,逐渐形成了以重点疾病监测、五大卫生(食品、环境、放射防护、职业和学校卫生)为主的监测实验室,采用科学的管理模式,强调了以专业发展为主、拓宽工作范围为辅,加强了对人员素质、设施环境、仪器设备等方面的管理新举措。

21世纪以后,各级疾病预防控制机构的实验室运用现代的管理模式,结合科学的管理方法,建立健全有关的法律法规,不断改善实验室的环境,在调动实验室人员主动参与的积极性上有了新的发展。一方面建立了以资质认定和国家实验室认可为基础的实验室管理体系,同时又建立了以发展和强化病原微生物检测能力为主要内容的生物安全实验室管理体系。国家相继颁布了《突发公共卫生事件应急条例》、《病原微生物实验室生物安全管理条例》、《突发公共卫生事件应急事件预案》、《省、地、县级疾病预防控制中心实验室建设指导意见》、《检测和校准实验室能力的通用要求》(GB/T 27025—2008)、《实验室资质认定评审准则》、《食品检验机构资质认定评审准则》、《实验室　生物安全通用要求》(GB 19489—2008)、《生物安全实验室建设技术规范》(GB 50346—2011)等规范和标准,使疾控机构实验室的管理又上了一个新的台阶。

1.2　现代实验室管理的理念

为了适应现代检验技术发展,疾控机构实验室应当引入先进的、科学的管理理念,打破旧的管理模式,建立健全各项规章制度,完善各级检验人员的队伍建设,培养综合性实验技术人才等。

现代实验室管理的理念的实质是一项综合性的管理方式,不仅仅局限于人、财、物的有机结合,更突出体现在全面质量管理、标准化管理、安全管理及信息化管理,最终表现于综合竞争能力。

一、全面质量管理

1. 质量保证体系

实验室建立的质量保证体系,是检测过程质量的保证。它不仅仅是检测环境与仪器设备质量保证,同时也是标准物质及实验动物、实验试剂的质量保证及检验人员技术素质保证等。质量保证体系中应有明确的分级责任制度,以确保实验室工作全过程的质量,保证检验、复核、审核、检测结果等各项报告的准确性、可靠性,并且开展实验室间质量评价(EQA)及实验室内质量控制(IQC)。这样才有助于检验工作的规范化和系统化,从而使实验室的检验工作达到一个较高的水平。

2. 标准操作规程

为提高检验工作质量,确保检验数据的可靠性,应制订并严格遵循各项检验的标准操作规程(SOP),规范检验行为,公正出具检验数据,提升实验室的检测能力。

3. 实验室管理制度

为保证实验室工作的有序进行,实验室必须制订一系列管理制度。实验室工作管理制度、实验室安全制度、样品的检验制度、科研工作管理制度、技术人员培训进修制度、仪器设备管理制度等,是维持实验室正常开展工作的重要保证。

二、标准化管理

实验室的标准化管理就是在实际管理工作中,以标准的制订和贯彻等形式,进行计划、组织、协调、监督和控制的标准化过程,是推广新思路、新技术、新方法和新经验的过程。组织管理、质量管理、技术管理、信息管理等标准,提供了有效、准确的结果,从而为社会和政府部门提供信任度,为决策者提供可信赖的检测结果。

三、安全管理

安全管理包括常规的防火、防盗、化学品安全以及人员进出等方面的管理。但对于疾病预防控制机构而言,实验室的生物安全尤为重要。实验室应严格遵守实验室生物安全管理法律法规,依法加强生物安全管理,增强安全意识,完善规章制度,把生物安全管理责任和措施落实到实处,消除安全隐患,确保实验室的对象、实验人员和实验环境等安全。

四、信息化管理

信息化管理是现代化实验室管理的重要手段。实验室信息管理系统是对检测业务流程、数据、实验室人员、设施和环境条件、检测方法及方法确认、设备、测量的溯源性、抽样、检测样品的处置等各项资源进行全面的一体化动态管理,可大大提高工作效率,提升实验室服务水平。

五、综合竞争能力

近几年由于国家特别重视疾病预防控制工作的开展,在环境设施和仪器设备上投入了大量经费,实验室的能力建设有了显著的提高和长足的发展,检验技术的应用和发展有力地促进了我国公共卫生事业的发展。特别是防病检验技术的发展,不但使传染病、慢性病、食品安全风险等监测工作得以开展,尤其是突发公共卫生事件的现场监测和实验室检验工作,这对疾控预防与控制更是起到了一锤定音的关键作用。同时,实验室的检验能力还覆盖了食品、生活饮用水、职业卫生、公共场所等多个领域,极大地提高了国际的综合竞争能力。

1.3 《实验室资质认定评审准则》概述

《实验室资质认定评审准则》由5个部分组成,包括:总则、参考文件、术语和定义、管理要求、技术要求。其中有19条加黑体的特殊要求,是适宜于通过实验室认可的实验室评审时的附加要求。评审条款共 19 个要素,75 条,其中管理要求 11 个要素,22 条;技术要求 8 个要素,53 条。

资质认定包括计量认证和审查认可两种形式。计量认证和审查认可分别是国家计量局依据《中华人民共和国计量法》、原国家标准局依据《中华人民共和国标准化法》实施的针对普遍意义的产品质检机构和特定授权(验收)的产品质检机构的两套考核制度。随着社会进步和时代的发展,国家机构职能也发生了巨大的变化,2001 年 8 月 29 日,国家认监委成立,计量认证和审查认可两项行政许可审批职能均由国家认监委实验室与检测监管部负责。

随着国家机构职能的调整,评审准则也随之发生了历史性的变化,由最初 1985 年颁布的《中华人民共和国计量法》、1987 年发布的《中华人民共和国计量法实施细则》实施计量认证工作,到 1990 年根据《国家产品质量技术监督检测中心审查认可细则》《产品质量技术监督检查验收细则》《产品质量技术监督检验站审查认可细则》,开始审查认可(验收)工作。2000 年 10 月 24 日因《产品质量检验机构计量认证/审查认可(验收)评审准则(试行)》的发布,评审准则也代替了原计量认证考核条款和审查认可(验收)条款。

为了贯彻和落实 2006 年 4 月 1 日发布的《实验室和检查机构资质认定管理办法》,国家认监委组织专家编制了《实验室资质认定评审准则》。新准则遵循并吸纳国际标准 ISO/IEC17025 的主要精髓,同时兼顾我国政府对检测市场检测实验室监管的强制性管理要求的思路,《实验室资质认定评审准则》(国认实函〔2006〕141 号)于 2006 年 7 月 27 日印发。该准则自 2007 年 1 月 1 日起开始实施,国家认监委要求各计量认证/审查认可实验室于 2007 年 12 月 31 日前完成转版工作。

《实验室资质认定评审准则》的发布,进一步促进和保证了实验室的资质认定评审客观公正、科学准确、统一规范,有利于检测资源的共享,避免不必要的重复评审。

对取得国家认监委确定的认可机构认可的实验室进行资质认定,只对本准则特定条款(黑体字部分)进行评审。同时,申请实验室认可和资质认可的,应按实验室认可准则和《实验室资质认定评审准则》的特定条款进行评审。

随着国家机构改革的进一步深入,评审准则还将面临新的调整。

1.4　《食品检验机构资质认定评审准则》概述

《食品检验机构资质认定评审准则》由 5 个部分组成,包括:总则、参考文件、术语和定义、管理要求、技术要求。评审条款共 9 个要素,23 条,其中管理要求 5 个要素,8 条;技术要求 4 个要素,15 条。

食品检验机构资质认定制度是实验室资质认定制度中的一种特殊形式。《中华人民共和国食品安全法》颁布实施,对食品检验机构提出了特殊要求。原卫生部根据《中华人民共和国食品安全法》的规定,制订了《食品检验机构资质认定条件》,对实验室食品检验方面的特殊要求予以具体的规定。国家认监委将《食品检验机构资质认定条件》中有关评审要求的条款转化为《食品检验机构资质认定评审准则》,自 2010 年 11 月 1 日起实施。《食品检验机构资质认定评审准则》是涉及食品检验能力的实验室在申请资质认定时必须达到的要求,它由普遍意义的实验室资质认定要求和食品检验方面的特殊要求组成。

为了避免重复评审,国家认监委在2010年11月23日印发了《关于实施食品检验机构资质认定的通知》(国认实〔2010〕61号文件),附录公布了《食品检验机构资质认定评审报告》。该评审报告中采取A+B的方式,把依据《实验室资质认定评审准则》实施的评审内容和依据《食品检验机构资质认定条件》实施的评审内容叠加到一起,共同构成食品检验机构资质认定的评审要求。A是指《实验室资质认定评审准则》中食品检验机构资质认定的通用要求,而B是指《食品检验机构资质认定评审准则》中的特殊要求。

国家认监委和各省、自治区、直辖市人民政府质量技术监督部门依据《食品检验机构资质认定评审准则》对食品检验机构的基本条件和能力实施评价,对符合法律、行政法规规定以及本准则要求的食品检验机构颁发资质认定证书。

《食品检验机构资质认定评审准则》中所称的"资质",是指向社会出具具有证明作用的数据和结果的食品检验机构应当具有的基本条件和能力。评审准则中所称的"认定",是指国家认监委和各省、自治区、直辖市人民政府质量技术监督部门对评审准则中要求食品检验机构具备的基本条件和能力是否符合法律、行政法规规定以及相关技术规范或者标准实施进行的评价和承认活动。因此,在中华人民共和国境内,凡是对从事向社会出具具有证明作用的数据和结果的食品检验机构资质认定的评审,都应当遵守《食品检验机构资质认定评审准则》的相关规定。

对于同时申请中国合格评定国家认可委员会(China National Accreditation Service for Confaormity Assessment,CNAS)认可的食品检验机构如何实施认可、资质认定"二合一"评审,国家认监委专门提出了要求,对于这些食品检验机构的评审,除了按照有关实验室认可准则进行,还应当按照《食品检验机构资质认定评审准则》进行评审。除完成认可评审报告外,还应完成《食品检验机构资质认定评审报告》,该评审报告采取A+B+C的模式,即认可评审准则要求+实验室资质认定评审特殊要求+食品检验机构资质认定条件,认可准则评审内容不再重复要求,向发证机关上报的评审报告只需要完成实验室资质认定评审特殊要求和食品检验机构资质认定条件的相关评审内容即可。

1.5 《实验室 生物安全通用要求》概述

生物安全实验室是传染性疾病防控和科学研究的基础平台,实验室生物安全关系到工作人员健康、环境安全及社会安全的重大问题,也是实验室正常运行的基本条件。

我国实验室生物安全管理领域起步较晚,真正在国内得到广泛关注和重视是在2004年SARS实验室感染事件之后,国家相继出台了一系列法律法规,包括《实验室 生物安全通用要求》(GB 19489—2004)、《病原微生物实验室生物安全管理条例》等。实践证明《实验室 生物安全通用要求》(GB 19489—2004)对保障实验室生物安全和依法管理病原微生物实验室发挥了重大作用。而国际组织对实验室生物安全的建设和管理也越来越重视,不断加强生物安全的标准化工作,如世界卫生组织(World Health Organization,WHO)2004年修订并发布的第三版的《实验室 生物安全手册》,增加了危险度评估、感染性物质运输及生物安全保障等新的内容。我国在生物安全实验室的使用和建设需求等方面也在不断进步,对GB 19489—2004的主要使用机构,如卫生、质检、科研、农业等部门的实验室提出了修订建议,以适应不断发展的实验室的建设、使用和管理工作的需求。2007年1月—2008年6月,由原卫生部、农业部、质检总局、军事科学医学院、公安部消防局等组成的专家组经过不断修订、完善,最后形成GB 19489—2008送审稿。2008年12月26日国家质量监督检验检疫总局和国家标准化管理委员会适时发布了《实验室　生物安全通用要求》(GB 19489—2008),该标准于2009年7月1日实施。

GB 19489—2008由8个部分组成,包括:范围、术语和定义、风险评估及风险控制、实验室生物安全防护水平分级、实验室设计原则及基本要求、实验室设施和设备要求、管理要求、附录。该标准在风险评估、生物安全防护、实验室的设计、实验室设施和设备要求、管理要求等方面,具有独特的特点。

风险评估是实验室设计、建造和管理的依据。该标准按照风险评估的基本理论和原则,结合我国实验室的经验和科研成果,给出了基本程序和要求,具有较强的实用性和针对性,可指导实验室科学地进行风险评估。

对实验室生物安全防护水平进行分级,是基于风险程度对实验室实施针对性要求的一种风险管理措施。该标准依据国务院《病原微生物实验室生物安全管理条例》和国际通用的四级水平对实验室生物安全防护水平分级。特别需要指出的是,标准根据生物安全实验室建设和管理的原理,按照实验活动的差异、采用的个体防护装备和基础隔离设施的不同,细化了对生物安全三级实验室的要求,表述既与国际接轨,又使国家标准的适用性变得更广泛,利于节约资源和科学管理实验室。该标准的实施,体现出我国对实验室生物安全学科的贡献和推动作用。

实验室设计原则及基本要求是纲领性的要求。多年来,我国一直没有专用的实验室安全相关的设计标准,在我国实验室设施设备迅速发展的同时,我国在实验室安全设计方面的发展却严重滞后。标准参考了大量国际标准和权威文献资料,结合国家的相关管理规定,凝练出19条要求。安全是实验室运行的基本前提,所以实验室的设计必须遵循安全设计原则和基本要求。

实验室设施和设备要求是对实验室生物安全直接相关的设施设备的基本要求。由于实验室活动的复杂性,硬件配置是保证实验室生物安全的基本条件,是简化管理措施的有效途径。该标准归纳总结了生物安全实验室的关键系统,如平面布局、围护结构、通风空调、污物处理、消毒灭菌、供水供气、电力、照明、通讯、自控、报警、监视等,从系统集成的角度分别提出要求,脉络清晰,易于使用。标准在硬件配置方面的指导思想是优先采用基础设备防护。

管理要求部分是该标准的特色部分。实验室生物安全管理相关的内容在有关的国际文件(如ISO 15190、WHO《实验室　生物安全手册》等)中一直缺乏系统性。在修订过程中,相关专家对实验室管理体系如何应用于安全管理进行了系统研究,融合了质量管理和风险管理的内涵,结合我国首先实施的实验室生物安全认可制度的运行经验,提出了实验室安全管理体系的概念和基本要求。实验室安全管理体系是管理体系的一部分,旨在使实验室能够系统地管理涉及风险因素的所有相关活动,消除、减少或控制与实验室活动相关的风险,使实验室风险处于可接受状态。GB 19489—2008的管理要求既有理论依据又有实践基础,将对实验室生物安全管理领域的研究与实践起到巨大的推动作用。

第二章 实验室质量管理与生物安全管理体系要求及释义

2.1 组 织

一、准则条款

(一)《实验室资质认定评审准则》条款

4.1 组织

实验室应依法设立或注册,能够承担相应的法律责任,保证客观、公正和独立地从事检测或校准活动。

4.1.1 实验室一般为独立法人;非独立法人的实验室需经法人授权,能独立承担第三方公正检验,独立对外行文和开展业务活动,有独立账目和独立核算。

4.1.2 实验室应具备固定的工作场所,应具备正确进行检测和(或)校准所需的并且能够独立调配使用的固定、临时和可移动检测和(或)校准设备设施。

4.1.3 实验室管理体系应覆盖其所有场所进行的工作。

4.1.4 实验室应有与其从事检测和(或)校准活动相适应的专业技术人员和管理人员。

4.1.5 实验室及其人员不得与其从事的检测和(或)校准活动以及出具的数据和结果存在利益关系;不得参与任何有损于检测和(或)校准判断的独立性和诚信度的活动;不得参与和检测和(或)校准项目或者类似的竞争性项目有关系的产品设计、研制、生产、供应、安装、使用或者维护活动。

实验室应有措施确保其人员不受任何来自内外部的不正当的商业、财务和其他方面的压力和影响,并防止商业贿赂。

4.1.6 实验室及其人员对其在检测和(或)校准活动中所知悉的国家秘密、商业秘密和技术秘密负有保密义务,并有相应措施。

4.1.7 实验室应明确其组织和管理结构、在母体组织中的地位,以及质量管理、技术运作和支持服务之间的关系。

4.1.8 实验室最高管理者、技术管理者、质量主管及各部门主管应有任命文件,独立法人实验室最高管理者应由其上级单位任命;最高管理者和技术管理者的变更需报发证机关或其授权的部门确认。

4.1.9 实验室应规定对检测和(或)校准质量有影响的所有管理、操作和核查人员的职责、权力和相互关系。必要时,指定关键管理人员的代理人。

4.1.10 实验室应由熟悉各项检测和(或)校准方法、程序、目的和结果评价的人员对检测和(或)校准的关键环节进行监督。

4.1.11 实验室应由技术管理者全面负责技术运作,并指定一名质量主管,赋予其能够保证管理体系有效运行的职责和权力。

4.1.12 对政府下达的指令性检验任务,应编制计划并保质保量按时完成(适用于授权/验收的实验室)。

（二）《食品检验机构资质认定评审准则》条款

4.1 组织机构

4.1.1 食品检验机构应当是依法设立(注册)或相对独立的检验机构,能够承担相应法律责任。

4.1.2 非独立法人食品检验机构应当由其法人机构的法定代表人或其授权人员负责并承担责任。

4.1.3 食品检验机构应当使用正式聘用的检验人员,检验人员只能在一个食品检验机构中执业。食品检验机构不得聘用法律法规禁止从事食品检验的人员。

4.1.4 开展动物试验的食品检验机构,应当取得省级以上实验动物管理部门颁发的《实验动物环境设施合格证书》;自产自用动物的检验机构应当具有《实验动物生产许可证》和《实验动物质量合格证》。

（三）《实验室 生物安全通用要求》(GB 19489—2008)标准条款

7.1 组织和管理

7.1.1 实验室或其母体组织应有明确的法律地位和从事相关活动的资格。

7.1.2 实验室所在的机构应设立生物安全委员会,负责咨询、指导、评估、监督实验室的生物安全相关事宜。实验室负责人应至少是所在机构生物安全委员会有职权的成员。

7.1.3 实验室管理层应负责安全管理体系的设计、实施、维持和改进,应负责:

   a) 为实验室所有人员提供履行其职责所需的适当权力和资源;

   b) 建立机制以避免管理层和实验室人员受任何不利于其工作质量的压力或影响(如:财务、人事或其他方面的),或卷入任何可能降低其公正性、判断力和能力的活动;

   c) 制订保护机密信息的政策和程序;

   d) 明确实验室的组织和管理结构,包括与其他相关机构的关系;

   e) 规定所有人员的职责、权力和相互关系;

   f) 安排有能力的人员,依据实验室人员的经验和职责对其进行必要的培训和监督;

   g) 指定一名安全负责人,赋予其监督所有活动的职责和权力,包括制订、维持、监督实验室安全计划的责任,阻止不安全行为或活动的权力,直接向决定实验室政策和资源的管理层报告的权力;

   h) 指定负责技术运作的技术管理层,并提供可以确保满足实验室规定的安全要求和技术要求的资源;

   i) 指定每项活动的项目负责人,其负责制订并向实验室管理层提交活动计划、风险评估报告、安全及应急措施、项目组人员培训及健康监督计划、安全保障及资源要求;

   j) 指定所有关键职位的代理人。

7.1.4 实验室安全管理体系应与实验室规模、实验室活动的复杂程度和风险相适应。

7.1.5 政策、过程、计划、程序和指导书等应文件化并传达至所有相关人员。实验室管理层应保证这些文件易于理解并可以实施。

7.1.6 安全管理体系文件通常包括管理手册、程序文件、说明及操作规程、记录等文件,应有供现场工作人员快速使用的安全手册。

7.1.7 应指导所有人员使用和应用与其相关的安全管理体系文件及其实施要求,并评估其理解和运用的能力。

7.2 管理责任

7.2.1 实验室管理层应对所有员工、来访者、合同方、社区和环境的安全负责。

7.2.2 应制订明确的准入政策并主动告知所有员工、来访者、合同方可能面临的风险。

7.2.3 应尊重员工的个人权利和隐私。

7.2.4 应为员工提供持续培训及继续教育的机会,保证员工可以胜任所分配的工作。

7.2.5 应为员工提供必要的免疫计划、定期的健康检查和医疗保障。

7.2.6 应保证实验室设施、设备、个体防护装备、材料等符合国家有关的安全要求,并定期检查、维护、更新,确保不降低其设计性能。

7.2.7 应为员工提供符合要求的适用防护用品和器材。

7.2.8 应为员工提供符合要求的适用实验物品和器材。

7.2.9 应保证员工不疲劳工作和不从事风险不可控制的或国家禁止的工作。

7.3 个人责任

7.3.1 应充分认识和理解所从事工作的风险。

7.3.2 应自觉遵守实验室的管理规定和要求。

7.3.3 在身体状态许可的情况下,应接受实验室的免疫计划和其他的健康管理规定。

7.3.4 应按规定正确使用设施、设备和个体防护装备。

7.3.5 应主动报告可能不适于从事特定任务的个人状态。

7.3.6 不应因人事、经济等任何压力而违反管理规定。

7.3.7 有责任和义务避免因个人原因造成生物安全事件或事故。

7.3.8 如果怀疑个人受到感染,应立即报告。

7.3.9 应主动识别任何危险和不符合规定的工作,并立即报告。

二、理解要点

1. 实验室的法律责任主体

法律地位是实验室承担法律责任的保证。明确实验室的法律地位,其目的在于确保实验室有能力承担法律责任。实验室应依法设立或注册,能够承担相应的法律责任。各级疾病预防控制中心一般为具有独立法人资格的事业单位,其业务范围应包含其所开展的检测工作,法人证书和组织代码证应及时进行年检。

2. 实验室场所的要求

各级疾病预防控制中心实验室的工作场所,包括固定(固定的设施、专用的设备、专职的人员)、临时(为临时检测需要而配备的设施、设备、人员,如现场检测)的设施。这些场所均应满足正确进行检测和(或)校准所需要,并且能够独立调配使用。实验室管理体系应覆盖其所有场所进行的工作。

3. 实验室的保密要求

实验室应有保护客户机密信息和所有权的政策和程序,该程序中应包括保护以电子媒介方式来存储和传输的检测/校准结果。准则中涉及保护客户机密和所有权的条款还有多处,例如:在确保其他客户机密的前提下允许客户到实验室监视与其工作有关的操作;所有记录应保证安全和保密、数据的保密性、样品完整性;保护实验室和客户利益;结果的电子传输应满足数据控制(包括保密)的要求。

4. 实验室组织架构要求

组织结构的定义是职责、权限和相互关系得到安排的一组人员及设施。这种安排应该是有序的,通常在质量手册中表述,其范围应包括有关与外部组织的接口等。

实验室的组织和管理机构一般用组织机构图来表述,组织机构图通常用两张图表述:

一张图主要是用来描述实验室在母体组织中的地位,重点是描述实验室与外部组织之间的接口。另一张是描述实验室内部组织机构的图,用方框表示各种管理职务或相应的部门,箭头表示权利的指向,通过箭头线将各方框连接,标明各种管理职务或部门在组织机构中的地位以及它们之间的关系,下级(箭头指向)必须服从上级(箭头发出)指示,下级必须向上级报告工作。岗位职责的文字描述要求简单明确地指出该管理岗位(职务)的工作内容、职责和权力、与组织中其他部门和职务的关系以及担任某项职务者所必须具备的基本素质、技术知识、工作经验、处理问题的能力等任职条件。在组织机构图绘制过程中,应把组织机构的质量管理部门、技术工作部门和支持服务部门之间的相互关系进行标准化,必要时可用文字补充说明。

5. 实验室人员的要求

实验室应配备足够的管理人员和技术人员,其数量和资格条件应满足实验室工作类型、工作范围和工作量的需要。这些管理人员和技术人员的岗位职责应明确,有职有权有资源以确保他们能履行其职责、识别对质量管理体系的偏离和对检测工作程序的偏离,并且采取措施预防或减小这些偏离。

食品检验机构的检验人员应为正式聘用人员,并且不是法律法规禁止从事食品检验的人员,如《食品安全法》第93条规定"受到刑事处罚或者开除处分的食品检验机构人员,十年内不得从事食品检验工作"。机构应与检验人员签订劳动合同(人事聘用证明),通过聘用协议书明确其相关职责和权限,非正式聘用员工不得担任食品检验工作。从事食品检验的人员,只能在一个机构中执业,应通过书面承诺其不在其他机构兼职从事检验工作。

实验室要有明文规定的措施,保证所有的工作人员的工作质量不受来自商业、财务和其他方面的压力或利诱等不良影响,并禁止商业贿赂,其中也包括内、外部行政领导的不恰当干预。如果存在实验室内部或外部的不正当压力,就可能会导致不公正。实验室应保证实验室及其人员不与其从事的检测和(或)校准活动以及出具的数据和结果存在利益关系;不参与任何有损于检测和(或)校准判断的独立性和诚信度的活动;不参与和检测和(或)校准项目,或者类似的竞争性项目有关系的产品设计、研制、生产、供应、安装、使用或者维护活动。

生物安全实验室工作人员应充分认识和理解所从事工作的风险,自觉遵守实验室的管理规定和要求,按规定正确使用设施、设备和个体防护装备,在身体状态许可的情况下,接受实验室的免疫接种计划和其他的健康管理规定,主动报告可能不适于从事特定任务的个人状态,如果怀疑个人受到感染或主动识别发现任何危险和不符合规定的工作,均应立即报告。

6. 实验室人员的岗位职责要求

实验室应对最高管理者、技术管理者、质量主管、生物安全负责人、业务及职能部门管理人员等关键岗位人员制订责、权、利。编制岗位职责描述时要紧紧围绕识别客户需求、合同评审、抽样、样品进入实验室、样品的制备、检测环境条件的监控和记录、设备的校准与监控、消耗性材料采购的控制、人员技术水平的监督与控制、检测方法的选择与确认、检测过程的控制、原始记录以及数据处理,直到报告的编制、校核和审批等工作全过程的岗位职责分配。此外,还必须按准则要求,逐条逐款将质量职能分解到有关部门和岗位上。要尽量做到分工清晰、职责明确。职责界限应清楚,职责内容应具体并要做出明文规定,明确职责,便于执行与检查考核。另外,职责中还应包括横向联系的内容,在规定某个岗位工作职责的同时,必须规定同其他部门、其他岗位协同配合的要求,提高整个体系的功效。

实验室最高管理者、技术管理者、质量主管及各部门主管应有任命文件,独立法人实验室最高管理者应由其上级单位任命;最高管理者和技术管理者的变更需报发证机关或其授权的部门确认。

实验室所在的机构应设立生物安全委员会,负责咨询、指导、评估、监督实验室的生物安全相关事宜。实验室负责人应至少是所在机构生物安全委员会有职权的成员。

实验室技术管理者,既可以是一名技术负责人,也可以由一名技术总负责人及多名技术负责人组成技术管理层。技术管理者或技术管理层全面负责技术工作和所需资源供应以保证实验室工作质量。各级疾病预防控制中心由于规模较大、学科门类众多,开展的检测领域和项目复杂,仅有一名技术管理者全面负责技术工作是不实际的,也是不科学的,而由一个覆盖本中心相关专业的多名胜任各自专业的技术管理人员组成的技术管理层来全面负责技术工作的安排将更加科学合理并切合实际情况;此外,由于技术管理层要全面负责所需资源(物质资源、人力资源、信息资源等)的供应,提供可以确保满足实验室规定的安全要求和技术要求的资源,建议由中心管理层成员担任较为合适。

实验室质量主管,无论是何种称谓,也不管有何其他职务和责任,必须有明确的责任和权利以保证质量管理体系在任何时候都能有效运行,必须能与最高管理层(中心主任)直接接触和沟通。鉴于各级疾病预防控制中心的现状和质量管理的特殊性,建议由中心分管质量工作的副主任兼任为宜。

7. 实验室人员的监督

实验室要对检测人员包括在培的人员进行充分地监督。监督的目的在于确保其具有所从事的检测工作的初始能力和持续能力。准则明确规定了担任监督员的条件:熟悉各项检测的方法、程序;了解检测工作的目的;知道如何评价检测结果。

监督是否充分,应考虑以下几点:

(1)对不同类型不同专业范围是否配备了符合资质条件的监督员;

(2)监督员的比例是否足够;

(3)对如何监督、监督的频率和监督的内容是否有文件化的规定;

(4)监督后针对表现不满意的人员是否有措施,措施有效性如何;

(5)监督的结果是否及时反馈应用于技术运作及体系的改进并系统分析汇总后输入管理评审。

三、常见不符合项(表 2-1)

表 2-1　组织中的常见不符合项

条款号	条款内容	不符合项内容
4.1.7	实验室应明确其组织和管理结构、在母体组织中的地位,以及质量管理、技术运作和支持服务之间的关系	质量手册中内部组织机构框图与实际不符
4.1.8	实验室最高管理者、技术管理者、质量主管及各部门主管应有任命文件,独立法人实验室最高管理者应由其上级单位任命;最高管理者和技术管理者的变更需报发证机关或其授权的部门确认	技术负责人、质量负责人或关键人员无任命文件
4.1.10	实验室应由熟悉各项检测和(或)校准方法、程序、目的和结果评价的人员对检测和(或)校准的关键环节进行监督	1. 质量监督活动的具体实施规定未形成文件化 2. 监督计划中对监督活动具体实施要求不明确,关键环节缺少有效的质量监督(新项目开展、检验方法变更时、重要的检测任务等) 3. 质量监督结果的评价不明确,发现的不符合工作且未实施有效的纠正或纠正措施

2.2　管理体系

一、准则条款

(一)《实验室资质认定评审准则》条款

4.2 管理体系

实验室应按照本准则建立和保持能够保证其公正性、独立性并与其检测和(或)校准活动相适应的管理体系。管理体系应形成文件,阐明与质量有关的政策,包括质量方针、目标和承诺,使所有相关人员理解并有效实施。

(二)《食品检验机构资质认定评审准则》条款

4.3 食品检验机构质量管理体系的建立、运行应当符合《实验室资质认定评审准则》的要求。

4.4 食品检验机构应当依据《食品安全法》,针对所开展的检验活动,制订相应的检验责任追究制度、检验资料档案管理制度和食品安全事故应急检验预案等。

4.5 承担政府委托监督抽检、食品安全风险监测与评估等任务的食品检验机构还应当制订相应的工作制度。

（三）《实验室　生物安全通用要求》（GB 19489—2008）标准条款

7.4 安全管理体系文件

7.4.1 实验室安全管理的方针和目标

7.4.1.1 在安全管理手册中应明确实验室安全管理的方针和目标。安全管理的方针应简明扼要，至少包括以下内容：

　　a）实验室遵守国家以及地方相关法规和标准的承诺；

　　b）实验室遵守良好职业规范、安全管理体系的承诺；

　　c）实验室安全管理的宗旨。

7.4.1.2 实验室安全管理的目标应包括实验室的工作范围、对管理活动和技术活动制订的安全指标，应明确、可考核。

7.4.1.3 应在风险评估的基础上确定安全管理目标，并根据实验室活动的复杂性和风险程度定期评审安全管理目标和制订监督检查计划。

7.4.2 安全管理手册

7.4.2.1 应对组织结构、人员岗位及职责、安全及安保要求、安全管理体系、体系文件架构等进行规定和描述。安全要求不能低于国家和地方的相关规定及标准的要求。

7.4.2.2 应明确规定管理人员的权限和责任，包括保证其所管人员遵守安全管理体系要求的责任。

7.4.2.3 应规定涉及的安全要求和操作规程应以国家主管部门和世界卫生组织、世界动物卫生组织、国际标准化组织等机构或行业权威机构发布的指南或标准等为依据，并符合国家相关法规和标准的要求；任何新技术在使用前应经过充分验证，适用时，应得到国家相关主管部门的批准。

7.4.3 程序文件

7.4.3.1 应明确规定实施具体安全要求的责任部门、责任范围、工作流程及责任人、任务安排及对操作人员能力的要求、与其他责任部门的关系、应使用的工作文件等。

7.4.3.2 应满足实验室实施所有的安全要求和管理要求的需要，工作流程清晰，各项职责得到落实。

7.4.4 说明及操作规程

7.4.4.1 应详细说明使用者的权限及资格要求、潜在危险、设施设备的功能、活动目的和具体操作步骤、防护和安全操作方法、应急措施、文件制订的依据等。

7.4.4.2 实验室应维持并合理使用实验室涉及的所有材料的最新安全数据单。

7.4.5 安全手册

7.4.5.1 应以安全管理体系文件为依据，制订实验室安全手册（快速阅读文件）；应要求所有员工阅读安全手册并在工作区随时可供使用；安全手册宜包括（但不限于）以下内容：

　　a）紧急电话、联系人；

　　b）实验室平面图、紧急出口、撤离路线；

　　c）实验室标识系统；

　　d）生物危险；

　　e）化学品安全；

　　f）辐射；

　　g）机械安全；

　　h）电气安全；

　　i）低温、高热；

　　j）消防；

　　k）个体防护；

　　l）危险废物的处理和处置；

　　m）事件、事故处理的规定和程序；

　　n）从工作区撤离的规定和程序。

7.4.5.2 安全手册应简明、易懂、易读，实验室管理层应至少每年对安全手册评审和更新。

二、理解要点

1. 建立、实施和保持与其活动范围相适应的管理体系

"管理体系"定义为建立方针和目标并实现这些目标的体系,从而也表明一个组织的管理体系可以包括若干个不同的管理体系,如质量管理体系、生物安全管理体系、财务管理体系或环境管理体系等。质量管理体系是在质量方面指挥和控制组织的管理体系,也就是在质量方面指挥和控制组织,建立方针和目标并实现这些目标的相互关联或相互作用的一组要素。生物安全管理体系则是建立在实验室生物安全方面。管理体系质量和生物安全方针应与中心的现状和发展相一致,简明扼要并为制订质量目标和生物安全管理目标提供框架,包括实验室遵守国家以及地方相关法规和标准的承诺;实验室遵守良好职业规范、安全管理体系的承诺;实验室管理的宗旨等。质量和生物安全目标通常依据中心的质量和生物安全方针制订,需要与方针和持续改进的承诺相一致,并是明确的、可测量可考核的;应与实验室的工作范围和开展的业务相适应,建立在检测能力和风险评估的基础上,并根据实验室活动开展情况定期评审质量、生物安全目标、制订监督检查和改进计划。

实验室管理体系应与实验室规模、实验室活动的复杂程度和风险相适应。根据实验室的活动范围(工作性质、规模大小、检测范围、业务数量、检测场所)等具体情况来策划管理体系的框架和结构,识别各种过程,以及对过程测量监控和明确所需资源来编写体系文件。体系文件应具有适宜性、完整性和规范性。"适宜性"是指必须符合实验室工作的性质、范围和工作量,符合实验室的组织结构状况,易于理解并可以实施,有较强的可操作性;"完整性"是包括外部和内部各个层次的所需文件;"规范性"是指文件的编制有一定的格式和要求。体系文件一旦编写完成后应通过组织学习、贯彻和考核将体系文件传达和发放到所有与检测活动有关的人员,并指导所有人员在检测工作中贯彻执行,并评估其理解和运用的能力。

各级疾病预防控制中心的实验室管理体系应与疾病预防控制工作实际相结合,可以依据《实验室资质认定评审准则》、《食品检验机构资质认定评审准则》和《实验室　生物安全通用要求》(GB 19489—2008)建立各级疾病预防控制中心实验室管理体系。

2. 管理体系文件的组成和要求

管理体系文件由质量(生物安全管理)手册、程序文件、作业指导书与各种记录组成。管理体系文件层次图如图 2-1 所示。

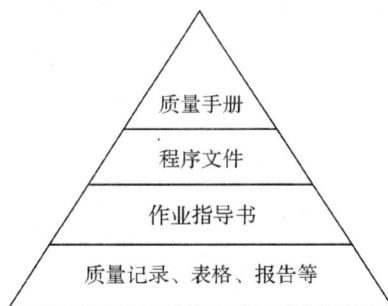

图 2-1　管理体系文件层次图

质量手册作为管理体系的纲领性文件,描述了组织结构框架和各职能部门、各类人员的责任和相互关系,明确规定了质量方针、目标,支持程序,质量手册是一个单位的规范文件,必须遵照执行。实验室生物安全管理要求可整合至实验室质量手册中,还应对实验室安全及安保要求、安全管理体系等进行规定和描述。安全要求不能低于国家和地方的相关规定及标准的要求。人员的权限和责任,应包括保证其所管人员遵守安全管理体系要求的责任。应规定涉及的安全要求和操作规程应以国家主管部门和世界卫生组织、世界动物卫生组织、国际标准化组织等机构或行业权威机构发布的指南或标准等为依据,并符合国家相关法规和标准的要求;任何新技术在使用前应经过充分验证,适用时,应得到国家相关主管部门的批准。

程序文件是质量手册的支持性文件,质量手册规定的检测活动均落实到相关部门。程序文件中通常包括活动的目的、适用范围、职责、工作程序等内容,即做什么和谁来做,何时、何地、如何做。程序文件也是质量活动的规范性文件,应确保程序文件的有效执行。

作业指导书与各种质量记录是管理体系文件的第三个层次文件,作业指导书是具体工作的操作指南。作业指导书应按照统一的格式要求进行编写。说明及操作规程的内容应详细说明使用者的权限及资格要求、潜在危险、设施设备的功能、活动目的和具体操作步骤、防护和安全操作方法、应急措施、文件制订的依据等。

生物安全实验室应以管理体系文件为依据,制订实验室安全手册(快速阅读文件),作为作业指导书的一部分,内容应包括《实验室 生物安全通用要求》(GB 19489—2008)7.4.5.1要求的,简明、易懂、易读,至少每年进行评审和更新。实验室安全手册应要求所有员工阅读安全手册并在工作区随时可供使用。

3. 管理体系文件的变更

组织机构进行重大调整,以及管理体系发生变化时,应由中心主任进行策划,对管理体系及时进行调整,以确保实验室在实施管理体系变更时,不会出现体系不完整的情况。

三、应用实例

1. 质量及生物安全方针

(1)科学公正,质量保证,工作高效,服务规范;

(2)方法科学,数据准确,向客户提供优质服务;

(3)质量第一,科学,公正,更好地为社会提供优质服务;

(4)预防为主,规范守则,更好地维护人员健康和环境安全。

2. 质量目标

(1)检测结果或报告差错率小于1%;

(2)出具报告及时率大于98%;

(3)盲样考核合格率大于90%;

(4)客户满意率大于95%;

(5)检测设备完好率大于98%;

(6)实验室检测事故率为0;

(7)医疗废弃物安全处理率为100%;

(8)实验室感染事故率为0。

四、常见不符合项(表 2-2)

表 2-2　管理体系中的常见不符合项

条款号	条款内容	不符合项内容
4.2	实验室应按照本准则建立和保持能够保证其公正性、独立性并与其检测和(或)校准活动相适应的管理体系。管理体系应形成文件,阐明与质量有关的政策,包括质量方针、目标和承诺,使所有相关人员理解并有效实施	质量手册中未明确实验室质量目标的要求

2.3　文件控制

一、准则条款

(一)《实验室资质认定评审准则》条款

4.3 文件控制

实验室应建立并保持文件编制、审核、批准、标识、发放、保管、修订和废止等的控制程序,确保文件现行有效。

(二)《实验室　生物安全通用要求》(GB 19489—2008)标准条款

7.5　文件控制

7.5.1 实验室应对所有管理体系文件进行控制,制订和维持文件控制程序,确保实验室人员使用现行有效的文件。

7.5.2 应将每一受控文件的复件存档,并规定其保存期限。文件可以用任何适当的媒介保存,不限定为纸张。国家和地方的有关文件保存的法规或标准适用。

7.5.3 应有相应的程序以保证:

　　a)管理体系所有的文件应在发布前经过授权人员的审核与批准;

　　b)动态维持文件清单控制记录,并可以识别现行有效的文件版本及发放情况;

　　c)在相关场所只有现行有效的文件可供使用;

　　d)定期评审文件,需要修订的文件经授权人员审核与批准后及时发布;

　　e)立即从所有使用地点撤掉无效或已废止的文件,或可以确保不误用;

　　f)适当标注存留或归档的已废止文件,以防误用。

7.5.4 如果实验室的文件控制制度允许在换版之前对文件手写修改,应规定修改程序和权限。修改之处应有清晰的标注、签署并注明日期。被修改的文件应按程序及时发布。

7.5.5 应制订程序规定如何更改和控制保存在计算机系统中的文件。

7.5.6 安全管理体系文件应具备唯一识别性,文件中应包括以下信息:

　　a)标题;

　　b)文件编号,版本号,修订号;

　　c)页数;

　　d)生效日期;

　　e)编制人、审核人、批准人;

　　f)参考文献或编制依据。

二、理解要点

1. 实验室应建立文件控制程序,规定体系文件的编制、审核、批准、标识、发放、保管、修订和废止等过程,均使用文件的有效版本。

2. 应明确管理体系文件的控制范围。体系文件包括内部产生和来自外部的文件,例如质量管理手册、生物安全管理手册、程序文件、作业指导书、工作计划、记录表格、标识等;来自外部的,例如法律、法规、标准、检验方法、规范、软件参考数据等多种形式,文件可以承载在各种媒体上,也可以是硬拷贝或是电子媒介。无论是实验室内部编制的体系文件还是外部组织发布或发表的文件,均应在受控范围内。

文件的定义是信息及其承载媒体。例如:记录、规范、程序文件、图样、报告、标准、媒体可以是纸张、磁盘、光盘或其他电子媒体、照片或标准样品,或是它们的组合。

3. 管理体系的所有文件在发布前均应经授权人员审查并批准。对于自编体系文件应有编制、审核、批准人员的标识。实验室对内部文件应根据文件的性质和重要程度,来确定编制、审核和批准部门和人员的岗位职责,负责编制的部门或人员应当具备相应的能力,并履行相关的签字手续。如(管理)手册,一般由质量主管和内部审核人员参与编制,由实验室管理层进行审核,最终由最高管理者予以批准。而一般的技术类作业指导书,可由具体的技术人员编制,由检测业务部门的负责人进行审核,最后由技术管理部门批准。

4. 文件批准和发布应注意以下方面:

(1)明确纳入到管理体系控制范围之内的所有文件在发布给实验室工作人员使用之前,必须经过授权人员审核并批准,以确保文件是充分的和适宜的;

(2)编制识别管理体系文件现行修改状态和发布情况的总目录或文件清单或文件控制清单,目的是便于查阅,确保防止使用无效或作废的文件;确保文件的更改和修订状态在现场可以得到识别;

(3)确保在实验室作业场所都能得到最新有效版本的文件;

(4)定期审核文件(必要时修订)确保持续适用;

(5)合订本和标准中有作废标准时,要保留的作废文件有适当标识以防误用;

(6)实验室管理体系文件的标识应具有唯一性,相关信息应包括标题、文件编号、版本号、修订、发布实施日期、页码、页数、生效日期、编制人、审核人、批准人、参考文献或编制依据等。

5. 文件的更改:

(1)文件更改最好由原审批人负责;若有特别指定,则被指定人员应获得审批文件所依据的各种背景资料;

(2)如果实验室的文件控制体系允许手写修改,则应明确规定此类修改的程序和权限,修改之处清楚标明,并签名和注明日期;修改后文件尽快重新发布;

(3)应制订程序来描述如何更改和控制保存在计算机系统中的文件。

三、应用实例

【实例1】

×××疾病预防控制中心
文件修改申请单

共 1 页;第 1 页 　　　　　　　　　　　　表格编号：××PF01-04-03

文件名称	集中通风空调卫生学采样工作程序	文件编号	××PF01-××

需修改的内容:
　　在集中通风空调卫生学评价工作程序中,增加现场样品编号规定内容

修改后内容:
在程序文件4.5中增加了对现场采样采品编号的规定:
　　现场采样人员对采样的样品及时进行标识。加贴标识上包括采样地点、检测项目及样品编号等信息。

　　　　×××× — ×× — ××　　　　　××　·　　　　××
　　　　 ↓　　　　 ↓　　 ↓　　　　　　　 ↓　　　　　　　 ↓
　　　　年份　　　 月　　 日　　　　采样场所　　　　现场采样号

　　采样场所:01 代表宾馆、02 代表医院、03 代表餐饮业、04 代表商场、05 代表幼儿园、06 代表学校、07 代表商务楼、08 代表企业、09 代表其他
　　现场采样号:按采样顺序号依次编号

修改理由:
　　现场采样样品缺少唯一性编号。不符合实验室资质认定评审准则要求

申请人	×××	日期	×× 年 × 月 × 日
审核人	×××	日期	×× 年 × 月 × 日
批准人	×××	日期	×× 年 × 月 × 日
实施日期		×× 年 × 月 × 日	

【实例2】

×××疾病预防控制中心
文件审批表

共1页；第1页   表格编号：××PF01-04-04

文件名称	ED-1D-50型冷冻干燥机操作规程及维护规程	文件编号	××ZY01-××

目的及适用范围：

    适用于ED-1D-50型冷冻干燥机操作及维护

编制依据：

    ED-1D-50型冷冻干燥机说明书等

主要内容：

    仪器操作程序、注意事项与维护规程

编制人：×××　　　　　　　　　　××　年×　月×　日

审核人	×××	日期	××　年×　月×　日
批准人	×××	日期	××　年×　月×　日
实施日期		××　年×　月×　日	

四、常见不符合项（表2-5）

表2-5　评件控制中的常见不符合项

条款号	条款内容	不符合项内容
4.3	实验室应建立并保持文件编制、审核、批准、标识、发放、保管、修订和废止等的控制程序，确保文件现行有效	1.《实验室资质认定评审准则》等法规性文件未受控 2.《质量手册》、《程序文件》中支持性文件均无受控号 3. 在微生物室发现"食品微生物学检验"标准汇编本对作废的文件未做标识 4. 文件发放记录表中缺少受控的分发号 5. 实验室不能提供《金黄色葡萄球菌检验》(GB/4789.10—2010)发放范围、发放总数的控制清单 6. 编号LG.J-40气相色谱仪操作规程缺少编制、审核、批准人的签名 7. 实验室按照文件规定对质量手册、程序文件进行了修订；修订后的内容在正文中无实施时间；修订后的体系文件无发放、回收记录 8. 出于知识保存目的而保留的作废标准，只有"作废"标识，未按相关程序规定标上"留用"标记，以致检测现场出现作废标准的现象

2.4　检测和（或）校准分包

一、准则条款

《实验室资质认定评审准则》条款

4.4　检测和（或）校准分包

如果实验室将检测和（或）校准工作的一部分分包，接受分包的实验室一定要符合本准则的要求；分包比例必须予以控制（限仪器设备使用频次低、价格昂贵及特种项目）。实验室应确保并证实分包方有能力完成分包任务。实验室应将分包事项以书面形式征得客户同意后方可分包。

二、理解要点

为保证分包检测的有效性和检测结果质量，实验室应对分包的检测项目实施有效的控制和管理。

"分包"是指实验室在某些情况下，将客户的委托检测任务的一部分委托给其他实验室检测的业务活动。

对于分包检测，各个不同的检测管理部门有不同的规定。如司法鉴定、国家质检中心的检测、食品安全检测工作不能分包，法定检测任务不能分包，获得资质认定的检测项目不能分包。

1. 实验室的分包有两种情况：第一种情况是由于事先未能预料的原因，如工作量突然增加、需要更多专业技术人员或本实验室暂时不具备能力（某设备或设施突然损坏、某专业检测/校准人员临时不在岗）；第二种情况是持续性的原因，这是事先预料的，例如检测会污染环境（如动物实验）、设备昂贵投资大、对人员有特殊的资质要求的项目等，往往通过长期固定分包、代理或特殊协议形式的分包来解决。

但《实验室资质认定评审准则》规定："分包比例必须予以控制（限仪器设备使用频次低、价格昂贵及特种项目）"。

分包方选择原则：优先选择获得实验室资质认定和认可的实验室，其次是获得实验室资质认定的实验室，且均为合格分包方。

2. 为防止引入来自外部实验室的质量风险，保证分包检测/校准数据的公正、准确、可靠，本准则规定，实验室需将工作分包时，应分包给有能力（具备承担法律责任的能力、管理能力、技术能力）的分包方，例如能够按照本准则开展工作的分包方。实验室应对分包方的条件进行评价，分包要有协议保证（包括能否公正、保密）。

3. 实验室应将分包安排以书面形式通知客户，适当时应得到客户的准许，最好是书面的同意。这是"以客户为关注焦点"的重要体现。此要求的实施通常与合同评审一并进行。可将分包意图在《检测/校准委托协议书》上明确表述，并得到客户确认。"书面形式通知客户"同时也是为了规避风险，在出现法律纠纷时做到有书为证。

4. 实验室应对分包方的工作向客户承担全部责任，若是由于分包引起的法律纠纷，由实验室应诉，承担相关的法律责任；若由于分包工作质量造成客户损失，由实验室向客户负责赔偿。实验室不能借口分包工作不是由自己完成而推卸责任，至于实验室与分包方之间的责任、权利和义务,可由双方通过分包协议加以界定。如果是由客户或法定管理机构指定的分包,此时实验室可不承担分包责任,但必须保存客户或法定管理机构指定分包方的客观证据,并在报告中明确此事实。

5.实验室应保存所有合格分包方的名录以及就分包工作而言分包方符合本准则的证明记录,如分包合同、申请分包的审批单、分包方能力的调查材料(认证/认可证书及其能力范围、人员、设备等资源的相关信息的复印件)和评审记录。如果分包方没有或暂时不能提供上述证明记录,则实验室应通过调查研究、实验室比对、盲样测试、评审等方式提供满意的证明分包方的能力。

6.分包部分的技术能力不能计算在本实验室的技术能力之内,不能写入实验室最终通过资质认定考核的项目表中。

三、应用实例

【实例1】

分包检测项目申请审批表

共1页;第1页 表格编号:××PF01-05-01

拟分包项目	工作场所中的溶剂汽油
分包理由	该项目由于本中心因缺少气相色谱填充柱无能力完成检测,属资质认定未通过项目
拟分包方名称	××市疾病预防控制中心
对分包方的要求	溶剂汽油属资质认定通过项目,并纳入日常质量管理范围之内

申请人:×× 样品收发部门负责人:×××

××××年××月××日 ××××年××月××日

审批意见:

情况属实,同意分包

技术负责人:×××

××××年××月××日

【实例2】

检测分包方评审表

共1页;第1页 表格编号:××PF01-05-02

分包方单位名称		××市疾病预防控制中心	
分包方法人代表	×××	分包方质量负责人	××
联系人及电话	××/××××××××	传 真	××××-××××××××
地 址	××市××路×××号	邮 编	××××××
质量体系保证情况		认证(认可)证书编号	认证(认可)有效期
实验室国家认可	是□ 否☑	/	/
实验室资质认定	是☑ 否□	××××××××××S	××××年××月××日
食品资质认定	是☑ 否□	F×××××××××××	××××年××月××日

评审内容	检测人员数量、素质情况:该项目检测人员2人,有5年工作场所空气项目检测经历,中级职称,在授权上岗范围之内
	检测设备情况:气相色谱通过计量检定,且在有效期内,配备有相应填充柱
	检测环境条件:符合GBZ/T 160.40—2004标准要求
	管理体系的建立和运行情况:管理体系建立和运行已有十年,内审、管理评审、质量控制等活动开展有效,且运行良好
	服务质量:较满意
	其他:/

可承担分包项目	检 验 依 据	是否属于认证(认可)项目
溶剂汽油	GBZ/T 160.40—2004	属于认证项目

质量管理科意见: 经上述评审内容的评价及资质认定证书和能力的核实,建议批准××市疾病预防控制中心为本中心的合格分包方 负责人签名:×× ××××年××月××日	技术负责人意见: 同意××市疾病预防控制中心作为本中心的合格分包方 签名:××× ××××年××月××日

【实例3】

检测分包协议

表格编号:××PF01-05-04

甲方(委托方):　　××区疾病预防控制中心

乙方(分包方):　　××市疾病预防控制中心

甲方委托乙方对　工作场所中的溶剂汽油　进行　分包　检测。经共同协商,达成以下协议:

一、甲方所承担的义务和职责:

1. 甲方在将检测任务分包给乙方后,要及时将分包样品送达乙方,同时要明确通知乙方检测项目、要求执行的检测标准和完成期限等要求。甲方仅对乙方所出具的检测数据进行认可并采用。

2. 甲方要对乙方的检测工作以及人员、环境、设备、管理体系等进行监督。

3. 甲方应将甲方实验室的有关检测工作质量保证规定和实验室公正性、保密性规定告知乙方,并要求乙方一同遵守。

4. 甲方应及时向乙方支付检测所需费用。

5. 甲方如发现乙方违反本协议规定,甲方有权终止分包。

二、乙方所承担的义务和职责:

1. 乙方要遵守甲乙双方所签订的协议,认真履行分包职责。

2. 乙方收到甲方所送的分包样品后,要在要求的时间周期内完成检测,如有困难,应及时通知甲方。如甲方所送样品不符合检测要求,则乙方可以拒收样品。乙方如在检测过程中发现异常情况,应及时通知甲方。

3. 乙方应按照甲方要求开展检测工作,及时出具检测报告并对检测结果负责。

4. 乙方可以接受甲方的工作指导和日常的监督管理。

5. 乙方要保证在检测工作中遵守公正、准确的原则,对涉及检测结果的有关信息应严格执行保密规定,不得向无关人员透露。

6. 乙方按检测项目和收费标准向甲方收取检测费用。

7. 乙方如发现甲方违反本协议规定,乙方有权终止分包。

本协议一式两份,双方各执一份,由双方代表签字盖章后生效。

甲方代表签字:××   乙方代表签字:×××

(盖章)   (盖章)

××××年××月××日   ××××年××月××日

四、常见不符合项(表 2-3)

表 2-3 检测和(或)校准分包

条款号	条款内容	不符合项内容
4.4	如果实验室将检测和(或)校准工作的一部分分包,接受分包的实验室一定要符合本准则的要求;分包比例必须予以控制(限仪器设备使用频次低、价格昂贵及特种项目)。实验室应确保并证实分包方有能力完成分包任务。实验室应将分包事项以书面形式征得客户同意后方可分包	(1)实验室不能提供分包方实验室资质证书及资质认定能力范围 (2)实验室今年实施了分包,但不能提供对分包方进行评价的记录 (3)实验室将水中甲醛项目(属资质认定通过项目)分包给某检测中心检测

2.5 服务和供应品的采购

一、准则条款

(一)《实验室资质认定评审准则》条款

4.5 服务和供应品的采购

实验室应建立并保持对检测和(或)校准质量有影响的服务和供应品的选择、购买、验收和储存等的程序,以确保服务和供应品的质量。

(二)《实验室 生物安全通用要求》条款(GB 19489—2008)标准

7.15 实验室材料管理

7.15.1 实验室应有选择、购买、采集、接收、查验、使用、处置和存储实验室材料(包括外部服务)的政策和程序,以保证安全。

7.15.2 应确保所有与安全相关的实验室材料只有在经检查或证实其符合有关规定的要求之后投入使用,应保存相关活动的记录。

7.15.3 应评价重要消耗品、供应品和服务的供应商,保存评价记录和允许使用的供应商名单。

7.15.4 应对所有危险材料建立清单,包括来源、接收、使用、处置、存放、转移、使用权限、时间和数量等内容,相关记录安全保存,保存期限不少于 20 年。

7.15.5 应有可靠的物理措施和管理程序确保实验室危险材料的安全和安保。

7.15.6 应按国家相关规定的要求使用和管理实验室危险材料。

二、理解要点

服务和供应品的采购是商品经济社会中不可缺少的日常商业行为。但基于实验室所需的服务和供应品专指为"检测/校准"活动所必需的,并构成影响检测/校准结果的重要因素,且实际工作中又往往被忽视,所以要纳入管理体系并加以严格控制管理。

1. 为了控制采购过程,确保采购质量,实验室应对检测和(或)校准质量有影响的服务和供应品的选择和购买制订政策和程序。鉴于试剂和消耗材料具有不断消耗、补充、更新的特点,控制其采购质量有其特殊性,因此对与检测和(或)校准有关的试剂和消耗材料还要有相应的程序,就其购买尤其是接收和存储的要求做出明确的规定。上述两个程序可合并编写,简称为服务和供应品采购程序。

在编写该程序时应注意包含以下内容:

(1)要结合实验室的实际,识别采购对象对检测/校准工作质量的影响,并对需要控制采购质量的服务和供应品加以界定(参见表2-4);

(2)对供方在评价的基础上进行选择;

(3)制订采购文件并进行审批;

(4)进行符合性验收并予以记录;

(5)对供方进行动态评价,保存评价记录和合格供应商名录。

表2-4 与实验室有关的服务和供应品及其供应商(示例)

采购类型	采购内容	供应商	供应商评价
服务	检定/校准	检定/校准机构	①质量及技术能力和质量保证能力 ②价格 ③质量管理体系 ④以往工作业绩及社会信誉 ⑤供货能力和交付时间 ⑥售后服务 ⑦其他
服务	实验室设施(含水电)的设计、改造、施工	实验室设施的制造、设计、施工单位	
服务	仪器设备的运输、安装、调修	仪器生产厂家(含维修部)和运输公司	
服务	人员培训	人员培训机构	
服务	采购服务	供应经销商	
服务	技术标准查询	标准化组织或技术情报机构	
服务	废弃物处置	环保部门或废弃物处置机构	
供应品	仪器设备(含计算机软件)及其零配件	供应生产厂家	
供应品	玻璃量具	供应生产厂家	
供应品	纯净水(蒸馏水、去离子水)	供应生产厂家	
供应品	化学试剂、标准物质(或参考物质)及其他消耗性材料	供应生产厂家	

2. 实验室对所购买的、影响检测和(或)校准质量的供应品、试剂和消耗性材料,在使用前应进行符合性验收。验收的方法是检验或以其他方式验证。目的是验证其是否符合有关检测和(或)校准方法中规定的标准规范或要求。所使用的服务也应符合规定的要求。应保存所采取的符合性验收活动的记录。

3. 采购文件是指表述拟采购的供应品(含消耗性材料或试剂等)、服务的资料或信息。这些采购文件包含的信息可包括型号、规格、数量、类别、等级、识别、图纸、技术指标、用途和检查验收方法、交货的方式及时间等,也可包括提供服务和供应品的组织应满足的管理体系标准,以及对提供服务的人员的资格和能力水平方面的要求。影响实验室输出质量的服务和供应品的采购文件在发出之前,其技术内容应经过技术负责人或其他授权人员审查和批准。

4. 实验室应对影响检测和(或)校准质量的重要消耗品、供应品和服务的供应商进行评价,并保存这些评价的记录(如认证、认可证书及其能力范围的复印件、采购合同、调查表等)和获批准的合格供应商名单(一览表)。对供应商评价的方式和内容包括:相关经验和社会信誉;质量、价格、按计划提供的能力及时间;管理体系的审核;顾客满意度调查;财务和服务支持能力等。评价应是动态的,且与实际采购不应脱节,要防止出现两张皮现象。

三、应用实例

【实例 1】

服务和供应品采购申请表

共 1 页;第 1 页   表格编号:××PF01-06-01

科室:×××

序号	品名	规格/型号	数量	等级	估价	用途	供应商	备注
1	硫酸	500mL/瓶	5瓶	优级纯	不详	汞测定	××试剂公司	×月××日前到货
2	高纯氮(N_2)	6m³/瓶	3瓶	≥99.999%	不详	气相色谱载气	××气体公司	×月××日前到货

申请人:××   科室负责人:×××   中心主任:×××

日期:××××年×月×日 日期:××××年×月×日 日期:××××年×月×日

【实例 2】

供应商评价表

共 1 页;第 1 页   表格编号:××PF01-06-02

供应商名称	××化学工业区××特种气体有限公司			
地 址	××市××化学工业区大华路10号			
电 话	×××××××	传真	××××××	邮编	××××××
联系人	×××			

主要产品情况	产品名称	型号、规格	参考价格
	纯氢	6m³/瓶	×××

质量体系保证情况	是否通过了 ISO9000 标准认证或产品认证或 GSP 认证: ☑是:通过 ISO9001:2000 质量体系认证 □否 认证证书编号:×××××××× ☑营业执照 ☑许可证证书

续表

评价内容	产品质量：☑好　　□一般　　□差 价　　格：☑合理　　□一般　　□不合理 交 货 期：☑及时　　□一般　　□不及时 服　　务：☑好　　□一般　　□差 顾客满意度：☑好　　□一般　　□差 运输条件：☑便利　　□一般　　□不方便
评价结论	经上述内容的评价及质量体系情况的核实,建议批准该供应商为合格供应商 　　　　　　　　　　　　　评价人：××× 　　　　　　　　　　　　　××××年×月××日
审批意见	同意将该供应商批准为合格供应商 　　　　　　　　　　　　　技术负责人：××× 　　　　　　　　　　　　　××××年×月××日

【实例3】

试剂(材料)验证记录表

共1页;第1页

□ 科室:×××

表格编号:××PF01-06-07

试剂(材料) 名称/规格	微孔滤膜(直径 40mm,孔径 0.8μm)		
生产厂家	××省××县电子仪器仪表厂	批号	××××××
验证内容	含铅量		
验证方法	按 GBZ/T 160.10—2004 火焰原子吸收光谱法操作,结果应小于 0.06μg/mL 检出限		
验证结果	验证结果为 0.04μg/mL,小于 0.06μg/mL 检出限,符合标准要求(原始记录见附件)		
验证结论	☑合格　　　　　　　　□不合格		
验证人/日期	××/××××年×月×日	科室负责人/日期	×××/××××年×月×日

四、常见不符合项(表2-5)

表2-5　服务和供应品的采购中的常见不符合项

条款号	条款内容	不符合项内容
4.5	实验室应建立并保持对检测和(或)校准质量有影响的服务和供应品的选择、购买、验收和储存等的程序,以确保服务和供应品的质量	(1)不能提供工作场所检测用微孔滤膜、活性炭管、硅胶管、二硫化碳的质量验收记录 (2)实验室未能提供实验用气体供应商和三废处理服务机构评价记录 (3)未能提供 ICP-MS 实验用水、测水中挥发酚用三氯甲烷的质量验收记录 (4)不能提供沙门氏菌诊断血清、SS 琼脂等培养基技术验证记录

2.6 合同评审

一、准则条款

《实验室资质认定评审准则》条款

4.6 合同评审

实验室应建立并保持评审客户要求、标书和合同的程序,明确客户的要求。

二、理解要点

"委托书、标书或合同"是明确客户与实验室双方的责任和义务的文件,一经签订就具有法律效力。

"合同评审"是实验室了解或理解客户的要求、陈述或表达自身的承诺、评估自身的技术能力是否能够满足客户的要求,并使客户充分、客观地了解实验室的承诺从而进行系统的评审活动。

(一)合同评审的要求

1. 对包括检测方法在内的要求应明确规定,形成文件,并易于理解。

2. 实验室应有能力和资源满足客户明示或潜在的需求。签订委托检验合同前,实验室应对实验室能力进行评估,包括具备必要的人力物力和信息资源,且实验室人员对从事的检测工作具备必要的专业技能等,能否满足委托方要求,确定是否接受委托检验。

3. 合同评审的检测项目,应在资质认定的检验能力范围之内。

4. 选择适当的、能满足委托方要求的检测方法。如为内部客户提供检测服务,且检测数据是为政府执法管理需要的,实验室在选择检测方法时,应遵守政府管理机构的规定要求。为出口贸易提供检测服务的,实验室在选择检测方法时,应满足进出口的法规和合同要求。

5. 委托检验合同内容应当包括委托方信息、对样品的要求、样品的状态、检验项目、检验依据、异议处理、样品处理方式和保存期、财务、时间、分包、双方权利和义务等约定,并注明委托方对样品及其相关信息的真实性负责。

6. 实验室应当对委托方提供的样品是否适宜检验进行验收,做好验收记录,必要时可拍照留存。委托方提供的样品和资料不真实时,检验机构应当拒绝接受委托。

7. 委托方需要检验机构进行抽样的,应当按照法律法规的规定,并通过双方合同约定进行抽样,填写抽样凭证。

8. 明确实施合同评审人员的资质要求或授权范围,指定合同评审人员。当检验合同涉及多个检验专业时,合同评审人员应具有相关的专业知识,必要时征求相关专业人员的意见。

9. 超出合同评审人员授权评审范围的合同,应采取会议评审的方式进行。会议评审由技术管理者主持,会议的形式及规模应与委托的检验任务相适应。

10. 客户的要求或合同之间的任何差异,应在工作开始之前得到解决。每项合同应得到实验室和客户双方的接受。

(二)合同评审的分类

1. 常规委托检测合同评审

常规委托检测合同评审,即对例行和其他简单任务的评审,且项目在实验室通过资质认定的范围内,合同评审可由授权的合同评审人员与客户就有关检验要求进行,并通过与客户填写"委托检测协议书"的形式确认评审内容,明确检验项目、检测依据,双方签字。

2. 重复性的例行委托检测合同评审

对于重复性的例行工作,且项目在实验室通过资质认定的范围内,对于客户要求不变、样品类别单一且检测次数较频繁的客户,为方便客户,就不需要每单都进行合同评审,仅需在初期调查阶段,或在客户的总协议下对持续进行的例行工作合同批准时进行总体评审,签订总协议。每次送样时,客户仅需提供简单的申请单,写明如样品名称、性质、规格、数量、检测项目、保存条件等。

3. 特殊合同评审

对于特殊合同,如新的、复杂的任务,实验室应由技术负责人或技术主管会同相关部门、人员(技术、质量、检测、采购等)以会议的方式进行评审,并保存更为全面的记录。对于比较复杂或重要的或需采用先进设备的检验任务,评审人员应及时向客户了解需求,记录客户有关检验的依据、对象、目的、时间、数量、结果、特殊要求等细节,在实验室能力、资源均能满足的前提下,技术负责人或技术主管授权与客户正式签署《委托检测协议书》;如果要使用新的检测方法,实验室应对方法进行确认,并做出该新检验方法在本实验室的不确定度和精密度的评价与确认,在确信具备能力和符合标准条件的情况下,应编制相应的检测作业指导书,提供给相关检测人员,需要时将新项目报省技术监督局进行应急扩项评审。

(三)合同的偏离

在接收样品时,应当记录异常情况或偏离。偏离是相对于方法中规定的状态而言的。当对样品是否适合于检测存有疑问时,或者样品与所提供的说明不相符时,或者对所要求的检测规定不够详细时,实验室应在合同评审时询问客户,要求进一步做出说明并记录讨论的内容。样品接收状态包括在实验室内部及分包方的流转过程中,都应记录异常情况或偏离。对合同的任何偏离应通知客户。

(四)合同的修改

工作开始后如果需要修改合同,应重新进行合同评审,并将变更情况通知所有受到影响的人员。合同修改有两种可能,一种是客户原因,另一种是实验室原因。无论哪种原因都可能涉及订单的增加或减少或内容的变化,这些变化都会影响能力和资源要求的变化。因此,合同修改后一定要通知相关部门和人员,以避免相关部门和人员不知合同变化而造成损失。

1. 在检测工作开始后,如果需要修改合同,提出修改一方应将修改要求以书面形式或电话形式告之另一方,并在取得另一方同意后修改检测合同。对于用电话形式修改的,合同评审人员应做好详细记录。修改的书面资料及记录应作为附件一并放入合同。

2. 当客户提出修改要求时,合同评审人员应重新对客户的要求及修改后的检测合同进行评审,并负责将修改内容及时通知相关检测科室。

3. 当中心提出修改要求时,合同评审人员应重新对客户的要求及修改进行评审,并负责与客户进行沟通和对修改后的检测合同重新评审。

(五)合同的执行和管理

1. 合同签订后,实验室应在规定的时间内完成合同中的各项承诺。

2. 合同及相关记录应及时归档保存。

三、应用实例

【实例1】

常规委托检测协议书

委托检测协议书

委托方:×××   电话:×××

通讯地址:×××   传真:××××

承检方:×××疾控中心

通讯地址:×××   ×××政府非税资金财政专户

联系电话:×××   账号×××××××××××××××

根据国家有关法律、法规规定,双方就委托检测事项经共同协商达成以下协议:

样品名称	管网末梢水	样品编号	201400499-001～005
生产单位	×××水厂	检测类别	监督委托检验
受检单位	×××水厂		
采(送)样单位	×××卫生监督所		
生产日期或批号	××-××-××	样品状态	微生物项目灭菌玻璃瓶装;理化项目塑料壶装
样品规格	散装	商标	/
样品数量	各2750mL	代表数量	各2750mL
检测项目及依据	菌落总数 GB/T 5750.12—2006;总大肠菌群 GB/T 5750.12—2006(2.1);色度、臭和味、肉眼可见物、总硬度、溶解性总固体 GB/T 5750.4—2006;浑浊度 GB/T 5750.4—2006(2.1);pH值 GB/T 5750.4—2006(5.1);硫酸盐 GB/T 5750.5—2006(1.2);氯化物 GB/T 5750.5—2006(2.2);氟化物 GB/T 5750.5—2006(3.1);铁 GB/T 5750.6—2006(2.1);锰 GB/T 5750.6—2006(3.1)		
评价依据	GB 5749—2006 生活饮用水卫生标准		
委托方是否同意使用非标方法	□同意 ☑不同意	委托方是否同意分包	□同意 ☑不同意
报告是否作符合性声明	是□ 否☑	报告是否作单项判定	是☑ 否□
退样方式	□自取 ☑代办处理 □其他		
检测费用	×××元	交费日期 ××-××-××	收费人签字 ×××
收样人	×××	收样日期 ××-××-××	完成日期 ××-××-××
其他说明	/		
备注	/		

承检方承诺:遵守国家的法律法规,保质保量完成检测任务,为委托方的所有商业或

技术机密保密;

委托方承诺:对提供的一切资料和实物的真实性负责,及时配合承检方工作,按时缴纳所需费用,"完成日期"后15天内凭本协议书领取检测报告。

本协议书一式两份,双方各执一份,签字后生效。本协议书未尽事宜,双方协商解决。

委托方代表签名:×××　　　　　　　　**承检方代表(评审人)签名:**×××

年　月　日　　　　　　　　　　　　　　年　月　日

【实例2】

重复性的例行委托检测合同

重复性例行委托检测协议书

甲方(委托方):　　　×××化妆品有限公司　　　

乙方(承检方):　　　×××疾病预防控制中心　　　

甲方:×××化妆品有限公司

联系人:×××　　　　联系电话:　　　　邮编:

联系地址:　　　　　E-mail:

乙方:×××疾病预防控制中心

联系人:　　　　　　联系电话:　　　　邮编:

联系地址:　　　　　E-mail:

开户银行:　　　　　　　　　　账号:

为提升服务品质,为重复性的例行委托检测客户提供优质服务,甲乙双方经友好、自愿、充分协商,检测研发友好合作的有关事宜达成如下协议:

一、合作内容

甲方满足产品研发、上市、审批等要求(总体检测项目见附表1)。

乙方为了提高单位检验检测服务质量和水平,提升单位服务品质。

二、甲方与乙方就化妆品检测事项达成如下协议:

甲方所承担的义务和职责:

1. 甲方将检测任务委托给乙方后,需及时将检测样品送至乙方(可以快递形式或要求乙方上门收取),同时按附表2提供样品任务清单。

2. 甲方可半年一次向乙方支付检测所需的费用。

3. 甲方如发现乙方违反本协议规定,甲方有权终止委托。

乙方所承担的义务和职责:

1. 乙方需遵守甲乙双方所签订的协议,认真履行职责。

2. 乙方接受甲方所送委托检测任务后,需在约定规定期限内完成检测。如甲方所送样品不符合检测要求,乙方应及时告知甲方。乙方如在检测中发现异常情况,也应及时通知甲方。

3. 乙方应按照甲方要求开展检测工作,并及时出具检测报告,并对检测结果负责。

4. 乙方要保证在检测工作中遵守公正、准确的原则,对涉及检验结果的有关信息应严格执行保密规定,不得向无关人员透露。

5. 乙方按检测协议收费标准向甲方收取检测费用。

6. 乙方如发现甲方违反本协议规定,乙方有权终止委托。

本协议一式两份,双方各执一份,由双方代表签字(盖章)后生效。

甲方代表签字:　　　　　　　　乙方代表签字:

年　月　日　　　　　　　　年　月　日

附表1　×××公司委托检验项目及检验方法

序号	项目名称	检测方法
1	汞	原卫生部《化妆品卫生规范》(2007年版)第三部分(二)
2	砷	原卫生部《化妆品卫生规范》(2007年版)第三部分(三)
3	铅	原卫生部《化妆品卫生规范》(2007年版)第三部分(四)
4	甲醇	原卫生部《化妆品卫生规范》(2007年版)第三部分(五)
5	游离氢氧化物	原卫生部《化妆品卫生规范》(2007年版)第三部分(六)
6	pH	原卫生部《化妆品卫生规范》(2007年版)第三部分(七)
7	镉	原卫生部《化妆品卫生规范》(2007年版)第三部分(八)
8	甲醛	原卫生部《化妆品卫生规范》(2007年版)第三部分(十四)
9	巯基乙酸	原卫生部《化妆品卫生规范》(2007年版)第三部分(十五)
10	苯酚	原卫生部《化妆品卫生规范》(2007年版)第三部分(十六)
11	氢醌	原卫生部《化妆品卫生规范》(2007年版)第三部分(十六)
12	性激素	原卫生部《化妆品卫生规范》(2007年版)第三部分(十七)
13	防晒剂	原卫生部《化妆品卫生规范》(2007年版)第三部分(十八)
14	防腐剂	原卫生部《化妆品卫生规范》(2007年版)第三部分(十九)
15	染发剂中的染料	原卫生部《化妆品卫生规范》(2007年版)第三部分(二十) 染发剂中对苯二胺气相色谱测定法 QB/T 1863—1993
16	氮芥	原卫生部《化妆品卫生规范》(2007年版)第三部分(二十一)
17	斑蝥素	原卫生部《化妆品卫生规范》(2007年版)第三部分(二十二)
18	α-羟基酸	原卫生部《化妆品卫生规范》(2007年版)第三部分(二十三)
19	去屑剂	原卫生部《化妆品卫生规范》(2007年版)第三部分(二十四)
20	抗生素	原卫生部《化妆品卫生规范》(2007年版)第三部分(二十五)
21	甲硝唑	原卫生部《化妆品卫生规范》(2007年版)第三部分(二十五)
22	维生素 D_2	原卫生部《化妆品卫生规范》(2007年版)第三部分(二十六)
23	维生素 D_3	原卫生部《化妆品卫生规范》(2007年版)第三部分(二十六)
24	可溶性锌盐	原卫生部《化妆品卫生规范》(2007年版)第三部分(二十七)
25	菌落总数	原卫生部《化妆品卫生规范》(2007年版)第四部分(二)
26	粪大肠菌群	原卫生部《化妆品卫生规范》(2007年版)第四部分(三)
27	铜绿假单胞菌	原卫生部《化妆品卫生规范》(2007年版)第四部分(四)
28	金黄色葡萄球菌	原卫生部《化妆品卫生规范》(2007年版)第四部分(五)
29	霉菌和酵母菌	原卫生部《化妆品卫生规范》(2007年版)第四部分(六)
30	急性经口毒性试验	原卫生部《化妆品卫生规范》(2007年版)第二部分(二)
31	急性经皮毒性试验	原卫生部《化妆品卫生规范》(2007年版)第二部分(三)

序号	项目名称	检测方法
32	皮肤刺激性/腐蚀性试验	原卫生部《化妆品卫生规范》（2007 年版）第二部分（四）
33	急性眼刺激性/腐蚀性试验	原卫生部《化妆品卫生规范》（2007 年版）第二部分（五）
34	皮肤变态反应试验	原卫生部《化妆品卫生规范》（2007 年版）第二部分（六）
35	皮肤光毒试验	原卫生部《化妆品卫生规范》（2007 年版）第二部分（七）
36	Ames 试验	原卫生部《化妆品卫生规范》（2007 年版）第二部分（八）

附表 2　《化妆品检验申请表》（相关信息应与实物完全一致）

序号	样品名称	样品性状	生产日期或批号	型号规格	保质期或限期使用日期	样品类别	送检数量	数量单位	保存条件	检验要求
1										
2										
3										
4										

四、常见不符合项（表 2-6）

表 2-6　合同评审中的常见不符合项

条款号	条款内容	不符合项内容
4.6	实验室应建立并保持评审客户要求、标书和合同的程序,明确客户的要求	1. 报告编号为第×××号的检验报告中样品委托单中对检验方法的描述（GB 5749.4.5.6.7.8—2006)不规范 2. 报告编号为第×××号的加碘食盐委托单中委托单位与实际单位名称不一致 3. 报告编号为第×××号样品送检单中无检验依据及样品保存条件等必要的信息栏;委托单无完成时间等描述 4. 报告编号为第×××号检测委托合同中缺少分包、样品处置、评价、偏离样品状态等信息,合同评审与客户约定不够明确 5. 程序文件《客户要求、标书和合同评审程序》未对现场检测的合同评审做出规定

2.7　申诉和投诉

一、准则条款

《实验室资质认定评审准则》条款

4.7　申诉和投诉

　　实验室应建立完善的申诉和投诉处理机制,处理相关方对其检测和（或)校准结论提出的异议。应保存所有申诉和投诉及处理的记录。

二、理解要点

1."申诉"是客户对实验室提供的检测/校准服务或数据、结果的异议;"投诉"是客户以书面和口头的形式表达对实验室提供的检测/校准服务的不满意或抱怨。实验室应建立完善的申诉和投诉处理机制。

2.实验室应主动征求客户意见,积极了解客户的抱怨,倾听客户意见,不断改进工作。

3.对客户申诉和投诉的处理过程和要求,编制管理程序文件。对客户的每一次申诉和投诉,均要严格按照程序文件规定要求进行处理。处理程序一般分为受理或记录、界定涉及的领域或部门、明确负责调查处理的岗位或负责人、组织调查分析、确定造成的申诉和投诉的原因或情况说明,及时、耐心地向客户反馈或解释意见和结果。对由于实验室服务或检测数据或结果偏差造成的申诉或投诉,应纳入改进环节,采取纠正措施。对出现涉及实验室质量方针、质量目标等重大问题的申诉或投诉,应组织内部审核。

4.实验室应对申诉和投诉的处理过程及结果及时形成记录,并按规定归档。

三、应用实例

【实例1】

×××疾病预防控制中心

申诉和投诉调查处理表

共 1 页;第 1 页 　　　　　　　　　　　　表格编号:××PF01-08-01

申诉、投诉人姓名	×××	单　位		×××
地　　　址	×××××××××			
电　　　话	××××××	传　真	××××××	邮　编 　××××××
投诉方式	电话投诉		投诉日期	×年×月×日
投诉 内容 及理由	内容:实验室未按照样品检测委托单约定时间出具检测报告,延迟出具报告 理由:客户认为中心实验室未履行合同约定,延迟取得报告 　　　　　　　　　　　　　　受理人:××× 　　　　　　　　　　　　　　　　××年×月×日			
质量管理 科调查及 处理意见	经调查情况属实 　　按中心《申诉和投诉程序》相应条款执行,提出纠正措施并填写《不符合工作识别及纠正记录表》 　　　　　　　　　　　　　　签名:××× 　　　　　　　　　　　　　　　　××年×月×日			
质量负责 人意见	同意 　　　　　　　　　　　　　　签名:××× 　　　　　　　　　　　　　　　　××年×月×日			

续表

中心主任 意见	同意 签名:××× ××年×月×日
处理结果	1. 上门向客户说明延迟取得报告的原因,并表示歉意 2. 如延迟取得报告对其公司相关业务造成一定影响,则适当减少检测项目的费用 记录人:××× ××年×月×日

四、常见不符合项(表 2-7)

表 2-7　申诉和投诉中的常见不符合项

条款号	条款内容	不符合项内容
4.7	实验室应建立完善的申诉和投诉处理机制,处理相关方对其检测和(或)校准结论提出异议。应保存所有申诉和投诉及处理的记录	1. 实验室未建立申诉和投诉的管理程序 2. 客户对实验室出具的检测数据直接向实验室检测人员提出口头异议,实验室未能按评审准则规定的处理机制进行处理并记录处理结果 3. 编号为 2012-1 投诉处理报告资料中调查投诉记录不全和缺少投诉处理的最终结论

2.8　纠正措施、预防措施及改进

一、准则条款

(一)《实验室资质认定评审准则》条款

4.8　纠正措施、预防措施及改进

实验室在确认了不符合工作时,应采取纠正措施;在确定了潜在不符合的原因时,应采取预防措施,以减少类似不符合工作发生的可能性。实验室应通过实施纠正措施、预防措施等持续改进其管理体系。

(二)《实验室　生物安全通用要求》(GB 19489—2008)标准条款

7.8 不符合项的识别和控制

7.8.1 当发现有任何之处不符合实验室所制订的安全管理体系的要求时,实验室管理层应按需要采取以下措施(不限于):

　　a)将解决问题的责任落实到个人;

　　b)明确规定应采取的措施;

　　c)只要发现很有可能造成感染事件或其他损害,立即终止实验室活动并报告;

　　d)立即评估危害并采取应急措施;

e) 分析产生不符合项的原因和影响范围,只要适用,应及时采取补救措施;

f) 进行新的风险评估;

g) 采取纠正措施并验证有效;

h) 明确规定恢复工作的授权人及责任;

i) 记录每一不符合项及其处理的过程并形成文件。

7.8.2 实验室管理层应按规定的周期评审不符合项报告,以发现趋势并采取预防措施。

7.9 纠正措施

7.9.1 纠正措施程序中应包括识别问题发生的根本原因的调查程序。纠正措施应与问题的严重性及风险的程度相适应。只要适用,应及时采取预防措施。

7.9.2 实验室管理层应将因纠正措施所致的管理体系的任何改变文件化并实施。

7.9.3 实验室管理层应负责监督和检查所采取纠正措施的效果,以确保这些措施已有效解决了识别出的问题。

7.10 预防措施

7.10.1 应识别无论是技术还是管理体系方面的不符合项来源和所需的改进,定期进行趋势分析和风险分析,包括对外部评价的分析。如果需要采取预防措施,应制订行动计划,监督和检查实施效果,以减少类似不符合项发生的可能性并借机改进。

7.10.2 预防措施程序应包括对预防措施的评价,以确保其有效性。

7.11 持续改进

7.11.1 实验室管理层应定期系统地评审管理体系,以识别所有潜在的不符合项来源、识别对管理体系或技术的改进机会。适用时,应及时改进识别出的需改进之处,制订改进方案并文件化、实施并监督。

7.11.2 实验室管理层应设置可以系统地监测、评价实验室活动风险的客观指标。

7.11.3 如果采取措施,实验室管理层还应通过重点评审或审核相关范围的方式评价其效果。

7.11.4 需要时,实验室管理层应及时将因改进措施所致的管理体系的任何改变文件化并实施。

7.11.5 实验室管理层应有机制保证所有员工积极参加改进活动,并提供相关的教育和培训机会。

二、理解要点

1. 制订程序文件

实验室应当对不符合工作、纠正/纠正措施、预防措施的实施和改正工作制订程序文件,并有效实施。

2. 不符合项工作的识别、控制的要求

(1)不符合项是指实验室设施、设备,实验室活动等在任一方面或其结果不符合实验室管理体系的要求或不符合国家相关规定的要求。实验室应尽早、尽快地识别出不符合工作。这种识别可能发生在管理体系活动和技术工作中的各个环节,如日常监督员的监督、客户的申诉和投诉、消耗品的检查、安全检查、仪器保养、内部审核、管理评审、质量控制、仪器检定(校准)、期间核查、报告证书的检查等。

(2)不符合工作分类:

1)体系性不符合工作:质量手册、程序文件和作业指导书上规定的要求没有按准则标准要求描述或根本没有描述。实验室存在不满足已制订质量管理体系要求的检测活动;

2)实施性不符合工作:质量手册、程序文件和作业指导书所描述要求覆盖了标准的要

求,但实验室员工在操作中没有按文件去做;

3)效果性不符合工作:文件上所描述的完全符合标准要求,实施中也做了,但效果不行;实验室出现了不可避免的环境影响;实验室出现了不合时宜的规定或其他实施中存在的问题。

(3)实验室一旦有不合格工作被识别,就要依据实验室不合格工作控制程序来执行。首先要明确由谁负责,同时要对各种可能发生的情况采取适宜的补救措施;如有可能造成损失,则要暂停工作,并按程序报告;若已造成损失的,要评估危害的性质和程度,根据评估结果采取应急措施;要分析产生不符合的原因和其可能的影响,及时采取应对措施;实验室需要针对不符合工作产生的原因,进行风险评估,确定风险处理措施;需要通过试运行等方式,验证纠正措施的有效性。保证消除了不符合工作产生的根本原因。对暂停工作的重新恢复,需要指定的人员批准,实验室应事先规定不同类型工作审批的授权人和其责任。应按规定,记录发现的每一个不符合工作和对其处理的过程。

3. 纠正/纠正措施的实施

首先要理解"纠正"和"纠正措施"的定义。"纠正"是指为消除已发现的不合格所采取的活动或措施。如发现实验室某仪器上未张贴仪器状态标识,贴上即完成了对该不符合的纠正。"纠正措施"是指为消除已发现的不合格或其他不期望情况的原因所采取的措施。如通过调查,发现未张贴仪器状态标识的原因是标识用完了,且没有库存的要求;经评估,由于实验室仪器较多,时有更新,定制标识需要一定的时间,不能满足及时更新标识的需求,为解决这一问题,需要建立对实验室所用标识库存要求,同时完善设备准用制度,确保无规定状态标识的设备不能投入使用。"纠正"和"纠正措施"有本质的不同,必须注意区别。纠正只是对不合格的处置,不分析原因,它不能防止类似问题再发生。而纠正措施是在分析原因的基础上采取措施,目的是防止类似问题再发生。发生不合格或其他不期望情况的问题时,首先应立即纠正,在纠正的同时或纠正后分析原因,采取相应措施。

(1)实验室应制订纠正/纠正措施控制程序,明确执行部门并规定相应的权力,以便在确定出现不符工作或管理体系、技术运作中出现偏离要求和程序的情况下予以执行。纠正措施应从确定问题的根本原因的调查开始,原因分析是纠正措施中最关键的,有时也是最困难的部分。根本原因通常不明显,也可能有多个,因此需要仔细分析产生问题的所有原因。只要找出根本的原因,及时采取纠正措施才能防止错误再发生,并举一反三,消除已存在的不符合因素,使检测工作质量得到改进。

(2)实施纠正措施可能会导致对原质量管理体系文件的修改,实验室应按文件控制程序要求修订文件并经批准后发布实施。

(3)实验室应对纠正措施的实施结果进行跟踪验证和监控,以确保纠正措施有效性。纠正措施的跟踪应从根本入手,主要跟踪验证有没有类似问题再发生,这可能需要实验室运行一段时间后才能得到客观的判断。如果类似问题仍有发生,就应重新分析原因或重新采取措施,直到没有类似问题发生,才能关闭对该不符合项的整改。

(4)当不符合或偏离的性质比较严重,导致对实验室是否符合其政策和程序有怀疑,甚至对实验室是否不符合准则条款产生怀疑时,实验室应尽快根据准则规定对相应活动区域进行一次附加审核。附加审核通常是在纠正措施实施后进行,目的是确定纠正措施的有效性。但要注意,仅仅在证实了问题严重或对业务有危害时,才有必要进行附加审核。

4. 预防措施的实施

"预防措施"的定义是指为消除在不符合或其他潜在的不期望情况的原因所采取的措施。预防措施是在问题发生前主动寻求改进机会并采取措施防止问题发生的过程,它与纠正措施的区别关键在于问题发生了没有,若问题发生了,则采取的对策就是纠正或纠正措施;若不符合尚未发生,只是潜在可能发生,则采取的就是预防措施。"纠正措施"与"预防措施"的区别就如同"亡羊补牢"和"未雨绸缪"的区别,纠正措施是解决现在的不符合,而预防措施是解决潜在的不符合;纠正措施是防止"再发生",而预防措施是防止"发生";二者都要分析原因,纠正措施是被动地应付,预防措施是主动的行动。

实验室应建立预防措施控制程序,该程序应包括两个方面:一个方面是预防措施的启动或者准备,另一个方面是预防措施的实施与监控。启动阶段可包括信息收集、信息分析、调查研究、策划、培训相关人员等,确定潜在的不符合工作及其原因;对防止潜在的不符合工作发生的措施的需求进行评价,以及制订出预防措施方案,确定和实施所需的措施,跟踪并记录所采取预防措施的结果,评价预防措施的有效性。

预防措施是事先主动地确定改进机会的过程,而不是对发现问题或客户投诉的事后反应。预防措施除了包括对原先的操作程序进行评审之外,还可以涉及数据分析,包括趋势分析、风险分析以及能力验证结果等资讯的分析。预防措施的制订也要考虑潜在的问题对实验室的影响程序,并处理好风险、利益的成本之间的关系。

5. 改进

持续改进是实验室的一个永恒目标,也是增强满足要求能力的循环活动。持续改进要求实验室不断寻求对其过程改进的机会,以减少不满足相关要求的风险或适应新的要求或自我提高要求,寻求持续改进机会的意识和活动应贯穿于实验室的各项活动中,因此对持续改进的过程和活动须进行策划和管理。为促进持续改进,实验室应关注以下活动:通过质量方针的建立实施和保持,激励改进的氛围与环境;建立质量目标以明确改进方向;通过质量技术监督、质量保证、数据分析、内部审核、管理评审、客户反馈等不断寻求改进机会;通过纠正措施、预防措施以及其他适用措施实施改进;在管理评审中评价改进效果,确定新的改进目标。

实验室应通过以下方面收集持续改进的证据:

(1)应搜集质量方针、质量目标完成情况记录;

(2)通过数据分析找出客户不满意、数据和结果未满足要求的情况记录;

(3)利用内外部审核的结果不断发现管理体系的薄弱环节,采取纠正措施,尤其是预防措施,避免不符合工作发生或再发生的记录;

(4)通过管理评审活动中对管理体系的适宜性、充分性和有效性的全面评价,发现管理体系有效性的持续改进机会的记录;

(5)更重要的是利用上述记录所进行的实验室日常渐进的改进活动和重大的突破性的改进活动的证据。实验室依据准则,对管理体系文件进行换版也是持续改进的客观证据。

三、应用实例

【实例1】　某实验室在内审的时候发现了不符合工作,要求责任科室按不符合检测工作程序要求,分析原因、采取纠正措施,消除不符合工作因素,保证管理体系有效运行。

×××疾病预防控制中心

不符合工作识别及纠正措施记录表

共1页;第1页　　　　　　　　　　　　　　　　表格编号:××PF01-09-01

不符合工作发生部门:　　　　卫生监测科　　　　观察人:　　×××

不符合事实描述:　　编号为×××00292的职业卫生采样记录表中无采样布点图

不符合工作项来源:

□ 客户的投诉 □ 分供方的失误 □ 存在的改进意见 □ 质量监督 □ 质量控制

□ 人员操作 □ 仪器设备 □ 消耗性材料 □方法上的问题 □校准溯源 □原始记录

□ 环境条件 □数据处理 □计算机网络 □内审 □ 管理评审 □外审 □采抽样

□ 样品保管 □其他

不符合工作类型:体系性不符合项□ 实施性不符合项□ 效果性不符合项□

不符合标准、手册、程序:　××CDC/PF01-24《现场检测控制程序》

　条款号:　　　不符合《实验室资质认定评审准则》(4.9)

原因分析:由于职业与环境卫生科对《实验室资质认定评审准则》4.9条款学习和理解不够,没有按准则条款和《现场检测控制程序》规定要求对现场采样记录表中记录要体现采样布点图或具体采样的位置的内容,造成不符合项的发生

建议纠正/纠正措施:1. 要求职业与环境卫生科组织人员认真学习《实验室资质认定评审准则》和××CDC/PF01-24《现场检测控制程序》;2. 要求职业与环境卫生科组织人员对原始记录进行修改,增加现场采样记录表中采样布图或具体采样位置的内容,完善职业卫生检测报告

预计完成日期:　　××年×月×日

　　　　　　　监督人:　　×××　　　　日期:　　××年×月×日

纠正/纠正措施批准人:

　　　　　　　质量负责人:×××　日期:　　××年×月×日

纠正/纠正措施完成情况:1. 卫生监测科已组织人员学习了《实验室资质认定评审准则》和××CDC/PF-24《现场检测控制程序》,加深了对准则条款和程序文件的理解与认识;2. 卫生监测科人员按××CDC/PF01-04《文件控制程序》要求对采样/检测记录表进行修改,增加了采样布点图,或具体采样位置的信息

　　　　　　　责任部门负责人:　　×××　　　　日期:　　××年×月×日

纠正/纠正措施跟踪验证情况:责任科室已按纠正措施要求在规定的时间内进行了整改,卫生监测科已于×月×日组织人员按修改后的检测记录表去××亚焊接材料有限公司对总粉尘浓度进行了现场检测,出具了检测报告

　　　　　　　质量管理科负责人:　　×××　　　　日期:　　××年×月×日

【实例2】 某实验室在日常监督中发现,现场采样收集器种类比较多,实验室检验人员不熟悉相关要求,会误用收集器,会造成检测结果不正确,要求实验室采取预防措施。

×××疾病预防控制中心

预防措施要求及实施记录表

共 1 页;第 1 页   表格编号:××PF01-11-01

潜在不符合工作发生部门		检验科	观察人	×××	时间	××年×月×日
潜在不符合事实描述		由于现场采样的项目和采样收集器种类比较多,而且开展的项目采样收集器都不同,如果实验室检验人员不熟悉 WS/T 14—1996《车间空气中有毒物质的测定收集器》的相关要求,检测人员会误用收集器,会影响检测结果正确性				
建议预防措施		1. 要求相关科室组织检测人员学习 WS/T 14—1996《车间空气中有毒物质的测定收集器》标准,熟悉各类采样收集器 2. 检验科检测相关人员在准备完采样器具后,在器具上标注检测项目,特别是一次多检测项目 3. 卫生监测科提取采样器具时要查看器具上是否标注了检测项目,采样管是否和技术标准要求的一致,确认无误后才能签字				

预计完成日期:

                         ××年×月×日

     观察人:×××   ××年×月×日

预防措施批准:

             同意开展预防措施

     质量负责人: ×××

                         ××年×月×日

预防措施完成情况:

     实验室检验人员已开展了对 WS/T 14—1996《车间空气中有毒物质的测定收集器》标准的学习,通过学习熟悉了各类采样收集器,已在器具上标注检测项目的方法。确保了采样收集器不会被误用

          责任部门负责人: ×××

                         ××年×月×日

预防措施跟踪验证情况:

     核查了相关科室人员的学习记录和采样器具上的标注,都按预防措施建议要求采取了措施

          质量管理科负责人:×××

                         ××年×月×日

【实例3】 某实验室在管理评审提出需改进的建议,要求实验室相关部门按《预防措施与改进控制程序》要求进行改进,确保管理体系的适宜性、充分性和有效性。

×××疾病预防控制中心
改进措施要求及实施情况表

共 1 页;第 1 页 　　　　　　　　　　　　　　　　　　　表格编号:××PF01-11-02

需改进的部门	检验科	观察人	×××	时间	××年×月×日
需改进事实描述	随着实验室检测项目工作的逐年推进,理化科大型设备不断增多、检测项目逐年增长与人力资源相对缺少的矛盾愈发突出,当前存在关键检测岗位或某些大型仪器仅有一人具备实际开展能力的现象,当人员因事不在岗时,该项工作出现无人接替的现象,严重制约科室工作进程				
建议改进措施	加强人才培训,在现有人力资源不足的情况下,通过内、外培训来提高检验人员关键检测岗位多台仪器操作能力,试行 A/B 岗制度的方式,满足工作需求				

预计完成日期:

　　　　　　　　　　　　××年×月×日

　　观察人:×××

　　　　　　　　　　　　　　　　　　××年×月×日

改进措施批准:

　　　　　　　　　　同意开展改进措施

　　质量负责人:×××

　　　　　　　　　　　　　　　　　　××年×月×日

改进措施完成情况:

　　理化科加大检测人才培训力度,通过以老带新、外送学习与内部交流等多种形式,有序试行 A/B 岗制度,使关键检测岗位均具备两名以上有能力开展工作的人员

　　　　责任部门负责人:×××

　　　　　　　　　　　　　　　　　　××年×月×日

改进措施跟踪验证情况:

　　核查了操作人员的理论、上机操作考核、上岗证书等相关记录资料,都具备了相应的操作技能

　　　　质量管理科负责人:×××

　　　　　　　　　　　　　　　　　　××年×月×日

四、常见不符合项（表 2-7）

表 2-7　纠正措施、预防措施及改进中的常见不符合项

条款号	条款内容	不符合项内容
4.8	实验室在确认了不符合工作时,应采取纠正措施;在确定潜在不符合的原因后,应采取预防措施,以减少类似不符合工作发生的可能性。实验室应通过实施纠正措施、预防措施等持续改进其管理体系	1. 实验室不能提供参加能力验证 T0513-化妆品中铅、砷检测,铅检测结果不满意的原因分析和纠正措施记录 2. 实验室未能提供进行"改进"的相关记录 3. 实验室未能提供程序规定进行预防措施活动的记录

2.9　记　录

一、准则条款

（一）《实验室资质认定评审准则》条款

4.9 记录

实验室应有适合自身具体情况并符合现行质量体系的记录制度。实验室质量记录的编制、填写、更改、识别、收集、索引、存档、维护和清理等应当按照适当程序规范进行。

所有工作应当时予以记录。对电子存储的记录也应采取有效措施,避免原始信息或数据的丢失或改动。

所有质量记录和原始观测记录、计算和导出数据、记录,以及证书/证书副本等技术记录均应归档并按适当的期限保存。每次检测和（或）校准的记录应包含足够的信息以保证其能够再现。记录应包括参与抽样、样品准备、检测和/或校准人员的标识。所有记录、证书和报告都应安全储存、妥善保管并为客户保密。

（二）《食品检验机构资质认定评审准则》条款

5.3 食品检验机构应当有防止原始数据记录与报告损坏、变质和丢失的措施。如运用计算机与信息技术或自动设备系统对检测数据、信息资料进行采集、处理、分析、记录、报告或存贮时,应当有保障其安全性、完整性的措施,并有相应的验证记录。

（三）《实验室　生物安全通用要求》(GB 19489—2008)标准条款

7.4.6 记录

7.4.6.1 应明确规定对实验室活动进行记录的要求,至少应包括:记录的内容、记录的要求、记录的档案管理、记录使用的权限、记录的安全、记录的保存期限等。保存期限应符合国家和地方法规或标准的要求。

7.4.6.2 实验室应建立对实验室活动记录进行识别、收集、索引、访问、存放、维护及安全处置的程序。

7.4.6.3 原始记录应真实并可以提供足够的信息,保证可追溯性。

7.4.6.4 对原始记录的任何更改均不应影响识别被修改的内容,修改人应签字和注明日期。

7.4.6.5 所有记录应易于阅读,便于检索。

7.4.6.6 记录可存储于任何适当的媒介,应符合国家和地方的法规或标准的要求。

7.4.6.7 应具备适宜的记录存放条件,以防损坏、变质、丢失或未经授权的进入。

二、理解要点

记录是管理体系运行状况检验的数据和结果的证实性文件,实验室应当对记录的编制、填写、更改、识别、收集、检索、存档、维护和清理等进行控制和管理,以证实管理体系的有效运行和检验结果准确可靠。

1. 实验室应当制订记录管理的程序文件,对记录的编制、填写、更改、标识、收集、检索、存取、归档、贮存、维护和清理等各环节的职责、要求等予以明确,对记录形成的全过程实施合理、规范的控制,保证记录编制合理、填写真实、更改规范、标识清晰、收集及时、检索方便、存取有序、归档分类、贮存防损、维护有力和清理合法。

2. 记录一般分为质量记录和技术记录两类。

(1)质量记录是指实验室管理体系活动中所产生的记录,包括内部审核、管理评审、纠正措施和预防措施记录、申诉和投诉记录、人员培训考核记录、采购供应服务商评审记录、物资采购和验收记录、分包机构评审记录、实验室事故分析和处理记录、客户投诉记录等。

(2)技术记录是进行检测活动的记录,包括抽样记录、检测的原始观测记录、计算和导出数据、检测报告副本、采(抽)记录、合同评审记录、样品流转卡、留样保管和处理记录、检测设备检定证书、自校准记录和自校准报告、检测设备运行中检查及使用维修记录、检测质量控制活动记录等。

3. 实验室对所有工作应在工作的当时予以记录,不允许事后补记或追记。无论是书面文本记录还是电子信息记录,均要按照程序文件的规定进行控制,对电子版本的记录应采取适当的措施,防止数据的丢失或未经批准的擅自修改记录。

4. 实验室对所有质量记录和原始观测记录、计算和导出数据、记录以及证书/证书副本等技术记录等均应归档管理,并规定记录保存的时间期限(不同类别的记录也可能保存期限不同)。保存期限的确定一般要考虑法律法规的规定、法定管理机构的要求、客户委托书(标书或合同)的约定等。同时,实验室应充分分析记录保存期限的规定、给自身带来的风险及可能带来的影响。

5. 无论是质量记录还是技术记录,实验室应当保证其具有足够的信息,能够"再现"已经过去的工作过程。因此,在记录编制时,要充分考虑该要求,使设定后的记录内容能够保证"信息足够";另外,记录的填写人员,也应当按照规定的内容,做到齐全、准确地填写。

6. 所有记录应存放在指定地点,并采取保密措施,做到为客户保密。记录的存取方式应便于取存,涉及生物安全记录的取存应考虑记录的安全性;记录的保存环境具有防止损坏、变质、丢失或未经授权而进入的特点。

7. 记录的更改:当记录出现错误时,应遵循记录的更改原则,被更改的原始记录仍必须清楚可见,更改后的值应在被更改值附近,并有更改人签名。电子存储记录更改也必须采用更改原则,以免原始记录的丢失或改动。

8. 食品检验机构如运用计算机信息技术系统对检测数据、信息资料进行采集、处理、分析、记录、报告或贮存时,应当有措施保证计算机与信息技术系统或自动设备系统的安全性和完整性。同时,对食品检验计算机与信息系统进行数据完整性和准确性确认、系统安全性验证以及系统有效性和适用性验证。

9. 记录可以用硬拷贝或电子媒体等形式为载体。但电子媒体具有与硬盘并存、不易盖章、更改无痕和易受病毒危害等特点。针对这些特点,实验室需建立程序来保护和备份以电子方式存储的记录,防止未经授权的侵权和修改。可选用储存记录的计算机的密码保护和授权进入,也可规定由专人定期备份或双机备份储存记录,以防止记录发生更改或失密。

三、常见不符合项(表 2-8)

表 2-8 记录中的常见不符合项

条款号	条款内容	不符合项内容
4.9	每次检测和(或)校准的记录应包含足够的信息以保证其能够再现	1. 实验室不能提供标准工作溶液配制记录,所使用的标准溶液的名称、批号、浓度及稀释制备的操作过程 2. 仪器使用记录中缺少样品编号、检测项目等信息记录 3. 原始记录中,样品名称信息描述不完整,样品包装、样品状态信息填写不正确 4. 新风量原始记录中无示踪气体记录 5. 公共场所、工作场所、辐射检测现场采样或测量记录中缺少采样点位示意图、采样仪器、采样条件等 6. 水分检测缺恒重过程记录 7. 采样原始记录中无开始流量、结束流量、接触时间及采样结束时间等信息 8. 原始记录缺 X 线探伤机型号、曝光条件不全 9. 氨氮、挥发酚检测缺标准曲线、计算导出过程、平行样信息等 10. 食品检测原始记录中缺少样品前处理信息 11. 灰分原始记录无恒重过程,耗氧量无滴定原始读数 12. 微生物原始记录缺少培养温度的时间信息,培养基配制缺具体溯源信息 13. 缺少噪声测量前后的校准记录 14. 菌种传代记录信息量不全(缺传代日期、鉴定项目等) 15. 不能提供仪器设备计量检定服务商的相关资料及评价内容
4.9	记录应包括参与抽样、样品准备、检测和/校准人员的标识	1. 氟化物、总硬度测定质量控制记录无检测人和复核人签名,无检测、复核日期 2. 采样记录无接触时间、采样岗位、陪同人、采样人信息
4.9	所有工作应当时予以记录	现场发现实验室提供的原始记录是对潦草的实验记录整理后誊抄的现象
4.9	对电子存储的记录也应采取有效措施,避免原始信息或数据的丢失或改动	不能提供实验室信息管理系统(CDC_LIMS)电子数据定期维护记录

续表

条款号	条款内容	不符合项内容
4.9	实验室质量记录的更改应当按照适当程序规范进行	1. 原始记录中未按文件要求进行更改,更改者未签名 2. 记录数据直接涂改

2.10　内部审核

一、准则条款

(一)《实验室资质认定评审准则》条款

4.10 内部审核

实验室应定期地对其质量活动进行内部审核,以验证其运作持续符合管理体系和本准则的要求。每年度的内部审核活动应覆盖管理体系的全部要素和所有活动。审核人员应经过培训并确认其资格,只要资源允许,审核人员应独立于被审核的工作。

(二)《实验室　生物安全通用要求》(GB 19489—2008)标准条款

7.12 内部审核

7.12.1 应根据安全管理体系的规定对所有管理要素和技术要素定期进行内部审核,以证实管理体系的运作持续符合要求。

7.12.2 应由安全负责人负责策划、组织并实施审核。

7.12.3 应明确内部审核程序并文件化,应包括审核范围、频次、方法及所需的文件。如果发现不足或改进机会,应采取适当的措施,并在约定的时间内完成。

7.12.4 正常情况下,应按不大于 12 个月的周期对管理体系的每个要素进行内部审核。

7.12.5 员工不应审核自己的工作。

7.12.6 应将内部审核的结果提交实验室管理层评审。

二、理解要点

1. 内部审核的目的和计划

实验室对其活动进行内部审核的目的是验证与评价本实验室所运行的管理体系的符合性、有效性。检查管理体系是否满足评审准则或其他相关文件的要求,即符合性检查。检查组织的质量手册及相关文件中的各项要求是否在工作中得到全面的贯彻,即有效性检查。发现的不符合项可以为组织管理体系的改进提供有价值的信息,作为管理评审的输入。

内部审核的依据是评审准则、管理体系文件、合同以及有关法律法规。实验室应制订内部审核程序,包括审核范围、频次、方法及所需的文件。内审之前应当制订详细的内审计划,内容应涉及管理体系的全部要素和部门、个人,包括所有检测活动,每年至少覆盖一次。审核计划包括审核范围、审核准则、审核日程安排、参考文件和审核组成员的名单。

质量负责人通常作为审核方案的管理者,负责确保审核依照预定的计划实施。

2. 内审员的职责和要求

内审工作应由经过培训和具备资格的人员来执行。内审员需培训,应有机构授权,具有相应的职责和权力,具备与被审核活动相关的技术知识;只要资源允许,内审人员应独立于被审核的活动,审核员不应当审核自己所从事的活动或自己直接负责的工作,除非别无选择,并且能证明所实施的审核是有效的。当一个组织在客户的场所进行的检测活动或现场抽样获得了认可时,这些活动也应包含在审核方案中。

3. 内审员的工作方法和技巧

(1)正确使用检查表:审核时注意不要轻易偏离检查表,以保证审核工作有序地按计划进行,但同时要注意灵活应用,不要过多地受检查表的束缚,必要时要调整检查表。

(2)少讲、多看、多问、多听:信息是通过看、问、听获得的,不能从讲话中获得。内审员不要做任何咨询(仅可就方向性意见提出建议,但最好在不符合项报告后再提出)。受审核方内部发生争执时,内审员不要扮演裁判的角色。

不要重复阐述。有的受审部门负责人对审核工作模糊不清,会发生临时请教内审员的情况,此时内审员不必过多重复阐述审核组长的讲话,应请他学习文件或向联系人了解。

(3)选择正确的提问对象,并正确地提出问题,集中精力处理主要问题;应当对来自审核范围内实施活动或任务的适当层次和职能正确提问,提问的目的是获取信息,通过正确的提问收集适当的答案。为此,审核员必须懂得不同问题的本质、目的和用途;懂得问题的发展方向;掌握不同条件下运用不同提问方法的技巧,集中精力处理主要问题。

(4)封闭式和开启式问题相结合:封闭式问题,可以用"是""否""有""无"等简单的词来回答,可得出明确无误的答案,但信息量少。开启式问题,需对方做详细的解释或说明,信息量大,但占用时间较多。审核时,一般以封闭式问题开始,再提出开启式问题,最后以一两个封闭式问题结束。开启式问题可以分为以下几类:

①事实型问题:什么?哪里?怎样?谁?为什么?

②解释型问题:还应当考虑哪些方面?

③证实型问题:你有什么证据?

④假设型问题:假设我们这样做了,会发生什么?

(5)提问与索看相结合:提问中常问及文件及其实施情况,因此在提问的同时要索看文件及观察现场。使用此方法时,应注意避免受审核部门出示文件后,内审员只埋头细读文件而中止提问,文件宜带回去细读。

(6)联想与追溯:如从客户抱怨产品外表受损,就应联想到产品的包装、交付过程有无问题,并注意观察易被遗忘的角落。

4. 内部审核的过程

审核的关键步骤包括策划、调查、分析、报告、后续的纠正措施及关闭。审核开始前,内审员应当评审文件、手册及前次审核的报告和记录,以检查与评价管理体系的符合性和有效性,并根据需审核的关键问题制订用于评价管理体系要素的检查表。内部审核实施中,收集客观证据的调查过程涉及提问、观察活动、检查设施和记录。内审员检查实际的活动与管理体系的符合性。内审员将管理体系文件作为参考,将实际的活动与这些管理体系文件的规定进行比较。整个审核过程中,内审员始终要搜集是否满足管理体系要求的客观证据。应当尽可能高效率地收集证据并且保证其客观有效,不存在偏见,不困扰受审核方。内审员应当注明不符合项,并对其进行深入地调查以发现潜在的问题。对所有审核发现都应当予以记录。审核完所有的活动后,内审组应当认真评价和分析所有审核发现,确定哪些应报告为不符合项,哪些只作为改进建议。内审组应当依据客观的审核证据编写清晰简明的不符合项和改进建议的报告。应当以审核所依据的管理体系手册和相关文件的特定要求来确定不符合项。

受审核方负责完成商定的纠正措施。当不符合项可能危及检测结果时,应当停止相关的活动,直至采取适当的纠正措施,并能证实所采取的纠正措施取得了满意的结果。另外,对不符合项可能已经影响到的结果,应进行调查。如果对相应的检测报告的有效性产生怀疑时,应当通知客户。针对不符合项应发掘问题产生的根本原因,并实施有效纠正措施和预防措施。商定的纠正措施期限到期后,内审员应当尽早检查纠正措施的有效性。质量负责人应当最终负责确保受审核方消除不符合项并予以关闭。应当记录已确定的每一个不符合项,详细记录其性质、可能产生的原因、需采取的纠正措施和适当的不符合项关闭时间。

5. 编制内审报告

内审结束后,应当编制最终报告。报告应当总结内审结果,并包括以下信息:内审目的、内审范围、内审组成员、内审日期、内审区域、被检查的所有区域的详细情况、机构运作中值得肯定的或好的方面,确定的不符合项及其对应的相关文件条款、改进建议,商定的纠正措施及其完成时间,负责实施纠正措施的人员、采取的纠正措施,确认完成纠正措施的日期,质量负责人确认完成纠正措施的签名。审核报告应提交中心主任。所有审核记录应按规定的时间保存。

质量负责人应当对内部审核的结果和采取的纠正措施的趋势进行分析,并形成报告,在下次管理评审会议时提交至最高管理层。报告提交管理评审的目的是确保内审和纠正措施能在总体上有助于实验室管理体系符合要求并持续有效地运行。

三、应用实例

【实例1】

管理体系内审年度计划表

审核目的	检查与评价本实验室所运行的质量管理体系的符合性、有效性
审核范围	最高管理者、技术管理层、质量负责人等实验室体系管理人员、质量管理科、人事科、培训科、总务科、检验科、卫生监测科

续表

审核目的	检查与评价本实验室所运行的质量管理体系的符合性、有效性
审核依据	质量手册、程序文件、作业指导书、标准、规范、《实验室资质认定评审准则》、《食品检验机构资质认定评审资质》、《实验室 生物安全通用要求》(GB 19489—2008)等使用的法律、法规文件
审核组成员	组长:××× 组员:×××、×××、×××

实施项目及要点	时间安排	负责人	协助人
1. 编制内审检查表	9月1日~15日	×××	全体内审员
2. 内审组集中进行有关文件(质量手册、程序文件、作业指导书)审核	9月16日~21日	×××	文件编制人
3. 文件不符合项纠正	9月21日~25日	×××	
4. 跟踪审核	9月26日~30日	各部门负责人	文件编制人
5. 完善各部门内审检查表	10月8日~12日	×××	×××
6. 进行各部门的现场内审	10月13日~15日	×××	全体内审员
7. 不符合项纠正	10月16日~31日	各部门负责人	全体内审员
8. 跟踪审核	11月1日~5日	×××	内审员
9. 编写全面的审核报告	11月6日~15日	×××	内审员
备注	如有必要,开展相关部门、相关要素的内部审核		

制表人签名×××/日期: 　年　月　日

批准人签名×××/日期: 　年　月　日

【实例2】

管理体系内审实施计划表

审核目的	检查与评价本实验室所运行的质量管理体系的符合性、有效性			
审核部门	最高管理者、技术管理层、质量负责人等实验室体系管理人员、质量管理科、人事科、培训科、总务科、检验科、卫生监测科			
审核依据	质量手册、程序文件、作业指导书、标准、规范、《实验室资质认定评审准则》、《食品检验机构资质认定评审资质》、《实验室 生物安全通用要求》(GB 19489—2008)等使用的法律、法规文件			
审核日期	××××年×月×日	制订人	×××	制订日期	×月×日
批准人	×××	批准日期	××××年×月×日	报告发布日期	×月×日
审核组名单	组长:××× 组员:×××、×××、×××			

续表

10 月 13 日	8:30～9:00	内审组预备会议	
	9:00～9:30	首次会议	
	9:30～17:30	对最高管理者、技术管理层、质量负责人、人事科、培训科、总务科进行审核	
10 月 14 日	8:30～17:00	对质量管理科、检验科、卫生监测科进行审核	
	17:00～17:30	内审组会议	
10 月 15 日	8:00～10:00	补充审核、整理资料、内审组和议不符合项	
	10:00～11:00	座谈会与受审核方交流意见	
	11:00～11:30	末次会议	

【实例3】

管理体系内审报告

审核目的	检查与评价本实验室所运行的质量管理体系的符合性、有效性
审核范围	最高管理者、技术管理层、质量负责人等实验室体系管理人员、质量管理科、人事科、培训科、总务科、检验科、卫生监测科
审核依据	质量手册、程序文件、作业指导书、标准、规范、《实验室资质认定评审准则》、《食品检验机构资质认定评审资质》、《实验室　生物安全通用要求》(GB 19489—2008)等使用的法律、法规文件
审核日期	××××年×月×日至×月×日

审核组成员：
组长：×××
组员：×××、×××、×××

不符合项统计	9 项不符合项
纠正措施完成进度要求	见《不符合项汇总表》

一、审核综述

（一）文件评审：本次内审文件集中评审时间为××××年×月×日,经内审员审核,认为中心制订的第×版《质量手册》《程序文件》符合《实验室资质认定评审准则》、《食品检验机构资质认定评审资质》、《实验室　生物安全通用要求》(GB 19489—2008)的要求,但考虑管理体系的持续改进的要求,内审员也提出了以下意见：

1. 质量手册：在 4.1 组织中增加生物安全委员会和伦理委员会的相关任职条件和职责;根据中心人员调整情况修改附件 3《实验室人员一览表》。以上文件制订和修改由质量管理科×××、×××负责,于××××年×月×日前完成

2. 程序文件：修订人力资源管理程序,由人事科负责;增加医学伦理学管理程序,由伦理委员会负责;修订质量控制程序、质量记录和技术记录控制程序、文件控制程序、仪器设备管理程序、量值溯源程序、不符合检测控制程序,由质量管理科负责;修订培养基(试剂)质量控制程序,明确即用型培养基、商品化脱水合成培养基进行评估的方式、储存的规定和拒收的标准,由检验科负责。以上文件的制订和修改于××××年×月×日前完成

续表

  3. 质量记录:修改不符合工作识别及纠正/纠正措施实施记录表、质量监督员监督记录表,由质量管理科负责,完成时间为××××年×月×日前

  (二)现场审核:本次内审的现场审核时间为××××年×月×日,内审组长为×××、副组长为×××。内审分成两个小组,分别由×××、×××负责,内审员实行交叉审核的方式开展审核,都独立于被审核的区域

  (三)审核结论:本次内审覆盖了实验室管理体系相关的职能部门和检测部门,包括中心领导、质量管理科、人事科、培训科、总务科、检验科、卫生监测科及全部要素。内审组依据中心的《质量手册》《程序文件》等管理体系文件,通过1天时间的文件审核和3天时间的集中现场审核,内审组认为中心的第×版《质量手册》《程序文件》符合《实验室资质认定评审准则》、《食品检验机构资质认定评审资质》、《实验室 生物安全通用要求》(GB 19489—2008)等有关规定,但在管理体系实施过程中尚存在9个不符合项,详见附件《不符合项工作识别及纠正/纠正措施实施记录表》

  二、主要成效

  中心领导和科所长非常重视本次内审,内审组一致认为各科所在管理体系的运行方面都较以往有很大的进步,并能不断改进,如检验科在仪器设备的期间核查、功能检查方面既统一了操作方法,又统一了评判标准;质量管理科在受控文件管理方面比较规范;卫生监测对内审工作高度重视,在内审前组织科所进行自查。

  三、不符合项及整改要求

  (一)不符合项情况:本次审核未发现严重不符合项,共开出一般不符合工作项××项,均为实施性不符合。具体分布为质量管理科×项、检验科×项、总务科×项、卫生监测科×项。不符合项内容、责任科所、纠正活动完成时间和验证人详见附件《不符合项汇总表》,不符合项分布情况见附件《不符合项分布表》

  主要有以下几方面的问题:

  具体不符合项(略)

  (二)整改要求:不符合项将在内审末次会议上与中心有关领导、科所负责人进行通报,要求不符合项责任部门立即组织人员开展原因分析,并对以前的工作是否造成影响进行核查,按附件《不符合项汇总表》规定的时间内完成纠正/纠正措施,完成后将不符合工作识别及纠正/纠正措施实施记录表交验证人,验证人对纠正措施实施情况及有效性进行验证,完成后交质量管理科

  四、对管理体系运行状况的评价与结论

  本次内审结果表明,我中心质量体系文件基本符合我中心实际情况,各部门能按中心质量文件要求开展质量管理工作。对本次内审发现的××个不符合项进行了跟踪验证,各部门均能在规定时间内完成整改,纠正预防措施有效,过程控制意识明显提高,以顾客为关注焦点的服务意识得到进一步加强,并建立了持续改进的工作机制,管理工作亦逐步得到了规范

审核组长:×××

日期:××年××月××日

审核报告的分发范围:

批准人:×××

日期:××年××月××日

四、常见不符合项(表 2-9)

表 2-9 内部审核中的常见不符合项

条款号	条款内容	不符合项内容
4.10	实验室应定期地对其质量活动进行内部审核,以验证其运作持续符合管理体系和本准则的要求。每年度的内部审核活动应覆盖管理体系的全部要素和所有活动。审核人员应经过培训并确认其资格,只要资源允许,审核人员应独立于被审核的工作	1.内部审核未涉及最高管理者、质量管理层 2.内审未制订实施计划 3.内审报告未对管理体系运行状况进行评价 4.内部审核未建立适合自己的审核表

2.11 管理评审

一、准则条款

(一)《实验室资质认定评审准则》条款

4.11 管理评审

实验室最高管理者应根据预定的计划和程序,定期地对管理体系和检测和(或)校准活动进行评审,以确保其持续适用和有效,并进行必要的改进。

管理评审应考虑到:政策和程序的适应性;管理和监督人员的报告;近期内部审核的结果;纠正措施和预防措施;由外部机构进行的评审;实验室间比对和能力验证的结果;工作量和工作类型的变化;申诉、投诉及客户反馈;改进的建议;质量控制活动、资源以及人员培训情况等。

(二)《实验室 生物安全通用要求》(GB 19489—2008)标准条款

7.13 管理评审

7.13.1 实验室管理层应对实验室安全管理体系及其全部活动进行评审,包括设施设备的状态、人员状态、实验室相关的活动、变更、事件、事故等。

7.13.2 需要时,管理评审应考虑以下内容(不限于):

　　a) 前次管理评审输出的落实情况;

　　b) 所采取纠正措施的状态和所需的预防措施;

　　c) 管理或监督人员的报告;

　　d) 近期内部审核的结果;

　　e) 安全检查报告;

　　f) 适用时,外部机构的评价报告;

　　g) 任何变化、变更情况的报告;

　　h) 设施设备的状态报告;

　　i) 管理职责的落实情况;

　　j) 人员状态、培训、能力评估报告;

　　k) 员工健康状况报告;

　　l) 不符合项、事件、事故及其调查报告;

m）实验室工作报告；

n）风险评估报告；

o）持续改进情况报告；

p）对服务供应商的评价报告；

q）国际、国家和地方相关规定和技术标准的更新与维持情况；

r）安全管理方针及目标；

s）管理体系的更新与维持；

t）安全计划的落实情况、年度安全计划及所需资源。

7.13.3 只要可行，应以客观方式监测和评价实验室安全管理体系的适用性和有效性。

7.13.4 应记录管理评审的发现及提出的措施，应将评审发现和作为评审输出的决定列入含目的、目标和措施的工作计划中，并告知实验室人员。实验室管理层应确保所提出的措施在规定的时间内完成。

7.13.5 正常情况下，应按不大于 12 个月的周期进行管理评审。

二、理解要点

1. 管理评审应由中心主任亲自组织，定期（一般为 12 个月）对管理体系和检测活动进行评审，包括：前次管理评审输出的落实情况；质量及生物安全方针和目标、政策和程序的适宜性；当前人力和设备资源的充分性；人员状态、培训、能力评估报告；生物安全实验室人员生物安全知识培训和健康状况报告；内部审核的结果；外部机构的审核；不符合项、事件、事故及其调查情况，纠正和预防措施报告；客户的反馈及投诉；实验室之间的比对或能力验证的结果以及内部质量控制情况分析；生物安全管理体系运行报告；安全计划及安全检查、日常监督情况报告；风险评估报告；工作量和工作类型的变化；对管理体系改进的建议。

2. 中心管理层中负责设计和实施组织的质量管理体系、负责组织的技术运作、负责根据内部审核和外部评审的结果做出决定的管理者应参与管理评审。

3. 质量负责人或质量管理部门应当负责确保所有评审工作依据规定的程序系统地实施，并记录管理评审的结果。质量负责人或质量管理部门应当负责确保管理评审所确定的措施在规定的时间内完成。

4. 管理评审的结果应当输入实验室的策划系统，作为制订下年度的目标、计划的依据之一，并应当包括：

① 质量和生物安全方针、中期和长期目标的修订；

② 预防措施计划，包括制订下一年度的目标；

③ 实验室质量管理体系的改进，包括完成拟定的对中心目标的运作和管理体系改进的时间安排；

④ 实验室安全管理体系的更新和维持，年度安全计划及所需资源和安全计划的落实安排。

5. 质量负责人或质量管理部门应当负责确保评审所产生的措施按照要求在适当和约定的日程内得以实施。在定期的管理会议中应当监控这些措施及其有效性。

6. 当出现下列情况之一时，最高管理者可根据具体情况增加管理评审频次：

①实验室的组织结构变化时、资源和体制发生重大变化时;

②发生实验室安全事故或重大质量事故时;

③客户关于质量有严重投诉或投诉连续发生时;

④法律、法规、标准及其他要求变化时;

⑤内审中发生严重不符合项时;

⑥其他有必要进行管理评审的情况时。

三、应用实例

【实例1】

管理评审计划表

评审目的:体现本中心管理体系的有效性、适宜性和充分性,不断改进与完善中心的管理体系,确保实现质量方针与质量目标,满足客户的需要
评审范围:政策和程序的适用性;管理和监督人员的报告;内部审核的结果;纠正措施和预防措施;由外部机构进行的评审;实验室间比对或能力验证的结果;工作量和工作类型的变化;生物安全管理体系运行报告;实验室客户反馈;投诉;改进的建议;其他相关因素,如质量控制活动、资源以及员工培训
参加评审人员:中心主任,技术负责人,质量负责人,质量管理科,人事科,培训科,总务科,检验科,卫生监测科负责人及其他相关人员
所需文件:《实验室资质认定评审准则》、《食品检验机构资质认定评审资质》、《实验室 生物安全通用要求》(GB 19489—2008)、实验室管理体系文件
评审日期:××年××月××日
评审地点:会议室

质量负责人:××× 日期:××××年××月××日	中心主任:××× 日期:××××年××月××日

【实例2】

管理评审实施计划表

评审目的体现本中心管理体系的有效性、适宜性和充分性,不断改进与完善中心的管理体系,确保实现质量方针与质量目标,满足客户的需要	
评审主持人:×××	评审时间:××××年××月××日
评审地点:会议室	评审方式:管评会议
参加评审人员:×××、×××、×××、×××、×××、×××、×××、×××、×××、×××	

续表

管理评审报告内容及报告人:

1. 中心质量方针、质量目标和程序适应性评审的报告(×××)

2. ××××年度内部审核结果及管理体系运行情况报告(×××)

3. 外部评审结果及整改措施落实情况报告(×××)

4. 纠正和预防措施的实施效果评审报告(×××)

5. 质量监督人员监督情况的报告(×××)

6. 对客户征求意见反馈情况的报告(×××)

7. 实验室生物安全管理情况的报告(×××)

8. 人力资源配置等有关情况报告(×××)

9. 人员培训等有关情况报告(×××)

10. 仪器设备资源配置、溯源及管理状况;检测相关供应品和耗材采购等工作的报告(×××)

11. 参加实验室比对和能力验证结果分析及开展内部质控情况的报告(×××)

12. 有关检验/检测过程运行情况及记录中存在问题的报告(×××)

13. 检验科检测工作情况、主要存在问题及如何做好质量控制的报告(×××)

14. 卫生监测科工作情况、主要存在问题及如何做好质量控制的报告(×××)

15. ××××年管理评审改进措施执行情况的报告(×××)

质量负责人:×××	中心主任:×××
日期:××××年××月××日	日期:××××年××月××日

【实例3】

××××年管理评审报告

评审目的:体现本中心管理体系的有效性、适宜性和充分性,不断改进与完善中心的管理体系,确保实现质量方针与质量目标,满足客户的需要

评审主持人:×××	评审时间:××××年××月××日
评审地点:会议室	评审方式:管评会议
评审参加人员:×××、×××、×××、×××、×××	

评审内容:

　　由中心×××主任主持的管理评审会议已于××××年××月××日下午在会议室召开。其内容重点为实验室管理体系运行情况、内审中提出的整改项目落实情况、实验室质量控制等有关内容的报告。管理评审报告共有××个

报告内容、摘要、报告人如下:

　　1. 中心质量方针、质量目标和程序适应性评审的报告(×××)

　　中心的质量方针"××××、××××"符合中心的宗旨并满足实验室认可、资质认定评审准则、食品检验机构资质认定评审准则的要求

　　××××年中心实验室各项指标达到了质量目标的要求。检测报告差错率为0;检测事故率为0;客户满意率为100%;实验室感染率为0;参加实验室能力验证和实验室间比对共计××次××项次,结果满意率为××%

按《实验室资质认定评审准则》《食品检验机构资质认定评审资质》《实验室 生物安全通用要求》的要求,对××程序进行了修订,通过不断地完善管理体系文件,保证实验室质量方针和质量目标的实现,中心的质量管理体系体现得更得更加适宜、充分和有效

计划××××上半年组织中心有关人员,对中心的质量方针、总体目标根据实际情况进行更新,对质量手册、程序文件、生物安全管理手册和作业指导书等体系文件集中进行清理,对具体工作用文件规范进行明确。改版后的体系文件,及时进行宣贯培训、明确职责、落实措施。确保保持中心实验室管理体系的完整性,体系文件受控性、有效性和实用性

2. ××××年度内部审核结果及管理体系运行情况报告(×××)

质量负责人组织内审人员于××××年××月××~××日对本中心运行的管理体系的符合性进行了一次内部审核,覆盖了准则中规定的全部要素及所涉及的场所和相关的法规、标准

按××××年度内审计划的要求,根据《实验室资质认定评审准则》《食品检验机构资质认定评审资质》《实验室 生物安全通用要求》实验室管理体系文件要求,质量负责人组织内审人员于××××年××月××~××日对本中心运行的管理体系进行了一次全要素内部审核。内审组采用面谈、提问、现场查看、调阅有关资料等方法对各部门体系运行情况进行了全面检查,对相关文件资料进行了认真审查。审核范围为实验室的整个管理体系和检测活动,涉及对象为实验室体系管理人员、质量管理科、人事科、培训科、总务科、检验科、卫生监测科,整个内审工作认真负责,各被审部门态度积极。本次审核共发现一般不符合工作项××项,均为实施性不符合,具体分布为质量管理科××项、检验科×项,总务科×项、卫生监测科×项。相关部门针对发现的不符合项,进行了原因分析,举一反三并采取纠正措施进行了整改。经过对纠正措施的跟踪评估,所有不符合项于××年××月××日前完成了整改措施

本次内部审核认为中心的管理体系和检测活动符合《实验室资质认定评审准则》《食品检验机构资质认定评审准则》《实验室 生物安全通用要求》及本中心实验室管理体系文件的要求,管理体系运行有效,并能够不断完善。

3. 有关检验/检测过程运行情况及记录中存在问题的报告(×××)

本年度中心共受理检测样品××××件、××××项次,全年共发送各类检验/检测报告×××份,其中监督委托样品报告××份、一般委托样品报告××份、鉴定委托样品报告××份。所有报告均能在规定的时间内发出,及时、准确、无差错,正确率100%

实验室管理系统总体运行情况良好。各模块均能正常运行,未出现大的差错。所有需要留样的样品均在适宜的环境条件下进行了妥善的保存并登记,保存期限过后对留样进行了销毁并造册。

建议:(1)积极争取检测业务,不断开拓社会各方面的检测工作,以维持检测能力,更好地为社会服务。(2)检验/检测报告中仍发现有涂改现象,望各科(所)长加强内部管理,严格执行划改程序,规范原始记录的书写,提高记录的质量。(3)对于在检测结果的计算机录入过程中错误录入现象,希望复核、审核人员加强责任心,真正把好每一关。(4)加强样品收发管理,避免因为样品信息录入有误而影响到实验室的检测

4. ××××年度参加实验室比对和能力验证结果分析及开展内部质控情况的报告(×××)

××××年,中心共参加的各级实验室能力验证和比对共计××次、××项次,××项结果满意,满意率为××%。其中水中硫酸盐结果不满意,经分析原因,并针对原因采取了纠正措施,通过参加测量审核对效果进行了验证,结果满意。各实验室按要求制订了室内质控计划,并能按计划实施。内部质控活动覆盖了开展的检验检测能力的主要领域和人员,内容有平行样测定、方法比对、盲样测定、人员比对、仪器比对、质量控制图的制作和运行等。全年开展内部质控共××次,有××项参数,结果均为满意

续表

5. 质量监督人员监督情况的报告(×××)

××××年共收到《质量监督记录表》××份,××份无欠缺/不符合项,其余××份的不符合工作报告均为实施性不符合项。报告中不符合项分布在试剂保存、实验室安全等,对不符合项均能及时整改。存在问题主要有:由于岗位变更、外出读书进修等情况,致使部分科所质量监督员减少,进而导致监督力度和覆盖有所缺陷;监督记录书写内容不够全面,对监督过程没有具体描述;不符合项的整改意见不够严谨,且整改后的追踪也流于形式。建议下一年度对监督员队伍及时进行更新调整,同时加强相关培训

6. 对客户征求意见、反馈情况汇总报告(×××)

本年度共向客户分发并回收客户满意度调查表××份,分别来自公安、医院、区乡镇政府、卫生监督、食品药品监督、工厂、企业等各个行业。征询意见项目包括咨询服务、样品接收、报告出具及时情况、检测流程规范情况、检测公正性和服务态度等六个方面。经统计,客户对征询意见所包含六个调查项目的满意率均为100%,说明中心对客户的服务工作有了进一步的完善和提高,取得了服务对象的肯定和好评,但尚不能反映客户满意与否的真实状况,在今后的工作中要加以改进,更全面认真地听取客户的意见和建议,更好地为客户提供服务

7. 纠正和预防措施的实施效果评审报告(×××)

××××年度纠正和预防措施的实施包括针对外审、能力验证出现不满意的纠正预防、本中心内审提到的不符合项的纠正预防以及监督员在日常监督中发现的不符合工作的纠正预防。各部门负责人认真按照《实验室资质认定评审准则》《食品检验机构资质认定评审准则》及实验室管理体系文件要求,分析原因,逐一落实整改措施。这些不符合项的纠正经验证和质量负责人批准,现已完成整改。实验室的管理体系基本符合准则的要求,并得到实施;已具有防止不符合项的产生和满足客户的能力;建立了持续改进的机制

8. 对人力资源配置等有关情况报告(×××)

中心现从事实验室及实验室相关管理工作人员两者合计××人,占全中心人员的××%。其中正高级职称××名、副高级××名、中级××名、初级及以下××名,副高级及以上占实验室人员的××%;现有博士研究生×名,硕士研究生××名,本科生××名,本科及以下××名,本科及以上学历占实验室人员的××%。中心从事实验室及实验室相关管理工作人员均为单位正式在编职工,都已按规定签订人员聘用合同、缴纳养老等社会保险,并具备上岗证书,能满足目前检测工作和任务的需要

9. 人员培训等有关情况报告(×××)

××××年中心实验室检测人员及实验室相关管理人员参加外部培训共计××人次,累计××天。内容涉及生物安全、职业卫生技术服务、放射卫生、检验检测技术、质量监督员培训、内审员培训、实验室资质认定评审培训、测量不确定性培训等。对新上岗的实验室检测人员,严格按照质量体系要求上机培训,核发上岗证。开展了形式多样的全员培训,不断提高管理体系相关人员的素质,进一步提高检验人员的检验能力和水平。建议:继续加强实验室管理体系文件的宣贯培训,促进实验室管理体系持续有效地发展;加强对内审员、监督员的培训力度,全面熟悉相关要求及工作职责,为更好地开展内审工作打下扎实的基础;进一步提高实验室人员继续教育培训后的实践能力,不断探索新技术、新方法、新进展,更好地开展新项目

10. 仪器设备资源配置、溯源及管理状况、检测相关供应品和耗材采购等工作的报告(×××)

检验检测关键设备均经由资质的检定/校准机构进行检定校准,制订有检定、校准计划与期间核查和设备维护计划,并能按计划执行,设施设备均能满足测量溯源和检验检测工作要求

11. 关于实验室生物安全管理情况的报告(×××)

通过生物安全管理委员会及医疗废物管理委员会对各项生物安全管理工作进行督促检查,中心监督员在日常工作中对病原微生物实验中的生物安全工作实施有效监督,以及××××年内部审核对生物安全实验室生物安全工作进行了审核检查,各实验室加强生物安全意识,对发现的问题及时分析原因,同时按有关程序进行纠正并采取必要的控制措施。各实验室的检测活动基本符合《病原微生物实验室生物安全管理条例》和中心生物安全手册的要求

12. ××××年管理评审改进措施执行情况的报告(×××)

××××年本中心实验室管理体系的管理评审,针对各管理评审报告中存在的问题,各科所对提出的建议进行了仔细分析并提出改进计划,通过各种培训、强化监督机制以及加强内审频次和力度等改进措施进行了认真落实。经过跟踪验证评估,各实验室针对改进要求进行了努力,达到了管理评审提出的要求

13. 检验科检测工作情况、主要存在问题及如何做好质量控制的报告(×××)

略

14. 卫生监测科检测工作情况、主要存在问题及如何做好质量控制的报告(×××)

略

各检测相关科所对××××年各项检测工作的工作情况、工作中主要存在问题及如何做好质量控制进行了总结分析,各检验相关科所的检测活动符合《实验室资质认定评审准则》《食品检验机构资质认定评审准则》《实验室　生物安全通用要求》及实验室管理体系文件要求,今后需进一步加强学习,规范检测工作,加强质量意识,稳步提高检测水平

在本次管理评审会议上大家对上面所提及的××个报告分别进行了讨论、研究、核实和分析,总的认为,××××年中心各检验及检验相关科室的检测活动符合《实验室资质认定评审准则》《食品检验机构资质认定评审准则》《实验室　生物安全通用要求》及实验室管理体系文件要求。一年来,中心的实验室管理体系在原有基础上运行得更加规范有序,且检测流程已进入常规化的计算机软件系统的管理。中心对管理体系有关人员开展了重要部分质量管理文件宣贯,强化了全员质量意识,保证了管理体系的持续、有效运行

评审意见和结论:

通过本次管理评审,总体上认为本中心的管理体系运行是有效、适宜和充分的,质量方针与质量目标在管理体系的指导下成功实现,能满足客户的需要。各检测活动符合《实验室资质认定评审准则》《食品检验机构资质认定评审准则》《实验室　生物安全通用要求》及实验室管理体系文件要求,今后需进一步加强学习,规范检测工作,加强质量意识,稳步提高检测水平

针对各管理评审报告中存在的问题及提出的建议,中心领导针对存在的问题做出以下决定,并提出下一步改进措施:

1. 略

2. 略

各项改进要求由质量管理科组织制订改进计划,于××××年××月××日前对改进意见的执行情况根据计划进行跟踪评估总结,形成总结报告

批准人:

日期:××××年××月××日

四、常见不符合项(表 2-10)

表 2-10 管理评审中的常见不符合项

条款号	条款内容	不符合项内容
4.11	实验室最高管理者应根据预定的计划和程序,定期地对管理体系和检测和(或)校准活动进行评审,以确保其持续适用和有效,并进行必要的改进	1.管理评审的输入无管理体系的"质量方针、质量目标适应性的分析报告",未对质量方针、质量目标的适应性进行评价 2.管理评审缺少生物安全管理分析报告 3.管理评审提出的改进建议不明确,未形成对改进意见的跟踪约定措施

2.12 人 员

一、人员的聘用要求

《实验室资质认定评审准则》条款 5.1.1

5.1.1 实验室应有与其从事检测和(或)校准活动相适应的专业技术人员和管理人员。实验室应使用正式人员或合同制人员。使用合同制人员及其他的技术人员及关键支持人员时,实验室应确保这些人员胜任工作且受到监督,并按照实验室管理体系要求工作。

《食品检验机构资质认定评审准则》:

5.1.1 食品检验机构应当具备与其所开展的检验活动相适应的检验人员和技术管理人员。

《实验室 生物安全通用要求》(GB 19489—2008)

7.14 实验室人员管理

7.14.1 应聘用适当的有资格人员承担管理实验室安全的职责。实验室安全负责人应:

a) 具备专业教育背景;

b) 熟悉国家相关政策、法规、标准;

c) 熟悉所负责的工作,有相关的工作经历或专业培训;

d) 熟悉实验室安全管理工作;

e) 定期参加相关的培训或继续教育。

7.14.2 实验室或其所在机构应有明确的人事政策和安排,并可供所有员工查阅。

7.14.3 应对所有岗位提供职责说明,包括人员的责任和任务,教育、培训和专业资格要求,应提供给相应岗位的每位员工。

7.14.4 应有足够的人力资源承担实验室所提供服务范围内的工作以及承担管理体系涉及的工作。

7.14.5 如果实验室聘用临时工作人员,应确保其有能力胜任所承担的工作,了解并遵守实验室管理体系的要求。

7.14.6 员工的工作量和工作时间安排不应影响实验室活动的质量和员工的健康,符合国家法规要求。

(一)理解要点

实验室应根据自身的工作类型、工作范围、工作量来设置专业技术人员和管理人员的岗位,人员数量应与实验室的规模大小、工作任务量相适应。实验室人员的专业知识应能满足实验室的业务范围。

　　实验室人员应使用正式人员或合同制人员,队伍应相对稳定。实验室应对使用合同制人员及其他的技术人员和关键支持人员进行监督,检查所有工作是否符合管理体系要求。技术管理人员包括授权签字人、质量监督员、内审员、技术负责人、质量负责人、复核人或审核人及检验报告编制人员等。

　　担任质量监督员的最好应是专业技术人员,一般来说应由资深的技术人员即高一层次的人员,至少是同一层次的人员来担任。质量监督员应由单位任命,具有下列职权:即对不符合检验操作的行为可以当场指出问题,责令立即改正;当不符合工作的处置发生困难时,可以直接向质量负责人或技术负责人报告,以便及时采取补救措施;必要时可以扣发检测报告等。

　　(二)应用实例

　　评审员在检查××实验室时发现该实验室从事食品微生物和理化检验的总人数仅3人,不能满足检验的业务范围,评审员开出了不符合项。

二、人员的上岗资格

　　《实验室资质认定评审准则》条款5.1.2

5.1.2　对所有从事抽样、检测和(或)校准、签发检测/校准报告以及操作设备等工作的人员,应按要求根据相应的教育、培训、经验和(或)可证明的技能进行资格确认并持证上岗。从事特殊产品的检测和(或)校准活动的实验室,其专业技术人员和管理人员还应符合相关法律、行政法规的规定要求。

　　《食品检验机构资质认定评审准则》

5.1.5　从事食品检验活动的人员应当持证上岗。检验人员中具有中级以上(含中级)专业技术职称或同等能力人员的比例应当不少于30%。

5.1.4　从事动物试验的检验人员应当取得《动物实验从业人员岗位证书》;从事特殊检验项目(辐射、基因检测)的人员应当符合相关法律法规的规定要求。

《实验室　生物安全通用要求》(GB 19489—2008)

7.14.7　在有规定的领域,实验室人员在从事相关的实验室活动时,应有相应的资格。

　　(一)理解要点

　　从事实验室管理层岗位和关键技术岗位的工作人员,应具备与岗位所要求的管理技术水平相适应的资格,具备与所从事管理和检测工作相适应的专业知识和实践经验。实验室应对管理层岗位和关键技术岗位制订岗位职责工作描述,明确其任职资格、责任和权限,各类岗位人员应经过专业培训及考核合格,并有书面授权才能上岗。

　　从事食品检验活动的检验人员中具有中级以上(含中级)专业技术职称或同等能力人员的比例应当不少于30%。

　　(二)应用实例

　　评审员在检查××检测实验室时发现工号11的检验人员在从事气相色谱仪操作,但未能提供相应的上岗证和授权文件,评审员开出了不符合项。

三、人员的培训

　　《实验室资质认定评审准则》条款5.1.3

5.1.3　实验室应确定培训需求,建立并保持人员培训程序和计划。实验室人员应经过与其承担的任务相适应的教育、培训,并有相应的技术知识和经验。

《食品检验机构资质认定评审准则》

5.1.3 检验人员和技术管理人员应当接受《食品安全法》及其相关法律法规、质量管理和有关专业技术培训、考核，并持有培训考核合格证明。

5.1.2 检验人员和技术管理人员应当熟悉《食品安全法》及其相关法律法规和有关食品安全标准、检验方法原理，掌握检验操作技能、标准操作程序、质量控制要求、实验室安全与防护知识、计量和数据处理知识等。

《实验室 生物安全通用要求》(GB 19489—2008)标准

7.14.8 应培训员工独立工作的能力。

7.14.9 应定期评价员工可以胜任其工作任务的能力。

7.14.10 应按工作的复杂程度定期评价所有员工的表现，应至少每12个月评价一次。

7.14.11 人员培训计划应包括(不限于)：

    a) 上岗培训，包括对较长期离岗或下岗人员的再上岗培训；

    b) 实验室管理体系培训；

    c) 安全知识及技能培训；

    d) 实验室设施设备(包括个体防护装备)的安全使用；

    e) 应急措施与现场救治；

    f) 定期培训与继续教育；

    g) 人员能力的考核与评估。

(一)理解要点

实验室应保证人员能接受培训，使专业知识和技业务能不断得到提高。培训内容要包括疾病预防控制基础知识和专业知识、计量标准知识、误差理论、数据处理、数理统计、法律法规等；从事食品检验的人员和技术管理人员应当接受《食品安全法》及其相关法律法规、质量管理和有关专业技术培训、考核；应加强对全体人员职业道德的教育，建立对各类人员的定期考核制度，确保人员素质和质量。培训工作应采取项目工作培训、继续医学教育等多种途径，做到长远规划与年度计划相结合，结合实际工作，强化重点内容培训；积极探索创新培训方法，应有各类人员培训的规范、计划和实施情况的文字记录；应评价这些培训活动的有效性，提高培训质量和效果。

(二)应用实例

评审员在检查××检测机构时发现该机构虽然制订有人员培训程序和年度培训计划，但未能提供相关实验室人员的培训实施记录，评审员开出了不符合项。

四、人员的监督

《实验室资质认定评审准则》条款 5.1.4

5.1.4 使用培训中的人员时，应对其进行适当的监督。

理解要点

对在培人员的检验操作应有质量监督，以确保检测质量。对在培人员的监督可用现场提问、查阅资料、操作演示等方法，从标准收集的充分性、标准的熟悉程度、检验规程的掌握情况、设备操作的熟练程度、记录表格的适宜性和充分性、样品准备的充分性、检验过程控制的程度、检验报告编制的充分性和合理性等方面进行监督。

五、人员的档案管理

《实验室资质认定评审准则》条款5.1.5

5.1.5 实验室应保存人员的资格、培训、技能和经历等的档案。

《实验室 生物安全通用要求》(GB 19489—2008)

7.14.12 实验室或其所在机构应维持每个员工的人事资料,可靠保存并保护隐私权。人事档案应包括(不限于):

　　a)员工的岗位职责说明;

　　b)岗位风险说明及员工的知情同意证明;

　　c)教育背景和专业资格证明;

　　d)培训记录,应有员工与培训者的签字及日期;

　　e)员工的免疫、健康检查、职业禁忌证等资料;

　　f)内部和外部的继续教育记录及成绩;

　　g)与工作安全相关的意外事件/事故报告;

　　h)有关确认员工能力的证据,应有能力评价的日期和承认该员工能力的日期或期限;

　　i)员工表现评价。

理解要点

　　建立检验人员及相关技术管理人员的业绩档案,以保证实验室所有人员的教育背景、专业资格、业务成绩、培训经历、能力记录等能方便相关人员获取和查阅。

六、对主管的要求

《实验室资质认定评审准则》条款5.1.6

5.1.6 实验室技术主管、授权签字人应具有工程师以上(含工程师)技术职称,熟悉业务,经考核合格。

《食品检验机构资质认定评审准则》

5.1.6 食品检验机构技术管理人员应当熟悉业务,具有相关专业的中级以上(含中级)技术职称或同等能力,从事食品检验相关工作3年以上。

理解要点

　　明确了检验机构技术主管、授权签字人应具备的条件。特别对从事食品检验机构的技术管理人员要求具有相关专业的中级以上(含中级)技术职称或同等能力,从事食品检验相关工作3年以上。

七、对授权签字人的要求

《实验室资质认定评审准则》条款5.1.7

5.1.7 依法设置和依法授权的质量监督检验机构,其授权签字人应具有工程师以上(含工程师)技术职称,熟悉业务,在本专业领域从业3年以上。

理解要点

　　明确了依法设置和依法授权的质量监督检验机构的授权签字人应具备的条件。

2.13 设施和环境条件

一、要求

《实验室资质认定评审准则》条款 5.2.1

5.2.1 实验室的检测和校准设施以及环境条件应满足相关法律法规、技术规范或标准的要求。

《食品检验机构资质认定评审准则》

5.2.1 食品检验机构应当具备固定的检验工作场所以及专用于食品检验活动所需的冷藏和冷冻、数据处理与分析、信息传输设施和设备等工作条件。

5.2.2 食品检验机构的基本设施和工作环境应当满足检验方法、仪器设备正常运转、技术档案贮存、样品制备和贮存等相关要求。

《实验室　生物安全通用要求》(GB 19489—2008)

7.17 实验室内务管理

7.17.1 实验室应有对内务管理的政策和程序,包括内务工作所用清洁剂和消毒剂的选择、配制、效期、使用方法、有效成分检测及消毒效果监测等政策和程序,应评估和避免消毒剂本身的风险。

7.17.2 不应在工作面放置过多的实验室耗材。

7.17.3 应保持工作区整洁有序。

7.17.4 应指定专人使用经核准的方法和个体防护装备进行内务工作。

7.17.5 不应混用不同风险区的内务程序和装备。

7.17.6 应在安全处置后对被污染的区域和可能被污染的区域进行内务工作。

7.17.7 应制订日常清洁(包括消毒)计划和清场消毒计划,包括对实验室设备和工作表面的消毒和清洁。

7.17.8 应指定专人监督内务工作,应定期评价内务工作的质量。

7.17.9 实验室的内务规程和所用材料发生改变时应通知实验室负责人。

7.17.10 实验室规程、工作习惯或材料的改变可能对内务人员有潜在危险时,应通知实验室负责人并书面告知内务管理负责人。

7.17.11 发生危险样本漏出时,应启用应急处理程序。

理解要点

实验室设施应满足相关技术法规和标准的要求,满足符合仪器设备对环境条件的要求,满足能保障操作人员安全和健康的要求。

二、环境条件的影响

《实验室资质认定评审准则》条款 5.2.2

5.2.2 设施和环境条件对结果的质量有影响时,实验室应监测、控制和记录环境条件。在非固定场所进行检测时应特别注意环境条件的影响。

(一)理解要点

当有关规定要求或环境因素可能影响检验结果的质量时,检验人员应做好环境监测、控制及记录,特别要重视无菌、灰尘、辐射、温湿度、电磁干扰、声音及振动对检验结果的影响,适当的时候应对这些因素进行监控和记录。

在仪器运行状态、有关检测方法和操作程序(如标准溶液的配制、溶液的标定和滴定等)、样品和标准物质存放处有温湿度规定范围,或环境温湿度对测试结果的准确度有影响时,应摆放温湿度计,有指定人员监控室内的温度和湿度,并在规定的间隔时间内记录环境温湿度。温湿度有变化时,应增加记录频次。

(二)应用实例

××检测机构血清学实验室环境温度要求室温为 20~25℃,因此要在血清学实验室摆放温湿度计,并做好孵育箱的温度记录,使其误差应小于1℃。

三、实验室内务管理

《实验室资质认定评审准则》条款 5.2.3

5.2.3 实验室应建立并保持安全作业管理程序,确保化学危险品、毒品、有害生物、电离辐射、高温、高电压、撞击,以及水、气、火、电等危及安全的因素和环境得以有效控制,并有相应的应急处理措施。

《食品检验机构资质认定评审准则》

5.2.4 微生物实验室应当配备生物安全柜,涉及病原微生物的实验活动应当依据国务院《病原微生物实验室生物安全管理条例》在相应级别的生物安全实验室进行。

《实验室　生物安全通用要求》(GB 19489—2008)

7.20　样本运输

7.20.1 实验室应制订对危险样本运输的政策和程序,包括危险样本在实验室内、实验室所在机构内及机构外部的运输,应符合国家和国际规定的要求。

7.20.2 应建立并维持危险样本接收和运出清单,至少包括样本性质、数量、交接时包装的状态、交接人、收发时间和地点等,确保样本出入的可追溯性。

7.20.3 实验室负责人或其授权人员应负责向为实验室送交危险样本的所有部门提供适当的运输指南和说明。

7.20.4 应以防止污染人员或环境的方式运输危险样本,并有可靠的安保措施。

7.20.5 危险样本应置于被批准的本质安全的防漏容器中运输。

7.20.6 国际和国家关于道路、铁路、水路和航空运输危险材料的公约、法规和标准适用,应按国家或国际现行的规定和标准,包装、标示所运输的物品并提供文件资料。

7.21　应急措施

7.21.1 实验室应制订对应急措施的政策和程序,包括生物性、化学性、物理性、放射性等紧急情况和火灾、水灾、冰冻、地震、人为破坏等任何意外紧急情况,还应包括使留下的空建筑物处于尽可能安全状态的措施,应征询相关主管部门的意见和建议。

7.21.2 应急程序应至少包括负责人、组织、应急通讯、报告内容、个体防护和应对程序、应急设备、撤离计划和路线、污染源隔离和消毒、人员隔离和救治、现场隔离和控制、风险沟通等内容。

7.21.3 实验室应负责使所有人员(包括来访者)熟悉应急行动计划、撤离路线和紧急撤离的集合地点。

7.21.4 每年应至少组织所有实验室人员进行一次演习。

7.22　消防安全

7.22.1 实验室的消防设计和所用建筑材料应符合国家的相关要求,需要时,实验室应向消防主管部门征询意见和建议。

7.22.2 应有消防相关的政策和程序,并使所有人员理解,以确保人员安全和防止实验室内的危险扩散。

7.22.3 应制订年度消防计划,内容至少包括(不限于):

a) 对实验室人员的消防指导和培训,内容至少包括火险的识别和判断、减少火险的良好操作规程、失火时应采取的全部行动;

b) 实验室消防设施设备和报警系统状态的检查;

　　c) 消防安全定期检查计划；

　　d) 消防演习,每年至少一次。

7.22.4 如果需要,在实验室内只应存放最少量的可燃气体或液体。

注:"最少量"可解释为一个工作日的消耗量。

7.22.5 应在适用的排风罩或排风柜中操作可燃气体或液体。

7.22.6 应将可燃气体或液体放置在远离热源或打火源之处,避免阳光直射。

7.22.7 输送可燃气体或液体的管道的应安装紧急关闭阀。

7.22.8 应配备控制可燃物少量泄漏的工具包。如果发生明显泄漏,应立即寻求消防部门的援助。

7.22.9 可燃气体或液体应存放在经批准的贮藏柜或库中。贮存量应符合国家相关的规定和标准。

7.22.10 需要冷藏的可燃液体应存放在防爆(无火花)的冰箱中。

7.22.11 需要时,实验室应使用防爆电器。

7.22.12 应配备适当的设备用于扑灭可控制的火情及帮助人员从主火场撤离,实验室人员的责任是确保人员安全有序地撤离和防止实验室内的危险扩散,而不是试图去灭火。

7.22.13 应依据实验室可能失火的类型配置适当的灭火器材并定期维护,应符合消防主管部门的要求。

7.22.14 如果发生火警,应立即寻求消防部门的援助,并告知实验室内存在的危险。

7.23　事故报告

7.23.1 实验室应有报告实验室事件、伤害、事故、职业相关疾病以及潜在危险的政策和程序,符合国家和地方对事故报告的规定要求。

7.23.2 所有事故报告应形成书面文件并存档(包括所有相关活动的记录和证据等文件)。适用时,报告应包括事实的详细描述、原因分析、影响范围、后果评估、采取的措施、所采取措施有效性的追踪、预防类似事件发生的建议及改进措施等。

7.23.3 事故报告(包括采取的任何措施)应提交实验室安全负责人和安全委员会评审,适用时,还应提交更高的管理层来评审。

7.23.4 实验室任何人员不应隐瞒实验室活动相关的事件、伤害、事故、职业相关疾病以及潜在危险,应按国家规定上报。

　　理解要点

　　检验工作区域保持整洁,有确保实验室良好内务管理的措施。实验室内务管理具体内容应包括生物安全管理、卫生管理、内务档案管理、人员健康、环保等要求。

四、实验室废弃物的处理

　　《实验室资质认定评审准则》条款 5.2.4

　　5.2.4　实验室应建立并保持环境保护程序,具备相应的设施设备,确保检测/校准产生的废气、废液、粉尘、噪声、固废物等的处理符合环境和健康的要求,并有相应的应急处理措施。

　　《实验室　生物安全通用要求》(GB 19489—2008)

7.19　废物处置

7.19.1 实验室危险废物处理和处置的管理应符合国家或地方法规和标准的要求,应征询相关主管部门的意见和建议。

7.19.2 应遵循以下原则处理和处置危险废物:

　　a) 将操作、收集、运输、处理及处置废物的危险减至最小;

　　b) 将其对环境的有害作用减至最小;

　　b) 只可使用被承认的技术和方法处理和处置危险废物;

c) 排放符合国家规定和标准的要求。

7.19.3 应有措施和能力安全处理和处置实验室危险废物。

7.19.4 应有对危险废物处理和处置的政策和程序,包括对排放标准及监测的规定。

7.19.5 应评估和避免危险废物处理和处置方法本身的风险。

7.19.6 应根据危险废物的性质和危险性按相关标准分类处理和处置废物。

7.19.7 危险废物应弃置于专门设计的、专用的和有标识的用于处置危险废物的容器内,装量不能超过建议的装载容量。

7.19.8 锐器(包括针头、小刀、金属和玻璃等)应直接弃置于耐扎的容器内。

7.19.9 应由经过培训的人员处理危险废物,并应穿戴适当的个体防护装备。

7.19.10 不应积存垃圾和实验室废物。在消毒或最终处置之前,应存放在指定的安全地方。

7.19.11 不应从实验室取走或排放不符合相关运输或排放要求的实验室废物。

7.19.12 应在实验室内消毒含活性高致病性生物因子的废物。

7.19.13 如果法规许可,只要包装和运输方式符合危险废物的运输要求,则可以运送未处理的危险废物到指定机构处理。

理解要点

遵守环保法律法规,安全处理实验室废物。

五、隔离措施

《实验室资质认定评审准则》条款 5.2.5

5.2.5 区域间的工作相互之间有不利影响时,应采取有效的隔离措施。

《食品检验机构资质认定评审准则》

5.2.3 实验区应当与非实验区分离。对互有影响的相邻区域应当有效隔离,明示需要控制的区域范围。防止交叉污染、保证人身健康和环境保护等要求。

5.2.5 开展动物实验的食品检验机构应当满足以下条件:

a)有温度、湿度、通风及照明控制等环境监控设施;

b)有独立实验动物检疫室;

c)有与开展动物实验项目相适应的消毒灭菌设施;

d)有收集和放置动物排泄物及其他废弃物的设施;

e)有用于分离饲养不同种系及不同实验项目动物、隔离患病动物等所需的独立空间;

f)开展挥发性物质、放射性物质或微生物等特殊动物实验的食品检验机构应当配备特殊动物实验室,并配备相应的防护设施(包括换气及排污系统),并与常规动物实验室完全分隔。

理解要点

对有影响检验质量的相邻工作区域,应采取有效分隔,防止交叉污染。为防止外来人员进入检测工作区域会影响工作人员的正常工作和工作质量,确保实验室的安全,保护其他客户的机密,外来人员来访应获批准,并且在指定人员的陪同下,遵守实验室规章制度的要求,进入实验室。

六、标识

《实验室资质认定评审准则》条款 5.2.6

5.2.6 对影响工作质量和涉及安全的区域和设施应有效控制并正确标识。

《实验室　生物安全通用要求》(GB 19489—2008)

7.4.7　标识系统

7.4.7.1　实验室用于标示危险区、警示、指示、证明等的图文标识是管理体系文件的一部分,包括用于特殊情况下的临时标识,如"污染""消毒中""设备检修"等。

7.4.7.2　标识应明确、醒目和易区分。只要可行,应使用国际、国家规定的通用标识。

7.4.7.3　应系统而清晰地标示出危险区,且应适用于相关的危险。在某些情况下,宜同时使用标识和物理屏障标示出危险区。

7.4.7.4　应清楚地标示出具体的危险材料、危险,包括生物危险、有毒有害、腐蚀性、辐射、刺伤、电击、易燃、易爆、高温、低温、强光、振动、噪声、动物咬伤、砸伤等;需要时,应同时提示必要的防护措施。

7.4.7.5　应在须验证/校准的实验室设备的明显位置注明设备的可用状态、验证周期、下次验证/校准的时间等信息。

7.4.7.6　实验室主入口处应有标识,明确说明生物防护级别、操作的生物因子、实验室负责人姓名、紧急联络方式和国际通用的生物危险符号;适用时,应同时注明其他危险。

7.4.7.7　实验室所有房间的出口和紧急撤离路线应有在无照明的情况下也可清楚识别的标识。

7.4.7.8　实验室的所有管道和线路应有明确、醒目和易区分的标识。

7.4.7.9　所有操作开关应有明确的功能指示标识,必要时,还应采取防止误操作或恶意操作的措施。

7.4.7.10　实验室管理层应负责定期(至少每12个月一次)评审实验室标识系统,需要时及时更新,以确保其适用现有的危险。

理解要点

对影响工作质量和涉及安全的区域和设施须加以明确标识,以防止发生生物安全事故。

2.14　检测和校准方法

一、评审条款

(一)《实验室资质认定评审准则》条款

5.3.1　实验室应按照相关技术规范或者标准,使用适合的方法和程序实施检测和(或)校准活动;实验室应优先选择国家标准、行业标准、地方标准;如果缺少指导书可能影响检测和(或)校准结果,实验室应制订相应的作业指导书。

5.3.2　实验室应确认能否正确使用所选用的新方法;如果方法发生了变化,应重新进行确认;实验室应确保使用标准的最新有效版本。

5.3.3　与实验室工作有关的标准、手册、指导书等都应现行有效并便于工作人员使用。

5.3.4　需要时,实验室可以采用国际标准,但仅限特定委托方的委托检测。

5.3.5　实验室自行制订的非标方法,经确认后,可以作为资质认定项目,但仅限特定委托方的检测。

5.3.6　检测和校准方法的偏离须有相关技术单位验证其可靠性或经有关主管部门核准后,由实验室负责人批准和客户接受,将该方法偏离进行文件规定。

5.3.7　实验室应有适当的计算和数据转换及处理规定,并有效实施。当利用计算机或自动设备对检测或校准数据进行采集、处理、记录、报告、存储或检索时,实验室应建立并实施数据保护的程序。该程序应包括(但不限于):数据输入或采集、数据存储、数据转移和数据处理的完整性和保密性。

(二)《食品检验机构资质认定评审准则》条款

4.2　食品检验机构应当具备下列一项或多项检验能力:

　　a)能对某类或多类食品相关食品安全标准所规定的检验项目进行检验,包括物理、化学与全部微生物项目,也包括对食品中添加剂与营养强化剂的检验;

　　b)能对某类或多类食品添加剂相关食品安全标准所规定的检验项目进行检验,包括物理、化学与全部微生物项目;

　　c)能对食品中污染物、农药残留、兽药残留等通用类食品安全标准或相关规定要求的检验项目进行检验;

　　d)能对食品安全事故致病因子进行鉴定;

　　e)能为食品安全风险评估和行政许可进行食品安全性毒理学评价;

　　f)能开展《食品安全法》规定的其他检验活动。

(三)《实验室　生物安全通用要求》(GB 19489—2008)标准条款

7.16 实验室活动管理

7.16.1 实验室应有计划、申请、批准、实施、监督和评估实验室活动的政策和程序。

7.16.2 实验室负责人应指定每项实验室活动的项目负责人)。

7.16.3 在开展活动前,应了解实验室活动涉及的任何危险,掌握良好工作行为(参见附录 B);为实验人员提供如何在风险最小情况下进行工作的详细指导,包括正确选择和使用个体防护装备。

7.16.4 涉及微生物的实验室活动操作规程应利用良好微生物标准操作要求和(或)特殊操作要求。

7.16.5 实验室应有针对未知风险材料的政策和程序。

二、理解要点

1. 方法的选择

(1)实验室应按照相关技术规范或标准的要求,使用合适的检测/校准方法和程序来进行检测/校准工作。不同的检测/校准有不同的方法和程序,目的是为了使不同的人员、不同的时间所进行的检测/校准过程能保持一致。检测/校准方法中首先应给出被测样(或参数)所要求的量程和允许误差(或不确定度)、所用仪器设备的一般说明、检测所依据的标准/规范等,还应给出验证检测过程适宜性的检测保证技术或不确定度的分析等,如没有这样的分析,则应保证测量标准的扩展不确定度不应超过被检样品所给允差的 $1/10 \sim 1/3$(如美国规定为 $1/4$)。实验室还应根据项目要求,制订相应的检测校准程序,包括抽样程序、样品制备程序、样品的贮存和传递程序、检验工作程序、测量不确定度的估算指导性文件、数据分析指南等。

(2)实验室应优先选择国家标准、行业标准、地方标准作为检测/校准的依据。这也是实验室资质认定现场考核时确定检测/校准项目的依据。

一般来说,除委托性检测或具有试验性质的测试项目可以使用非标准方法或委托方提供的方法外,法定检测、评定性检测和仲裁检测等需要出具具有证明作用的数据和结果的检测均应选择国家标准、行业标准、地方标准。

当客户提出的方法不合适或已经过期时,实验室应明确通知客户。

(3)作业指导书是用以指导某个具体过程、技术性细节描述的可操作性文件。作业指导书要制订得合理、详细、明了。实验室需要的作业指导书可能包括检测/校准方法方面的（即方法操作细则）、设备使用方面的（即操作指导，或操作规程）、样品处置方面的（即样品制备、样品处理等的指导）、数据处理方面的（即修约规则、统计处理、测量不确定度评估及表述等）等。实验室需要建立哪些作业指导书，要视具体情况区别对待，不能一概而论。有些实验室人员素质水平较高、经验丰富，对检测/校准方法的理解和掌握、设备的操作等没有需要特别说明和细化的内容，实验室执行这些标准或使用这些设备时可以保证检测/校准工作的有效性和一致性，不会对检测/校准结果造成影响，则不必制订指导书，直接采用标准方法和设备厂家的操作手册即可；有些实验室因为人员能力或经验的限制，或由于设备厂家提供的操作手册不够翔实、使用的语言（英文、日文等）使操作人员无法准确地阅读理解等，则必须制订相应的指导书。

2. 新方法的采用

（1）实验室使用新标准、新方法实施检测/校准，对所有的仪器设备、环境条件、人员技术等条件予以确认，并提供相应的验证证明，以证明实验室能够正确使用该新标准实施检测/校准。

要按《开展新工作项目的管理程序》予以确认：

1）明确新开展检测/校准项目的标准。对于申请国家有检测/校准方法标准的项目，应按国家检测/校准方法操作。对于国家没有检测/校准方法标准的项目，应按实验室自定检测标准的要求予以确认；

2）编制原始记录表格格式和确定检测/校准报告格式；

3）培训检测/校准人员；

4）相关检测/校准人员负责准备新项目所需的技术资料、仪器、设备和试剂等；

5）采购部门负责所需物品的购置；

6）新仪器的计量检定，建立仪器档案；

7）按标准规范、检测/校准细则进行试验并记录，形成检测/校准报告并审批。同时应组织安排一次比对验证试验，确保新开展项目的可靠性；

8）对照标准要求评审检测/校准工作，证实其结果是否符合标准要求；

9）若完全符合要求并经过指定次以上检测/校准后，方可确认。

（2）实验室应根据两种不同情况分别提出对标准变化的处置意见：

1）标准只是代号变更，其检验方法、技术指标或参数没有变化的，只需将标准名称和代号用文字说明统一汇总后报资质认定部门办理标准变更手续；

2）不仅年号发生变化，检验方法、技术指标或参数也随之提高，实验室必须新配备相应的仪器设备才能满足标准要求，属于检验性质发生变化。实验室应申请现场评审，接受资质认定部门组织的评审，经评审组现场确认后，由发证机关发放新的项目附表。

3. 标准的有效版本

实验室应对所有与检测/校准工作有关的标准、技术规范、手册、作业指导书等实施受控管理，并应通过有效可靠渠道，对在用的标准、技术规范和检测方法进行不间断地跟踪，定期进行清理或查新，以确保使用标准的最新有效版本。

相关标准和规范在检测/校准中在现场应迅速获取，方便工作人员使用。

4. 国际标准的使用

随着我国检测市场的逐步开放,委托方要求直接采用国际标准进行检测的现象会逐渐增多。经资质认定的实验室由于具有明确的法律地位和第三方公正地位,具有政府认定的检测能力,在社会上有好的影响和信誉,客户是愿意委托资质认定合格的实验室承担其委托检测项目的。但我国实验室的资质认定以国家标准、行业标准和地方标准为检测项目确认的依据,不能直接将国家标准作为实验室资质认定确认项目的依据。因此,对直接采用国际标准的检测服务,国家对其限定在特定的委托方,如涉外检测、仲裁检测、司法鉴定和涉及对科研、生产有重大影响的项目。该条款的设立,适应了检测市场放开后涉外检测的需要,也体现政府对实验室的监管措施。一是允许实验室直接采用国际标准,二是这种检测限定在特定委托方的委托检测,三是实验室应具备承担这种检验的技术能力。实验室承担这种检测服务,应首先对国际标准进行认真研究,将其与资质认定的相关标准进行比较,通过技术专家确认现有能力。在资质认定的能力能够覆盖该国际标准时,方可直接采用,并应将技术专家对资质认定依据的标准与该国际标准进行比较和确认的意见附后,作为支撑该项检验的合法依据。超出实验室资质认定范围的,需报资质认定部门批准或取得临时授权后,方可采用该国际标准出具有证明作用的结果和数据。申请资质认定的国际标准应译成中文。

5. 关于实验室自制的方法标准

资质认定评审准则为鼓励实验室科技进步,帮助实验室适应市场经济需要和为客户提供更多的服务。对于实验室自行制订方法,应掌握三点:

(1) 实验室自行制订的非标方法应经过确认,确认方法是:

a) 从理论到实践对方法的理解;

b) 使用参考标准或标准物质进行校准;

c) 与不同方法所得结果进行比较;

d) 实验室间对比;

e) 对影响结果的因素做系统性评审;

f) 进行结果不确定度评定。

确认的内容是:预期用途评价所确定的方法得到的值的范围和准确度。方法的性能规范包括结果不确定度、检出限、方法的选择性、线性、重复性限/重现性限、稳健度、交互灵敏度等,方法的确认应对这些特性量加以核查、对比和确定。

经过验证和确认后通知客户。

(2) 当需要使用自行制订的非标方法时,应与客户协商征得同意,使出具的结果能为委托方所接受。实验室不应采用不适合客户需要的方法和程序。本条可按照 4.6 的合同评审,双方达成一致的协议,在检测前所用方法应得到确认。

(3) 使用非标方法限制在特定委托方的检测。

6. 方法的偏离

实验室应当建立在例外情况下允许偏离的规定或程序,对方法的任何偏离必须以不和背离质量方针和目标为前提,只能在已取得资质认定的能力范围内进行。

对于产品、限量是否合格的判断依据的偏离,必须经过行政主管部门的批准。对过程方法的简化,应与客户协商协议。采用新的过程方法或新的设备,应经技术验证后报发证机关核准。

偏离均应被文件规定,经客户同意并有实验室技术负责人批准方可实施。偏离仅限于在该偏离已被文件规定,并经技术判断、授权和经客户同意的情况下允许发生。作为资质认定的特殊要求,强调对偏离"须有相关技术单位验证其可靠性或经有关主管部门核准后",即不允许任何随意的偏离行为,实验室对于方法的偏离,应按程序上报核准。实施时应做好技术记录,并进行后续跟踪加以验证。

7. 数据处理

对数据控制和核查的要求,是检测/校准活动中十分重要的环节。

(1)实验应当对检测/校准活动中的计算处理和数据转换做出相应措施规定,以确保检测/校准获得的数据得到正确的计算和转换。避免因计算处理和数据转换出现的错误而造成结果不可靠。因此,当计算作为检查活动的一部分时,如有条件应尽可能由检测以外的人对各种计算进行详细检查,并被文件化。手抄数据也应该核查,以保证没有抄错,或错误地输入到计算机文件中。计算和转换中出现的差错在检测/校准工作也是时有发生的,实验室应当避免这种"功亏一篑"的错误发生。

(2)当实验室使用计算机或自动化设备对检测数据进行采集、处理、记录、报告、存储或检索时,实验室应对出具的数据进行质量控制,以保证数据的完整性和保密性,包括建立并实施数据保护程序,其内容包括:使用者开发的软件应被制成足够详细的文件,并加以验证;要逐步开展对计算机软件的测评,以确保软件的功能和安全性;计算机操作人员应实行专职制,未经批准不得交叉使用;计算机硬盘应有备份,并建立定期刻录和电子签名制度;软盘、光盘、U盘应由专人妥善保管,禁止非授权人接触,防止结果被修改;软件应有不同等级的密码保护;当很多用户同时访问同一个数据库时,系统应有几层不同级别的访问权,以确定对每个用户的开放性。应经常对计算机或自动化设备进行维护,确保其功能正常,并提供必需的环境和运行条件;防止病毒感染。

8. 申请食品检验机构资质认定的能力范围

当实验室申请食品检验机构资质认定时,检验能力范围是指下列情况的一项或多项。

a)～c)款主要考虑的是《食品安全法》中食品安全检验活动不只是对食品还包括食品添加剂、食品相关产品,这里明确了依据这三类产品的食品安全标准(限量)来评价或表达其检验能力的范围。这些检验活动属于食品检验机构资质认定的范畴。d)款是对以食品安全标准的参数(项目)标准或检验方法为线索对食品、食品添加剂、食品相关产品检验能力的描述,以顺应目前食品安全标准体系的一部分,以其为线索进行检验能力的描述以便于食品检验机构开展工作。f)款是对食品、食品添加剂、食品相关产品的安全性毒理学评价检验能力的描述。

9. 当实验室涉及生物安全活动时,实验室活动管理的要求

实验室活动是实验室的核心工作,也是可能发生意外、事故的必然过程。实验室管理层应控制、管理和监督任何实验室活动,建立计划、申请、批准、实施、监督、评估实验室活动的政策和程序,并指定每项实验室活动的项目负责人。在开展活动前,应首先进行系统的风险评估,使所有参与者了解实验室活动可能涉及的任何危险,掌握良好操作规范,建

立指导实验人员如何在风险最小情况下进行工作的标准操作程序(SOP),包括如何正确选择和使用个人防护装备。

在很多情况下,实验室人员并不能了解所操作样本的风险,实验室应建立针对未知风险材料操作的政策和程序,在不具备条件时,应停止操作,不可从事风险不可控的活动。

三、应用实例

【实例1】　某实验室在每采用一种新的检测方法前都进行了方法确认,以考证实验室检测人员对新检测方法的掌握程度和执行新检测方法的资源满足程序。

×××疾病预防控制中心新开展项目申请表

××PF01-26-01

申请科室	检验科		日　期	××××年××月××日
新 开 展项目名称	工作场所空气中 1,2-二氯乙烷			
方法来源	□自行制订方法　☑公开发布的方法(☑1. 国家标准/规范;□2. 期刊/书籍) □其他			
	方法代号或出处:GBZ/T 160.45—2007《工作场所空气有毒物质测定 卤代烷烃类化合物》			
实施目的/理由	由于职控所开展空气有毒物质监测时,需要开展此项目,为了满足检测工作需求,须将此项目列为计量认证项目			
资源配置情况说明	(填写仪器设备、人员配备、所需经费等) 仪器设备:1. 注射器 $1\mu L$;移液器 $50\sim1000\mu L$;2. 气相色谱仪、氢焰离子化检测器、IN-NOWAX 毛细管柱($30m\times0.32mm\times0.50\mu m$);3. 标准物质:色谱纯 1,2-二氯乙烷(含量 $\geq99.5\%$) 人员配备:具有相关业务知识(×××1、×××2) 所需经费:由于所需仪器、试剂实验室均已拥有,无须另增			
计划方案、目标、应用范围	于 2014 年 3 月指定人员验证,验证成功后,于 2014 年 5 月开始实施运用,出具典型报告,应用于工作场所空气中 1,2-二氯乙烷的测定。争取在 2014 年 8 月通过计量认证的现场评审			
科主任意见	签字:　　　　　　　　　日期:			
技术负责人意见	签字:　　　　　　　　　日期:			

×××疾病预防控制中心新开展项目评审表

××PF01-26-02

项目名称		完成科室	
方法来源	□自行制订方法　☑公开发布的方法(☑1.国家标准/规范;□2.期刊/书籍) 其他: 方法代号或出处:GBZ/T 160.45—2007《工作场所空气有毒物质测定 卤代烷烃类化合物》三氯甲烷、四氯化碳、二氯乙烷、六氯乙烷和三氯丙烷的溶剂解吸—气相色谱法		

方法验证结果:

　　经方法学验证,本实验室采用国家标准方法,检测的各项技术指标符合国家标准方法的要求(见验证材料),认为具备条件开展此项目

提供资料:

　　1.2014年3月14日～16日开展方法验证,标准方法的验证材料见原始记录和附件,包括线性范围、检出限、最低检出浓度、相对标准偏差、解吸效率等技术指标

　　2.2014年5月15日～16日开展了此项目,出具了典型报告见检验报告2014K-0359、2014-0360

　　　　　　　　　　　　科主任签字:　　　　　　　　　　　　日期:

技术专家意见:

　　提供的材料证明实验室具有工作场所空气中1,2-二氯乙烷的检测能力,可以申请计量认证

确认人员(技术组成员):　　　　　　　　　　　　　　　　日期:

审核部门意见: 签字:　　　　　日期:	批准意见: 技术负责人签字:　　　　　日期:

　　注:当标准发生变更,检测方法发生了很大变化,也采用此种方法进行确认。

　　下面以工作场所空气中苯胺为例,说明方法确认一般要做的技术指标。

本法与标准方法各项技术指标的比较(苯胺)

技术指标	本法	标准方法	符合性
线性范围	4.8～1200μg/mL	10～1000μg/mL	符合
检出限	4.8μg/mL	10μg/mL	符合
最低检出浓度	1.1mg/m³	2.2mg/m³	符合
相对标准偏差	0.25%	1.4%～2.2%	符合
解吸效率	96.3%	≥94.5%	符合

　　【实例2】　当检测方法发生变更的时候,对所用的方法重新进行确认,当检验方法未发生实质性的变化,采用简易的方法进行确认。

×××疾病预防控制中心原计量认证项目能力变更确认表

××PF01-26-03

序号	检测对象	项目/参数		新颁标准(方法)名称及编号(含年号)	原标准号	变化内容	实验室条件符合性说明
		序号	名称				
1	食品	1-98	志贺氏菌	食品安全国家标准 食品微生物学检验 志贺氏菌检验 GB 4789.5—2012	GB/T 4789.5—2008	修改了标准名称,修改了培养基和试剂,修改了操作步骤中增菌部分和生化试验及附加生化试验部分,修改了表2,修改了表4	
2		1-106	大肠埃希氏菌计数	食品安全国家标准 食品微生物学检验 大肠埃希氏菌计数 GB 4789.38—2012	GB/T 4789.38—2008	修改了标准的中文名称,修改了培养基和试剂,"第二法 大肠杆菌 VRB-MUG 平板计数法"改为大肠埃希氏菌平板计数法(第二法),删除了"第三法 大肠杆菌 Petrifilm 测试片计数法",修改了附录A	
3	生物安全柜	6-1	悬浮粒子(尘埃粒子数)	生物安全实验室建筑技术规范 GB 50346—2011 (10.2.7)	GB 50346—2004	年代号改变,检测方法不变	
4		6-6	风速	生物安全实验室建筑技术规范 GB 50346—2011 (10.2.4、10.2.6(2))	GB 50346—2004	测点间距从不大于0.2m改为不大于0.15m,年代号改变	
5		6-7	噪声	生物安全实验室建筑技术规范 GB 50346—2011 (10.2.8)	GB 50346—2004	年代号改变,检测方法不变	
6		6-8	照度	生物安全实验室建筑技术规范 GB 50346—2011 (10.2.9)	GB 50346—2004	年代号改变,检测方法不变	
7		6-9	压差	生物安全实验室建筑技术规范 GB 50346—2011 (10.2.12)	GB 50346—2004	年代号改变,检测方法不变	

填表人：　　　　　　　　　　　　技术负责人：

日　期：　　　　　　　　　　　　日　　期：

【实例3】 某实验室针对计算机中的数据控制,制订"计算机和自动设备数据保证控制程序",以保证数据的准确控制。

计算机和自动设备数据保证控制程序

1. 目的

为确保各部门利用计算机或自动设备准确、安全、有效地完成各项检测和校准工作,特制订程序。

2. 适用范围

适用于本实验室计算机或自动设备对数据进行采集、处理、记录、报告、存储和检索等工作。

3. 职责

3.1 各部门负责人负责计算机和自动设备应用权限的设定和批准。

3.2 计算机管理员(网管)负责计算机应用权限的管理,保证"实验室管理系统"的正常运行和定期维护;负责网络故障的处理以及重要软件的保管,并定期对数据库和电子文档进行备份。

3.3 计算机使用人员和自动设备使用人负责职责范围内技术应用的实施和日常维护。

4. 控制要求

4.1 经主管领导批准后,在用的质量体系文件、记录、操作指导等文件,均可以电子文本方式存于计算机网络中,当文件批准后,由计算机管理员输入服务器中固化,并在公告板上通知。

4.2 每个员工根据工作职责范围获得计算机电子文本文件的使用权限。在此范围内,检索文件、输入信息、制作文件和记录。

4.3 通过对各使用人的授权及设置口令,保证计算机中文件或数据不被任意破坏或丢失,也防止外来人员擅自进入计算机网络。

4.4 当文件更改和换版后,管理员应立即更新计算机网络中的相关文件,撤掉旧文件并将更新后的文件发到相关授权范围之中。

4.5 计算机文件编制、修改、调整后均应做好备份,并统一存储在服务器。然后在光盘上进行备份,并保存在安全的地点。用于控制测试的计算机软件,应做好备份并编制《测试软件清单》。在每次使用测试软件前,应开机验证程序是否运作正常。一般人员未经批准,不得擅自修改程序。

4.6 严禁一切来历不明的软盘进入计算机,严禁从外部网络下载不明用途的文件,外来人员不得擅自使用计算机和计算机网络。

4.7 计算机硬件及软件均应按《仪器设备维护保养程序》进行管理。硬件和软件均指定使用责任人,由其负责对计算机运行环境进行控制并进行日常维护,以保证检验数据的完整性。

4.8 计算机和自动设备的使用者均应经过培训,当所使用的软件发生修改后,应及时通知使用人,并重新进行适当的培训。

4.9　对于需要进行使用权控制的应用,相应的软件系统应具有权限管理功能,以防止非法访问、越权使用和非法修改。

4.10　对计算机和自动设备应进行适当维护,安装杀病毒软件并且每月进行一次杀病毒和数据库备份工作,以确保程序不被破坏并保持计算机正常运行。

4.11　应安放在远离热源、磁场,无振动等不妨碍计算机和自动设备正常工作或使用的场所,并要求方便操作。

5. 相关文件

《文件和资料控制程序》

《记录控制程序》

《仪器设备管理程序》

【实例4】　某实验室为了对计算机所产生的数据进行数据保存和便于检索,制订了"数据刻录拷贝登记表"如下:

数据刻录拷贝登记表

序号	拷贝文件编号及内容	刻录时间	刻录人	备注
1	Agilent 气相色谱仪（01-078A）2013 年数据	2014 年 1 月 5 日	×××	保存在仪器档案中
2	瑞利原子吸收分光光度(01-32A)2013 年数据	2014 年 1 月 5 日	×××	保存在仪器档案中
3	岛津液相色谱仪(01-040A)2013 年数据	2014 年 1 月 5 日	×××	保存在仪器档案中

刻录人:　　　　　　　　　　刻录日期:

四、常见不符合项(表 2-11)

表 2-11　检测和校准方法中的常见不符合项

条款号	条款内容	不符合项内容
5.3.1	实验室应按照相关技术规范或者标准,使用适合的方法和程序实施检测和（或）校准活动。实验室应优先选择国家标准、行业标准、地方标准;如果缺少指导书可能影响检测和（或）校准结果,实验室应制订相应的作业指导书	1.原子吸收分光光度计、气相色谱仪期间核查操作规程中缺少对准确度的要求 2.实验室检测原始记录及报告采用 lims 系统,但出具的报告结果存在有效位数与手写原始记录不一致、数字修约不准确的情况 3.实验室未制订呼吸型粉尘仪器操作使用作业指导书 4.不能提供原子荧光仪、离子色谱仪期间核查操作规程 5.实验室不能提供不同测量对象的 X 线辐射剂量和 γ 射线辐射剂量检测作业指导书

续表

条款号	条款内容	不符合项内容
5.3.2	实验室应确认能否正确使用所选用的新方法。如果方法发生了变化,应重新进行确认。实验室应确保使用标准的最新有效版本	1.实验室不能提供单核细胞增生李斯特氏菌检验新方法确认记录 2.未能提供 GB 4789.5—2012、GB 4789.38—2012 和食品包装材料的微生物检测项目的新方法确认记录 3.《新项目评审程序》中没有规定理化检测新项目方法技术确认和标准变更确认的具体要求 4.矿泉水中硫酸盐测定的新方法确认材料不够完整,方法检出限的确认材料不符合规范要求 5.实验室不能提供新开展的《医院消毒卫生标准》(GB 15982—2012)方法确认的完整资料。工作场所化学有害因素的扩项项目丙酮、铅烟(尘)方法确认记录中缺少解吸效率、洗脱效率的验证记录;实验室不能提供新开展的《食品安全国家标准 食品微生物学检验志贺氏菌检验》(GB 4789.5—2012)标准方法确认的完整资料 6.工作场所丁酮等测定方法确认资料中缺少现场采样能力确认内容
5.3.3	与实验室工作有关的标准、手册、指导书等都应现行有效并便于工作人员使用	1.不能提供工作场所有毒物质测定的检验标准正式文本 2.现场不能提供《植物油脂透明度、气味、滋味鉴定法》(GB/T 5525—2008)和《霍乱诊断标准及处理原则》(WS 289—2008)
5.3.6	检测和校准方法的偏离须有相关技术单位验证其可靠性或经有关主管部门核准后,由实验室负责人批准和客户接受,并将该方法偏离进行文件规定	1.《允许偏离的管理程序》中缺少对标准更新时需要偏离的有关规定
5.3.7	实验室应有适当的计算和数据转换及处理规定,并有效实施。当利用计算机或自动设备对检测或校准数据进行采集、处理、记录、报告、存储或检索时,实验室应建立并实施数据保护的程序。该程序应包括(但不限于):数据输入或采集、数据存储、数据转移和数据处理的完整性和保密性	1.实验室不能提供信息管理系统软件维护记录

五、不确定度应用实例

【实例1】

高效液相色谱法测定饮料中糖精钠不确定度评定实例

1. 实验部分

1.1 实验方法:按 GB/T 5009.28—2003《食品中糖精钠的测定》方法进行。

1.1.1 糖精钠标准溶液

吸取糖精钠标准溶液(GBW(E)100008,1.00mg/mL)5.00mL,定容至 50.00mL,得到 0.10mg/mL 的糖精钠标准溶液使用液,取与样品处理液相同体积(5.0μL)注入高效液相色谱仪测定。

1.1.2 样品测定方法

称取 5.2012g 饮料样品,在电炉上驱赶 CO_2 后加少量水稀释,加氨水调 pH 值近中性,定容 50.00mL,经 0.45μm 滤膜过滤,高效液相色谱仪测定,进样 5.0μL,波长 230nm。用单点法校准定量测定。

2. 数学模型

$$X = \frac{V_x C_0 A_x}{m A_0}$$

式中:X——样品中糖精钠的含量,单位为克每千克(g/kg);

　　　V_x——样品定容体积,单位为毫升(mL);

　　　C_0——标准使用液的浓度,单位为毫克每毫升(mg/mL);

　　　m——样品的称样量,单位为克(g);

　　　A_x——样品糖精钠的色谱峰面积;

　　　A_0——糖精钠标准物质的色谱峰面积。

3. 测定饮料中糖精钠浓度的不确定度来源及其分量评定

3.1 A 类不确定度,即重复测定样品和标准物质产生的相对不确定度 $u_{rel(1)}$。

3.1.1 样品六次重复测定产生的相对不确定度 $u_{rel(Ax)}$:样品六次重复测定的峰面积见表1。

表1　样品重复测定($n=6$)结果

次数	1	2	3	4	5	6
峰面积 A	1009.2	1001.5	1017.4	1028.1	1050.5	1065.1
平均峰面积 $\overline{A_x}$	1028.6					

得出 $u_{(Ax)} = S_{Ax} = 10.0802$。

则重复测定样品产生的相对不确定度

$$u_{rel(Ax)} = u_{(Ax)} / \overline{A_x} = 10.0802/1028.6 = 0.0098。$$

3.1.2 标准使用液重复测定产生的相对不确定度 $u_{rel(A0)}$:标准使用液六次重复测定的峰面积见表2。

表 2　标准使用液重复测定($n=6$)结果

次数	1	2	3	4	5	6
峰面积 A_0	1250.5	1256.7	1269.8	1239.2	1270.6	1274.3
平均峰面积 $\overline{A_0}$	1260.2					

得出 $u_{(A0)}=S_{A0}=13.7584$。

则重复测定标准使用液产生的相对不确定度

$$u_{\mathrm{rel}(A0)}=u_{(A0)}/\overline{A_0}=13.7584/1260.2=0.011。$$

故重复测定样品和标准物质产生的相对不确定度

$$u_{\mathrm{rel}(1)}=\sqrt{u_{\mathrm{rel}(Ar)}^2+u_{\mathrm{rel}(A0)}^2}=\sqrt{0.0098^2+0.011^2}=0.015。$$

3.2 称量 m 引起的相对不确定度 $u_{\mathrm{rel}(2)}$

称量不确定度来自两个方面:第一,称量变动性,根据历史记载,在50g以内的称量变动性标准偏差为0.00007g;第二,天平称量产生的不确定度,按照所使用电子天平说明书上标明的标准偏差为0.2mg,其标准不确定度即0.0002g。

以上两项合成为称量的标准不确定度 $u_{(m)}=\sqrt{0.00007^2+0.0002^2}=0.0002\mathrm{g}$。

故称量 m 引起的相对不确定度 $u_{\mathrm{rel}(2)}=u_{(m)}/m=0.0002/5.2012=3.84\times10^{-5}$。

3.3 糖精钠标准溶液配制引起的相对不确定度 $u_{\mathrm{rel}(3)}$

3.3.1 糖精钠标准贮备液的相对不确定度

本品由国家标准物质研究中心提供,已知证书给出标准物质的相对不确定度为1%,$k=2$,则

$$u_{\mathrm{rel}(\mathrm{std})}=1\%/2=0.5\%=0.005。$$

3.3.2 配制标准溶液体积的不确定度

3.3.2.1 移液管

(1)校准

A 级 5.00mL 移液管,检定证书给出20℃时的偏差为±0.007mL,假设矩形分布,则其不确定度为 $0.007/\sqrt{3}=0.0040\mathrm{mL}$。

(2)温度

温度的波动范围为±4℃,设为矩形分布,水的膨胀系数为 $2.1\times10^{-4}/℃$,温度影响不确定度为 $5.00\times2.1\times10^{-4}\times4/\sqrt{3}=0.0024\mathrm{mL}$。则 5.00mL 移液管合成体积标准不确定度为 $u_{(V1)}=\sqrt{0.0040^2+0.0024^2}=0.0047\mathrm{mL}$。

3.3.2.2 容量瓶

(1)校准

实验室使用的 50.00mL 容量瓶的检定证书给出允许偏差为±0.015mL,认为服从矩形分布:

$$u_{(50)}=0.015/\sqrt{3}=0.0087\mathrm{mL}。$$

(2)温度

同上,得到温度影响不确定度为 $50.00\times2.1\times10^{-4}\times4/\sqrt{3}=0.024\mathrm{mL}$。则 50.00mL

容量瓶的合成体积标准不确定度为 $u_{(V2)}=\sqrt{0.0087^2+0.024^2}=0.026\text{mL}$。

故糖精钠标准溶液配制引起的相对不确定度

$$u_{\text{rel}(3)}=\sqrt{u^2_{\text{rel(std)}}+(u_{V1}/V_1)^2+(u_{V2}/V_2)^2}$$
$$=\sqrt{0.005^2+(0.0047/5.00)^2+(0.026/50.00)^2}=5.11\times10^{-3}。$$

3.4 制备样品溶液的相对不确定度 $u_{\text{rel}(4)}$

3.4.1 容量瓶的校准

实验中使用的 50.00mL 容量瓶检定证书的允许偏差为 ±0.020mL，认为服从矩形分布，则

$$u_{(50)}=0.020/\sqrt{3}=0.012\text{mL}。$$

3.4.2 温度

温度的波动范围为 ±4℃，设为矩形分布，水的膨胀系数为 $2.1\times10^{-4}/℃$，得到温度影响不确定度为 $50.00\times2.1\times10^{-4}\times4/\sqrt{3}=0.024\text{mL}$。则 50.00mL 容量瓶合成标准不确定度为 $u_{(VX)}=\sqrt{0.012^2+0.024^2}=0.027\text{mL}$。

故制备样品溶液的相对不确定度 $u_{\text{rel}(4)}=u_{(VX)}/V_X=0.027/50.00=5.4\times10^{-4}$。

4. 饮料中糖精钠含量不确定度来源

综上所述，饮料中糖精钠含量不确定度来源见表3。

表3　饮料中糖精钠含量不确定度来源

序号	来源	数值
1	重复性 $u_{\text{rel}(1)}$	0.015
2	样品称重 $u_{\text{rel}(2)}$	3.84×10^{-5}
3	标准溶液 $u_{\text{rel}(3)}$	5.11×10^{-3}
4	样品制备 $u_{\text{rel}(4)}$	5.4×10^{-4}

（1）计算合成不确定度

（2）$u_{\text{rel}}=u_{cx}/C_x=\sqrt{u^2_{\text{rel}(1)}+u^2_{\text{rel}(2)}+u^2_{\text{rel}(3)}+u^2_{\text{rel}(4)}}$

$=\sqrt{0.015^2+(3.84\times10^{-5})^2+(5.11\times10^{-3})^2+(5.4\times10^{-4})^2}=0.015$。

根据数学模型、表1和表2计算，检测结果 C_x 为 0.78g/kg，故

$$u_{cx}=0.78\times0.015=0.012\text{g/kg}。$$

5. 计算扩展不确定度

$U=ku_{cx}$，取包含因子 $k=2$，则

$$U=2\times0.012=0.024\text{g/kg}。$$

6. 测量结果不确定度报告

6.1 标准不确定度报告

糖精钠含量：0.78g/kg。

标准不确定度：0.03g/kg。

6.2 扩展不确定度报告

糖精钠含量：$(0.78\pm0.03)\text{g/kg}；k=2$。

7. 结果评价

本报告是采用高效液相色谱法测定饮料中糖精钠的不确定度评定,除饮料外的其他食品中糖精钠的不确定度评定亦可按此依据各自不同的检测数据进行评定。在进行合格判定时,应在检测值加上不确定度值,不超过限量要求时,方可判定为合格。

【实例 2】

食品中锌原子吸收分光光度法测定的不确定度评定

1. 目的

通过对新购买标准溶液中锌测定的不确定度进行分析,一方面对新标准溶液进行确认,另一方面也对即将过期的旧标准溶液进行核查,以保证之前和以后的锌检测结果的准确性。

2. 测量方法简述

样品中锌离子被原子化后,吸收来自锌元素阴极空心灯发出的共振线,吸收共振线的量与该元素的含量成正比。根据这一原理,我们采用锌标准溶液不同浓度时仪器的信号响应值作为工作曲线,被测样品产生的信号响应值经工作曲线查得其浓度进行检测。

3. 数学模型

$$y = ax + b \text{。}$$

工作曲线数据(表 1)如下(每个浓度测定两次):

表 1　工作曲线数据

浓度 x(mg/L)		0.100	0.300	0.500	0.800	1.20
吸光度 y	1	0.031	0.091	0.152	0.238	0.352
	2	0.032	0.092	0.154	0.241	0.355
	$\bar{y}$	0.0315	0.0915	0.153	0.240	0.354

计算得 $a = 0.2932, b = 0.004, r = 0.9999$。因此,数学模型为

$$y = 0.2932x + 0.004 \text{。}$$

4. 各不确定度分量

4.1 A 类相对标准不确定度

7 次测量结果数据如下(表 2):

表 2　7 次测量结果数据

吸光度 A	0.179	0.180	0.180	0.180	0.180	0.181	0.181
标准浓度 X_0(mg/L)	0.590	0.592	0.595	0.594	0.594	0.596	0.597
样品浓度 X(mg/L)	983	987	992	990	990	993	995

$\bar{X} = 990 \text{mg/L}, RSD = 0.0040, \overline{X_0} = 0.594 \text{mg/L}, \bar{y} = 0.180$。

$$U_{rel(A)} = 0.0040/\sqrt{7} = 0.15 \times 10^{-2} \text{。}$$

4.2 B 类相对标准不确定度

$$U_{rel(B)} = \sqrt{U_{rel(1)}^2 + U_{rel(2)}^2 + U_{rel(3)}^2 + U_{rel(4)}^2 + U_{rel(5)}^2} \text{。}$$

其中:$U_{rel(1)}$——工作曲线拟合引起的相对不确定度;

$U_{rel(2)}$——标准溶液及配制引起的相对不确定度;

$U_{rel(3)}$——样品配制引起的相对不确定度;

$U_{rel(4)}$——吸光度的量化误差引起的相对不确定度;

$U_{rel(5)}$——分析仪器的相对不确定度。

4.2.1 工作曲线拟合引起的相对不确定度 $U_{rel(1)}$

工作曲线数据(表3)如下:

表3 浓度与吸光度的工作曲线数据

浓度 x(mg/L)	代入工作曲线计算得出的吸光值 $ax+b$	吸光度 y	$[y-(ax+b)]^2$
0.1	0.033	0.031	4×10^{-6}
0.1	0.033	0.032	1×10^{-6}
0.3	0.092	0.091	1×10^{-6}
0.3	0.092	0.092	0
0.5	0.151	0.152	1×10^{-6}
0.5	0.151	0.154	9×10^{-6}
0.8	0.239	0.238	1×10^{-6}
0.8	0.239	0.241	4×10^{-6}
1.2	0.356	0.352	16×10^{-6}
1.2	0.356	0.355	1×10^{-6}

得 $\bar{x}=0.58$mg/L, $\sum_{i=1}^{n}[y_i-(ax_i+b)]^2=38\times10^{-6}$,

$$U_{rel(1)}=\frac{S}{\bar{x}a}\sqrt{\frac{1}{p}+\frac{1}{n}+\frac{(\overline{X_0}-\bar{x})^2}{s_{xx}}}=0.63\times10^{-2}。$$

其中 $S=\sqrt{\dfrac{\sum_{i=1}^{n}[y_i-(ax_i+b)]^2}{n-2}}=2.18\times10^{-3}$,

$$S_{xx}=\sum_{i=1}^{n}(x_i-\bar{x})^2=1.50。$$

n:测试标准溶液的次数,$n=5\times2=10$。

p:测试样品的次数,$p=7$。

$\bar{x}$:各个标准溶液浓度的平均值,$\bar{x}=0.58$mg/L。

$\overline{X_0}$:样品标准浓度的平均值,$\overline{X_0}=0.594$mg/L。

a:工作曲线斜率,$a=0.2932$。

4.2.2 标准溶液及配制引起的相对不确定度 $U_{rel(2)}$

锌标准溶液的配制(以 0.3mg/L 标准溶液为例):用 1mL 单标线吸管吸取 1mL 锌标准贮备液(500mg/L,由国家标准物质研究中心提供,相对不确定度为 1‰)至 50mL 容量瓶中,定容到刻度,得浓度为 10mg/L 的标准使用液,再用 5mL 刻度吸管吸取 3mL 标准使用液至 100mL 容量瓶中,定容到刻度,得浓度为 0.3mg/L 的标准使用液。公式表示为

$$C_1 = C_0 \times \frac{V_1}{V_2} \times \frac{V_3}{V_4} \text{。}$$

式中：C_1——锌标准溶液的浓度，单位为毫克每升（mg/L）；

C_0——锌标准储备液的浓度，单位为毫克每升（mg/L）；

V_1——1mL 单标线吸管的体积，单位为毫升（mL）；

V_2——100mL 容量瓶的体积，单位为毫升（mL）；

V_3——5mL 分度吸管吸取 3mL 标准使用液的体积，单位为毫升（mL）；

V_4——100mL 容量瓶的体积，单位为毫升（mL）。

4.2.2.1 锌标准贮备液标准物质

已知锌标准贮备液浓度为 500mg/L，相对标准不确定度为 1%，$k=2$，则标准物质：

$$u_1 = \frac{1\%}{2} = 0.5\%$$

4.2.2.2 单标线吸管（1mL）的相对标准不确定度 u_2

其中又包括三个部分：

第一，吸管体积的不确定度，分度吸管（1mL）的容量允差为 ±0.007mL，按均匀分布换算成标准差为 $\frac{0.007}{\sqrt{3}} = 0.004$mL；

第二，吸取时的估读误差，估计为 ±0.005mL，按均匀分布换算成标准差为 $\frac{0.005}{\sqrt{3}} = 0.0029$mL；

第三，单标线吸管和溶液的温度与校正时的温度不同引起的体积不确定度为（实际温差为 3℃，水的体积膨胀系数为 $2.1 \times 10^{-4}/℃$）$\frac{1 \times 2.1 \times 10^{-4} \times 3}{\sqrt{3}} = 0.0004$mL。

以上三项合成得出 $u_2 = \frac{\sqrt{0.004^2 + 0.0029^2 + 0.0004^2}}{V_1} = 0.50 \times 10^{-2}$。

4.2.2.3 容量瓶（50mL）的相对标准不确定度 u_3

同理，其中又包括三个部分：

第一，量瓶体积的不确定度，容量瓶（50mL）的容量允差为 ±0.05mL，按均匀分布换算成标准差为 $\frac{0.05}{\sqrt{3}} = 0.029$mL；

第二，定容时的估读误差，估计为 ±0.005mL，按均匀分布换算成标准差为 $\frac{0.005}{\sqrt{3}} = 0.0029$mL；

第三，容量瓶和溶液的温度与校正时的温度不同引起的体积不确定度为（实际温差为 3℃，水的体积膨胀系数为 $2.1 \times 10^{-4}/℃$）$\frac{50 \times 2.1 \times 10^{-4} \times 3}{\sqrt{3}} = 0.018$mL。

以上三项合成得出 $u_3 = \frac{\sqrt{0.029^2 + 0.0029^2 + 0.018^2}}{V_2} = 0.068 \times 10^{-2}$。

4.2.2.4 分度吸管（5mL）吸取 3mL 标准使用液的相对标准不确定度 u_4

其中又包括三个部分：

第一，分度吸管体积的不确定度，分度吸管（5mL）的容量允差为±0.025mL，按均匀分布换算成标准差为$\frac{0.025}{\sqrt{3}}=0.0144$mL；

第二，吸取时的估读误差，估计为±0.005mL，按均匀分布换算成标准差为$\frac{0.005}{\sqrt{3}}=0.0029$mL；

第三，移液管和溶液的温度与校正时的温度不同引起的体积不确定度为（实际温差为3℃，水的体积膨胀系数为2.1×10^{-4}/℃）$\frac{5\times2.1\times10^{-4}\times3}{\sqrt{3}}=0.0018$mL。

以上三项合成得出 $u_4=\frac{\sqrt{0.0144^2+0.0029^2+0.0018^2}}{V_3}=0.49\times10^{-2}$。

4.2.2.5　容量瓶（100mL）的相对不确定度 u_5

同理，其中又包括三个部分：

第一，容量瓶体积的不确定度，100mL 容量瓶的容量允差为±0.10mL，按均匀分布换算成标准偏差为$\frac{0.10}{\sqrt{3}}=0.0577$mL；

第二，定容时的估读误差，估计为±0.005mL，按均匀分布换算成标准偏差为$\frac{0.005}{\sqrt{3}}=0.0029$mL；

第三，容量瓶和溶液的温度与校正时的温度不同引起的体积不确定度为（实际温差为3℃，水的体积膨胀系数为2.1×10^{-4}/℃）$\frac{100\times2.1\times10^{-4}\times3}{\sqrt{3}}=0.036$mL。

以上三项合成得出 $u_5=\frac{\sqrt{0.0577^2+0.0029^2+0.036^2}}{V_4}=0.068\times10^{-2}$。

综上所述，$u_{\text{rel}(2)}=\sqrt{u_1^2+u_2^2+u_3^2+u_4^2+u_5^2}$

$=\sqrt{0.005^2+0.005^2+0.00068^2+0.0049^2+0.00068^2}$

$=0.87\times10^{-2}$。

4.2.3　样品配制引起的相对不确定度 $u_{\text{rel}(3)}$

本次所使用的样品为新购买的锌标准溶液，浓度为 1000mg/L。现将此溶液稀释到 0.6mg/L 的浓度，其稀释过程中带来的相对不确定度与配制 0.3mg/L 标准溶液一样。

$$u_{\text{rel}(3)}=\sqrt{u_2^2+u_3^2+u_4^2+u_5^2}$$
$$=\sqrt{0.005^2+0.00068^2+0.0049^2+0.00068^2}=0.71\times10^{-2}。$$

4.2.4　吸光度的量化误差引起的相对不确定度 $u_{\text{rel}(4)}$

该原子吸收分光光度仪的分辨率为 0.001A，则

$$u_{\text{rel}(4)}=\frac{0.001}{2\sqrt{3}\times\bar{y}}=0.16\times10^{-2}。$$

4.2.5　原子吸收分光光度计的相对不确定度 $u_{\text{rel}(5)}$

根据校准证书,该原子吸收分光分光仪的不确定度为 $0.007\text{mg/L}(K=2.31)$,则

$$u_{\text{rel}(5)} = \frac{0.007}{0.594 \times 2.31} = 0.51 \times 10^{-2}。$$

综合以上所述,得

$$u_{\text{rel}(B)} = \sqrt{u_{\text{rel}(1)}^2 + u_{\text{rel}(2)}^2 + u_{\text{rel}(3)}^2 + u_{\text{rel}(4)}^2 + u_{\text{rel}(5)}^2}$$

$$= \sqrt{0.0063^2 + 0.0087^2 + 0.0071^2 + 0.0016^2 + 0.0051^2} = 1.39 \times 10^{-2}。$$

4.3 合成及评定

合成标准不确定度 $u_{\text{rel}(C)} = \sqrt{u_{\text{rel}(A)}^2 + u_{\text{rel}(B)}^2} = \sqrt{0.0015^2 + 0.0139^2} = 0.0140$。

5. 扩展不确定度分析

$$u_C = u_{\text{rel}(C)} \times \overline{X} = 0.0140 \times 990\text{mg/L} = 13.9\text{mg/L}。$$

取包含因子 $k=2$,故锌测定的扩展不确定度为

$$u = ku_C = 2 \times 13.9 = 27.8(\text{mg/L})。$$

6. 测量结果报告

本次 1000mg/L 的锌标准溶液实际测定结果为 $C=(990 \pm 27.8)\text{mg/L}$,扩展不确定度为 $u=27.8\text{mg/L}$,包含因子 $k=2$。

【实例 3】

紫外分光光度法测定茶多酚含量的不确定度评定

1. 目的

通过用紫外分光光度法测定茶饮料中茶多酚的含量的不确定度并进行分析,找出影响不确定度的因素,对不确定度进行评估,给出不确定度,如实反映测量的置信度和准确度。

2. 测量方法简述

准确吸取待测样品 1mL 于 25mL 容量瓶中,加酒石酸亚铁溶液,并用磷酸盐缓冲液稀释到刻度。于紫外 540nm 波长处检测其吸光值。

$$C(\text{mg/mL}) = 1.957 \times 2 \times A。$$

3. 不确定度的分析

3.1 各不确定度分量

3.1.1 A 类

仪器吸光值重现性引起的不确定度 u_A:样品重复检测引起的不确定度考虑了仪器因素及样品本底的干扰因素,因此仪器因素可不单独列出。样品连续检测 8 次吸光值,得以下数据(表 1):

表 1 样品连续 8 次检测的吸光值

项目	检则次数							
	第 1 次	第 2 次	第 3 次	第 4 次	第 5 次	第 6 次	第 7 次	第 8 次
A	0.5990	0.5988	0.5989	0.5990	0.5990	0.5989	0.5988	0.5989
C	2.34	2.34	2.34	2.34	2.34	2.34	2.34	2.34

$\overline{A} = 0.5989,\overline{C} = 2.34(\text{mg/mL})$。

吸光值不确定度按 Bessel 公式计算：

$$S = \sqrt{\frac{\sum_{i=1}^{n}(A_i - \overline{A})^2}{n(n-1)}} = 0.945 \times 10^{-4},$$

$$u_A = \frac{\overline{S}}{\overline{A}} = 0.945 \times 10^{-4}/0.5989 = 1.58 \times 10^{-4}。$$

3.1.2 B 类

3.1.2.1 单标线吸管(1mL)的相对标准不确定度 u_2

其中包括两个部分：

第一，吸管体积的不确定度，单标线吸管(1mL)的容量允差为 ± 0.007mL，按均匀分布换算成标准差为 $\frac{0.007}{\sqrt{3}} = 0.0041$mL；

第二，吸管和溶液的温度与校正时的温度不同引起的体积不确定度为(实际温差为 4℃，水的体积膨胀系数为 $2.1 \times 10^{-4}/$℃) $\frac{1 \times 2.1 \times 10^{-4} \times 4}{\sqrt{3}} = 0.00048$。

以上两项合成得出 $u_1 = \frac{\sqrt{0.0041^2 + 0.00048^2}}{V_1} = 0.631 \times 10^{-2}$。

3.1.2.2 容量瓶(25mL)的相对标准不确定度 u_3

同理，其中又包括两个部分：

第一，量瓶体积的不确定度，容量瓶(25mL)的容量允差为 ± 0.03mL，按均匀分布换算成标准差为 $\frac{0.03}{\sqrt{3}} = 0.017$mL；

第二，容量瓶和溶液的温度与校正时的温度不同引起的体积不确定度为(实际温差为 4℃，水的体积膨胀系数为 $2.1 \times 10^{-4}/$℃) $\frac{25 \times 2.1 \times 10^{-4} \times 4}{\sqrt{3}} = 0.0121$。

以上两项合成得出 $u_2 = \frac{\sqrt{0.017^2 + 0.0121^2}}{V_2} = 0.835 \times 10^{-3}$。

综上所述，$u_B = \sqrt{u_1^2 + u_2^2}$

$$= \sqrt{0.00631^2 + 0.000835^2}$$

$$= 0.637 \times 10^{-2}。$$

3.2 合成及评定

合成标准不确定度 $u_C = \sqrt{u_A^2 + u_B^2} = \sqrt{0.000158^2 + 0.00637^2} = 0.00639$。

4. 扩展不确定度分析

取包含因子 $k = 2$，故茶多酚含量测定的扩展不确定度为

$$u = ku_C = 2 \times 0.00639 = 0.0128。$$

5. 测量结果报告

本次实验茶饮料中测得的茶多酚含量为 $C = (2.34 \pm 1.28\%)$mg/mL，扩展不确定度为 $U = 1.28\%$，包含因子 $k = 2$。

【实例 4】

<h2 style="text-align:center">工作场所空气中苯测定结果的不确定度评定</h2>

1. 测定方法:GBZ/T 160.42—2007

2. 过程:用炭管采样 1.00mLCS$_2$ 解析,用气相色谱分析,进样 1.0μL 标准溶液:

基准:5mL 装。

色谱纯,99.5%。

贮备液:0.2241g 色谱纯苯用 CS$_2$ 定容重 100.0mL。

应用液:2.00mL 贮备液+8.00mL CS$_2$ 溶剂。

计 算:

$$C(苯)=\frac{苯称量(W)\times99.5\%}{定容体积(V_1)}\times\frac{贮备液取样量(V_2)}{贮备液取量(V_2)+溶剂量(V_3)}\times1000$$

$$=\frac{0.2241\times99.5\%}{100.0}\times\frac{2.00}{2.00+8.00}\times1000$$

$$=0.446(mg/mL)。$$

标准系列(以进样 2.0μL 的绝对量计):

分别吸上述应用液 0.10,0.30,0.40,0.50mL,加 CS$_2$ 溶剂至 5.00mL,即含苯为 0.0178,0.0536,0.0714,0.0892γg 的苯标准系列。

测定结果(表1):

表1 标准系列的测定结果

NO.	AREA	相当于标准 γg 数	苯(mg/m^3)
1	15389	0.0307	8.19
2	16383	0.0329	8.78
3	15904	0.0319	8.50
4	18533	0.0377	10.1
5	16269	0.0327	8.71
6	15333	0.0306	8.16
7	18054	0.0366	9.77

3. 数字模型

$$A=a+bX_1,$$

$$X_1=\frac{A-a}{b},$$

$$X_2=\frac{X_1\cdot V_6}{V_0VF\cdot D}\cdot FA,$$

$$F=\frac{273}{273+t}\times\frac{p}{101.3}。$$

式中:X_2——空气中苯的浓度 mg/m^3;

X_1——从标准曲线上算得苯含量 μg;

A——样品峰面积;

a——标准曲线的截距;

b——标准曲线的斜率；

V——样品体积 e；

V_0——进样体积 μL；

V_6——样品解析液体积 mL；

F——标化系数；

D——解析效率；

t——采时时温度℃；

p——采样时大气压 kPa；

FA——A 基不确定度。

4. 因果图(图1)

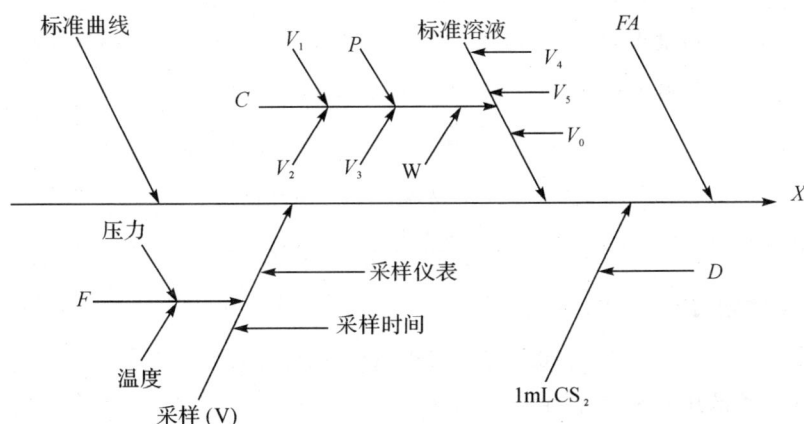

图 1　测定车间空气中苯不确定度的来源

5. 方差

$u_{rel(X2)}^2 = u_{rel(FA)}^2 + u_{rel(标液)}^2 + u_{rel(曲线)}^2 + u_{rel(V6)}^2 + u_{rel(V)}^2 + u_{rel(F)}^2 + u_{rel(D)}^2$，

$u_{rel(F)}^2 = u_{rel(t)}^2 + u_{rel(p)}^2$。

式中：

$u_{rel(X2)}^2$——苯测定的相对标准不确定度；

$u_{rel(FA)}^2$——A 类相对标准不确定度；

$u_{rel(标液)}^2$——标准溶液的相对标准不确定度；

$u_{rel(曲线)}^2$——1mL 解析液的相对标准不确定度；

$u_{rel(V)}^2$——采样体积的相对标准不确定度；

$u_{rel(F)}^2$——标化系数的相对标准不确定度；

$u_{rel(D)}^2$——解析效率的相对标准不确定度；

$u_{rel(t)}^2$——采样温度的相对标准不确定度；

$u_{rel(p)}^2$——采样大气压的相对标准不确定度。

6. 相对标准不确定度的分量评定

6.1 测量重复性(FA)：

$$\overline{X} = \frac{\sum X_i}{n} = \frac{8.19 + 8.78 + 8.50 + 10.10 + 8.71 + 8.16 + 9.77}{7} = 8.89 ,$$

$$n = 7, \quad S = 0.759 ,$$

$$u_{rel(FA)}^2 = \frac{S}{\sqrt{n} \cdot \overline{X}} = \frac{0.759}{\sqrt{n} \cdot 8.89} = 3.23\% ,$$

$$V_1 = n - 1 = 7 - 1 = 6 。$$

6.2 标准溶液（以标准系列第 1 管计算）：

数字模型：$C_1 = \dfrac{W \times P}{V_1} \times \dfrac{V_2}{V_2 + V_3} \times \dfrac{V_4}{V_5} \times V_0$。

（1）W（称重）：

分析天平——最大公差：$MDE = \pm 0.2\,\text{mg}$，$u_{(B1)} = $ 半宽/$R = 0.2/3 = 0.06\,\text{mg}$；

测量重复性：$0.2\,\text{mg}$，$u_{(FA)} = 0.2/\sqrt{6} = 0.08\,\text{mg}(n=6)$；

全量分度值：$0.1\,\text{mg}$，$u_{(B2)} = 0.1/2\sqrt{3} = 0.029\,\text{mg}$。

$$u_{(Wi)} = \sqrt{u_{(B1)}^2 + u_{(FA)}^2 + u_{(B2)}^2} = 0.104\,\text{mg} ,$$

$$u_{(W)} = \sqrt{2} \cdot u_{(Wi)} = 0.158\,\text{mg} ,$$

$$u_{rel(w)} = \frac{0.158}{0.2241 \times 10^3} = 0.071\% 。$$

（2）P（苯纯度：$P = 99.5\%$）

$$u_{rel(p)} = 0.5/\sqrt{3} \times 99.50025) = 0.029\% 。$$

（3）V_1（贮备液用 CS_2 定容至 100mL）

100mL 容量瓶：$MEP = \pm 0.10\,\text{mL}$，则 $u_{rel(V1)} = 0.1/\sqrt{3}/100 = 0.058\%$。

测量重复性：（忽略）

温度校正：（忽略）

（4）V_2（吸 2.00mL 标准贮备液）：

2mL 刻度吸管：$MEP = \pm 0.010\,\text{mL}$，则 $u_{rel(V2)} = 0.01/(\sqrt{3} \times 2) = 0.029\%$，

$$u_{(V2)} = 0.01/\sqrt{3} = 0.058 。$$

测量重复性：（忽略）

温度校正：（忽略）

（5）$V_2 + V_3$（应用液配制总体积 $= 2 + 8\,\text{mg}$）

10mL 刻度吸管：$MEP = \pm 0.05\,\text{mL}$，则 $u_{rel(V2)} = 0.01/(\sqrt{3} \times 2) = 0.29\%$，

$$u_{(V2)} = 0.01/\sqrt{3} = 0.058 。$$

测量重复性：（忽略）

温度校正：（忽略）

$$u_{(V2+V3)} = \sqrt{u_{(V2)}^2 + u_{(V3)}^2} = \sqrt{0.0058^2 + 0.029^2} = 0.0296 ,$$

$$u_{rel(V2+V3)} = 0.0296/10 = 0.30\% 。$$

（6）V_4（用 0.1mL 分度吸管吸 0.1mL 配制标准系列第 1 管）：

0.1mL 分度吸管：$MEP=\pm0.003$，则 $u_{rel(V4)}=0.003/(\sqrt{3}\times0.1)=1.73\%$ 。

测量重复性：（忽略）

温度校正：（忽略）

（7）V_5（标准系列用 CS_2 稀释至 5.00mL）

5mL 容量瓶：$MEP=\pm0.020$mL，则 $u_{rel(V5)}=0.02/(\sqrt{3}\times5)=0.23\%$ 。

测量重复性：（忽略）

温度校正：（忽略）

（8）V_0（10μL 微量注射器进样 1.0μL）

$u_{rel(99.73)}=5\%$ ，

$u_{rel(V_0)}=5\%/3=1.67\%$（80% 可靠，$\gamma=12.5$）。

（9）标准溶液各分量合成：

$$u_{rel(C)}=\sqrt{u_{rel(w)}^2+u_{rel(p)}^2+u_{rel(v1)}^2+u_{rel(v2+v3)}^2+u_{rel(va)}^2+u_{rel(vs)}^2+u_{rel(v0)}^2}$$

$$=\sqrt{0.071^2+0.29^2+0.058^2+0.29+0.30^2+1.73^2+0.23^2+1.67^2}\times100\%=2.47\%$$

（10）自由度：80% 可靠，$\gamma_2=12.5$。

6.3 标准曲线

（1）直线回归：$A=a+bx=1537.6+450808X$，$\gamma=0.9991$。

（2）列中间计算表（表 2）

表 2　中间计算法

相当于标准 μg X_i	峰面积 A_{ij}	平均值 $\overline{A_i}$	回归峰面积	残差值	残差值平方
0.0178	9105	9145	9562	457	208849
	9185			377	142129
0.0536	26632	26452	25701	931	866261
	26271			570	324910
0.0714	33581	33896	33725	144	20736
	34211			486	236196
0.0892	40085	41245	41750	1665	2772225
	42405			655	429025

$$\overline{X_i}=0.0580 ，$$

$$\sum_{i=1}^{4}\sum_{j=1}^{2}(A_{ij}-A_i)^2=5000821 。$$

（3）标准曲线的标准偏差：

$$S_{A/X}=\frac{\sqrt{\sum_{i=1}^{4}\sum_{j=1}^{2}(A_{ij}-A_i)^2}}{N-2}=\sqrt{\frac{5000821}{4\times2-2}}=912.9 。$$

(4) 标准曲线的浓度偏差平方和

$$S_{XX} = \sum_{i=1}^{n,m}(X_i - \overline{X_i})^2 = 2 \times \big[(0.0178 - 0.0580)^2 + (0.0536 - 0.0580)^2$$
$$+ (0.0714 - 0.0580)^2 + (0.0892 - 0.0580)^2\big] = 5.58 \times 10^{-3}。$$

(5) 样品相当于标准 μg 的均值

$$\overline{X} = \frac{0.0307 + 0.0329 + 0.0319 + 0.0377 + 0.0327 + 0.0306 + 0.0366}{7} = 0.0333\mu g。$$

(6) 标准曲线的相对不确定度

$$U_{\mathrm{rel}(xj)} = \frac{S_{A/x}}{b \cdot \overline{X}} \times \sqrt{\frac{1}{n} + \frac{1}{N} + \frac{(\overline{X} - \overline{X_i})^2}{S_{xx}}}$$
$$= \frac{912.9}{450808 \times 0.0333} \times \sqrt{\frac{1}{7} + \frac{1}{4 \times 2} + \frac{(0.0333 - 0.058)^2}{5.58 \times 10^{-3}}}$$
$$= 3.73\%。$$

(7) 自由度:$\gamma_3 = 4 \times 2 - 2 = 6$。

6.4 V_o(1mLCS$_2$ 解析液解析样品)

1mL 刻度吸管:$MPE = \pm0.008\mathrm{mL}$,则 $u_{\mathrm{rel}(Vo)} = 0.008/(\sqrt{3} \times 1) = 0.46\%$。

測量重复性:(忽略)

温度校正:(忽略)

自由度:90% 可靠,$\gamma_4 = 50$。

6.5 采样体积

$$V = QT$$

(1) 采样器(Q)= $u_{\mathrm{rel}(99.23)} = 5\%$,$R = 3$,

$u_{\mathrm{rel}(Q)} = 5\%/3 = 1.67\%$。

(2) 采样时间(t):

设 1‰ 波动,

$$u_{\mathrm{rel}(t)} = 1\%/\sqrt{3} = 0.58\%。$$

(3) $u_{\mathrm{rel}(V)} = \sqrt{u_{\mathrm{rel}(Q)}^2 + u_{\mathrm{rel}(t)}^2} = \sqrt{1.67^2 + 0.58^2} = 1.77\%$。

(4) 自由度:90% 可信,$v_5 = 50$。

6.6 标化系数(F):

$$F = \frac{273}{273 + t} \times \frac{P}{101.3} = \frac{273}{273 + 14} \times \frac{101.2}{101.3}$$

(1) 设温度波动为 0.5℃,则 $u_{\mathrm{rel}(t)}/(\sqrt{3} \times 287) = 0.10\%$。

(2) 设气压波动为 0.1,则 $u_{\mathrm{rel}(P)}/(\sqrt{3} \times 101.2) = 0.057\%$。

(3) $u_{\mathrm{rel}(F)} = \sqrt{u_{\mathrm{rel}(t)}^2 + u_{\mathrm{rel}(P)}^2} = \sqrt{0.10^2 + 0.057^2} \times 100\% = 0.115\%$。

(4) 自由度:90% 可信,$\gamma_6 = 50$。

6.7 解析效率(D):$D = 98.7\%$

$$u_{\mathrm{rel}(D)} = \frac{(100 - 98.7)\%}{\sqrt{3}} = 0.75\%。$$

自由度：80％可靠，$\gamma_7 = 12.5$。

7. 相对不确定度一览表（表3）

表3　相对不胡定度一览表

序号	相对标准不确定度			自由度	
	来源	符号	数值	符号	数值
1	测量重复性	$u_{rd(FA)}$	3.23％	γ_1	6
2	标准溶液	$u_{rd(C)}$	2.47％	γ_2	12.5
3	标准曲线	$u_{re(j)}$	3.73％	γ_3	6
4	1mLCS$_2$解析液	$u_{rel(Vo)}$	0.46％	γ_4	50
5	采样体积	$u_{rel(V)}$	1.77％	γ_5	50
6	标化系数	$u_{rel(F)}$	0.12％	γ_6	50
7	解析效率	$u_{rel(D)}$	0.75％	γ_7	12.5

8. 相对不确定度的合成

$$u_{rel(X2)} = \sqrt{3.23^2 + 2.47^2 + 3.73^2 + 0.46^2 + 1.77^2 + 0.12^2 + 0.75^2} \times 100\%。$$
$$= 5.86\%。$$

9. 有效自由度

$$V_{eff} = \frac{5.84^4}{\dfrac{3.23^4}{6} + \dfrac{2.47^4}{12.5} + \dfrac{3.73^4}{6} + \dfrac{0.46^4}{50} + \dfrac{0.12^4}{50} + \dfrac{1.17^4}{50} + \dfrac{0.75^4}{12.5}}$$
$$= 22.07 = 22，$$
$$T_{(22)} = 95 = 2.09。$$

10. 扩展不确定度

$$u_{rel} = 2.09 \times 5.86\% = 12.2\%，$$
$$u = 8.88 \times 12.2\% = 1.09。$$

11. 报告

$$X_2 = (8.9 \pm 1.1)\text{mg/m}^3，k = 2.09，P = 95\%。$$

【实例5】

氢化物发生原子荧光光谱法测定化妆品中砷的测量结果不确定度评定

1. 测量方法概述

按原卫生部《化妆品卫生规范》2007年版（三、砷，第一法），称取1.000g均匀样品于聚四氟乙烯溶样杯内，同时做试剂空白。加入3mL硝酸、2mL过氧化氢，水浴100℃20min取下，按微波溶样系统手册进行消解。消解完毕，于100℃水浴数分钟，以除去多余氮氧化物。然后转移定容至10mL比色管刻度处。再加入2mL硫脲—抗坏血酸混合溶液，混匀。设定好仪器工作条件和工作参数，待原子荧光仪稳定，即依次测定空白及标准系列，绘制工作曲线，然后测定样品空白、样品，通过工作曲线可查出测试溶液中砷的浓度，再根据定容体积和称样量计算出样品中砷的含量。

2．测量数学模型

$$X = \frac{c_0 \times V}{m \times 1000} \text{。}$$

式中：X——样品中砷的含量 mg/kg；

c_0——扣除空白溶液砷后样品溶液中砷的实际浓度 $\mu g/L$；

V——样品溶液体积 mL；

m——样品质量 g。

3．测定不确定度的来源分析

从测量方法可以看出，主要步骤包括采样、样品消化、消化液定容、仪器分析等，其中来源于样品消化的测量不确定度最为复杂，如想对样品消化中每个影响因素进行定量分析是不现实的，但可以通过加标回收试验来评估。按样品中砷的含量与输入量的函数关系式，其不确定度主要来源于测量重复性、样品溶液中砷的浓度不确定度、样品溶液体积不确定度和样品称量不确定度。其中样品溶液中砷的浓度不确定度又包括工作曲线变动性不确定度和标准溶液不确定度。因此主要有以下几个分量：

（1）测量重复性标准差分量 $u_{(S)}$；

（2）样品溶液中砷的浓度不确定度分量 $u_{(c)}$，其中包括工作曲线变动性不确定度 $u_{(c_1)}$ 和标准溶液不确定度 $u_{(c_2)}$；

（3）样品溶液体积不确定度分量 $u_{(V)}$；

（4）样品称量的不确定度分量 $u_{(m)}$；

（5）原子荧光不确定度分量 $u_{(i)}$。

4．测量不确定度的计算

4.1 测量重复性标准差分量

取 6 份样品进行重复测定，测定结果为 0.0423mg/kg、0.0407mg/kg、0.0434mg/kg、0.0431mg/kg、0.0448mg/kg、0.0415mg/kg。可计算得化妆品中砷的含量的平均值和数据列的标准差：

$$\bar{C} = \frac{\sum_{i=1}^{n} C_i}{n} = 0.0426 \text{mg/kg} \text{。}$$

评定内容：

$$S = \sqrt{\frac{\sum_{i=1}^{n}(C_i - \bar{C})^2}{n-1}} = 0.001458 \text{mg/kg} \text{。}$$

其标准不确定度和相对标准不确定度分别为

$$u_{(S)} = \frac{S}{\sqrt{n}} = 0.000595 \text{mg/kg} \text{,}$$

$$u_{\text{rel}(S)} = \frac{u_{(S)}}{\bar{c}} = 0.013964 \text{。}$$

4.2 工作曲线变动性分量

工作曲线测量参数见表1。

表 1　各种砷浓度测得的荧光强度

砷浓度(μg/L)	荧光强度 A	平均值 $\overline{A}$
1.00	58.39,57.62,59.67	58.56
2.50	163.07,163.52,162.05	162.88
5.00	353.37,358.24,354.62	355.41
10.00	738.63,733.67,737.66	736.65

对表 1 数据用最小二乘法拟合线性回归方程:

$$A = 75.7c - 25.75 ,$$

$$r = 0.9999, b = 75.7, a = -25.75 。$$

按下式计算标准曲线的不确定度:

$$u_{(c_1)} = \frac{s_R}{b} \sqrt{\frac{1}{P} + \frac{1}{n} + \frac{(c - \bar{c})^2}{\sum\limits_{i=1}^{n}(c_i - \bar{c})^2}} ,$$

$$s_R = \sqrt{\frac{\sum\limits_{i=1}^{n}[A_i - (bc_i + a)^2]}{n - 2}} 。$$

采集 6 份样品,每份样品溶液测量 3 次,每个工作曲线溶液测量 3 次。因此,$P=18, n=12, c=4.26\mu$g/L, $\bar{c}=4.625\mu$g/L。

计算得

$$s_R = 4.11067\mu\text{g/L} ,$$

$$u_{(c_1)} = \frac{s_R}{b} \sqrt{\frac{1}{P} + \frac{1}{n} + \frac{(c - \bar{c})^2}{\sum\limits_{i=1}^{n}(c_i - \bar{c})^2}} = 0.02031\mu\text{g/L} ,$$

$$u_{\text{rel}}(c_1) = 0.004767 。$$

评定内容:

使用的标准溶液浓度是(1000±3)μg/mL,将其稀释成 100μg/L。需要评定标准溶液稀释的不确定度分量和分取标准溶液的不确定度分量。设溶液配制、稀释和移取温度一致,不考虑温度对溶液体积的影响。

(1) 1000μg/mL 标准溶液本身的不确定度,由标准物质证书上查得 $U=0.3\%, k=2$,因此:

$$u_{(c_{21-1})} = \frac{3}{2} = 1.5\mu\text{g/mL} ,$$

$$u_{\text{rel}(c_{21-1})} = \frac{1.5}{1000} = 0.0015 。$$

(2) 配制 100μg/L 标准溶液的不确定度分量

配制 100μg/L 标准溶液时使用两个 100mLA 级容量瓶和两个 10.00mL 移液管,根据 GB/T 12806《实验室玻璃仪器单线容量瓶》,100mLA 级容量瓶的允许差为±0.10mL,按三角分布处理:

$$u_{(V100)_1} = \frac{0.10}{\sqrt{6}} = 0.041 \text{mL} \quad \text{。}$$

容量瓶稀释的重复性约为 0.10mL，按均匀分布计算：

$$u_{(V100)_2} = \frac{0.10}{\sqrt{3}} = 0.058 \text{mL} \quad \text{，}$$

则

$$u_{(V100)} = \sqrt{0.041^2 + 0.058^2} = 0.071 \text{mL} \quad \text{，}$$

$$u_{\text{rel}(V100)} = \frac{0.071}{100} = 0.00071 \quad \text{。}$$

又，10.00mL 单标线移液管的允许差为 ±0.02mL。按三角分布处理：

$$u_{(V10)_1} = \frac{0.02}{\sqrt{6}} = 0.0082 \text{mL} \quad \text{。}$$

移液管的重复性约为 0.010mL，按均匀分布计算：

$$u_{(V10)_2} = \frac{0.010}{\sqrt{3}} = 0.0058 \text{mL} \quad \text{，}$$

则

$$u_{(V10)} = \sqrt{0.0082^2 + 0.0058^2} = 0.010 \text{mL} \quad \text{，}$$

$$u_{\text{rel}(V10)} = \frac{0.010}{10} = 0.001 \quad \text{，}$$

$$u_{\text{rel}(c_{21})} = \sqrt{u_{\text{rel}(c_{21-1})}^2 + u_{\text{rel}(V_{100})}^2 + u_{\text{rel}(V_{100})}^2 + u_{\text{rel}(V_{10})}^2 + u_{\text{rel}(V_{10})}^2}$$
$$= \sqrt{0.0015^2 + 0.00071^2 + 0.00071^2 + 0.001^2 + 0.001^2}$$
$$= 0.002293 \quad \text{。}$$

4.3 分取标准溶液的不确定度分量

制备工作曲线校准溶液时采用 25mL 滴定管分取 0，1.00，2.50，5.00 和 10.00mL 砷标准溶液（100.0μg/L），按 GB/T 12807，其分取量的体积误差分别为 0，±0.01，±0.01，±0.01 和 ±0.025mL，以三角分布处理，标准不确定度分别为 0，0.0041，0.0041，0.0041 和 0.0102mL，相对标准不确定度分别为 0，0.0041，0.00164，0.00082 和 0.00102。

按均方根计算分取标准溶液体积的相对标准不确定度：

$$u_{\text{rel}(c_{22})} = \sqrt{\frac{0.0041^2 + 0.00164^2 + 0.00082^2 + 0.00102^2}{6}} = 0.0018803 \quad \text{。}$$

分别定容至 100mL 容量瓶中，配成标准工作曲线。100mL 容量瓶的体积误差、稀释重复性和温度引起的体积变化的不确定度已包含在工作曲线的变动中，不再评定。

因此，由标准溶液引起的不确定度为

$$u_{\text{rel}(c_2)} = \sqrt{u_{\text{rel}(c_{21})}^2 + u_{\text{rel}(c_{22})}^2} = \sqrt{0.002293^2 + 0.0018803^2} = 0.002965 \quad \text{。}$$

4.4 样品定容体积的不确定度分量

样液均稀释在 10mL 比色管的刻度处，进行多次重复测定，而每次所使用的比色管不可能都一样，可认为比色管的体积误差和读数误差已随机化（有正有负），其不确定度分量不再评定。

4.5 样品称量的不确定度分量

称取 1.000g 样品，根据检定证书，≤50g 时，其测定误差为 0mg，天平称量两次，按均匀分布处理：

$$u_{(m)} = \sqrt{(\frac{0}{\sqrt{3}})^2 + (\frac{0}{\sqrt{3}})^2} = 0\text{g} ,$$

$$u_{\text{rel}(m)} = 0 。$$

称量读数的变动性分量已包括在测量重复性中，不再重复评定。

4.6 原子荧光仪不确定度分量

由于是相对测量，仪器的准确度不再考虑。而仪器的变动性已包含在总的重复性里，故不再重复评定。

5. 合成标准不确定度（表2）

表2　测量化妆品中砷的不确定度

项目		量值	标准不确定度/u	相对标准不确定度/u_{rel}	
测量重复性标准差/S		0.0426mg/kg	0.000595mg/kg	0.013964	
工作曲线变动性/c_1		4.26μg/L	0.02031μg/L	0.004767	
标准溶液/c_2	浓度，c_{21}	100.0μg/L	/	0.002293	0.002965
	体积/c_{22}	/		0.0018803	
样品定容体积/V		10.0mL	多次测定已随机化，忽略其影响		

$$u_{\text{rel}(X)} = \sqrt{u_{\text{rel}(S)}^2 + u_{\text{rel}(c_1)}^2 + u_{\text{rel}(c_2)}^2 + u_{\text{rel}(m)}^2}$$
$$= \sqrt{0.013964^2 + 0.004767^2 + 0.002965^2 + 0^2}$$
$$= 0.01505 ,$$
$$u_{(X)} = 0.01505 \times 0.0426 = 0.00064113\text{mg/kg} 。$$

6. 扩展不确定度评定

取包含因子 $k=2$，则

$$U = 0.00064113 \times 2 \approx 0.0013\text{mg/kg} 。$$

7. 测量结果的表示

化妆品中砷的含量可表示为

$$C = (0.0426 \pm 0.0013)\text{mg/kg}, k=2 。$$

【实例6】

水中浊度测定的不确定度的评定

1. 测量方法概述

按 GB/T 5750.4—2006 测定操作，在常用量程范围内，用仪器测量，获得浊度测量值。

2. 数学模型

$$X = A 。$$

式中：X 为浊度溶液测量值；A 为浊度仪为测量值。

水样中浊度不确定度来源包括重复测量时产生的不确定度 u_3 和仪器读数的变动性引起的不确定度 $u_{\text{仪器}}$。

3. 测量不确定度计算

(1)重复测量时产生的不确定度 u_3，属 A 类评定，对 20℃的浊度样品溶液重复 10 次

数据如下表所示(表1):

表1　不确定度测量数据

次数	1	2	3	4	5	6	7	8	9	10
测量值	20.1	20.9	20.9	21.5	21.8	20.5	20.9	21.1	20.8	20.6

$$\overline{X}=20.9 , \qquad S=0.48 ,$$

$$u_S=S/\sqrt{10}=0.15 , u_{rel(S)}=0.15/20=0.0075 。$$

(2)仪器读数的变动性引起的不确定度 $u_{仪器}$,由从浊度仪的检定证书中可查到该浊度仪的级别,从而可以知道该仪器的扩展不确定度。该项不确定度属于B类不确定度,该浊度仪的扩展不确定度为 $U_{(k=2)}=5\%$,所以其标准不确定度为 2.5%,$u_{rel(仪器)}=0.025$。

4. 合成标准不确定度

$$u_{rel}=\sqrt{\left[u_{rel(仪器)}\right]^2+\left[u_{rel(S)}\right]^2}=\sqrt{0.025^2+0.0075^2}=0.026 ,$$

$$u_c=u_{rel}\times20.9=0.54NTU 。$$

测量和不确定度参数评定见表。

表2　测量和不确定度参数评定

项目		量值	标准不确定度	相对标准不确定度
样品溶液浓度 c	重复测定	20	0.15	0.0075
	浊度仪	/	/	0.0250
u_C		20	0.54	0.0260

5. 扩展不确定度的评定

取包含因子 $k=2$,则扩展不确定度为 $U=u_{(X)}\times2\approx1.1\%$。

6. 测量不确定度的报告与表示

浊度计测量浑浊度测量结果为 $(20.9\pm1.1)NTU$。

【实例7】

水中pH测定的测量结果不确定度评定

1. 测量方法

按 GB/T 5750.4—2006 中电极法测定,当电极插入液体中,当氢离子浓度发生变化时其电动势也发生变化,在25℃时,每单位pH标度相当于59.1mV电动势变化值,在仪器上直接以pH的读数表示。在仪器上有温度差异补偿装置。

2. 数学模型

评定测量结果的不确定度,通常应考虑测量仪器的不确定度(或允差)、测量方法的不确定度、测量环境的影响以及人员操作的影响等。

如果pH计是在规定的条件下(包括环境温度、湿度、测量程序等)进行测量,环境的影响和测量方法的不确定度可以认为已包含在pH计所引入的不确定度中。人员操作影响和测量仪器的变动性则体现在测量的重复性中。因此,影响测量不确定度的因素主要有测量仪器所引入的不确定度和测量的重复性(含测量体系的变动性)。未知溶液pH值测量的数学模型可以用式(1)表示。

$$\text{pH}_{溶液} = \text{pH}_{仪器}。$$

式中:$\text{pH}_{溶液}$ 为水溶液的 pH 值;$\text{pH}_{仪器}$ 为 pH 计测量 n 次的平均值。

则

$$u_{(\text{pH}_{溶液})} = \sqrt{\left[u_{(\text{pH}_{仪器})}\right]^2 + \left[u_{(d)}\right]^2}。 \tag{1}$$

3. 不确定度分量及自由度计算

3.1 测量仪器引入的不确定度 $u_{(\text{pH}_{仪器})}$

从 pH 计的检定证书中可查到该 pH 计的级别,从而可以知道该仪器的扩展不确定度。该项不确定度属于 B 类不确定度。

可以认为 pH 计引入的不确定度非常可靠,其自由度为 $\gamma = \infty$。

3.2 测量结果的重复性引入的不确定度 $u_{(d)}$

该值可利用仪器实际测得数据的实验室标准差来估算标准不确定度。重复测定 6 次 $u_{(d)}$,

$$u_{(d)} = \frac{s}{\sqrt{n}}, u_{(d)} \text{的自由度} \gamma = 6 - 1 = 5。$$

3.3 合成不确定度的评定

合成不确定度按式(2)计算。 $u_{(\text{pH}_{溶液})} = \sqrt{\left[u_{(\text{pH}_{仪器})}\right]^2 + \left[u_{(d)}\right]^2}$, $\tag{2}$

$$\gamma_{\text{eff}} = \frac{u_c^4}{\sum \dfrac{u_i^4}{v_i}} = \frac{u_c^4}{u_{(d)}^4} \times 5。 \tag{3}$$

4. 合成不确定度的评定

用 metla320 的 pH 计值。首先,粗测一下样品的 pH 值,以判断其酸碱性。本样品大致可以判断为碱性,选用混合磷酸盐和硼砂作为校准用的缓冲物质。将校准液和待测样品一起放入恒温水浴中,温度控制在 (25.0 ± 0.2)℃。待温度稳定后,pH 计自动温度补偿温度探头测温为 25.4℃,用校准液校准仪器,测量样品。测得的数据列为 8.08,8.11,8.12,8.11,8.09,8.10。由此可得平均值为 8.10,标准差 S 为 0.015。该测量结果的不确定度的评定如下:

1)由表 1 知,0.01 级 pH 计的扩展不确定度为 $U_{(k=2)} = 0.03$,所以其标准不确定度 $u_{c(\text{pH}_{仪器})} = 0.015$,自由度为 ∞;

2)从测量结果可以计算出 $u_{(d)} = \dfrac{s}{\sqrt{n}} = \dfrac{s}{\sqrt{6}} = \dfrac{0.015}{\sqrt{6}} = 0.006$,自由度为 5;

3)由式(2)计算出合成标准不确定度

$$u_{(\text{pH}_{溶液})} = \sqrt{\left[u_{(\text{pH}_{仪器})}\right]^2 + \left[u_{(d)}\right]^2} = \sqrt{(0.015)^2 + (0.006)^2} = 0.016。$$

由式(3)计算合成标准不确定度的有效自由度

$$\gamma_{\text{eff}} = \frac{u_c^4}{\sum \dfrac{u_i^4}{v_i}} = \frac{u_c^4}{u_{(d)}^4} \times 5 = \frac{(0.016)^4}{(0.006)^4} \times 5 = 253。$$

4)取置信概率 $p = 95\%$,$\gamma_{\text{eff}} = 253$,查表可得 t 分布临界值为 1.96,则扩展不确定度为:

$$U = t(\gamma)u_c = 1.96 \times 0.016 = 0.04。$$

5. 扩展不确定度的评定

测量和不确定度参数评定参数见表1。

表1 量值和测量结果不确定度

项目		量值	标准不确定度	相对标准不确定度
样品溶液浓度 c	pH 计	8.10	0.015	/
	测量重复性	8.10	0.006	/
$u_{(\text{pH}_{溶液})}$		8.10	0.040	/

6. 测定不确定度的报告表示

该未知溶液 pH 值测量结果的完整表述为 $\text{pH}=8.10\pm0.04, K=2, p=95\%$。

【实例 8】

水中菌落总数测量结果不确定度的评定

1. 测量步骤

按 GB 5750.12—2006 对用平板培养和计数的方法测量水中的菌落总数,其过程如图 1 所示。

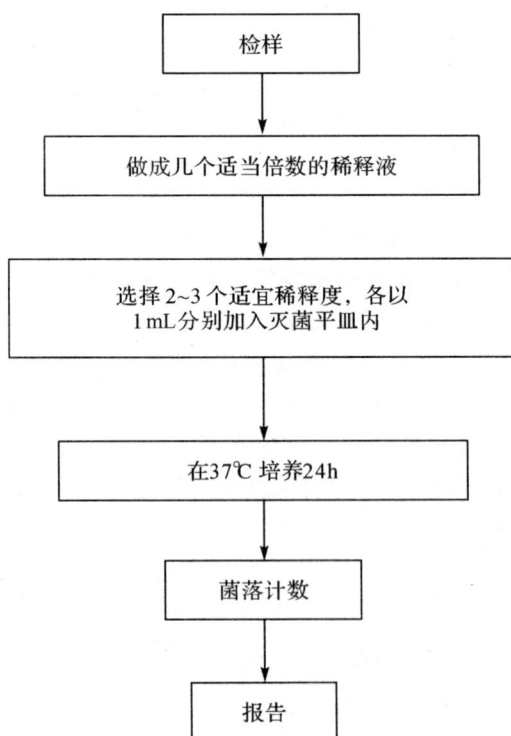

图 1 测量过程图

2. 被测量的数学模型

菌落总数按下式计算:

$$B = I \times f_n \tag{1}$$

式中:B——菌落总数,个/mL;

    I——样品稀释液中菌落总数,个/mL;

    f_n——第 n 个稀释度的稀释倍数。

$$f_n = f_{n-1}(V_{1n} + V_{2n})/V_{1n} \text{。}\qquad(2)$$

式中:V_{1n}——第 n 个稀释度加入的样品稀释液体积 mL;

    V_{2n}——第 n 个稀释度加入的灭菌生理盐水体积 mL;

    f_{n-1}——第 $n-1$ 个稀释度的稀释倍数。

本文计算当 $n=1$ 时水中菌落总数测量结果的不确定度。

3. 分析和量化不确定度分量

根据测试情况分析,影响测量结果的不确定度分量如下:由稀释倍数引起的不确定度数 $U_{(f1)}$,由样品稀释液中菌落数带来的不确定度 $U_{(I)}$。

3.1 稀释倍数的不确定度 $U_{(f1)}$

取 1.0mL 水样,注入盛有 9.0mL 灭菌生理盐水的试管中,混匀,制成 1:10 稀释液。使用 1mL 和 10mL 吸管。根据校准规程其容量允许差分别为 ±0.015mL 和 ±0.05mL,按均匀分布处理,其标准不确定度分别为 0.0087mL 和 0.029mL。

稀释倍数 $f_1 = (V_{11} + V_{21})/V_{11} = 10$,其标准不确定度为

$$
\begin{aligned}
U_{(f1)} &= U_{(V_{21}/V_{11})} \\
&= V_{21}/V_{11} \cdot \sqrt{U_{\text{rel}(V_{21})}^2 + U_{\text{rel}(V_{11})}^2} \\
&= 9/1 \cdot \sqrt{\left(\frac{0.029}{9}\right)^2 + \left(\frac{0.0087}{1}\right)^2} \\
&= 0.083
\end{aligned}
$$

3.2 样品稀释液中菌落数的不确定度 $U_{(I)}$

选择了一定的培养基、培养温度、培养时间后,在测试方法规定的测试条件下,样品稀释液中菌落数的不确定度主要由样品的均匀性和测试中的随机效应所带来,通过制备的 15 份稀释样品平行测量,结果取对数后进行分析,结果见表1。

表1 样品稀释液中菌落数的不确定度分析

实验编号	平皿 1 #		平皿 2 #		S_i^2
	c_{fu}/mL	lg	c_{fu}/mL	lg	
1	209	2.320	215	2.332	0.000072
2	270	2.431	283	2.452	0.000220
3	250	2.398	261	2.417	0.000180
4	267	2.427	252	2.401	0.000338
5	253	2.403	267	2.427	0.000288
6	250	2.398	251	2.400	0.000002
7	249	2.396	258	2.412	0.000128
8	252	2.401	260	2.415	0.000098
9	234	2.369	242	2.384	0.000112
10	228	2.358	217	2.336	0.000242

续表

实验编号	平皿 1 #		平皿 2 #		S_i^2
	c_{fu}/mL	lg	c_{fu}/mL	lg	
11	261	2.417	240	2.380	0.000684
12	267	2.427	287	2.458	0.000480
13	238	2.377	270	2.431	0.001458
14	220	2.342	250	2.398	0.001568
15	271	2.433	254	2.405	0.000392

单次测试结果以对数值的形式计算出复组的标准差平方 S_i^2，再合并样本标准差 S_p，接着求出两次平行测量结果的标准不确定度 $U_{(x)}$，即 $U_{(D)}$ 包含了样品均匀性和测试中的随机效应给测试结果带来的不确定度。

其中：

$$S_i = \sqrt{\sum_{i=1}^{n} \frac{(x_i, \bar{x})^2}{n-1}}, n = 2 ,$$

$$S_p = \sqrt{\frac{\sum_{i=1}^{m} S_i^2}{m}}, m = 15 ,$$

$$U_{(D)} = U_{(\bar{x})} = \frac{S_p}{\sqrt{n}}, n = 2 。$$

所有结果的 lg 平均为 2.398，取反对数为 250 个/mL，即样品稀释液中菌落总数。通过计算得

$$S_p = 0.0204 ,$$

$$U_{(D)} = U_{(\bar{x})} = 0.0204/\sqrt{2} = 0.0144 。$$

3.3 合成标准不确定度分量的计算

$$U_{(B)}/B = \sqrt{\left[\frac{u_{(f_1)}}{f_1}\right]^2 + \left[\frac{u_{(f_2)}}{f_2}\right]^2}$$
$$= \sqrt{\left(\frac{0.083}{10}\right)^2 + \left(\frac{0.0144}{250}\right)^2}$$
$$= 0.0083 。$$

合成标准不确定度为

$$U_{(B)} = 0.0083 \times 2500 = 21 。$$

4. 结果的报告

取包含因子 $K = 2$ 的扩展不确定度为 $U = 21 \times 2 = 42$。

测量结果报告为 $B = (2500 \pm 42)$ 个/mL 。

注：(1) 如果在空白中发现了菌落，则认为所使用的测试条件不符合要求，所有实验应作废。这已超出了不确定度评定的范畴。

(2) 在结果报告时选择平板菌落数为 30～300 的稀释度，乘以稀释倍数报告。

【实例 9】

紫外线辐射照度计测量结果不确定度评定

1. 测量方法概述

按照《消毒技术规范》(原卫生部 2002 版),使用 ZDZ-1 紫外辐射照度计,对×××疾病预防控制中心微生物实验室 1 根紫外线灯实测 6 次,在中心波长为 253.7nm,距灯管垂直位置 1m 处进行测定,仪器只读结果乘以修正系数即室内紫外线强度($\mu W/cm^2$)。

2. 测量数学模型

$$c_1 = c_2 \times R \text{ 。}$$

式中:c_1——室内紫外辐照强度,$\mu W/cm^2$;

$\quad c_2$——紫外线辐射照度计所测紫外辐照强度,$\mu W/cm^2$;

$\quad R$——仪器检定证书所示修正系数。

3. 测定不确定度的来源分析

按室内紫外辐照强度与输入量的函数关系式,其不确定度来源于测量重复性、红外线气体分析器的仪器误差、修正系数等带来的不确定度。其中修正系数带来的不确定度很小,忽略不计,所以其主要的不确定度分量为:

(1)测量重复性标准差分量 $u_{(s)}$;

(2)紫外线辐射照度计的仪器误差分量 $u_{(i)}$。

4. 测量不确定度的计算

4.1 测量重复性标准差分量

对×××疾病预防控制中心微生物试验室 1 根紫外线灯进行 6 次重复测定,测定结果为 $249\mu W/cm^2$,$253\mu W/cm^2$,$248\mu W/cm^2$,$250\mu W/cm^2$,$250\mu W/cm^2$,$251\mu W/cm^2$,可计算得室内紫外辐照强度的平均值和数据列的标准差:

$$\bar{c} = \frac{\sum_{i=1}^{n} c_i}{n} \approx 250\mu W/cm^2 \text{ ,}$$

$$s = \sqrt{\frac{\sum_{i=1}^{n}(c_i - \bar{c})^2}{n-1}} = 1.722401\mu W/cm^2 \text{ 。}$$

其标准不确定度和相对标准不确定度分别为

$$u_{(S)} = \frac{S}{\sqrt{n}} = 0.703167\mu W/cm^2 \text{ ,}$$

$$u_{\text{rel}(S)} = \frac{u_{(S)}}{\bar{c}} = 0.002811 \text{ 。}$$

4.2 紫外线辐射照度计的仪器误差分量

根据仪器说明书(符合国家一级照度标准),本紫外线辐射照度计的测量准确度为 ±4%,其引入的相对不确定度可作均匀分布:

$$u_{\text{rel}(i)} = \frac{4\%}{\sqrt{3}} = 0.023094 \text{ 。}$$

5. 合成标准不确定度评定

$$u_{\text{rel}(c_1)} = \sqrt{u_{\text{rel}(S)}^2 + u_{\text{rel}(i)}^2}$$

$$= \sqrt{0.002811^2 + 0.023094^2}$$

$$= 0.023264 \text{ ,}$$

$$u_{(c_1)} = 0.023264 \times 250 = 5.8161 \mu\text{W/cm}^2 \text{ 。}$$

室内紫外辐照强度测量结果不确定度见表1。

表1 室内紫外辐照强度测量结果

项目	量值	标准不确定度/u	相对标准不确定度/u_{rel}
测量重复性标准差/s	$250\mu\text{W/cm}^2$	$0.0703167\mu\text{W/cm}^2$	0.002811
仪器误差/i	/	/	0.023094
室内紫外辐照强度/c_1	$250\mu\text{W/cm}^2$	$5.8161\mu\text{W/cm}^2$	0.023264

6 扩展不确定度评定

取包含因子$k=2$,则

$$U = 5.8161 \times 2 \approx 12\mu\text{W/cm}^2 \text{ 。}$$

7 测量结果的表示

室内紫外辐照强度可表示为

$$c_1 = (250 \pm 12)\mu\text{W/cm}^2, k=2 \text{ 。}$$

2.15 设备和标准物质

一、评审准则

(一)《实验室资质认定评审准则》条款

5.4 设备和标准物质

5.4.1 实验室应配备正确进行检测和(或)校准(包括抽样、样品制备、数据处理与分析)所需的抽样、测量和检测设备(包括软件)及标准物质,并对所有仪器设备进行正常维护。

5.4.2 如果仪器设备有过载或错误操作,或显示的结果可疑,或通过其他方式表明有缺陷时,应立即停止使用,并加以明显标识,如可能应将其储存在规定的地方直至修复;修复的仪器设备必须经检定、校准等方式证明其功能指标已恢复。实验室应检查这种缺陷对过去进行的检测和(或)校准所造成的影响。

5.4.3 如果要使用实验室永久控制范围以外的仪器设备(租用、借用、使用客户的设备),限于某些使用频次低、价格昂贵或特定的检测设施设备,且应保证符合本准则的相关要求。

5.4.4 设备应由经过授权的人员操作。设备使用和维护的有关技术资料应便于有关人员取用。

5.4.5 实验室应保存对检测和(或)校准具有重要影响的设备及其软件的档案。该档案至少应包括:

    a) 设备及其软件的名称;

    b) 制造商名称、型式标识、系列号或其他唯一性标识;

    c) 对设备符合规范的核查记录(如果适用);

    d) 当前的位置(如果适用);

    e) 制造商的说明书(如果有),或指明其地点;

    f) 所有检定/校准报告或证书;

g) 设备接收/启用日期和验收记录;

h) 设备使用和维护记录(适当时);

i) 设备的任何损坏、故障、改装或修理记录。

5.4.6 所有仪器设备(包括标准物质)都应有明显的标识来表明其状态。

5.4.7 若设备脱离了实验室的直接控制,实验室应确保该设备返回后,在使用前对其功能和校准状态进行检查并能显示满意结果。

5.4.8 当需要利用期间核查以保持设备校准状态的可信度时,应按照规定的程序进行。

5.4.9 当校准产生了一组修正因子时,实验室应确保其得到正确应用。

5.4.10 未经定型的专用检测仪器设备需提供相关技术单位的验证证明。

(二)《食品检验机构资质认定评审准则》条款

5.4 仪器设备和标准物质

5.4.1 食品检验机构应当配备满足所开展的检验活动必需的仪器设备、样品前处理装置以及标准物质(参考物质)或标准菌(毒)种等。

5.4.2 食品检验机构使用仪器设备(包括软件)、标准物质(参考物质)或标准菌(毒)种等有专人管理,满足溯源要求。

(三)《实验室 生物安全通用要求》(GB 19489—2008)标准条款

7.18 实验室设施设备管理

7.18.1 实验室应对设施设备(包括个人防护装备)管理的政策和程序,包括设施设备的完好性监控指标、巡检计划、使用前核查、安全操作、使用限制、授权操作、消毒灭菌、禁止事项、定期校准或检定、定期维护、安全处置、运输、存放等。

7.18.2 应制订在发生事故或溢洒(包括生物、化学或放射性危险材料)时,对设施设备去污染、清洁和消毒灭菌的专用方案(参见附录 C)。

7.18.3 设施设备维护、修理、报废或被移出实验室前应去污染、清洁和消毒灭菌;但应意识到,可能仍然需要要求维护人员穿戴适当的个人防护装备。

7.18.4 应明确标示出设施设备中存在的危险的部位。

7.18.5 在投入使用前应核查并确认设施设备的性能可满足实验室的安全要求和相关标准。

7.18.6 每次使用前或使用中应根据监控指标确认设施设备的性能处于正常工作状态,并记录。

7.18.7 如果使用个体呼吸保护装置,应做个体适配性测试,每次使用前核查并确认符合佩戴要求。

7.18.8 设施设备应由经过授权的人员操作和维护,现行有效的使用和维护说明书应便于有关人员使用。

7.18.9 应根据制造商的建议使用和维护实验室设施设备。

7.18.10 应在设施设备的显著部位标示出其唯一编号、校准或验证日期、准用或停用状态。

7.18.11 应停止使用并安全处置性能已显示出缺陷或超出规定限度的设施设备。

7.18.12 无论什么原因,如果设备脱离了实验室的直接控制,待该设备返回后,应在使用前对其性能进行确认并记录。

7.18.13 应维持设施设备的档案,适用时,内容应至少包括(不限于):

a)制造商名称、型式标识、系列号或其他唯一性标识;

b)验收标准及验收记录;

c)设备接收和启用日期;

d)接收时的状态(新品、使用过、修复过);

e)当前的位置;

f)制造商的使用说明或其存放处；

g)维护记录和年度维护计划；

h)校准(验证)记录和校准(验证)计划；

i)任何损坏、故障、改装或修理记录；

j)服务合同；

k)预计更换日期或使用寿命；

l)安全检查记录。

二、理解要点

(一)仪器设备

仪器设备是实现检测的技术手段，是影响检测结果的重要因素，实验室应正确配备检测所需的全部设备，包括抽样工具、样品前处理和数据处理需要的仪器设备和相关软件等，保证检测结果的准确、可靠。生物安全实验室还应配备安全防护设备，包括屏障设备(如生物安全柜、负压隔离装置、高效过滤器、个人防护装备等)和消毒灭菌设备(高压灭菌器、污水处理系统、焚烧炉等)，用于保护环境、人员和实验对象。

1. 设备配备。实验室应根据提出实施的检测项目，对照相应的检测方法工作原理、检测范围、检测灵敏度等技术要求配置仪器设备，生物安全实验室设施设备选择应充分考虑实验室的实验活动以及所操作的病原体的特点，尽可能选择生物安全型科学研究设备(如安全离心设备、移液辅助器、接种环电子灭菌器等)，及按不同级别的防护要求选择适当的个人防护装备(如实验室防护服、口罩、手套、防护镜、面具、护目镜、安全眼镜或头部面部保护罩等)，以提高安全性。

2. 仪器设备出现过载或操作不当等处理。仪器设备出现过载或操作不当等错误，或已显示出缺陷、超出规定限度，这时应立即停止使用该仪器，并贴上停用标识，避免误用。经修复后的设备，必须经检定或校准等方式证明功能指标已恢复正常方可投入使用。实验室还应对这些缺陷或偏离对过去进行的检测造成的影响进行追溯，发现不合格，应按"不合格工作的控制程序"进行处置，必要时应通知客户，以确保检测工作的质量和为客户提供可信任的数据。

3. 使用本实验室永久控制范围以外的仪器设备。实验室在检测工作中，可能会以租用、借用或利用客户的设备等方式，使用本实验室永久控制范围以外的仪器设备，对于这种情况，必须限制在使用频率低、价格昂贵或特殊的检测设备的范围，仪器设备的性能和技术指标符合被检参数的要求，且经检定或校准合格，同时在其结果或报告中应予以注明。

4. 设备操作授权。实验室应明确规定所有仪器设备(包括软件)等使用和保管人的岗位职责、范围，对重要的、关键的仪器设备和操作技术复杂的大型设备，应当由专门指定的(以授权方式体现)操作人员操作和维护保养，操作者应当经过培训考核，持证上岗。与生物安全有关的特种设备(如压力容器等)，应当到有培训资质的部门经过培训考核，持证上岗。未经授权的人员不得动用该仪器设备，一般不允许使用由他人管理的仪器设备。

5. 设备档案。实验室应建立仪器设备档案，对检测有重要影响的仪器设备，档案至少包括9项内容，应以一台一档的方式建立档案，档案内容应包括该仪器设备的基本信息

（设备及软件的名称；制造商名称，设备型号，出厂编号或批号和其他唯一性标识；当前的位置，制造商的说明书；设备接收/启用日期和验收记录等），及时补充相关的信息和资料内容（如：检定/校准证书、检定/校准结果的符合性确认记录；设备使用和维护记录、核查记录、维修记录等），实施动态管理。与实验室生物安全密切相关的设施设备（如生物安全柜、负压隔离装置、高效过滤器、消毒灭菌系统、送排风系统、UPS 电源等），其档案要体现对设备状态的控制与过程控制，除实验记录外，应维护和保存完整的实验室设施设备管理记录（如安全检查记录、设施设备完好性监控指标检测记录等）。

6. 仪器设备的标识和检定/校准结果的符合性确认。所有仪器设备及其软件、标准物质均应有明显的标识来表明其使用状态。仪器设备经检定/校准后，应对其检定或校准的结果是否符合检验预期使用要求进行确认，并用设备的使用状态标识表明确认结果。

7. 唯一性标识。对检测结果有影响的每一台设备及其软件均加以唯一性标识的管理，包括加贴财产标识和状态标识。状态标识分"合格""准用""停用"三种，分别以"绿""黄""红"三种颜色表示。

（1）绿色标识（合格证）：仪器设备经计量检定/校准（包括自校准）合格。确认其符合使用要求。

（2）黄色标识（准用证）：仪器设备存在部分缺陷，但在限定范围内可以使用（即受限使用的）。包括：多功能检测设备，某些功能丧失，但检测所用功能正常，且经检定/校准合格者；测试设备某一量程准确度不合格，但测试所用量程合格者；降等降级后使用的仪器设备。

（3）红色标识（停用证）：仪器设备目前状态为不能使用，但经检定/校准或修复后可以使用的，不是实验室不需要的废品杂物。停用包含：仪器设备损坏者；仪器设备经检定/校准不合格者；仪器设备性能无法确定者；仪器设备超过周期未检定/校准者；不符合使用要求者。

仪器设备检定/校准状态标识中应包含必要的信息，如检定/校准日期、有效期、设备编号、确认人及确认日期等。适当时，实验室可以在标签中标注校准给出的修正因子或修正值。与实验室生物安全密切相关的设施设备应明确标示出设施设备中存在危险的部位。

8. 仪器设备的使用、管理和维护

（1）检测科室使用的仪器设备管理要落实到人，应当明确规定仪器设备的使用和保管人员，贵重仪器设备应由专人使用管理和保管，对于共用的仪器设备（如天平）也要指定责任保管人员。操作人员必须经培训考核合格后经授权方可上机，与生物安全有关的特种设备（如压力容器等），应当到有培训资质的部门经过培训考核，持证上岗。操作人应严格遵守操作规程，建立维护、保养、交接制度，严格按要求做好使用情况记录。

（2）操作人员必须详细阅读、理解仪器设备使用说明书及操作规程，应严格遵守操作规程，并做好使用前后的记录。

（3）贴有"合格"标志、"准用"标志的仪器设备才能使用；贴有"停用"标志的仪器设备，不能使用。

（4）仪器设备使用人员在使用前必须检查仪器设备性能是否正常，是否在检定或校准有效期内,检查检定或校准结果是否能符合检测需要,环境条件是否能保证正常运转。

(5)一旦设备发生故障,应立即停止使用。加贴停用标识,必要时予以隔离,仪器设备修理正常后使用前,必须经检定或校准等方式证明功能指标已恢复正常方可投入使用。同时追溯这些缺陷或偏离对过去进行的检验造成的影响,必要时应通知客户。

(6)携带仪器设备到现场检测时,先将仪器设备放置于稳固的包装箱内,在运输过程中要避免晃动,到达现场后放置于平稳的场所,检查环境条件,符合规定要求后开机。

(7)生物安全实验室的设施设备由于在使用过程中可能受到病原微生物的污染,因此在设施设备维护、修理、报废或移出实验室前应先去污、清洁和消毒灭菌,报废的设施设备也应先确保其无微生物污染。

(8)无论何种原因,设备脱离了实验室的直接控制,在设备返回后,操作人员在使用前应对该仪器功能和校准状态进行核查。核查方法可对关键量或值进行回顾性试验比对,确认结果吻合或差别符合不确定度要求的设备才能投入使用。

9. 期间核查。期间核查不是一般的功能检查,更不是缩短检定/校准周期,其目的是在两次检定/校准的间隔期间防止使用不符合技术规范要求的设备。

(1)期间核查对象。实验室应考虑划定哪些测量设备需进行期间核查,以及采用的核查方法和频次。不是所有的设备都要进行期间核查,对于稳定性好的设备可不考虑期间核查。

主要针对以下几种:

①仪器设备的稳定性差,性能不够稳定、漂移率大的;

②使用频繁;

③经常携带运输到现场及在恶劣环境使用或经常拆卸、搬运的;

④仪器设备的校准周期较长或上次校准的结果不是很理想的;

⑤仪器设备操作人员的熟练程度不高时,引发仪器设备故障的概率会增高,甚至会影响到仪器设备的稳定性,应考虑安排期间核查。

(2)期间核查的方法。期间核查的方法是多样的,基本上以等精度核查的方式进行,常用的有以下几种:

① 使用有证标准物质验证;

② 对稳定的被测件(例如核查标准)的量值重新测定;

③ 与相同准确度等级的另一设备或几个设备的量值进行比较;

④ 加标回收、实验室间比对或能力验证;

⑤ 在资源允许的情况下,可以进行高等级的自校。

核查后,应对数据进行分析和评价。当发现仪器设备已经出现较大偏离,可能导致检测结果不可靠时,应按相关规定处理,直到经证实的结果是满意时方可投入使用。

(3)期间核查的主要内容。核查的主要内容通常选择仪器说明书列出的技术指标,如:

① 零点检查;

② 灵敏度;

③ 准确度;

④ 分辨率；

⑤ 测量重复性；

⑥ 标准曲线线性；

⑦ 仪器内置自校检查；

⑧ 标准物质或参考物质测试响应值等。

（4）期间核查结果的应用。实验室应明确专人对核查的结果进行分析，以判定其结果是否出现异常或出现异常趋势，异常情况的判定依据等内容应有作业指导书。当核查结果表明该设备出现偏差，应根据情况对设备进行维护调试，或将设备送校准机构进行校准。还应分析偏差对以前的检测结果产生的影响，并启动《不符合工作程序》或《纠正措施程序》。

10. 使用未定型的专用检测仪器的管理。使用未定型的专用检测仪器，需提供技术机构对该设备的验证证明，以增强该设备出具的数据的可信度。

（1）使用有证标准物质（参考标准）来给出可靠的物理或化学特性。

（2）通过三台以上同类仪器设备对可分割的同一样品进行比对。

（3）对于综合性检验的仪器设备，可通过对该设备的基本参数的校验来进行。如这类仪器带有自校程序，还必须包括用自校程序进行自校。

（二）标准物质、标准菌（毒）种

标准物质在检验数据准确性方面的作用至关重要，实验室应配备正确进行检测的标准（参考）物质、标准菌（毒）种等，食品检验机构应明确规定所有标准（参考）物质、标准菌（毒）种等使用和保管人的岗位职责、范围，标准菌（毒）种应当授权双人双锁专柜保管，制订并实施安全处置、运输、存储、使用的管理程序。

1. 标准物质的可溯源性

（1）标准物质应从合格供应商采购，保证货源可靠，便于货物可追溯。

（2）国外进口的标准物质应提供可溯源到国际计量基准或输出国的计量基准的有效证书或国外公认的权威技术机构出具的合格证书，应对标准物质的浓度、有效期等进行确认。

（3）国内制备的标准物质应有国家计量部门发布的编号，并附有标准物质证书。

（4）当使用参考物质而无法进行量值溯源时，应具有生产厂家提供的有效证明，实验室应编制程序进行技术验证。

2. 标准物质的管理

（1）标准物质应从合格供应商采购，保证货源可靠，便于货物可追溯。

（2）实验室应指定专人负责保管标准物质，并有专门的存放场所或空间，确保其不受污染。实验室可设计一个标准物质台账的表格，保留每一种标准物质的证书及其他附带文件等相关信息，予以唯一性编号，并用明显的标识表明其使用状态。用完或作废后及时从台账中注销，实施动态管理，始终保持账物相符。

（3）标准物质应根据其性质妥善存放，易受潮的应存放于干燥器中，需避光保存的要用黑纸包裹或贮于棕色容器中，需密封的用石蜡封口后存放于干燥阴凉处，需低温保存的应存放在冷藏室中，需冷冻保存应存放在冷冻室中，不宜冷藏的应常温保存。对不稳定、易分解的标准物质应格外关注其存放条件的变化,防止其性能发生变化。对保存的场所及设施应进行日常检查和维护,并保留监控记录以确保其正常运行。对于不同种类的标准物质应根据其物理化学及安全特性进行保存分类,采用隔离、隔开、分离的方式分区保存,避免标准物质间的交叉污染。过期、变质、破裂、渗漏的标准物质,要有明显的标识并分区存放。

3. 标准溶液的管理

(1)实验室配制的标准溶液和工作溶液标签应规范统一,标准溶液的标签要注明名称、浓度、介质、配制日期、有效期及配制人。

(2)标准溶液的配制应有逐级稀释记录,标准溶液的标定按相应标准操作,做双人复标每人四次平行标定。

(3)标准溶液有规定期限的,按规定的有效期使用,超过有效期的应重新配制。未明确有效期的可通过对规定环境下保存的不同浓度水平标准溶液的特性值进行持续测定来确定各浓度水平标准溶液的有效期。也可按下述情况保存。

①标准滴定溶液常温保存,一般有效期为两个月,标准滴定溶液的浓度小于 0.02mol/L 时,应在临用前稀释配制。

②用于农药兽药残留检测的标准溶液一般配制成浓度为 0.5~1mg/mL 的标准储备液,保存在 0℃左右的冰箱中,有效期为 6 个月;稀释成浓度为 0.5~1μg/mL 或适当浓度的标准工作液,保存在 0~5℃的冰箱中,有效期为 2~3 周。

③元素标准溶液一般配制成浓度为 100μg/mL 的标准储备液,保存在 0~5℃的冰箱中,有效期为 6 个月;稀释成浓度为 1~10μg/mL 或适当浓度的标准工作液,保存在 0~5℃的冰箱中,有效期为 1 个月。

④标准溶液存放的容器应符合规定,注意相容性、吸附性、耐化学性、光稳定性和存放的环境温度。

⑤应经常检查标准溶液和工作溶液的变化迹象,观察有无变色、沉淀、分层等现象。

⑥当检测结果出现疑问时,应核查所用标准溶液的配制和使用情况,必要时需重新配制并进行复测。

4. 标准物质的使用

(1)使用标准物质前应仔细阅读标准物质证书上的全部信息,以确保正确使用标准物质。

(2)选用的标准物质应在有效期内,其稳定性应满足整个实验计划的需要。

(3)记录标准溶液稀释的全过程。

5. 标准物质的期间核查方法

核查对象一般为临近失效期、使用过程中容易受损、数据易变或对数据存疑的标准物质。

(1)有证标准物质。对于有证标准物质的期间核查,主要是核查实验室是否制订标准物质管理文件,是否严格执行,是否在有效期内,是否按照该标准物质证书上所规定的适用范围、使用说明、测量方法与操作步骤、储存条件和环境要求等进行使用和保存。若核查结果完全符合要求,则实验室无须再对该标准物质的特性量值进行重新验证。如果发现以上情况出现了偏差,实验室则应对标准物质的特性量值进行重新验证,以确认其是否发生了变化,可采用 t 检验、响应值质控图法、用新购有证标准物质进行量值的验证等。

（2）非有证标准物质。包括参考（标准）物质、质控样品、校准物、自行配制的标准溶液、标准气体等。

①定期用有证标准物质对其特性量值进行期间核查;

②通过实验室间比对确认量值;

③送有资质的校准机构进行校准;

④测试近期参加过能力验证结果满意的样品、检测足够稳定的不确定度与被核查对象相近的实验室质控样品。

6. 标准物质期间核查时间间隔的确定

标准物质期间核查时间间隔的确定,可根据实验室对标准物的使用频次和实验室储存标准物质的条件来决定。有良好的实验环境和储存条件,又有一整套规范的标准物质的管理程序和专人专柜保存,期间核查测量间隔可适当延长。对于实验室首次使用的溶液标准物质,期间核查时间间隔可以按先密后疏的原则安排,找出此标准物质期间核查的间隔点,来确定核查间隔。固体标准物质的稳定性非常好,有效期长,只要按要求保存,一般期间核查时间间隔定在半年一次,但固体标准物质中一些不稳定的成分可根据情况缩短核查间隔时间。不常使用的可以在每次使用前进行核查。

7. 菌（毒）种使用及保管

应依据国家或行业的菌（毒）种使用及保管的有关法律法规,从实际出发,制订适合本单位实际的菌（毒）种使用保管制度,菌（毒）种的申请、领取、传代、使用、销毁、保存都应有严格的规定和制度,确保菌（毒）种的安全。

（1）实验室应当制订严格的菌（毒）种使用及保管制度,做好病原微生物菌（毒）种和阳性样本进出和储存的记录,建立档案制度,并指定专人负责。对高致病性病原微生物菌（毒）种和样本应当设专库或者专柜单独储存,双人双锁保管。

（2）实验室使用菌（毒）种和阳性样本时应 2 人以上,使用、转种等均须做好详细记录,以备检查。实验室内使用期间的菌（毒）种和阳性样本也应按规定指定专人保存。

（3）实验室在相关实验活动结束后,应当依照国务院卫生主管部门或者兽医主管部门的规定,及时将病原微生物菌（毒）种和样本就地销毁或者送交保藏机构保管。

（4）病原微生物或样品就地销毁前,应经实验室负责人同意,必要时报生物安全负责人,销毁时应 2 人以上,销毁方法应符合国家有关要求,并做好详细记录。

（三）个人防护装备的要求

实验室所用任何个人防护装备应符合国家、行业有关标准的要求。在危害评估的基础上,按不同级别的防护要求选择适当的个人防护装备。实验室对个人防护装备的选择、使用、维护应有明确的书面规定、程序和使用指导。

1. 实验室防护服

实验室应确保具备足够的有适当防护水平的清洁防护服可供使用。不用时,只应将清洁的防护服置于专用存放处。污染的防护服应于适当标记的防漏袋中放置并搬运。

每隔适当的时间应更换防护服以确保清洁,当知道防护服已被危险材料污染时应立即更换。离开实验室区域之前应脱去防护服。

当具潜在危险的物质极有可能溅到工作人员时,应使用塑料围裙或防液体的长罩服。在这种工作环境中,如必要,还应穿戴其他的个人防护装备,如手套、防护镜、面具、头部面部保护罩等。

实验服最好应该能完全扣住。而长袖、背面开口的隔离衣、连体衣的防护效果要比实验服好,因此更适用于在微生物学实验室以及生物安全柜中的工作。在必须对血液或培养液等化学或生物学物质的溢出提供进一步防护时,应该在实验服或隔离衣外面穿上围裙。衣物洗熨工作应在实验室机构内或就近进行。实验服、隔离衣、连体衣或围裙不得穿离实验室区域。

2. 面部及身体保护

处理样本的过程中,如可产生含生物因子的气溶胶,应在适当的生物安全柜中操作。在处理危险材料时应有许可使用的安全眼镜、面部防护罩或其他的眼部面部保护装置可供使用。

要根据所进行的操作来选择相应的装备,从而避免因实验物品飞溅对眼睛和面部造成的危害。制备屈光眼镜、平光眼镜并配以专门镜框,将镜片从镜框前面装上,这种镜框用可弯曲的或侧面有护罩的防碎材料制成(安全眼镜)。安全眼镜即使侧面带有护罩也不能对喷溅提供充分的保护。护目镜应该戴在常规视力矫正眼镜或隐形眼镜(它们对生物学危害没有保护作用)的外面来对飞溅和撞击提供保护。面罩(面具)采用防碎塑料制成,形状与脸型相配,通过头带或帽子佩戴。

护目镜、安全眼镜或面罩均不得戴离实验室区域。

(1)手套

手套应在实验室工作时使用,以防生物危险、化学品、辐射污染,冷和热,产品污染,刺伤、擦伤和动物抓咬伤等。手套应按所从事操作的性质符合舒服、合适、灵活、握牢、耐磨、耐扎和耐撕的要求,并应对所涉及的危险提供足够的防护。应对实验室工作人员进行选择手套、使用前及使用后的佩戴及摘除等培训。应保证:①所戴手套无漏损;②戴好手套后可完全遮住手及腕部,如必要,可覆盖实验室长罩服或外衣的袖子;③在撕破、损坏或怀疑内部受污染时更换手套;④手套为实验室工作专用,在工作完成或中止后应消毒、摘掉并安全处置。

(2)鞋

鞋应舒适,鞋底防滑。推荐使用皮制或合成材料的不渗液体的鞋类。在从事可能出现漏出的工作时可穿一次性防水鞋套。在实验室的特殊区域(例如有防静电要求的区域)或 BSL-3 和 BSL-4 实验室要求使用专用鞋(例如一次性或橡胶靴子)。

(3)呼吸道防护

当要求使用呼吸防护装备(如面具、个人呼吸器、正压服等)时,其使用和维护的作业指导书应包括在相应活动的安全操作程序手册中。呼吸器应只能按照作业指导书及培训的要求使用。

应安排工作场所监控、医学评估和对呼吸器使用者的监督,以确保其始终正确使用该类装备。应对呼吸器做个体适合性测试。

进行容易产生高危害气溶胶的操作时,要求同时使用适当的个人防护装备、生物安全柜和(或)其他物理防护设备。

(4)生物防护面具

当进行高度危险性的操作(如清理溢出的感染性物质)时,可以采用防毒面具来进行防护。根据危险类型来选择生物防护面具。生物防护面具中装有一种可更换的过滤器,可以保护佩戴者免受微生物气溶胶的影响。过滤器必须与生物防护面具的正确类型相配套。为了达到理想的防护效果,每一个生物防护面具都应与操作者的面部相适合并经过测试。具有一体性供气系统的配套完整的生物防护面具可以提供彻底的保护。在选择正确的生物防护面具时,要听从专业卫生工作者等有相应资质人员的意见。外科面罩在设计上只能保护病人,而不能对工作人员提供呼吸保护。有些单独使用的一次性防毒面具(ISO 13.340.30)的设计是用来保护工作人员避免生物因子暴露。防毒面具不得戴离实验室区域。

三、应用实例

【实例1】

仪器设备检定/校准符合性评审记录

表格编号:××PF01-30-02　　　　　　　　　　　　　　科室:卫生监测科

仪器编号:××-××-××	仪器名称:尘气两用采样仪
□检定/☑校准/□测试证书编号:2014I20-10-070240	有效期:2014 年 12 月 30 日

检定/校准/测试单位:上海市计量测试技术研究院

□检定/☑校准/□测试日期:2014 年 5 月 30 日	□有效期/☑建议校准周期:1 年

检定/校准/测试单位资格

授权/认可证书号:☑有　　　□无

标准器编号:☑有　　　□无　　　　　　标准器是否在有效期内:☑是　　　□不是

溯源性

实验室检测要求:□技术指标/☑误差范围/☑使用范围

粉尘采样器采样流量误差≤±5.0%FS,使用流量:20 L/min;

大气采样器示值误差≤±5.0%,使用流量:0.5~1.0 L/min

□检定/☑校准/□测试结果:　指示值(L/min);实测值(L/min);采样流量/示值误差(L/min)

	指示值(L/min)	实测值(L/min)	采样流量/示值误差(L/min)
粉尘采样器	10.0	9.80	−0.7% FS
	20.0	20.3	−1.0% FS
大气采样器	0.50	0.494	1.2%
	1.00	0.990	1.0%

校准/测试结果符合性:符合☑　　　不符合□

　　　　　　　　　　　　评价人:　　　　　　　　　年　　月　　日

设备可靠性评价:

同意贴:　　　合格证□　　　准用证□　　　停用证□

科室设备管理员:　　　年　月　日　　　批准人:　　　年　月　日

【实例 2】 ×××型原子吸收分光光度计期间核查记录（相应期间核查操作规程详见本书第四篇作业指导书范例）。

×××型原子吸收分光光度计期间核查记录表

共　　页　第　　页　附件　　件

仪器编号	××-××-××	温湿度	25℃,相对湿度 65%
仪器名称	×××型原子吸收仪	核查人	×××
核查依据	×××型原子吸收仪期间核查规程	日期	××-××-××

标准物质名称、有效期、编号及批号：

GBW08615 铜标准溶液 1000μg/mL(编号 11-1-50)，有效期：2016 年 9 月 25 日；

GSB07-1185-2000 镉标准溶液 1000μg/mL(编号 14-1-54)，有效期：2016 年 5 月 10 日

1. 外观检查

设备标签应清晰可辨；仪器及附件紧固良好，连接良好；气路系统密封，不泄漏；仪器各旋钮及功能键应能正常工作。

2. 仪器自检及计算机控制检查

开机并连接计算机后，能通过自检；输入计算机指令后，仪器的相应部件能正常工作。

3. 基线的稳定性测定

在 0.2nm 光谱带宽、波长 324.7nm 条件下，按测铜的最佳标准条件，点燃乙炔/空气火焰，测去离子水，15min 后，记录 15min 内基线漂移（表 2）。

表 2　基线的稳定性测定

预热时间	测量时间	测得最大漂移	标准要求	结论
15min	15min	0.006(A)	≤±0.008(A)	符合

4. 火焰原子吸收法测铜、石墨炉原子化法测镉的检出限、重复性和线性误差

(1) 检出限：将仪器各参数调至正常状态，用火焰原子吸收法测定铜标准溶液系列 0.00,0.25,0.50,1.00,2.00μg/mL，石墨炉原子化法测镉标准溶液系列 0.00,1.00,2.00,3.00,5.00ng/mL，每个浓度分别测 3 次吸光度；按线性回归法，求出曲线斜率(b)，相同条件下，分别对空白溶液测 11 次吸光度，求出标准偏差 S_A，检出限 $C_L = 3S_A/b$；

(2) 重复性：选择标准系列中的某个浓度，使其吸光度在 0.1～0.3 范围内，进行 7 次测定，求出重复性即相对标准偏差(RSD)；

(3) 线性误差：利用曲线回归方程，计算出曲线系列中间点（第 i 点）的浓度 C_i，减去第 i 点实际浓度 C_{si}，与第 i 点实际浓度 C_{si} 的百分比，即线性误差。$X_i = (C_i - C_{si})/C_{si} \times 100\%$。

详见附表 1、附表 2。

附表 1　火焰原子吸收法测铜的检出限、重复性和线性误差

仪器条件:波长324.8nm;光谱带宽0.2nm;灯电流6mA;乙炔流量2.5L/min;空气流量10L/min;燃烧头高7mm;狭缝0.5nm;背景校准氘灯扣背景

标准系列 μg/mL	空白溶液(11 次)	0.25	0.50	1.00(7 次)	2.00
平均吸光度 A	0.001	0.032	0.062	0.121	0.239
	$S_A = 0.0006 μg/mL$		中间点	$RSD = 0.49\%$	

曲线回归方程:$y = 0.11830x + 0.0024$，$Fit = 9997$

项目	测得值	标准要求	结论
检出限	0.015μg/mL	≤0.02μg/mL	符合
重复性	0.49%	≤1.5%	符合
线性误差	0.76%	≤10%	符合

附表 2　石墨炉原子化法测镉的检出限、重复性和线性误差

仪器条件:波长228.8nm;光谱带宽0.2nm;氩气2L/min 干燥温度、时间95℃(15s);灰化温度、时间300℃(20s);原子化温度、时间1100℃(3s);进样体积10μL;背景校准Zeeman

标准系列 ng/mL	空白溶液(11 次)	1.00	2.00	3.00(7 次)	5.00
平均吸光度 A	0.001	0.059	0.122	0.167	0.268
	$S_A = 0.0007 μg/L$		中间点	$RSD = 1.53\%$	

曲线回归方程:$y = 0.06109x + 0.00240$，$Fit = 9992$

项目	测得值	标准要求	结论
检出限	0.034μg/L	≤0.2μg/L	符合
重复性	1.53%	≤5%	符合
线性误差	2.1%	≤15%	符合

期间核查结论:经核查,该设备的各项技术指标符合×××型原子吸收分光光度计期间核查操作规程中规定要求。

复核人:　　　　　　　　　　　审核人:

年　月　日　　　　　　　　　　年　月　日

【实例3】　酶标仪期间核查记录(相应期间核查操作规程详见本书第四篇作业指导书范例)。

酶标仪期间核查记录表

共　　　页　　　第　　　页　　　附件　　　件

仪器名称:酶标仪　　　　　　　　　　　型号:×××型

仪器制造厂:奥地利　　　　　　　　　　仪器编号:××-××-××

期间核查依据:×××型酶标仪操作规程

期间核查环境条件:温度:18℃;湿度:73%RH;电压 220V

期间核查记录:

(1)使用的器材、标准物质

吸光度标称值为1.0和0.5的光谱中性滤光片(经检定有效期:2015年6月)。

(2)期间核查项目、数据、结果

1)仪器外观检查:正常。

2)示值稳定性(表2)

表2 吸光度标称值1.0的光谱中性滤光片示值,(波长:492 nm)

项目	初始值	5min示值	10min示值	最大示值—初始值	标准要求	结论
内容	0.854	0.854	0.854	0.000	±0.005	符合

3)吸光度示值误差(表3)

表3 吸光度示值统计

波长 /nm	标称值 A	A_s	A_i			$\overline{A}$	ΔA	标准要求	结论
			1	2	3				
450	0.5	0.516	0.512	0.510	0.514	0.512	−0.004	±0.03	符合
	1.0	0.812	0.809	0.804	0.801	0.805	−0.007	±0.03	符合
492	0.5	0.531	0.530	0.528	0.527	0.528	−0.003	±0.03	符合
	1.0	0.858	0.854	0.856	0.853	0.854	−0.004	±0.03	符合
620	0.5	0.540	0.535	0.534	0.535	0.535	−0.005	±0.03	符合
	1.0	0.993	0.984	0.987	0.987	0.987	−0.006	±0.03	符合

4)吸光度重复性(表4)

表4 吸光度重复性统计 (波长: 450 nm)

标称值 A	A_i						$\overline{A}$	RSD	标准要求	结论
	1	2	3	4	5	6				
0.812	0.809	0.804	0.801	0.799	0.800	0.801	0.802	0.46%	1.0%	符合

期间核查结论:经期间核查,该仪器的各项技术指标符合酶标仪期间核查方法中规定的要求。

不符合项说明:

检查人: 复核人: 审核人:

年 月 日 年 月 日 年 月 日

【实例4】 ×××型液相色谱仪期间核查记录(相应期间核查操作规程详见本书第四篇作业指导书范例)。

×××型液相色谱仪期间核查记录表

共　　页　　第　　页　　附　件　　件

仪器编号	××-××-××	温湿度	26℃,相对湿度50%
仪器名称	×××型液相色谱仪	核查人	×××
核查依据	×××型液相色谱仪期间核查规程	日期	××-××-××

标准物质名称、有效期、编号及批号:

GBW(E)100006 苯甲酸标准溶液 1000μg/mL(编号 11-2-06),有效期:2014 年 9 月 5 日

1. 外观检查

仪器标签清晰可辨;仪器及附件的所有紧固件均紧固良好,连接件连接良好;运动部件应运动灵活、平稳;输液系统应无泄漏。

2. 仪器自检及计算机控制检查

开机并连接计算机后,能通过自检;输入计算机指令后,仪器的相应部件能正常工作。

3. 基线的稳定性测定

在正常工作状态下,选用 C_{18} 色谱柱,紫外 254nm,流动相为 100% 甲醇,流量为 1.00mL/min,检测灵敏度调到最灵敏挡,待仪器基线稳定后,记录 30min 内基线漂移和基线噪声(表 2)。

表 2　基线的稳定性测定

项目	测量时间	测得值	标准要求	结论
基线漂移	30min	0.08mAU/h	≤0.5mAU/h	符合
基线噪声	30min	0.006mAU	≤0.05mAU	符合

4. 最小检测浓度

在以上色谱条件下,基线稳定后,注入 10μL0.1μg/mL 苯甲酸溶液,记录苯甲酸标准色谱峰高 H 和基线噪声峰高 HN,最小检测浓度＝$2\times HN\times C/H$(C 为苯甲酸标准浓度)(表 3)。

表 3　最小检测浓度测量

基线峰高 mAU	标准峰高 mAU	最小检测浓度 μg/mL	标准要求 μg/mL	结论
6.557	17.430	0.075	≤0.10	符合

5. 整机定性、定量重复性

在以上色谱条件下,测定苯甲酸标准系列 0.0,5.0,25.0,50.0,100μg/mL,对 50μg/mL 苯甲酸标准溶液重复测 6 次,记录保留时间和峰面积或实测值,计算相对标准偏差 RSD(表 4)。

表 4　RSD 的测量

标准值 50μg/mL	标准曲线相关系数:0.9994						RSD%	标准要求 RSD%	结论
	1	2	3	4	5	6			
保留时间	7.513	7.511	7.511	7.506	7.507	7.508	0.031	1.5	符合
实测值	46.9	46.8	46.7	46.1	46.1	46.6	1.1	3.0	符合

6. 期间核查结论

经期间核查,该仪器的各项技术指标 __符合__ 液相色谱仪的期间核查方法中规定的要求。

核查人: 复核人: 审核人:

年 月 日 年 月 日 年 月 日

【实例5】 ×××型培养箱期间核查记录(相应期间核查操作规程详见本书第四篇作业指导书范例)。

<h3 style="text-align:center">×××型培养箱期间核查记录表</h3>

共 页 第 页 附件 件

仪器编号	××-××-××	温湿度	13℃,相对湿度69%
仪器名称	×××生化培养箱	核查人	×××
核查依据	×××生化培养箱期间核查规程	日期	××-××-××

使用器材:0~50℃温度计(3支),精度0.1℃ (检定有效期:2014年1月24日)

设定点温度:37℃,运行24h以上

1. 外观检查

外表无明显损伤和锈蚀,温度显示清晰,各旋钮无松动。

2. 温度均匀性核查(表2)

表2 温度均匀性允差记录表

T_1(℃)	T_2(℃)	T_3(℃)	$T_{max}-T_{min}$	标准要求	结论
37.2	36.9	37.1	0.3	≤±0.5℃	符合

3. 温度示值误差和温度波动度(表3)

表3 温度示值误差和温度波动度记录表

时间	30min	60min	3h	12h	24h	平均温度	标准要求	结论
示值 T_4℃	37.0	36.9	37.1	37.0	37.0	37.0		
实测 T_5℃	37.2	37.1	36.9	36.8	37.0	37.0		
(T_5-T_4)℃	0.2	0.2	−0.2	−0.3	−0.1	0.0	≤±1℃	符合
温度波动度	$T_{max}-T_{min}$:37.2−36.8=0.4℃						≤±0.5℃	符合

期间核查结论:

经期间核查,该仪器的各项技术指标 __符合__ 生化培养箱、恒温培养箱的期间核查方法中规定的要求。

不符合项说明:

核查人: 复核人: 审核人:

年 月 日 年 月 日 年 月 日

4. 常见不符合项（表2-12）

表2-12　设备和标准物质中的常见不符合项

条款号	条款内容	不符合项内容
5.4.1	实验室应配备正确进行检测和（或）校准（包括抽样、样品制备、数据处理与分析）所需的抽样、测量和检测设备（包括软件）及标准物质，并对所有仪器设备进行正常维护	1. 缺少对噪声仪核查的辅助设备（标准声源） 2. 一氧化碳测定仪,未配备一氧化碳标准气体 3. 干热灭菌效果监测缺少多点温度检测仪 4. HIV初筛实验室缺灭菌设备;微生物样品处理缺均质器。 5. 未提供（编号××-××-××）pHSJ-4A型pH计维护保养计划和记录 6. 现场观察到气相色谱仪的ECD检测器发生故障,无法完成现场试验 7. 实验室没有配备大于1L/min的流量校准器,无法对5L/min、20L/min的流量进行校核
5.4.2（食品）	食品检验机构使用仪器设备（包括软件）、标准物质（参考物质）或标准菌（毒）种等有专人管理,满足溯源要求。	标准物质和标准菌株的管理未授权专人管理
5.4.4	设备应由经过授权的人员操作。设备使用和维护的有关技术资料应便于有关人员取用	×××员工不能提供（编号××-××-××）液相色谱仪—质谱授权操作的证明材料
5.4.5	实验室应保存对检测和（或）校准具有重要影响的设备及其软件的档案。该档案至少应包括: a) 设备及其软件的名称 b) 制造商名称、型式标识、系列号或其他唯一性标识 c) 对设备符合规范的核查记录（如果适用） d) 当前的位置（如果适用） e) 制造商的说明书（如果有）,或指明其地点 f) 所有检定/校准报告或证书 g) 设备接收/启用日期和验收记录 h) 设备使用和维护记录（适当时） i) 设备的任何损坏、故障、改装或修理记录	1. 查设备（编号××-××-××）培养箱档案,缺少核查记录、检定/校准报告、维护记录 2. 不能提供设备（编号××-××-××）数字风速仪、（编号××-××-××）便携式PM10直读仪、（编号××-××-××）六级筛孔撞击式空气微生物采样器的档案资料 3. 不能提供设备（编号××-××-××）680型酶标仪测试证书、设备（编号××-××-××）指针式温湿度表测试证书的符合性评审记录

条款号	条款内容	不符合项内容
5.4.6	所有仪器设备（包括标准物质）都应有明显的标识来表明其状态	1.水质室50mL滴定管等小容量玻璃器皿没有计量检定状态标识 2.设备（编号××-××-××）浊度仪无状态标识，（编号××-××-××）水浴锅状态标识为空白，无相关信息 3.设备（编号××-××-××）干燥箱有两个状态标识，标识状态不明确 4.实验室用铅、甲胺磷标准物质缺唯一性编号、有效期等状态标识 5.理化检验（二）室的冰箱中一瓶碘容量分析用溶液标准物质，无状态标识
5.4.7	若设备脱离了实验室的直接控制，实验室应确保该设备返回后，在使用前对其功能和校准状态进行检查并能显示满意结果	1.设备（编号××-××-××）空气采样器离开实验室和返回实验室时未对其功能和校准状态进行核查 2.实验室提供不出设备（编号××-××-××）RM-2030型环境监测χ-γ辐射空气吸收剂量率仪外检后，使用前对其功能和校准状态进行检查的证据
5.4.8	当需要利用期间核查以保持设备校准状态的可信度时，应按照规定的程序进行	1.不能提供设备（编号××-××-××）粉尘采样器的《期间核查作业指导书》 2.设备（编号××-××-××）原子吸收仪期间核查作业指导书缺少精密度、准确度等内容和结果评价标准 3.所有标准滴定液均为外购，且有效期为1年，均未制订期间核查计划，也未进行期间核查 4.设备（编号××-××-××）451P型X、γ射线仪期间核查规程缺少可操作性
5.4.9	当校准产生了一组修正因子时，实验室应确保其得到正确应用	1.编号为×××的检测报告中，用设备（编号××-××-××）智能化X、γ剂量仪测量时未使用校准因子 2.设备（编号××-××-××）空盒气压表校准证书中提供的修正因子，没有在实际检测中得到应用

2.16　量值溯源

一、评审准则

《实验室资质认定评审准则》条款

5.5　量值溯源

5.5.1 实验室应确保其相关检测和(或)校准结果能够溯源至国家基标准。实验室应制订和实施仪器设备的校准和(或)检定(验证)、确认的总体要求。对于设备校准,应绘制能溯源到国家计量基准的量值传递方框图(适用时),以确保在用的测量仪器设备量值符合计量法制规定。

5.5.2 检测结果不能溯源到国家基标准的,实验室应提供设备比对、能力验证结果的满意证据。

5.5.3 实验室应制订设备检定/校准的计划。在使用对检测、校准的准确性产生影响的测量、检测设备之前,应按照国家相关技术规范或者标准进行检定/校准,以保证结果的准确性。

5.5.4 实验室应有参考标准的检定/校准计划。参考标准在任何调整之前和之后均应校准。实验室持有的测量参考标准应仅用于校准而不用于其他目的,除非能证明作为参考标准的性能不会失效。

5.5.5 可能时,实验室应使用有证标准物质(参考物质)。没有有证标准物质(参考物质)时,实验室应确保量值的准确性。

5.5.6 实验室应根据规定的程序对参考标准和标准物质(参考物质)进行期间核查,以保持其校准状态的置信度。

5.5.7 实验室应有程序来安全处置、运输、存储和使用参考标准和标准物质(参考物质),以防止污染或损坏,确保其完整性。

二、理解要点

　　量值溯源性是通过一条具有规定不确定度的不间断的比较链,使测量结果或校准的值能够与规定的参考标准(通常是国家的或国际标准)联系起来的一种特性。溯源的目的就是强调所有测量结果或校准的量值都能最终溯源到国家基准或国际计量基准,即 SI 单位的复现值。量值溯源是贸易全球一体化和实验室结果互认的基础。

　　1. 实验室的溯源工作应符合我国法制计量的要求,尤其是在强制检定、非强制检定、计量器具的型式批准等方面,应遵循国家法律的规定。实验室确保相关检测的结果能够溯源到国家基准,其前提条件是检测使用的所有仪器设备的量值能够溯源到国家基准。我国实现量值统一的方式有量值传递或量值溯源。量值传递是国家规定的法制性要求,以自上而下逐级传递的方式实现。溯源是一种自下而上寻求量值"源"的行为。根据国家现行法律的规定,属于国家强制检定目录内的工作计量器具,应依法强制检定。其他仪器设备的溯源,由实验室自行寻求校准机构。

　　为保证测量的溯源性,当实验室使用外部校准服务时,承担校准服务的机构必须满足以下条件:

　　(1)能够证明资格。例如经过计量行政部门按 JJF 1069 考核授权的法定计量检定机构,其所建立的计量标准经过建标考核则可证明具备资格。

　　(2)具备测量能力。机构的校准能力在授权的范围内,其测量不确定度满足校准链规定的要求。

(3)溯源性符合要求。其校准结果能溯源到国家或国际基准。主要通过校准证书中所提供的计量标准器的证书和有效期来判断。

由这些机构(校准实验室)发布的校准证书应有包括测量不确定度和(或)符合确定的计量规范声明的测量结果。所谓"确定的计量规范"是指在校准证书中必须清楚表明该测量已与何种规范进行过比对,证书中包含该规范或明确指出已参照该规范。

2. 实验室应以质量手册、程序文件、作业指导书等文件作为溯源的总体要求,对仪器设备分类指导的技术文件,对每一类、每一台仪器设备通过何种方式实施溯源做出具体的规定。在制订文件时应注意检定、校准、确认在文件依据、实施内容、法律效力等方面存在着的不同。

3. 对自校准或开展校准服务的溯源项目,实验室应对设备的校准绘制量值溯源系统图,以确保量值能溯源到国家基准。溯源中的各级校准实验室应能证明自己的资格、测量能力和溯源性,所出具的校准证书应给出测量不确定度,以检查是否满足溯源等级图的要求。

自检定/校准的实验室必须满足以下条件:

(1)有相应合格的检定/校准用的计量标准(器);

(2)有检定/校准标准方法或按 JJF 1071—2010《国家计量校准规范编写规则》制订、由本单位发布的校准规范(由有关专业专家和计量专家审定);

(3)有考核合格的人员;

(4)有合适的检定/校准环境条件。

4. 国家尚未建立计量基准,目前尚不能检定、校准的仪器设备(即无法溯源到国家计量基准的仪器设备)应通过验证的方式体现其溯源性。如使用有资格的供应者提供的有证标准物质(参考物质)来给出材料可靠的物理或化学特性、设备比对、参加能力验证或实验室间比对计划并获得满意结果等来提供溯源的证据。对不需要检定、校准的仪器设备应进行功能和性能的验证。

5. 实验室应制订检定/校准计划,并在仪器设备使用前对其进行检定/校准,以保证结果准确性。实验室应根据仪器设备的工作周期要求,制订对检测/校准有影响的仪器设备的周检/校准计划,该计划应经技术管理者批准,按时间要求滚动实施。第一,仪器设备用前应经检定/校准,这是确保结果准确可靠的前提条件。第二,用前检定/校准,意味着不要求仪器设备检定/校准的连续性。实验室可以根据检测工作的实际需要,决定哪些仪器需要送检/校准,哪些可以暂时封存不用。对暂时封存不用的仪器应办理暂停手续,经技术管理者批准,批准书存入该仪器档案;加贴停用标识,避免误用;按期维护保养,做好相应的记录;一旦工作需要,再按要求检定或校准后启用该仪器。第三,资质认定部门组织的评审活动,检查在停用期间未使用该仪器进行检测,即该仪器管理符合相关要求。

6. 参考标准是"在给定地区或在给定组织内,通常具有最高计量学特性的测量标准,在该处所做的测量均从它导出"。因此,它是实验室的最高计量标准,它应由能够提供溯源的机构进行强制检定,在我国则是由法定计量技术机构进行检定。实验室应制订对其参考标准的校准计划和程序。实验室内部建立了最高标准器,则该参考标准一般只能用于检定或校准,不得将其作为工作计量器具使用,除非能证明作为参考标准的性能不会失效,因为一旦失准或失效,则将影响一系列由其导出的量值。

参考标准在量值溯源中的重要地位决定其需具有良好的长期稳定性。因此当实验室对参考标准进行任何调整时,在调整前和调整后均应进行校准,并记录其调整量,查看其漂移量,从中分析其长期稳定性。同时也要观察调整量是否过大、是否应对先前的校准进行必要的复核或修正。

7. 实验室应尽可能使用有证的标准物质(代号 CRM)(参考物质)。若没有有证标准物质可用时,应尽可能使用有质量保证的纯物质来配制内部标准物,同时实验室应通过比对试验、能力验证等方式证明量值的准确和溯源。当校准不能严格按国际单位制进行时,实验室应使用有资格的供应者提供的有证标准物质来给出可靠的物理或化学特性。标准物质的定义:"具有一种或多种足够均匀和很好地确定了特性,用以校准测量装置、评价测量方法或给材料赋值的一种材料或物质。"而附有证书的、经过溯源的标准物质称为有证标准物质。"标准物质证书"是介绍标准物质的技术文件,是向用户提出的质量保证,它随同标准物质提供给用户。在证书中有如下基本信息:标准物质名称及编号;研制和生产单位名称、地址;包装形式;制备方法;特性量值及其测量方法;标准值的不确定度;均匀性及稳定性说明;储存方法;使用中注意事项及必要的参考文献等。在标准物质证书和标签上均有 CMC 标记。

标准物质的作用有三点。一是作为校准物质用于仪器的定度。因为化学分析仪器一般都是按相对测量方法设计的,所以在使用前或使用中必须用标准物质进行定度或制备"校准曲线"。二是作为已知物质,用以评价测量方法。当测量工作用不同的方法和不同的仪器进行时,已知物质可以有助于对新方法和新仪器所测出的结果进行可靠程度的判断。三是作为控制物质,与待测物质同时进行分析。当标准物质得到的分析结果与证书给出的量值在规定限度内一致时,证明待测物质的分析结果是可信的。

根据准确度的高低,标准物质(代号 RM)分为两级,一级标准物质(代号 GBW)由国家计量部门制作颁发或出售,二级标准物质[代号 GBW(E)]由各专业部门制作供厂矿或实验室日常使用。一般一级标准物质的准确度比二级标准物质高 3~5 倍,即二级标准物质应溯源到一级标准物质,而一级标准物质应溯源到 SI 单位。

如果没有有证标准物质时,实验室也应通过其他技术手段确保量值的准确性,其中比对试验是较好的方法之一。

8. 实验室应建立并实施期间核查程序,对参考标准和标准物质的期间核查频次、方式、结果记录等进行严格的管理,确保其校准状态的置信度。

该条与 5.4.8 条区别是,5.4.8 是针对实验室进行检测使用的仪器设备,而该条款针对的是实验室的参考标准和标准物质(参考物质)。这是因为参考标准、基准、传递标准、工作标准及标准物质本身也存在短期与长期的变化,为保证其检定/校准状态的可信度,对它们同样应按 5.4.8 的要求内容进行期间核查。

9. 实验室应建立相关的程序文件,详细描述参考标准和标准物质的安全处置、运输、存储、使用等的规定,防止污染和损坏,确保其完整性。实验室建立的参考标准和标准物质关系到实验室内部的检定与校准工作,实验室应当有程序来保证其最高计量器具和标准物质在运输、存储和使用时,是具有安全保障的。当参考标准和标准物质用于实验室固定场所以外的检测、校准或抽样时,有必要制订附加的程序。

三、应用实例

【实例1】

仪器设备检定、校准、验证计划表

共1页;第1页 表格编号:××PF01-33-01

仪器名称	仪器型号	仪器编号	溯源方式	最近检定/校准/验证日期	下次检定/校准/验证日期	检定/校准/验证周期	检定/校准/验证机构	结果报告方式	检定/校准/验证结果	溯源要求	送检人
原子吸收分光光度计	PE-800	011-02-019	检定	2013年3月2日	2015年3月1日	两年	××市质量技术监督检测院	检定报告	合格	检火焰、石墨炉	×××
电热恒温培养箱	GRP-9160	002-01-065	校准	2013年4月5日	2014年4月4日	一年	××市质量技术监督检测院	校准报告	符合要求	校准点位36℃	×××
大气采样仪	PC-A-300	020-07-158	校准	2013.4.15	2014年4月14日	一年	××市质量技术监督检测院	校准报告	符合要求	校准流量和计时器	×××

编制人:××   批准人:×××

日期:××××年×月×日   日期:××××年×月×日

【实例2】 参考标准使用登记表

共1页;第1页 表格编号:××PF01-48-02

序号	参考标准名称	证书编号	校准日期	有效期	校准项目(设备名称)	使用人	使用日期	保管人	评审结果
1	玻璃温度计	××××××	××××年×月×日	两年	温度	×××	××××年×月×日	×××	合格

四、常见不符合项(表2-13)

表2-13 量值溯源的常见不符合项

条款号	条款内容	不符合项内容
5.5.3	实验室应制订设备检定/校准的计划。在使用对检测、校准的准确性产生影响的测量、检测设备之前,应按照国家相关技术规范或者标准进行检定/校准,以保证结果的准确性	新购进的722型分光光度计(编号为011-02-003)未经检定已投入使用

续表

条款号	条款内容	不符合项内容
5.5.4	实验室应有参考标准的检定/校准计划。参考标准在任何调整之前和之后均应校准	实验室用于自校准用的标准砝码(参考标准)(编号为 034-01-13)未纳入检定/校准计划,也未实施校准
5.5.5	可能时,实验室应使用有证标准物质(参考物质)。没有有证标准物质(参考物质)时,实验室应确保量值的准确性	实验室使用的××标准物质,无有效证书,也未经比对或确认

2.17　抽样和样品处置

一、准则条款

《实验室资质认定评审准则》条款

5.6 抽样和样品处置

5.6.1 实验室应有用于检测和(或)校准样品的抽取、运输、接收、处置、保护、存储、保留和(或)清理的程序,确保检测和(或)校准样品的完整性。

5.6.2 实验室应按照相关技术规范或者标准实施样品的抽取、制备、传送、贮存、处置等。没有相关的技术规范或者标准的,实验室应根据适当的统计方法制订抽样计划。抽样过程应注意需要控制的因素,以确保检测和(或)校准结果的有效性。

5.6.3 实验室抽样记录应包括所用的抽样计划、抽样人、环境条件、必要时有抽样位置的图示或其他等效方法,如可能,还应包括抽样计划所依据的统计方法。

5.6.4 实验室应详细记录客户对抽样计划的偏离、添加或删节的要求,并告知相关人员。

5.6.5 实验室应记录接收检测或校准样品的状态,包括与正常(或规定)条件的偏离。

5.6.6 实验室应具有检测和(或)校准样品的标识系统,避免样品或记录中的混淆。

5.6.7 实验室应有适当的设备设施贮存、处理样品,确保样品不受损坏。实验室应保持样品的流转记录。

二、理解要点

抽样检验是取出物质、材料或产品的一部分作为其整体的代表性样品进行检验的一种形式。样品的处置是检验工作中的重要部分,涉及样品的接收、标识、准备/制备、检验、存储、弃置等重要内容。

1. 抽样是实验室检测活动的一部分,正确的、成功的抽样给检测结果的正确性提供坚实的基础,抽样的最重要指标是检测样品具有代表性,在某些情况下(如食物中毒所剩食品)因其可获得性原因,可能不具备代表性。

2. 实验室应制订抽样计划和抽样程序,抽样计划和抽样程序的制订要有科学的、合理的依据,抽样活动要严格按计划和程序进行,要注意现场影响因素的控制。

3. 对抽样的有关资料要及时地、详细地进行记录,这些记录应反映在检测结果当中,以显示其代表性和正确性。

4. 实验室应有用于检测的样品运输、接收、处置、保护、存储和清理的控制或管理程序,此程序中应包括保护样品的完整性。

5. 实验室应有样品唯一的标识系统(识别系统),该样品标识应使样品在实验室的检测过程中予以保留,使任一检测样品自始至终有唯一的编号,不发生互相混淆。适用时,样品标识系统还应包括样品的进一步细分(即从大样上进一步细分为子样),以确保大小样品在实验室内部甚至外部的流转过程中,不发生混淆。

6. 在接收样品时,应及时记录异常情况或偏离(异常情况是相对于检测或校准方法中所规定的正常而言;偏离是相对于方法的规定而言,不符合规定就是偏离规定)。当对样品是否适用于检测存有疑问时,或当样品与所提供的说明不符合,或对所要求的检测规定不够详细时,实验室在检测工作前应询问客户,以得到进一步说明并记录下讨论的内容。

7. 实验室应采取措施确保样品在实验室全过程中(从交接到出具至规定的样品保留终止时间)不发生非正常的损坏和变质。

8. 当样品需要在特定环境条件下贮存或处置时,应配置相应的设备并对环境条件进行监测、控制和记录。对在检测之后还要恢复服务的样品,需特别注意确保样品在处置、检测过程中不被破坏或损伤。

三、应用实例

【实例1】 某实验室在其质量体系文件中针对抽样工作的质量要求,制订了如下"职业卫生和环境卫生现场采样操作作业指导书":

职业卫生和环境卫生现场采样操作作业指导书

1 目的

对职业场所和环境卫生现场采样过程进行质量控制,以保证样品采集方法的规范性和正确性。

2 适用范围

适用于本中心开展职业场所和环境卫生现场环境空气中有毒有害物质的现场采集、送检活动的组织实施和执行。

3 职责

3.1 采样科室负责人和质量监督员应对采样设备的日常管理和维护进行日常性地检查,并保证各类采样活动在规定的条件下进行。

3.2 采样人员负责采样仪器设备的现场调试、运行状态的详细记录、已采集样品的安全运输和及时送检。

4 工作程序

4.1 采样人员的要求

4.1.1 上岗前必须经过专业技能的培训,考核合格,取得中心颁发的上岗证后方能从事相应的采样工作。

4.1.2 熟练掌握相关专业的采样规范和各类仪器设备的使用操作、日常维护和期间核查等相关工作。

4.1.3 采样时,采样人员应注意个人防护。

4.2 采样仪器的要求

4.2.1 定期经有关部门计量检定/校准合格,并在有效期内使用。

4.2.2 符合采样规范规定的的量程、精度和误差范围。

4.2.3 符合现场采样要求,如仪器的温湿度使用条件、便携、直流供电,以及防爆安全等特殊要求。

4.2.4 采样过程应保持采样流量稳定。使用前应校正空气采样器的采样流量。

4.3 采样计划确定

根据需现场采样单位的实际情况,初步拟定采样计划,包括项目负责人、采样地点(岗位地点)、检测项目、数量、检测依据、耗材和设备的准备等。

4.4 采样记录

4.4.1 根据要求记录现场的环境条件,如气温、气湿和气压。

4.4.2 记录采样仪器的工作状态,如流速、采样开始时间、采样持续时间、测点示意图等。

4.5 质量控制

4.5.1 各采样点必须采集平行样品,并随同空白样品送相关检验检测科室。每份样品必须有唯一性的标识标注,不能混淆。

4.5.2 采样科室负责人和质量监督管理员负责全部采样工作管理的质量控制。

随时监督检查现场采样工作,如发现仪器设备处于不正常工作状态或采样过程不符合相关的规定规范时,应及时告知采样人员停止采样工作,分析原因,制订下一步的改进措施,监督其实施,并将工作过程予以详细记录。

保证仪器的及时计量检定/校准,与总务科共同制订仪器的档案管理和计量送检工作。

4.5.3 采样人员应详细记录仪器使用前和使用后的状况、使用日期和时间,如发现仪器不正常,相关人员应及时告知仪器保管员和科室负责人。

4.5.4 仪器保管员和采样人员应共同制订和实施采样仪器的日常维护和期间核查计划,以保证仪器设备随时处于良好的工作运行状态。

5 支持性文件

5.1 《检测设备期间核查程序》

5.2 《检测设备管理程序》

5.3 《样品管理程序》

【实例2】 某实验室根据某职业场所委托方检测对象,制订了如下"现场采样计划":

××有限公司现场采样计划

××年××月××日对××有限公司生产场所存在的职业病危害因素进行采样检测,项目负责人为××。参与人员为××、××、××。具体采样检测项目、岗位地点、使用设备及耗材、检测依据标准、人员分组等信息见表1。

表1 信息采集表

组别	采样地点（岗位地点）	检测项目	数量	标准	耗材	设备	备注
A XX	焊接车间筒体焊接岗位	二氧化氮	1支×0.5L/min×3次	GBZ/T 160.29—2004	多孔玻板吸收管	1台大气	作为一组同时采样，二氧化氮编号为A1-1；二氧化氮编号为A1-2
		一氧化氮	1支×0.5L/min×3次		多孔玻板吸收管＋氧化铬（管）		
		二氧化锰	1个×5L/min×3次	GBZ/T 160.13—2004	微孔滤膜	1台粉尘	
		电焊烟尘	1个×20L/min×3次	GBZ/T 192.1—2007	普通滤膜	1台粉尘	
B XX	焊接车间筒体抛光岗位	铁尘	1个×20L/min×3次	GBZ/T 192.1—2007	普通滤膜	1台粉尘	
	焊接车间筒体内喷涂岗位	环氧树脂粉尘	1个×20L/min×3次	GBZ/T 192.1—2007	普通滤膜	1台粉尘	
	焊接车间筒体磷化岗位	盐酸	1支×0.5L/min×3次	GBZ/T 160.37—2004	多孔玻板吸收管	1台大气	
		硫酸	1个×5L/min×3次	GBZ/T 160.33—2004	微孔滤膜	1台粉尘	
	焊接车间筒体抛丸岗位	铁尘	1个×20L/min×3次	GBZ/T 192.1—2007	普通滤膜	1台粉尘	
	总装车间灌装岗位	磷酸二氢铵粉尘	1个×20L/min×3次	GBZ/T 192.1—2007	普通滤膜	1台粉尘	
C XX	总装车间丝印岗位	苯,甲苯,二甲苯	1支×0.1L/min×3次	GBZ/T 160.42—2004	活性炭管	1台大气	丝印
		环己酮	1支×0.1L/min×3次	GBZ/T 160.56—2004	活性炭管		
		丙酮	1支×0.1L/min×3次	GBZ/T 160.55—2007	活性炭管		洗网
		乙酸丁酯	1支×0.1L/min×3次	GBZ/T 160.63—2007	活性炭管		
D XX	焊接车间筒体喷粉岗位	环氧树脂粉尘	1个×20L/min×3次	GBZ/T 192.1—2007	普通滤膜	1台大气	
	总装车间喷涂上件岗位	噪声	—	GBZ/T 189.8—2007		噪声仪	
	总装车间喷粉岗位	噪声	—	GBZ/T 189.8—2007		噪声仪	
	焊接车间筒体内喷涂岗位	噪声	—	GBZ/T 189.8—2007		噪声仪	
	焊接车间筒体焊接岗位	噪声	—	GBZ/T 189.8—2007		噪声仪	
	焊接车间筒体抛光岗位	噪声	—	GBZ/T 189.8—2007		噪声仪	
	焊接车间筒体抛丸岗位	噪声	—	GBZ/T 189.8—2007		噪声仪	
	拉伸车间冲床下料	噪声	—	GBZ/T 189.8—2007		噪声仪	
	拉伸车间拉伸岗位	噪声	—	GBZ/T 189.8—2007		噪声仪	
	拉伸车间割边岗位	噪声	—	GBZ/T 189.8—2007		噪声仪	

【实例3】　某实验室根据某工作场所委托检测噪声,编定了相应的"采样/检测原始记录"格式如下:

××疾病预防控制中心

采样/检测原始记录

表格编号:××PF01-××-××

第　　页;共　　页;附件　　页

单　　位_____样品编号_____

环境条件_____采样/检测日期_____

项　　目　噪声

依据及方法　GBZ/T 198.8—2007

仪器名称、型号及编号_____

仪器状况:采样/检测前_____采样/检测后_____

采样/检测结果与记录:

检测时间	检测岗位和地点	检测结果 dB(A)	接触时间 (h)	个人防护	备注

声级区测点示意图

a:声级区西北端　　b:声级区东北端

e:声级区中央

c:声级区西南端　　d:声级区东南端

北 ↑

采样/检测人:　　　　　复核人:　　　　　现场陪同人:

××疾病预防控制中心
采样/检测原始记录

表格编号:××PF01-××-××

样品编号:

第　　页;共　　页

频谱分析结果:

检测地点	A 声级 dB(A)	倍频程声级(dB)								
		31.5	63	125	250	500	1k	2k	4k	8k

注:倍频程中心频率单位 Hz

采样/检测人:　　　　　复核人:　　　　　现场陪同人:

四、常见不符合项(表 2-14)

表 2-14　抽样和样品处理中的常见不符合项

条款号	条款内容	不符合项内容
5.6.1	实验室应有用于检测和(或)校准样品的抽取、运输、接收、处置、保护、存储、保留和(或)清理的程序	1. 实验室样品管理程序中未对样品存储保管的条件做出具体规定 2. 实验室制订的《样品管理程序》未规定检毕样品处理的具体方法 3. 未对疾病类标本、应急事件的样品做出规定
5.6.2	实验室应按照相关技术规范或者标准实施样品的抽取、制备、传送、贮存、处置等	生活饮用水样品采集记录单未描述采样容器和水样保存方法的要求
5.6.3	实验室抽样记录应包括所用的抽样计划、抽样人、环境条件、必要时有抽样位置的图示或其他等效方法,如可能,还应包括抽样计划所依据的统计方法	工作场所现场采样记录中缺少采样点位示意图、采样条件、采样人等内容
5.6.6	实验室应具有检测和(或)校准样品的标识系统,避免样品或记录中的混淆	1. 样品状态标识与《样品管理程序》规定不一致 2. 留样无标识 3. 样品名称为①浴池水②拖鞋涂抹样品,但样品编号均为 2011—0014,不具备样品的唯一性标识
5.6.7	实验室应有适当的设备设施贮存、处理样品,确保样品不受损坏。实验室应保持样品的流转记录	样品室部分样品与试剂混放,不能确保样品不受损坏

2.18　结果质量控制

一、评审标准

《实验室资质认定评审准则》条款

5.7　结果质量控制

5.7.1 实验室应有质量控制程序和质量控制计划以监控检测和校准结果的有效性,可包括(但不限于)下列内容:

　　a) 定期使用有证标准物质(参考物质)进行监控和(或)使用次级标准物质(参考物质)开展内部质量控制;

　　b) 参加实验室间的比对或能力验证;

　　c) 使用相同或不同方法进行重复检测或校准;

　　d) 对存留样品进行再检测或再校准;

　　e) 分析一个样品不同特性结果的相关性。

5.7.2 实验室应分析质量控制的数据,当发现质量控制数据将要超出预先确定的判断依据时,应采取有计划的措施来纠正出现的问题,并防止报告错误的结果。

二、理解要点

（1）检测过程是检测机构质量体系运行的主要过程。影响过程输出（检测报告）的因素很多，包括人员、环境条件、检测方法、测量的溯源、抽样及样品的处置等。检测结果准确与否，是体系运行中对各种因素控制好坏的综合反映。为确保检测结果的有效性，实验室应有质量控制程序和质量控制计划，以监控检测/校准工作的全过程。

运用PDCA循环（美国质量管理专家戴明提出的管理思想，也称"戴明循环"）的管理思想对检测过程进行控制，重要步骤之一是对检测过程进行检查，即对检测过程进行监视和测量。技术校核是对检测过程进行监视和测量的重要方法，通过技术校核能对检测过程是否持续满足预定目标的能力（通常是检测准确率质量目标）进行确认。

因此，实验室应经常利用内部手段，如对盲样检测、留样检测、人员比对、方法比对等验证检测工作的可靠性；要借助外部力量，如实验室间比对和参加能力验证等验证检测能力。在标准更新、人员交替、设备变化和检测质量波动的情况下，尤其应加强技术校核工作。

如果检测机构没有技术校核计划、不能提供技术校核证据，就不能认为是检测过程控制有效、体系运行良好的实验室。在资质认定现场考核中，将技术校核作为重点考核项目，对提高检测机构检测工作的准确性、可靠性十分重要。

（2）实验室应记录并分析质量控制的结果数据，记录方式应便于发现其发展趋势。实验室应制订质量控制结果是否可接受的判断依据，若每项质量控制结果在可接受限以内，则判断为符合要求、可以接受；若在可接受限以外，则判断为不符合要求、不可接受。对于所有被判断为不可接受的质量控制结果，实验室应查找原因并采取有计划的纠正措施，消除造成不可接受结果的影响因素。

实验室的质量控制，应建立在统计技术的基础上，通过大量观测数据得出。有了以上的控制方法，平时应对观测数据进行监控，以发现其趋势变化，根据趋势对测量系统做出判断。实验室还应定期有计划地评审所采用的方法，看其能否发现测量系统的变化。

统计技术就是识别、分析和控制变异的重要手段，通过数据分析能够帮助理解和分析变异的性质、程度和原因，质量控制图、实验室间比对/能力验证都是区分两类变异的主要手段。统计技术作为发现问题和体系改进的手段，涉及检测/校准实现过程的各个阶段和管理体系的全过程。过程控制、数据分析、纠正和预防措施等许多要求，都与统计技术有着密切的关系。一个管理好、水平高的实验室，应当十分重视运用统计技术进行质量控制。

（3）实验室进行质量控制时，应尽可能在质量控制数据尚未超出预先设定的判据时提前采取措施。

三、应用实例

【实例1】 某实验室为了明确地规定实验室质量控制计划能够顺利实施，统一质量控制结果的评定，制订了如下"质量控制活动执行规范"：

1. 质量控制方法的选择

采取的质量控制方法，应达到对控制对象进行有效监控的目的。选择的质量控制方法应在质量控制计划中给予描述和确认。控制方法通常选择下述方式中的一种或几种的组合：

（1）使用有证标准物质（或标准菌株）或次级标准物质（或标准菌株）进行实验室内部的质量控制。

（2）参加由上级有关机构组织的国内和国际实验室间比对实验和水平测试，或组织实验室内比对实验。

（3）使用同一检测方法进行重复性实验，或采用不同检测方法（或仪器）进行方法（或仪器）间比较实验。

（4）抽查保留样品进行复验。

（5）不同人员对同一样品的比对试验。

（6）对检测样品中的不同检测项目的结果进行相关性分析。

（7）对来自不同区域样品的检测结果，进行统计分析所得到的经验数据。

由检测室主任负责组织质量控制计划的实施。在有些情况下，如实验室内比对实验，要求所有人员均应参加。实验室人员在实施过程中，应本着对实验室检测结果质量负责的态度，严肃认真地完成，并做好详细记录。

2. 检测结果的验证

日常检测中每个批次至少应进行 10% 的平行样测定，平行误差应在允许范围之内。有实物检测控制样的应随带控制样进行检测。对限量检测样品，经负责人同意，可做单试验；但对检测结果有疑问时，必须做 2 次以上（含 2 次）的平行试验或确证。

检测结果由检测人员自核和互核，报告审核人审核；对可能导致判定不合格的结果数据、检测结果出现异常或客户对检测结果提出疑问时，须经检测人员自核，检测室主任复核，授权签字人审核。

（1）新开展的检测项目、经检测不合格的项目、复测或疑难项目的检测应做双试验核对，其验证可采用 2 人做平行测定或 1 人做多次测定来完成，并计算彼此间的结果误差。

（2）对检测结果有异议或进行复测时，凡有标准物质的，一律带标准物质检测，以核对检测结果的准确性。

（3）对新采用的检测方法或新使用的仪器设备所获得的检测结果，应进行 1～2 次的验证试验，以确定这些方法或仪器是否适用。对大型精密仪器进行检测的项目采用标准品定性和定量。

（4）对执行检验标准做较大改动的或使用非标方法的，应事先对方法进行必要的试验，证明方法的灵敏度、准确度和精密度能满足检测要求。方法应形成书面文件，提交技术负责人审核，交中心主任审批。

（5）当使用自开发计算机程序来存取、处理、使用和查询数据时，应在程序最初投入使用前或修改和调整后进行程序验证，以证实其有效性。

3. 质量控制结果的评审

质量负责人将质量控制记录汇总，并组成由各技术岗位具有一定技术资格和能力的人员参加的评审小组，对质量控制结果进行系统地评价；必要时，要使用统计技术。通过统计分析与评价，应该给出对测试有效性和结果准确性的质量有无影响和影响程度的结论,并记录在《检测结果质量控制记录》中,以便于及时发现可能影响检测结果质量的潜在不合格原因。

【实例2】 某实验室为保证检测结果的有效性,特制订了年度的质量控制计划,并发文通知各个相关的实验室。

关于制订×××年××疾控中心质量控制计划的通知

中心各科室:

为确保中心检测结果的准确可靠,使实验室检测技术能力得到有效维持,增强对检测结果的自信度,按照《检测质量控制程序》程序文件的规定,中心将制订20××年度质量控制计划。

中心积极鼓励各科室参加能力验证/比对,同时积极鼓励实验室对具备条件的项目进行有效性质量监控活动。为使实验室开展的实验室间比对和质量有效性监控活动的项目具有代表性和覆盖率,并取得理想的实施效果,请各分实验室制订计划时根据所覆盖的技术领域特点和质量状况,从检测项目的广泛性、重要性和可比性等方面重点加以考虑。

对有效性质量监控计划项目,建议在项目的选择上重点考虑对人员检测技能提高、增强检测结果自信度等有帮助的检测项目/参数,如新开展项目、新上岗人员、新使用设备、检测数据复现性较低、与外部机构相比自身检测能力偏弱等方面涉及的项目/参数,并重点加强质量监控活动实施的有效性。根据各自具体情况选定,但一般不少于3项。

请各科室负责人按照上述要求组织相关人员做好项目申报工作,并在×月×日前按附件的格式将填报好的计划申报给质量管理科,由质量管理科汇总后,报质量负责人审批,最后由中心技术负责人批准。

质量管理科
201×年×月×日

附件

××PF01-36-01

附表1 ×××疾病预防控制中心能力验证/比对及内部质量控制计划表

序号	产品	项目	检测室	参加人员	质控方式	组织单位	计划比对时间	控制要求
1	化妆品	甲醇	理化室	×××	参加CNAS[1]能力验证计划	广东省CDC[2]	全年	$\lvert Z \rvert \leqslant 2$
2	水	化学分析	理化室	×××,×××,×××	参加CNAS能力验证计划	CNAS承认的能力验证提供者	全年	$\lvert Z \rvert \leqslant 2$
3	血清	HIV抗体	微生物室	×××,×××,×××	参加CNAS组织的能力验证或CNAS承认的测量审核	省级以上CDC或CNAS承认的能力验证提供者	全年	结果满意
4		梅毒螺旋体抗体						
5		乙肝病毒性肝炎抗原、抗体						
6		丙型病毒性肝炎抗体						
7	省、市疾控中心盲样		理化室	×××,×××,×××	实验室间比对	省、市疾控中心	按省、市疾控中心计划	按省、市疾控中心要求
8	省、市疾控中心盲样		微生物室	×××,×××,×××	实验室间比对	省、市疾控中心	按省、市疾控中心计划	按省、市疾控中心要求
9	CNAS、省质量技术监督局组织的盲样		理化室	×××,×××,×××	实验室间比对	CNAS、省质量技术监督局	按CNAS、省质量技术监督局计划	按CNAS、省质量技术监督局要求
10	CNAS、省质量技术监督局组织的盲样		微生物室	×××,×××,×××	实验室间比对	CNAS、省质量技术监督局	按CNAS、省质量技术监督局计划	按CNAS、省质量技术监督局要求

[1] CNAS：中国合格评定国家认可委员会，China Naional Accreditation Service for Corfomity Assessment。
[2] CDS：疾病预防控制中心，Centers for Disease Control。

续表

序号	产品	项目	检测室	参加人员	质控方式	组织单位	计划比对时间	控制要求
11	工作场所空气	吸收液采集的项目	职控所	×××,×××,×××(×××目击)	现场演示	本中心	2014年6月	布点、操作符合 GBZ 159—2004、GBZ/T 160—2007 要求
12		活性炭管采集的项目						
13		滤膜采集的样品						
14	工作场所现场监测项目	高温、噪声、CO,CO₂等其中任何一个或多个项目	职控所	×××,×××(×××目击)	现场演示	本中心		布点、操作符合 GBZ/T 159—2004、GBZ/T 160—2007、GBZ/T 189—2007 等要求
15	医务人员手	菌落总数(采样)	职控所	×××,×××(×××目击)	现场演示	本中心	2014年5月	采样操作符合 GB 15982—2012 要求
16	生物安全柜	现场检测和采样(垂直气流平均速度、工作窗口气流平均速度、工作区洁净度、噪声、照度)	职控所	×××,×××(×××目击)	现场演示	本中心	2014年7月	布点、操作符合 GB 50346—2011 要求
17	管网水	菌落总数	微生物室	×××,×××,×××	人员比对	本中心	2014年5月	RSD≤10%
18	盲样	菌株鉴定	微生物室	×××,×××,×××	盲样考核	本中心	2014年6月	与目标菌一致
19	盐	碘	理化室	×××	留样再测	本中心	2014年8月	RSD≤5%
20	大米	铅、镉	理化室	×××,×××,×××	加标回收	本中心	2014年9月	回收率:85%~115%

编制人:　　　　　　　　编制日期:201××年×××月×××日

审核人:

批准人:

××PF01-36-02

试验项目	工作场所甲醛人员比对		（比对/验证）
参加单位和人员	×××1、×××2		
设备名称和编号	V-1600 可见分光光度计 01-084B	试验时间	××××年××月××日
试　验负责人	×××	监督人	×××
比对试验结果分析	甲醛（mg/m³） 　　　　　　　　　4　　　　　　5 ×××1：　　　　　0.23　　　　0.26 ×××2：　　　　　0.24　　　　0.27 4 相对标准偏差 $=\dfrac{0.24-0.23}{0.235}\times100\%=4.26\%$ 5 相对标准偏差 $=\dfrac{0.27-0.26}{0.265}\times100\%=3.77\%$ 计划要求 $RSD<5\%$，故认为工作场所甲醛人员比对结果符合要求		
其他需要说明的情况	样品来源为 2010-0611 中的 4,5 样品 记录人：×××		年　　月　　日
备注	计划要求是在 4 月份做，由于上段时间没有甲醛样品，故推迟到 6 月份		

试验负责人：　　　　　　　　　　　技术负责人：

2.19　结果报告

一、评审准则

《实验室资质认定评审准则》条款

5.8　结果报告

5.8.1 实验室应按照相关技术规范或者标准要求和规定的程序,及时出具检测和（或）校准数据和结果,并保证数据和结果准确、客观、真实。报告应使用法定计量单位。

5.8.2 检测和（或）校准报告应至少包括下列信息：

　　a)标题；

　　b)实验室的名称和地址,以及与实验室地址不同的检测和（或）校准的地点；

　　c)检测和（或）校准报告的唯一性标识（如系列号）和每一页上的标识,以及报告结束的清晰标识；

　　d)客户的名称和地址（必要时）；

　　e)所用标准或方法的识别；

　　f)样品的状态描述和标识;

　　g)样品接收日期和进行检测和(或)校准的日期(必要时);

　　h)如与结果的有效性或应用相关时,所用抽样计划的说明;

　　i)检测和(或)校准的结果;

　　j)检测和(或)校准人员及其报告批准人签字或等效的标识;

　　k)必要时,结果仅与被检测和(或)校准样品有关的声明。

5.8.3 需对检测和(或)校准结果做出说明的,报告中还可包括下列内容:

　　a)对检测和(或)校准方法的偏离、增添或删节,以及特定检测和(或)校准条件信息;

　　b)符合(或不符合)要求和(或)规范的声明;

　　c)当不确定度与检测和(或)校准结果的有效性或应用有关,或客户有要求,或不确定度影响到对结果符合性的判定时,报告中还需要包括不确定度的信息;

　　d)特定方法、客户或客户群体要求的附加信息。

5.8.4 对含抽样的检测报告,还应包括下列内容:

　　a)抽样日期;

　　b)与抽样方法或程序有关的标准或规范,以及对这些规范的偏离、增添或删节;

　　c)抽样位置,包括任何简图、草图或照片;

　　d)抽样人;

　　e)列出所用的抽样计划;

　　f)抽样过程中可能影响检测结果解释的环境条件的详细信息。

5.8.5 检测报告中含分包结果的,这些结果应予清晰标明。分包方应以书面或电子方式报告结果。

5.8.6 当用电话、电传、传真或其他电子/电磁方式传送检测和(或)校准结果时,应满足本准则的要求。

5.8.7 对已发出报告的实质性修改,应以追加文件或更换报告的形式实施;并应包括如下声明:"对报告的补充,系列号……(或其他标识)",或其他等效的文字形式。报告修改应满足本准则的所有要求,若有必要发新报告时,应有唯一性标识,并注明所替代的原件。

二、理解要点

　　公共卫生检测实验室的检测活动从确定工作任务开始到出具检验报告结束,是由一环扣一环的过程组成的,最终的"产品"是检测数据。绝大多数情况下,由于被检样品互不相关、相对独立,实验室的"产品"(即承载检测数据的报告)是唯一的,没有互换性或一致性,统计方法应用于数据检查的作用受到限制,因此实验室质量管理呈现的特点:工作质量更多地依赖于检测人员个人的职业素质,一旦产生错误,就不易发觉。复核人员往往凭经验对数据进行检查,而不能通过重复检测对每个数据进行核实,批准结果报告的人员也仅仅是对检测依据、结论等项目进行检查。任何一个环节或项目的微小错误都可能导致最终结果产生大问题。

　　实验室质量管理是不断提高检测活动的管理水平和技术能力两方面的综合活动。检测数据的失真,可引起判定和评价结论的错误,说明质量过程中的管理措施失控,最终导致整个检测工作的失败。由于检测的重要地位和作用,检测数据的质量倍受提供数据和运用数据的各方面所关注,保证检测数据的代表性、可靠性、可比性、公正性理所当然成为检测机构提供技术服务活动中的重要工作内容和质量控制措施。

人们要求数据是可信的,而要保证数据的真实、可靠、准确,就需要对检测活动予以控制,为了确保检测数据客观、公正、及时、准确、可靠,必须明确质量过程及其各个阶段可能影响检测结果质量的各项因素,采取适宜的措施对人员、环境、设备、物资、信息等技术资源加以管理和控制,使检测过程处于受控状态,以实现预期的质量目标。只有控制各种可变因素,才能确保最终结果的可信度。管理必须始于识别服务对象的质量要求,终于服务对象对他手中的"产品"(检验结果报告)感到满意。

(一)检测报告的通用要求

报告是实验室的最终产品,报告的质量直接影响客户对报告的理解和使用,因此除了做好检测过程的质量控制和保证外,也应重视对结果报告的质量保证工作。实验室应准确、清晰、明确、客观地报告检测结果,并应符合检测方法中的规定要求。

结果报告的形式通常为检测报告。除非实验室有充分的理由,否则每份检测报告应至少包括下列信息:

a)标题(如检测报告);

b)实验室的名称和地址,进行检测的地点(如果与实验室的地址不同);

c)检测报告的唯一性标识(如系列号)和每一页上的标识,以确保能够识别该页属于检测报告的一部分,以及表明检测报告结束的清晰标识;

d)客户的单位名称和地址;

e)所用标准或方法的识别;

f)检测物品的描述、状态和明确的标识;

g)样品接收日期和开始进行检测的日期;

h)对结果的有效性和应用相关时,实验室或其他机构所用的抽样计划和程序的说明;

i)带有测量单位的检测结果;

j)对编制人、审核人、授权签字人的姓名、职务、签字或等效的标识,授权签字人应根据授权的领域范围进行签发;

k)必要时,仅与被检测物品有关的申明(如检测结果仅对来样负责)。

必要时,检测报告中除上述的内容以外,还应包括一些附加信息,例如:

a)对检测方法的偏离,或特定检测条件的信息等;

b)评估测量不确定度的申明(适用时);

c)适用和需要时,进行意见和解释;

d)抽样的信息等(适用时)。抽样应包含抽样时间、抽样人、抽样计划、抽样过程中的具体抽样位置,包括简图或照片等,对检测结果有影响的环境条件应有详细的描述。

e)检测结果如有分包结果,分包结果应予以清晰标明。分包方的应以书面或电子方式进行结果报告。书面形式便于核对结果,电子形式便于汇总归档。

如果需要在检测报告中包含"意见和解释",实验室应将做出意见和解释的依据文件化,并在检测报告中清晰地标出意见和解释的内容。需要强调的是,对于检测实验室而言,意见和解释并非必需,是一种附加服务。对于提供"意见和解释"的评价人员,实验室应证明并确保他们具有足够的能力和知识进行此项工作。评价人员与常规检测人员是有区别的,在培训、经验、专业背景和知识水平等方面的要求都不一样,同时也应符合准则中人员的要求。

(二)检测报告的结果表示

1. 定性和定量检测的结果报告

在检测结果的表示中,定量检测结果和定性检测结果表示方式不同。理化检测一般均为定量检测,结果应按检测方法的要求报告单位和有效数字,对未检出的应标明最低检出限;微生物检测结果有定量检测结果和定性检测结果两种,对于定量检测,结果应报告为"在规定的单位样品中检测到多少菌落形成单位(CFU)[或最近似值(MPN)]或小于目标微生物判定限。对于定性检测,结果应报告为"在规定的单位样品中检出或未检出目标微生物"。

2. 结果的不确定度要求

实验室由于检测方法的特性而无法进行测量不确定度的计算时,至少应尝试确定不确定度的所有分量并做出合理评估,并确保结果的报告形式不会造成对不确定度的错觉。不确定度的合理评估应建立在方法操作知识和测量范围的基础上,并且在进行不确定度的评估时,应将给定情况下的所有重要不确定度分量考虑在内。

在检测报告上列出检测结果的不确定度时,应把任何局限性(特别是当评估并不包括检测项目含量在样品中分布的不确定度分量时)明确告诉客户。

(三)检测结果的转录和更改

1. 结果的转录:当检测报告包含了由分包方所出具的检测结果时,这些结果应予清晰表明(明显地方分开),以免混淆。分包方应以书面或电子方式报告结果。当实验室需要对来自分包实验室的检测结果进行转录时,应有程序验证所有转录内容正确无误。

2. 结果的更改:检测报告更改存在以下两种情况:

(1)检测报告如已送达委托人后发现有误,应及时通知所有可能受到影响的委托方,并立即检查原因,有必要重新检测的应立即安排复测,然后根据正确的检测结果出具原检测报告的补充件予以更正或重新签发检测报告。

(2)委托人提出更改检测报告的要求,且更改内容不影响原检测结果,原授权签字人可重新签发修改后的检测报告。重新签发的检测报告,应重新编号,同时应收回原检测报告。无法收回原检测报告时,应签发原检测报告的补充件,报告编号使用 R 加原报告编号,并注明"本检测报告是对编号××××检测报告的更改补充,原××××检测报告作废"或其他相应的文字说明。

检测报告的修改,应填写检测报告修改记录。收回和作废的检测报告应做好登记,并在作废的检测报告上标记"作废",以免误用和滥用。

检测报告制作完成后,应将其复制件与所有原始记录及材料一起归档,确保完整,防止散落。

(四)报告的分发

报告发送人应根据委托人要求的方式将制作完成的检测报告及时、准确发出。检测报告发送采用以下方式之一:

(1)委托人自取;

(2)实验室派员送达；

(3)邮寄(挂号信或特快专递)；

(4)传真或发送电子邮件后邮寄；

(5)发送电子版本检测报告。

当用电传、传真或其他电子方式或电磁方式传输结果时,应确保结果准确性、完整性以及保护客户机密信息和所有权等要求。报告的发送或领取应有记录。发送报告应记录发送方式和时间,保存发送凭证。领取或送达报告应有取受报告人签名和时间记录。

三、应用实例

【实例1】

×××疾病预防控制中心

检 测 报 告

×××疾控检字第 201401234 号　　　　　　　　　　　　共 2 页 第 1 页

样品名称	破壁松花粉		样品(受理)编号	201402599
生产单位	×××蜂业科技开发有限公司			
受检单位	×××蜂业科技开发有限公司			
委托单位	×××蜂业科技开发有限公司	委　托 单位地址	××市××街道××路××号	
送样单位	×××蜂业科技开发有限公司			
批号	140610		生产日期	2014-06-10
样品规格	45g/瓶		商　标	×××
样品数量	6 瓶		代表数量	6 瓶
样品状态/包装	玻璃瓶装、淡黄色粉末	接收日期　2014-07-09	检测日期	2014-07-09～ 2014-08-06
检测项目	灰分,铅,砷,蛋白质,水分,六六六,滴滴涕,菌落总数,大肠菌群,霉菌,酵母菌,沙门氏菌,志贺氏菌,金黄色葡萄球菌,乙型溶血性链球菌			
检测依据	GB 5009.3～5—2010,GB 5009.12—2010,GB/T 5009.11—2003,GB/T 5009.19—2008,GB 4789.2—2010,GB/T 4789.3—2003,GB 4789.15—2010,GB 4789.4—2010,GB 4789.5—2012,GB 4789.10—2010,GB/T 4789.11—2003			
评价依据	/			
检 测 结 果	详见第 2 页 (检测专用章) 签发日期:2014 年 6 月 6 日			

编制人:××　　　　　审核人:×××　　　　　批准人:×××

职　务:授权签字人

【实例2】

×××疾病预防控制中心
检 测 报 告

×××疾控检字第 201401234 号   共 2 页 第 2 页

序号	检测项目名称	单位	检测结果
1	灰分	%	3.37
2	铅	mg/kg	0.076
3	砷	mg/kg	<0.1
4	蛋白质	g/100g	18.15
5	水分	%	2.20
6	六六六	mg/kg	未检出（最低检出浓度为0.02）
7	滴滴涕	mg/kg	未检出（最低检出浓度为0.02）
8	菌落总数	cfu/g	<10
9	大肠菌群	MPN/100g	<30
10	霉菌	cfu/g	2.3×10^3
11	酵母菌	cfu/g	<10
12	沙门氏菌	/25g	未检出
13	志贺氏菌	/25g	未检出
14	金黄色葡萄球菌	/25g	未检出
15	乙型溶血性链球菌	/	未检出

以下空白

【实例3】

×××疾病预防控制中心

检 测 报 告

×××疾控检字第 201401235 号　　　　　　　　　　　共 6 页 第 1 页

样品名称	工作场所环境		样品（受理）编号	201402600
生产单位	浙江××有限公司			
受检单位	浙江××有限公司			
委托单位	浙江××有限公司		委　托 单位地址	××市经济开发区××路××号
采样单位	×××疾病预防控制中心			
批　号	无	采样日期	2014-6-17～2014-6-19	
样品规格	无	商　标	无	
样品数量	54 个	代表数量	6 点	
样品状态/包装	仪器直读　接收日期	2014-07-28	检测日期	2014-07-28 ～ 2014-08-18
检测项目	工频电场,高温（WBGT 指数）			
检测依据	GBZ/T 189.7—2007，GBZ/T 189.3—2007			
评价依据	GBZ 2.2—2007			
检测结果	详见第 2～6 页 （检测专用章） 签发日期：2014 年 8 月 19 日			

编制人：××　　　　审核人：×××　　　　批准人：×××

职　务：授权签字人

×××疾病预防控制中心

检 测 报 告

×××疾控检字第 201401235 号   共 6 页 第 2 页

| 检测日期 | 测定时段 | 测定地点 | | 热源名称 | 温度(℃) | | | 相对湿度(%) | 风速(m/s) | WBGT指数 | 气压(kPa) |
		车间	工种		干球	湿球	黑球				
2014-6-17	9:00	102车间	操作工	发酵罐	29.8	25.9	30.2	59	0.07	27.2	100.0
	13:00		操作工	发酵罐	30.4	24.3	31.2	59	0.07	26.4	100.0
	16:00		操作工	发酵罐	31.2	25.6	31.9	59	0.07	27.5	100.0
	9:00	101车间	操作工	气流干燥	30.7	26.2	30.5	59	0.07	27.5	100.0
	13:00		操作工	气流干燥	31.4	26.7	32.1	59	0.07	28.3	100.0
	16:00		操作工	气流干燥	31.1	26.5	32.3	59	0.07	28.2	100.0
2014-6-18	9:00	102车间	操作工	发酵罐	30.0	26.2	30.5	63	0.08	27.5	100.2
	13:00		操作工	发酵罐	30.6	25.5	31.6	63	0.08	27.3	100.2
	16:00		操作工	发酵罐	31.3	26.4	32.1	63	0.08	28.1	100.2
	9:00	101车间	操作工	气流干燥	30.8	24.8	31.1	63	0.08	26.7	100.2
	13:00		操作工	气流干燥	31.9	27.1	32.7	63	0.08	28.8	100.2
	16:00		操作工	气流干燥	31.0	26.0	32.0	63	0.08	27.8	100.2
2014-6-19	9:00	102车间	操作工	发酵罐	29.9	25.9	30.4	60	0.06	27.3	100.3
	13:00		操作工	发酵罐	30.8	25.7	31.8	60	0.06	27.5	100.3
	16:00		操作工	发酵罐	31.1	26.0	31.9	60	0.06	27.8	100.3
	9:00	101车间	操作工	气流干燥	30.5	26.7	30.9	60	0.06	28.0	100.3
	13:00		操作工	气流干燥	31.1	27.3	32.9	60	0.06	29.0	100.3
	16:00		操作工	气流干燥	32.1	27.5	32.7	60	0.06	29.1	100.3

×××疾病预防控制中心
检 测 报 告

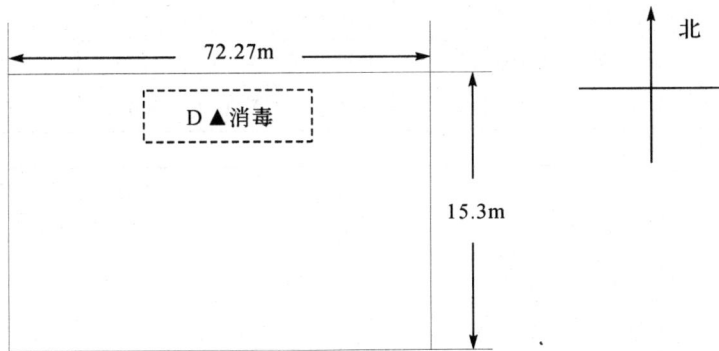

注:▲为检测点,所检测的项目为高温

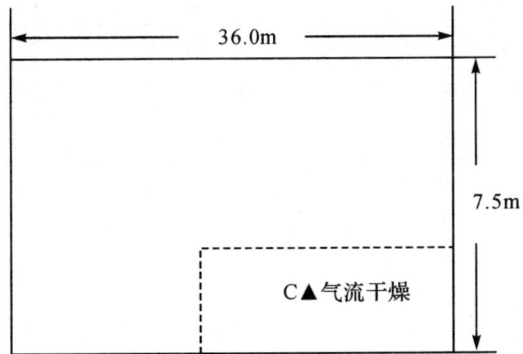

101 车间现场检测布点图

注:▲为检测点,所检测的项目为高温

×××疾病预防控制中心

检 测 报 告

×××疾控检字第 201401235 号   共 6 页 第 4 页

检测日期	检测地点	检测项目	单位	接触限值	检测结果	单项判定
2014-6-17	102 车间监控	工频电场	V/m	5000	8.0	符合
	303 车间监控(巡检)	工频电场	V/m	5000	9.3	符合
	动力车间(老)监控(巡检)	工频电场	V/m	5000	6.0	符合
	动力车间(新)监控(巡检)	工频电场	V/m	5000	5.0	符合

检测日期	检测地点	检测项目	单位	接触限值	检测结果	单项判定
2014-6-18	102 车间监控	工频电场	V/m	5000	8.7	符合
	303 车间监控(巡检)	工频电场	V/m	5000	8.7	符合
	动力车间(老)监控(巡检)	工频电场	V/m	5000	5.7	符合
	动力车间(新)监控(巡检)	工频电场	V/m	5000	5.3	符合

检测日期	检测地点	检测项目	单位	接触限值	检测结果	单项判定
2014-6-19	102 车间监控	工频电场	V/m	5000	7.0	符合
	303 车间监控(巡检)	工频电场	V/m	5000	8.0	符合
	动力车间(老)监控(巡检)	工频电场	V/m	5000	6.0	符合
	动力车间(新)监控(巡检)	工频电场	V/m	5000	5.3	符合

此页以下空白

×××疾病预防控制中心
检 测 报 告

×××疾控检字第 201401235 号　　　　　　　　　共 6 页 第 5 页

北

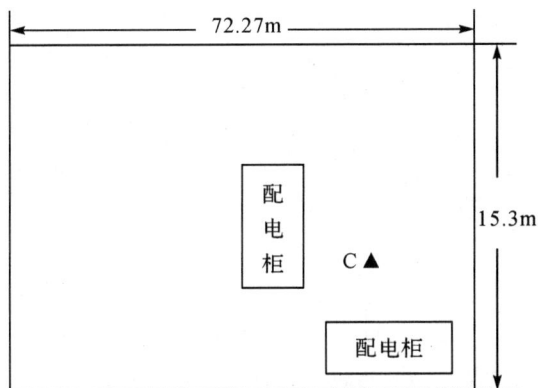

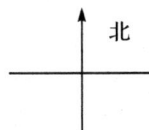

102 车间现场检测布点图（三楼）

注：▲为检测点，所检测的项目为工频电场

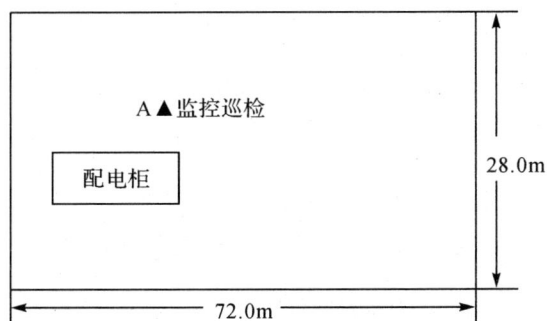

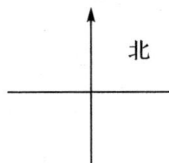

北

303 车间现场检测布点图（二楼）

注：▲为检测点，所检测的项目为工频电场

××ד疾病预防控制中心

检 测 报 告

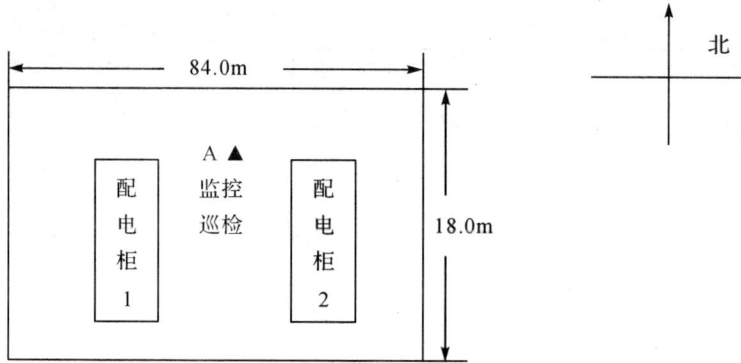

动力车间(新)现场检测布点图

注：▲为检测点,所检测的项目为工频电场

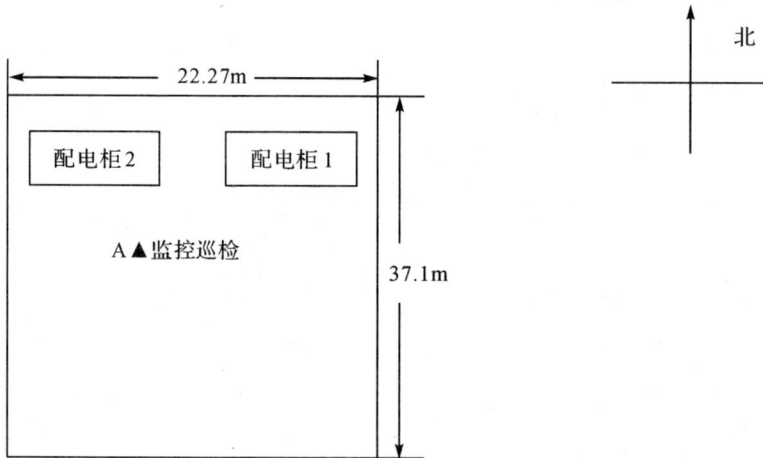

动力车间(老)现场检测布点图

注：▲为检测点,所检测的项目为工频电场

以下空白

【实例 4】

×××疾病预防控制中心

检 测 报 告

×××疾控检字第 201401236 号   共 3 页 第 1 页

样品名称	空调风管积尘		样品(受理)编号		201402601
生产单位	/				
受检单位	×××有限公司				
委托单位	××空调设备有限公司		委托 单位地址	××路 89 号××大厦 1000	
采样单位	××疾病预防控制中心				
批 号	/		生产日期	/	
样品规格	/		商 标	/	
样品数量	6 件		代表数量	6 件	
样品状态/包装	/	接收日期	2014-08-05	检测日期	2014-08-05 ～ 2014-08-18
检测项目	细菌总数,真菌总数,积尘量				
检测依据	原卫生部《公共场所集中空调通风系统卫生规范》WS 394—2012 附录 H、附录 I				
评价依据	/				
检测结果	详见第 2～3 页 (检测专用章) 签发日期:2014 年 8 月 19 日				

编制人:××   审核人:××,×××   批准人:×××

职 务:授权签字人

×××疾病预防控制中心

检 测 报 告

×××疾控检字第 201401236 号

××酒店集中空调风管积尘检测结果

××酒店集中空调风管积尘采样布点图

现场采样编号	检测点	检测指标	单位	检测值
DF-01-FGN-01 微（细、真）	2 楼 8231 房门口走廊	细菌总数	cfu/c^2	<1
DF-01-FGN-01 微（细、真）	2 楼 8231 房门口走廊	真菌总数	cfu/c^2	<1
DF-01-FGN-01 积	2 楼 8231 房门口走廊	积尘量	g/^{2}	1.24
DF-02-FGN-01 微（细、真）	1 楼 8126 房门口走廊	细菌总数	cfu/c^2	<1
DF-02-FGN-01 微（细、真）	1 楼 8126 房门口走廊	真菌总数	cfu/c^2	<1
DF-02-FGN-01 积	1 楼 8126 房门口走廊	积尘量	g/^{2}	0.28
DF-03-FGN-01 微（细、真）	1 楼大厅预订处门口	细菌总数	cfu/c^2	<1
DF-03-FGN-01 微（细、真）	1 楼大厅预订处门口	真菌总数	cfu/c^2	<1
DF-03-FGN-01 积	1 楼大厅预订处门口	积尘量	g/^{2}	0.58

采样点：2 楼 8231 房门口走廊

现场采样编号：DF-01-FGN-01 微（细、真）、DF-01-FGN-01 积

示意图：

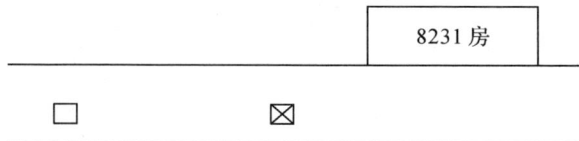

采样点：1 楼 8126 房门口走廊

现场采样编号：DF-02-FGN-01 微（细、真）、DF-02-FGN-01 积

示意图：

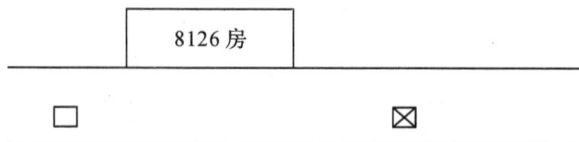

×××疾病预防控制中心

检 测 报 告

×××疾控检字第 201401236 号　　　　　　　　　　共 3 页 第 3 页

采样点:1 楼大厅预订处门口

现场采样编号:DF-03-FGN-01 微(细、真)、DF-03-FGN-01 积

示意图:

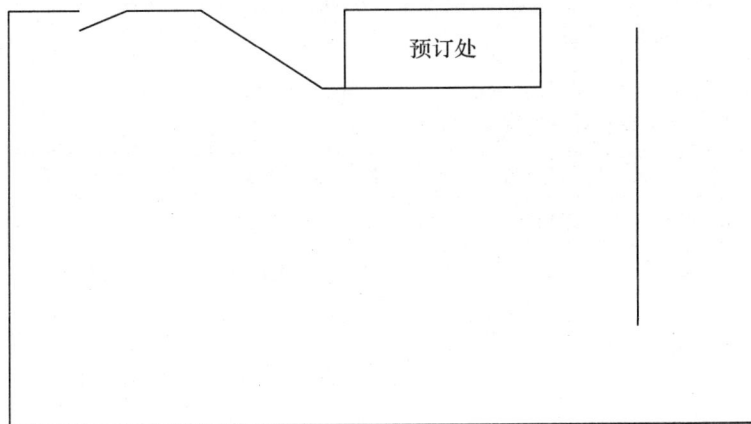

注:"×"为采样点;"□"为风口

以下空白

四、常见不符合项(表 2-15)

表 2-15　结果报告中的常见不符合项

序号	不符合项描述	对应条款
1	(1)××疾控(2011)××号、(2011)××号检验报告法定计量单位错误 (2)检验报告部分要素描述不规范,如委托方信息不全,样品状态、检验类别等描述不规范 (3)工作场所化学有害因素的检测报告未按标准的要求出具短时间接触浓度、时间加权平均浓度等信息	5.8.1
2	(1)编号为 20110848 检测报告缺少唯一性标识(报告编号) (2)检测报告缺少检测日期相关信息	5.8.2 c)
3	编号为 201401239 的检测报告缺不确定度报告(检测数据在标准临界值附近)	5.8.3
4	编号为 201401240 的检测报告缺抽样位置信息	5.8.4
5	在修改编号为 201401241 的检测报告后,新发报告未按记录修订程序给予唯一性标识	5.8.7

第三章　5S 管理在疾控机构实验室的应用

在现代的实验室管理工作中,不论是实验室资质认定或实验室认可,都对实验室管理提出了要求,如《实验室认可评审准则》第 5.3.5 条规定"应采取措施确保实验室良好的内务,必要时应制订专门的程序"。5.5.6、5.6.3.4、5.8.4 条分别对设备、标准物质、样品等的现场管理做出了要求,但无论是《资质认定评审准则》或《实验室认可评审准则》,都没有规定如何做好实验室现场管理的具体方法,所以许多实验室虽然通过了评审,实验室管理水平仍然不高,在工作中有下列现象:

实验室环境脏、乱,通道被物品堵了,行人、搬运只能绕着走;设备间、实验台仪器摆放不整齐,有用和无用的仪器一起堆放,实验场所变得很小;冰箱里的物品堆放混乱,长期不用的物品占用空间;标准物质账物不符;工作台面上有一大堆东西,理不清头绪;每次找东西,都要打开所有的抽屉去找。急着要的东西却找不到,心里特别烦躁;在这种情况下,检测人员容易把样品或检测数据搞错,就难以保证检测数据的准确性和及时性。

5S 管理是一个很好的现场管理工具,在现代许多工业企业中,取得了很好的效果。因此,在实验室推行 5S 管理,是实现全面质量管理、提高实验室管理水平的一个有效途径。

3.1　5S 管理基本内容

一、5S 管理概述

整理(seiri)、整顿(setton)、清扫(seiso)、清洁(selketsu)、素养(shisuke),因上述 5 个日文词汇的罗马拼音的第一个字母均为"S",故称之为 5S。开展以整理、整顿、清扫、清洁和素养为内容的管理活动,称为 5S 管理。它起源于日本,是指在生产现场对人员、机器、材料、方法等生产要素进行有效管理,这是日本企业一种独特的管理办法。

5S 管理的实质在于创造一个整洁、高效的工作环境,关注的是日常的现场管理,强调从小事入手,从点滴做起,以点带面,逐步实现现场管理的制度化、标准化,提高员工素质和整体工作质量。通过规范现场管理,营造一目了然的工作环境,培养员工良好的工作习惯,其最终目的是提升人的品质,养成良好的工作习惯。

二、5S 管理的内涵(表 3-1)

表 3-1   5S 管理的内涵

5S	内涵
整理(seiri)	将工作场所的所有物品分为"有用"和"无用"的,将"无用"的清除或放置在其他地方,目的是腾出空间和防止误用
整顿(setton)	把必要的物品科学布局,定位、定量、整齐放置;并加以标识,目的是使得工作场所一目了然,以消除寻找物品的时间,它是提高效率的基础
清扫(sciso)	将整个工作场所(包括作业场所环境、设备设施等)彻底清扫干净,保证整个工作场所处于干净的状态;通过清扫,可以及早发现很多异常隐患,以达到全员预防保养的目的
清洁(seiketsu)	持续推行前面的 3S,并使之规范化、标准化,目的是维持、巩固前面 3S 的成果
素养(shisuke)	培养员工建立自律精神和养成自觉从事 5S 的良好习惯,目的是使 5S 要求成为员工日常工作中的自觉行为

口诀:

整理:要与不要,一留一弃;

整顿:科学布局,取用快捷;

清扫:清除垃圾,美化环境;

清洁:洁净环境,形成制度;

素养:遵守制度,养成习惯。

三、5S 管理的作用

由于 5S 管理是现场管理的基础,因此它不会对其他管理活动产生负面影响。一般认为:5S 管理是推行全面质量管理(total quality management,TQM)(全面质量管理)的第一步,是推行 TQM、体系管理的捷径,它的基础作用体现在以下几方面。

(1)营造良好的整体氛围。推行 5S 管理可以营造一种"人人积极参与,事事遵守标准"的良好氛围。有了这种良好的氛围,推行其他管理活动将更容易获得员工的支持和配合。

(2)体现效果,并增强信心。实施 TQM 等其他管理活动很难在短期内看到显著效果;而推行 5S 管理,可以在短期内看到效果。因此,在推行 TQM 等活动前,可以先导入 5S 管理,以增强员工的信心。另外,在推行 TQM 等管理活动的过程中,实际上也包含整理、整顿、清扫、清洁、素养这些内容,所以,在推行这些管理活动前,有必要先推行 5S 管理。

(3)为其他管理活动打下基础。由于 5S 管理是现场管理的基础,因此 5S 管理水平的高低体现了该现场管理水平的高低,而现场管理水平的高低制约着 TQM 等活动能否顺利推行。通过 5S 管理活动,能够改进,这将起到事半功倍的效果。

(4)5S 活动的目的,归根结底就是:培养员工的积极性和主动性;创造人和设备皆宜的环境;培养团队及合作精神。

综上所述,在推行其他管理活动的时候,可以将5S管理作为基础和前提先行推行,这可以为其他活动的实施打下坚实的基础和起到良好的促进作用。

四、5S管理的特点

对比5S管理和其他现场管理方法(如定置管理、目视管理等)可以发现,它们都是针对现场管理中存在的问题提出的改进方法,但是5S管理的突出特点如下:

(1)5S侧重于作业现场环境的改善。5S管理中前3个S(整理、整顿和清扫)主要体现的是对作业现场环境的改善,通过前3个S可以创造干净、整洁、安全、有序的作业现场环境。

(2)5S侧重于员工素质的提高。5S管理的核心思想是规范员工的日常行为,培养员工养成事事讲究的习惯,从而提高员工的素质。

(3)5S侧重于持续改善。5S管理强调对作业现场各生产要素所处状态不断进行整理、整顿、清扫、清洁和提高素养,这体现了持续改正的管理思想。

五、5S之间的内在联系

整理是整顿的前提,整理、整顿又是清扫的前提,整理、整顿、清扫又是清洁的前提,素养是推动员工进行整理、整顿、清扫、清洁的基本前提和内在动因,而整理、整顿、清扫、清洁长期作用的目的又在于提升产品的品质和员工的素养。总之,5S是源于素养,终于素养,是一个闭合循环。整理、整顿、清扫、清洁的对象是"环境""设施""设备""物品"。素养的对象则是"人"。(见图3-1)

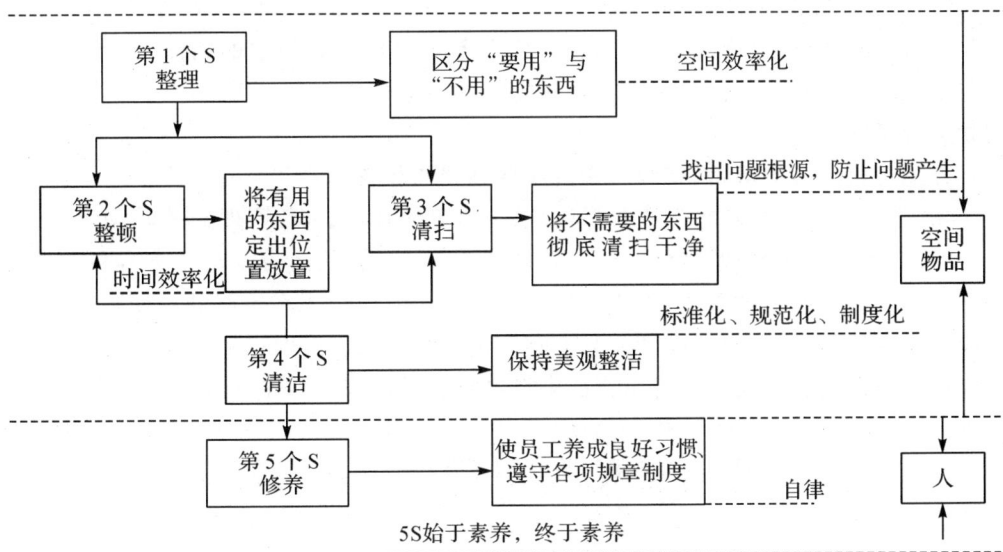

图3-1　5S之间的内在联系

六、5S管理在实验室管理中的意义

1. 全面提高实验室的管理水平

对于实验室资质认定或实验室认可中的要求,应采取措施确保实验室的良好内务,必要时应制订专门的程序,良好的内务体现在规范实验室和制订严格的制度。疾控机构实验室具有监测种类广、仪器多的特点,实施5S能够对各类物品重新分类、整齐摆放,不仅可以为实验室带来节约的观念,又能够以高标准达到准则要求。

2. 提高客户的满意度

实施5S管理可以提高实验室的整体形象,形成严格遵守规章制度的习惯和作风。整齐、整洁的检测工作环境,井然有序的检测作业流程,较高素养的员工,可以得到社会公众的信赖。实施5S管理,实验室随时可以接受社会各界的考察。提高客户的满意度,使客户对实验室的检测质量有充分的信心,从而带来良好的社会效应。

3. 确保检测结果质量的关键

实验室按照《实验室资质认定评审准则》的要求来运行,目的是为客户提供准确的检测结果。如果一个实验室的仪器摆放不整齐、标识不清,有用和无用的仪器一起堆放,冰箱里的物品堆放混乱,标准物质账物不符,试剂摆放杂乱无章(每次找试剂,都要打开所有的抽屉、柜子去找),工作台面上有一大堆东西,样品随意放置,那么即使有最先进的仪器设备、有高水平的检测人员,检测结果也难以得到保证。

4. 提供安全的工作环境

《实验室资质评审准则》要求,应符合有关健康、安全和环保的要求,推行5S能够保持一个宽敞、明亮的工作场所,使各类物品一目了然,各个实验区域标识清晰,危险和注意等警示明确,消防器材放置规范。通道畅通,地上不会出现随意放置的物品,工作人员正确使用各个区域或器具,不会违规作业;通过定期的日常巡检动态发现问题,及时解决,安全检测就会有保障。

5. 营造良好的检测环境,有利于提升实验室员工素养

5S活动能够为实验室提供一个明亮、干净的工作环境。5S管理的核心理念是:人造环境,环境育人。通过整理、整顿、清扫和清洁,改善环境,从而带动员工素养的提高;并通过素养的提高和习惯的养成,促进环境的持续改善。一个人在良好的工作环境中工作,能相应地提升工作情绪;有了高素质且有修养的伙伴,彼此之间的团队精神和士气自然也能相应地得到提高。从而这使得员工的业务技能和检测操作水平明显提高。

3.2 实验室实施5S管理的方式和步骤

一、成立推行组织,制定实施方案

成立5S领导小组,形成体系保障。5S领导小组成员由各级管理人员兼任,成立领导小组要明确职责分工协作。

(1) 5S实施小组:负责5S管理活动的组织、策划、实施、检查、评比等,对员工开展5S的培训和宣导,推动5S的顺利进行;协调5S实施过程的巡查和问题处理;处理其他5S有

关的活动事务；

(2) 5S 检查小组：按章执行规定区域内各项 5S 检查及评比工作；

(3) 各部门科长：配合 5S 实施小组，监督并落实本部门的 5S 管理；

(4) 员工：积极参与并执行 5S 管理，根据 5S 管理要求持续改善工作现场。

二、拟定推行方针及目标

推行 5S 管理时，应把制订的方针作为活动之指导思想和原则。

方针的制订要结合单位的具体情况，要有号召力。方针一旦制订，要广为宣传。目标制订先予设定期望之目标，作为活动努力之方向及便于活动过程中之成果检查。

例：方针"好环境，好心情；高品质，高绩效"。总体目标是"创造并保持安全、整洁、井然有序的工作环境，实现现场管理的制度化、标准化、规范化，提高检测人员的综合素质和整体工作质量，养成良好的工作作风和习惯"。

三、建立 5S 管理体系文件

质量管理手册内容包括：5S 管理方针及目标，5S 管理组织机构，5S 基本要素，5S 管理推行制度，整理、整顿的参照标准，卫生管理制度，5S 管理标准要求，5S 检查评比实施细则。

程序文件内容主要有：办公室 5S 管理程序，文件的 5S 管理程序，环境与设施的 5S 管理程序，仪器设备的 5S 管理程序，样品的 5S 管理程序，试剂、标准物质 5S 管理程序等。

四、培训与宣贯

按照 5S 管理体系文件等编写《5S 培训教材》，对全体员工开展 5S 培训与宣贯，提高全体员工对 5S 的重视，激发员工的参与性和主动性。

五、实施 5S

根据 5S 的工作计划和实施办法正式开展 5S 活动；5S 实施小组监督、落实各员工 5S 的执行情况，及时为员工提供工作协助或协调，指导员工开展 5S 的管理。

六、检查、监督

通过自检、互检、5S 检查小组定期巡检办公室、实验室及公共场所 5S 的开展及整改情况，填写《5S 评定标准表》，对不符合项目提出整改意见并及时监督与跟进，同时向实施小组回报。

七、评比、奖惩

根据 5S 评比及奖惩办法，定期开展 5S 的评比活动，实施奖惩。

八、持续改进

针对检查发现的问题，重复上述四至六，持续改进和优化 5S 管理各环节工作；在养成良好习惯的同时提升员工素养。

整理、整顿、清扫、清洁的对象是"环境""设施""设备""物品"。素养、安全的对象则是"人"。实验室应不厌其烦地教育员工做好整理、整顿、清扫工作，其目的不只是希望他们将东西摆好、设备擦干净，更主要的是通过这些活动，潜移默化地改变员工的思想，养成良好的习惯，进而能依照规定的事项(程序文件、作业指导书)等行动，成为情操高尚的优秀员工。5S管理简单、易懂、快捷、有效,强调对日常工作行为提出要求,倡导从小事做起,注重细节,力求做事养成事事"讲究"的习惯,从而达到提高整体工作质量的目的。

3.3 5S管理在实验管理中的具体应用

一、办公区域的5S管理内容

(一)整理

把要与不要的物品分开,再将不需要的物品加以处理(注意密级文件按有关制度处理)。对办公现场摆放和停滞的各种物品进行分类,区分什么是办公室需要的,什么是办公室不需要的。对于办公室里各个工位或设备的前后、通道左右以及办公室的各个死角,都要彻底搜寻和清理,达到现场无不用之物。区分清楚"要"与"不要"的物品之后,即要着手对"不要"的物品进行处理。一般来说,对于使用频率低、使用次数少的物品,可以进行入库处理;对于仍有使用价值,但平时办公活动中无须用到的物品,进行变卖处理;对于无使用价值的物品,可以进行丢弃处理。最差的状态是工作中产生的垃圾、废旧的书报等堆在办公室,既影响工作效率,又影响整洁。

1. 要的物品:正常的设备(如计算机、复印机等),正常使用的工作椅、板凳、书架、文件筐、办公用品、文具,在用的书籍、文件,有用的书稿、杂志、报表,有使用价值的消耗用品,当年年度的各类报表、报告,必要的私人用品。

2. 不要的物品:地板、墙壁上的废纸、灰尘、杂物、烟蒂、蜘蛛网,文档(破旧的书籍、报纸、过时的月历,过期的报表、报告,临时打印的各类资料),办公用品(无使用价值的纸、笔,不再使用的办公用品,无法使用的设备,多余的私人物品)等。

(二)整顿

整顿是指对现场的所有物品进行定量、定位摆放,并加以明确标识,使人与物达到最佳结合状态的管理活动。在办公室,工作人员和物品的最佳的状态是物品都摆放在合适的位置,当需要使用的时候可以直接找到。一般的工位摆放要整体安排,做到便于走动、便于采光、便于减少不必要的相互干扰,又尽量安排紧凑节约空间,留出接待来访的空间。尽可能布置一些环保、养护方便、美观的花草。整顿的标准要求如下:

(1)办公桌桌面只能放置电脑、文件栏、电话等必要的办公用品,禁止堆放杂物和其他私人物品。桌面及办公用品干净整洁、摆放合理、取用方便。水杯、文具盒、盆景应摆放在指定位置。离开座位时及时收拾台面至整理标准,桌椅归位。

(2)对抽屉内办公用品进行定位。对使用的材料根据物品在对应的槽上做好标识,每一样物品放置在对应的槽内。内中物品要摆放整齐。抽屉中物品要进行定期清理,关键是移动后一定要归位。

(3)布线:电脑线路要求使用扎带绑扎规范。电线、网线、电话线、插座等尽量沿墙根走线布置,使用线槽或扎带固定。

(4)电源开关、插座:电源开关标识直接粘贴在对应开关按钮上,明确开、关方向,必要时可做适当装饰美化。插座标识一般采用胶带直接将标识粘贴在对应插头上,但应该尽量粘贴在同一位置,保证整齐和美观。插座电源线、网线等要规范布置,对散落线管必须使用扎带扎好固定,严禁拖地。

(5)文件柜:有标志(部门、编号、责任人),内中物品、文件等摆放整齐、标志明确、便于查找。文档保存规范。文件、资料、报告、报纸、杂志等要分类摆放,并按重要程度、使用频率区别摆放,应按年度建立文档目录。

(三)清扫

清扫是将办公室打扫干净,清除物品及设备的脏污,保持办公现场干净、整洁和良好的工作环境。办公室清扫应做到地面无灰尘、碎屑、纸屑等杂物,桌面文具、文件摆放整齐有序,墙角、电脑等下面为重点清扫区,需保持干净。需要注意的是,清扫活动并不是一朝一夕的事情,而需要每天都坚持做。为了督促每天的清扫活动正常开展,应当制订一张5S清扫确认表,每天的清扫工作完成之后由责任人在表上签字确认,以保证各区域都清扫到位。

(四)清洁

清洁是在前3S活动的基础上,将整理、整顿、清扫3S进行到底,并进一步标准化、制度化和持续化的过程,并通过必要的宣传手段提高员工的认识。清洁的内容主要包括以下几点:首先,确认和落实前三项活动;其次,运用目视化管理,制订检查方法;再次,通过奖惩方法的辅助,加强执行力;最后,领导带头维持,将改进效果持续化。5S活动一旦开始,不可在中途变得含糊不清。如果不能贯彻到底,又会形成混乱无序的状态,如办公桌经过前面的整理、整顿、清扫,变得干净、整洁,但没过几天又成了老样子,文件堆积如山,办公用具找不到。这样的话,就与没有进行过一样了。因此,前面三项的成果需要通过不断地清洁来维持。

(五)素养

素养是5S管理的核心内容,它与5S管理的其他四项相辅相成,通过提高工作人员的素养可以推动5S活动的其他内容以及固化5S活动成果,同时通过5S活动又可以反过来提高工作人员的素养。工作人员在工作时应保持良好的工作状态。不可随意谈天说笑、串岗、呆坐、看杂志、打瞌睡、吃零食。着装得体大方,做到爱护公物、用完归位,离开办公室前关闭所有电源。待人接物诚恳有礼貌,乐于助人,追求并创造良好的办公环境,有整洁的自律精神,并按规则做事。团结并尊重每一位同事,工作中保持经常沟通。

二、实验室区域的 5S 管理内容

(一)整理

区别要与不要的东西,只保留有用的东西,撤除不需要的东西。其推行要领为:

1. 每个岗位人员对所在的工作场所(范围)进行全面检查,包括看得到和看不到的。如电子档案、标准技术资料、仪器设备、样品等。

2. 制订"需要"和"不需要"的判断标准,同时,反省不需要物品产生的根源。

(1)环境与设施:对实验区各个角落进行全面整理。明确哪些仪器设备、检验方法、样品储存对环境有要求,明确哪些作业对人员的安全和健康、对环境的安全保护有要求,对没要求的及时清理。

(2)仪器设备:对仪器设备(含标准物质)按是否合格进行分类,确定哪些是完好的、哪些是降级使用的、哪些是停用的。对无使用价值的停用设备办理报废。对长期不用的仪器贴红牌放入仓库或废弃,对可能要使用的仪器贴黄牌放在实验室不重要的位置,对长期使用的仪器贴绿牌。实验用具按使用频率和日常用量区分,对使用频率多的放在不用移动就可取到的位置,节约时间、提高效率。

(3)文件档案:文件整理需要花大量的时间和人力,专人负责,明确哪一类文件需要,哪一类不需要,无效和不需要的及时清理。对一些陈旧的文件要进行废弃,对照各项条款,逐一整理更新,在记录过程中为工作人员提供完整的记录格式的文件模板。

(4)试剂:整理冰箱内的试剂,对过期试剂进行丢弃。将冰箱标签明示,试剂分类放入冰箱,按试剂的有效期时间顺序排放,有效期短的放在最外面,依次往里放,以免造成浪费,派专人每天两次对冰箱温度进行登记。

(5)样品:样品按状态标识(未检、在检、已检、留样)进行分类,超过留样期办理清退。

(6)仓库:对所有物品进行彻底清理,对有用的物品进行登记,将无用物品清除掉。按照物品使用的频次制订标准,规定检测人员,将每天、每周都必须使用的检验用试剂、标准品、玻璃器皿、仪器设备等摆放在检测现场,将不用的物品移出检测现场或处理掉。将使用频次低的物品放进周转库,危化物或贵重物品按国家相关规定进行特殊管理。

(二)整顿

把有用的东西按规定位置摆放整齐,并做好标识管理。其推行要领为:(1)要落实前一步骤整理工作,只留下必需物品。(2)科学布置物品流程,确定放置场所。如检测方法、设备操作规程等作业指导书大多用于作业现场,可放置在操作台上的开放式文件架中。(3)规定放置方法。在用设备、工作器具可区分为随时使用、常用等几种情况,并分别存放。(4)画线定位。在样品摆放处设置未检、在检、已检、留样区域。(5)标示场所物品。如每间实验室应制作仪器设备示意图。

(1)环境与设施:制订环境条件控制清单,配齐控制环境的设施及相应的监控设备,以及相关区域设置警示、隔离、有害废弃物存放等标识。

(2)仪器设备:合理规划仪器设备摆放位置,对设备进行编号,加贴三色标记,并按使用频率和检测流程定位放置。使用"看板管理",使检测设备和计量器具的位置一目了然。

(3)文件档案:把需要的文件定量、定位,以便用最快的速度取得所需,在最有效的规则、习惯和最简捷的流程下完成工作。其要点是文件存放要有固定的盘符和区域以便于寻找,存放区域要科学合理,文件存放达到目视化,存放不同文件的区域采用不同的文件名加以区别。

(4)试剂:合理规划试剂的摆放位置,现场配制的各种溶液贴上清晰完整的标签。基于每次实验的主要步骤考虑,将药品试剂按照实验过程中使用的先后次序摆放,达到井然有序、标识完整的效果。严格控制试剂的定置、定量、定容管理。它的原则是方便拿出,容易放回。易燃易爆、有毒试剂实行专人管理。

(5)样品:按样品类别、状态分区域放置样品(含相关资料)。当样品需要存放在规定条件下时,按要求放置。对检测后的标明日期,放入指定的冰箱,制订标本保存时限,定期清理超过时限的样品。

(6)仓库:专人负责,实行定位、定量、定容的管理仓库。每个货架上有详细的物品放置索引图,设置小看板,按区域摆放,标签明示。按试验用品使用数量领取,不产生积压,节约空间。

(7)场所、物品标识:对所有的试剂、耗品进行整齐摆放后做明显标识;对效期将近的试剂和耗品要及时标识,以免过期;各个区域都贴上不同颜色的明显标识,每个实验区有详细的物品放置索引图,以便放取,提高工作效率。

(8)实验用具:对所有存放物品的抽屉、壁柜贴标签,并做到用后恢复原位,能很快找到实验用具,使新人来了都可以一目了然。

(三)清扫

将检测现场清扫干净,保持检测现场干净、整洁。首先,制订清扫的标准,不仅要求物品清洁,而且检测人员的工作服、仪表也要整洁。规定每个检测人员自己使用的实验设备、玻璃仪器、操作现场等,检测之后必须及时清扫干净,做到玻璃仪器清洗干净无污迹、实验设备无灰尘并处于完好的初始状态。对实验设备的清扫,检测人员必须了解其性能,按照实验设备的管理规定,结合对实验设备的点检和维护保养进行。实验设备经常维护保养,使其处于完好状态以致其精度才能得以保证,确保分析数据的及时准确,可以减少因返工而造成人、财、物的浪费。清扫也是对检测现场不断改善的过程,当清扫时发现室内有漏水或实验设备有异常现象时,必须查明异常发生的原因,采取措施及时解决。其推行要领为:

(1)建立清扫责任区(室内外)。利用各个实验室平面图,标识各责任区及其负责人。

(2)执行例行扫除,清理脏污。规定例行清除的内容。

(3)调查污染源,予以杜绝。

(4)建立清扫基准,作为规范。制订每日、每周的清扫时间和内容。清扫过程中对发现的不良之处要加以改善。

(四)清洁

整理、整顿、清扫之后要认真维护,使现场保持完美和最佳状态。好的工作环境创造起来难,但要保持好也并非易事。如同俗话讲:"创业难,守业更难。"为了维持现有成果,5S检查小组每天对检测现场进行检查督导,使5S管理活动形成制度化、标准化、规范化。将安全事故消灭在萌芽之中,创造一个良好的工作环境,使员工能愉快地工作。其推行要领为:

(1)落实前3S的工作。工作现场保持干净整洁。

(2)制订目视管理、颜色管理的基准。

(3)制订检查方法。建立清洁稽核表,主管人员做不定期检查。

(4)制订奖惩制度,加强执行。

(五)素养

努力提高人员的素养,养成严格遵守规章制度的习惯和作风,这是5S管理的核心。如果没有人员素养的提高,任何工作的开展只能是纸上谈兵,即使开展,也不会收到良好的成效。因此,抓5S管理,最首要的任务是调动人的积极性和主动性,形成严格执行操作规程、遵守各项规章制度的工作作风和习惯,使检测人员的综合素养不断得到提升。其推行要领为:

(1)持续推动前4S至习惯化,使员工养成一种保持整洁的习惯。

(2)制订共同遵守的有关规则、规定,并将它们目视化,一目了然。

(3)制订礼仪守则。

(4)推动各种精神提升活动(例会、团队拓展训练活动等)。

三、实验室中 5S 的推进层次

从图 3-2 可以看出,每完成一个 S,实现阶段目标后,及时与下一个 S 结合,把检验人员推向一个更高深的层次。"整理"和"整顿"完成后,可以最大限度地利用实验室空间,使检验人员在宽松的氛围中进行实验,减少实验的误差。"清扫"完成后,保持实验现场无垃圾、无污秽状态,仪器运行良好,因而可以安全、规范、高效地实施实验。而"清洁"完成后,始终保持现场处于美化状态,检验员心情愉悦地进行规范化检验操作。"素养"完成后,检验员的知识、技能和协作意识融会贯通,有助于更好地达到检验的目的。

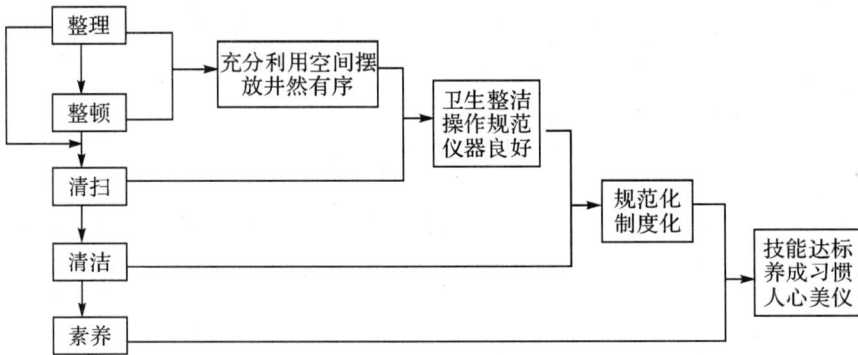

图 3-2 实验室中 5S 的推进层次

你的思想,会成为言辞;你的言辞,会成为行为;你的行为,会成为习惯;
你的习惯,会成为性格;你的性格,会成为命运!

实验室推广 5S 管理,加快实验室实现管理的标准化,有利于提高工作人员职业素养,实验室的管理也将更加完善。

5S 管理,可以营造一种"人人积极参与,事事符合规则"的良好氛围,从而带动整个实验室良好的整体氛围。同时,5S 的效果也是立竿见影的,实验室的管理工作在短期内将发生明显的变化,这将增强实验室人员的信心。更重要的是落实 5S 精神是保证检测结果准确的有效途径,员工通过对 5S 管理的学习遵守,提高自身素质,工作规范有序,检测质量得到有效保证。5S 管理活动贵在坚持,落实到位,同时需要领导重视,全员参与,需要通过制订激励措施、制订合适的管理体系文件、培训宣贯、监督检查等过程来推行在监督制度中养成良好的作业习惯,工作自然规范化,水到渠成。

附件:5S 管理现场图片

　1. 办公室(附图 1)

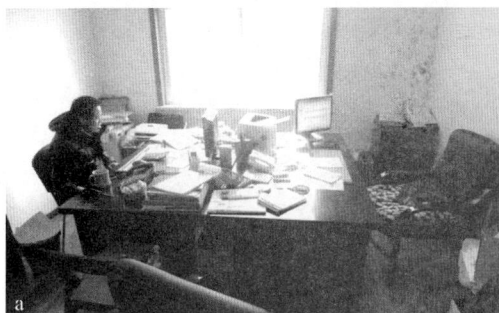

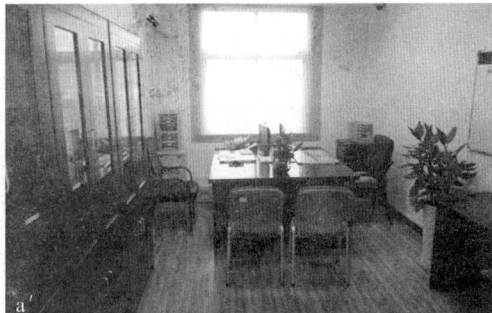

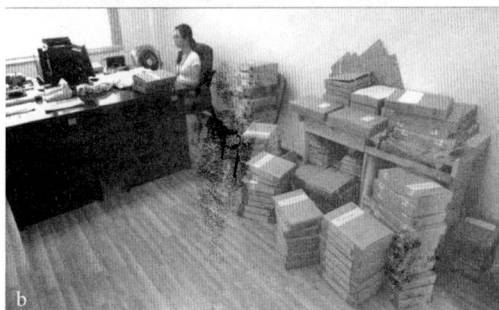

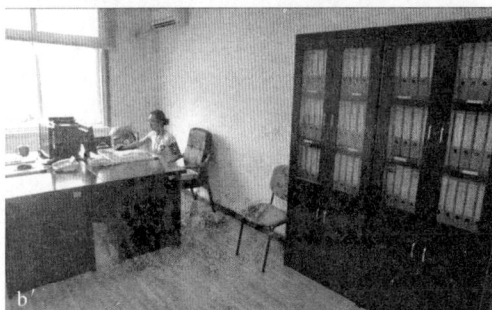

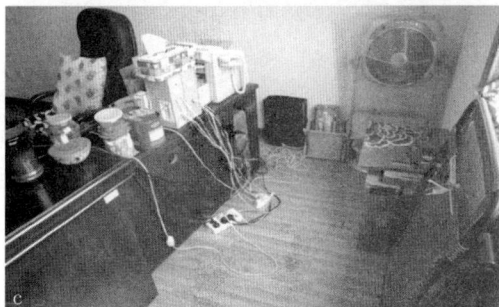

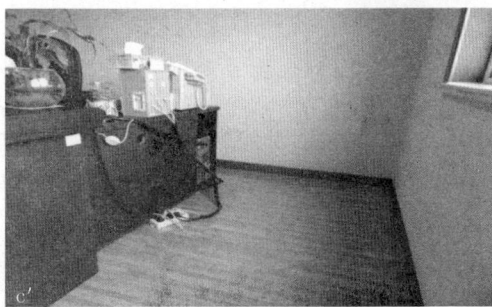

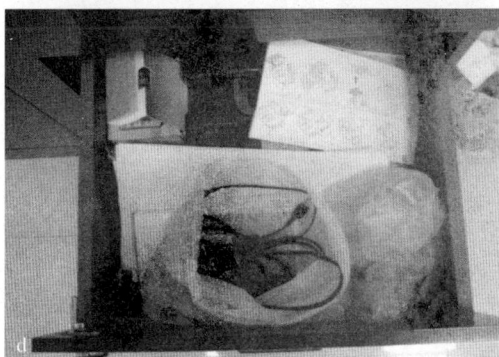

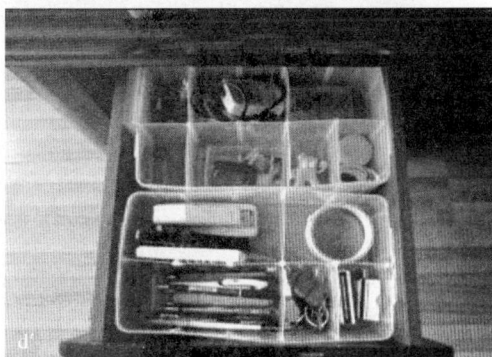

<table>
<tr><td>(1)5S 管理前</td><td>(2)5S 管理后</td></tr>
</table>

附图 1　办公室

2. 实验室

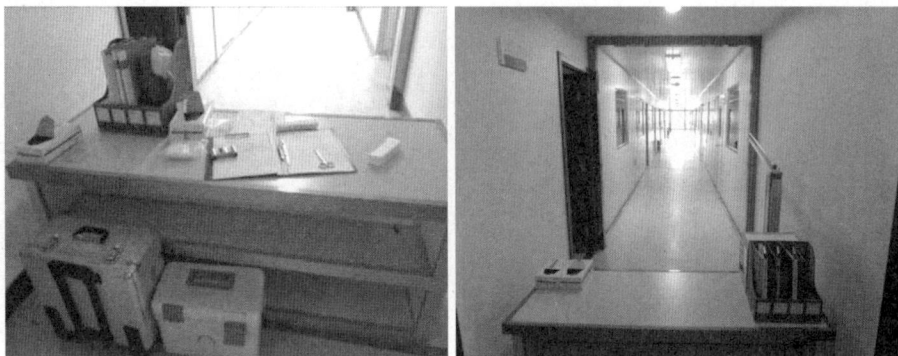

<table>
<tr><td>(1)5S 前</td><td>(2)5S 后</td></tr>
</table>

附图 2　实验区入口

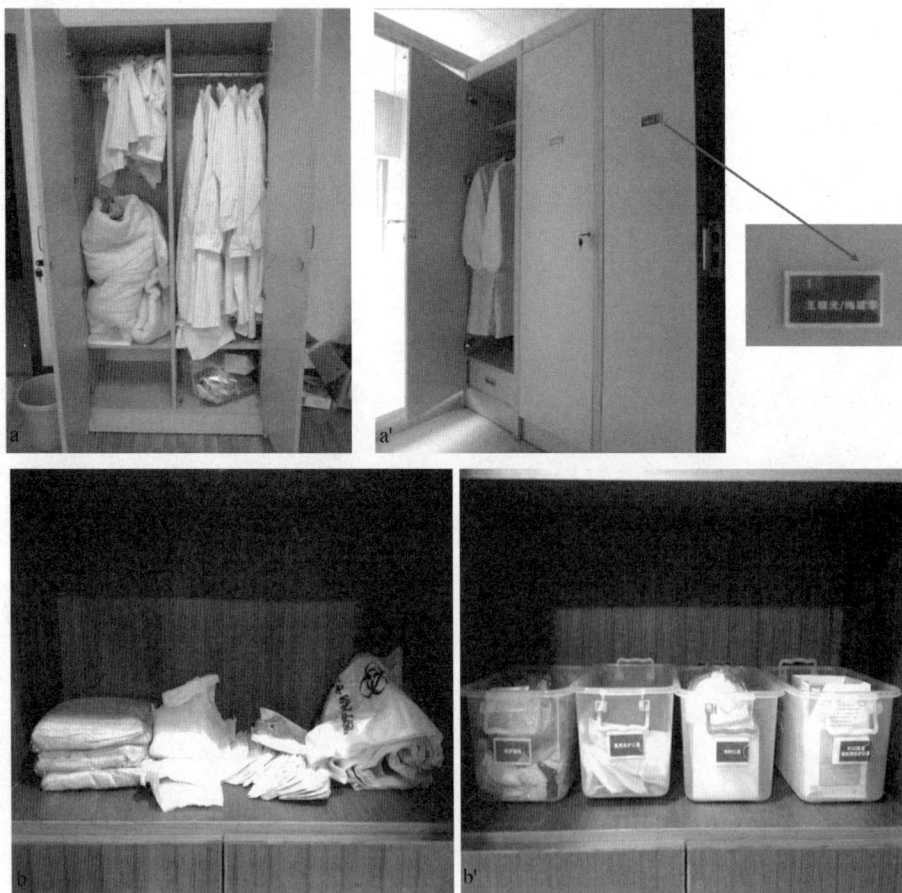

<table>
<tr><td>(1)5S 前</td><td>(2)5S 后</td></tr>
</table>

附图 3　实验区更衣室

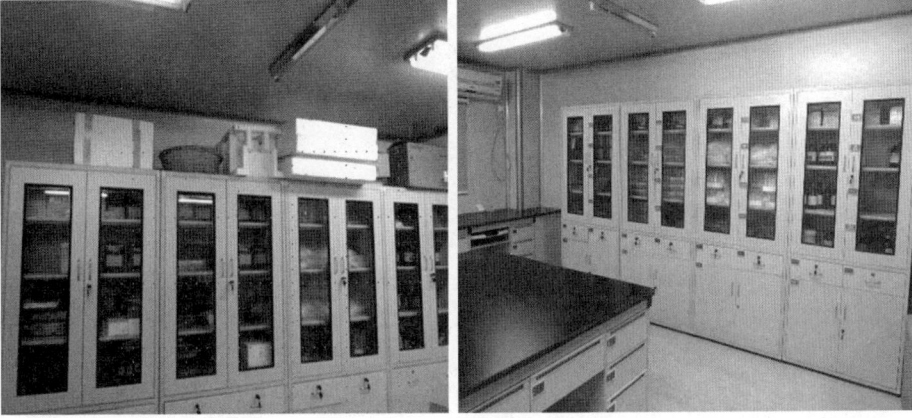

(1)5S 前　　　　　　　　　　　　　　　　　(2)5S 后

附图 4　实验区试剂准备室

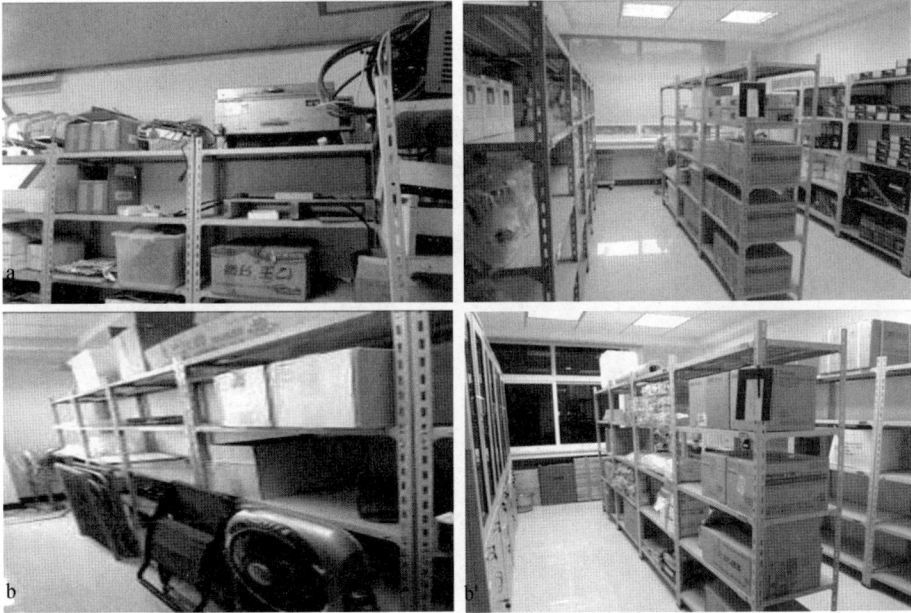

(1)5S 前　　　　　　　　　　　　　　　　　(2)5S 后

附图 5　仓库

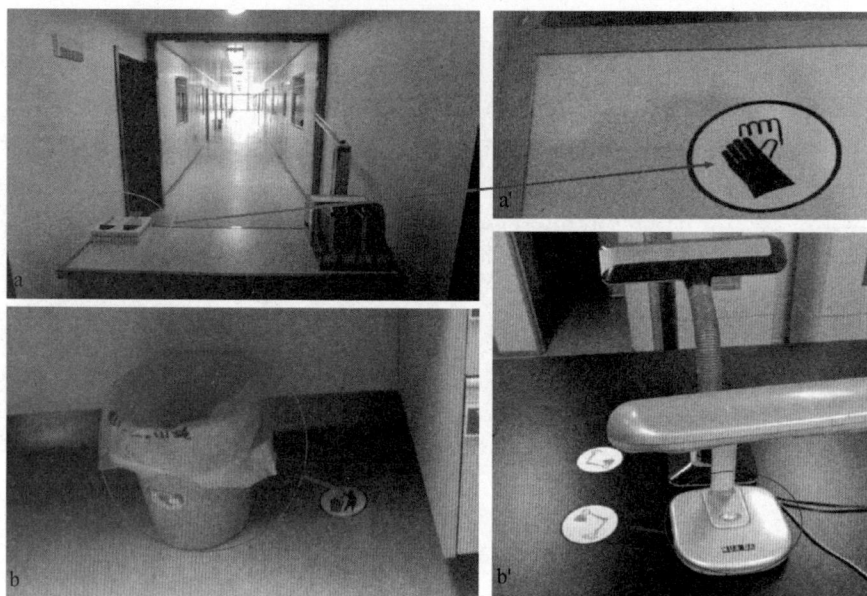

(1)5S 前　　　　　　　　　(2)5S 后

附图 6　定位标签

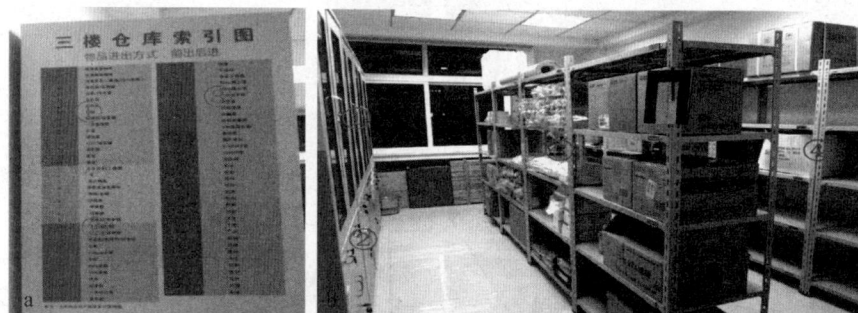

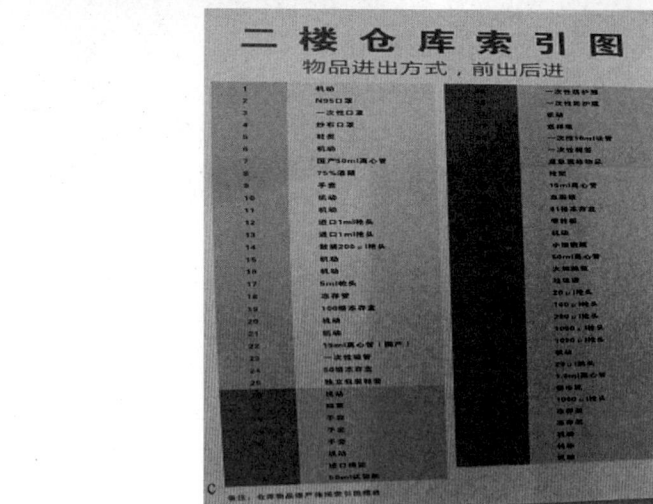

附图 7　仓库索引标签

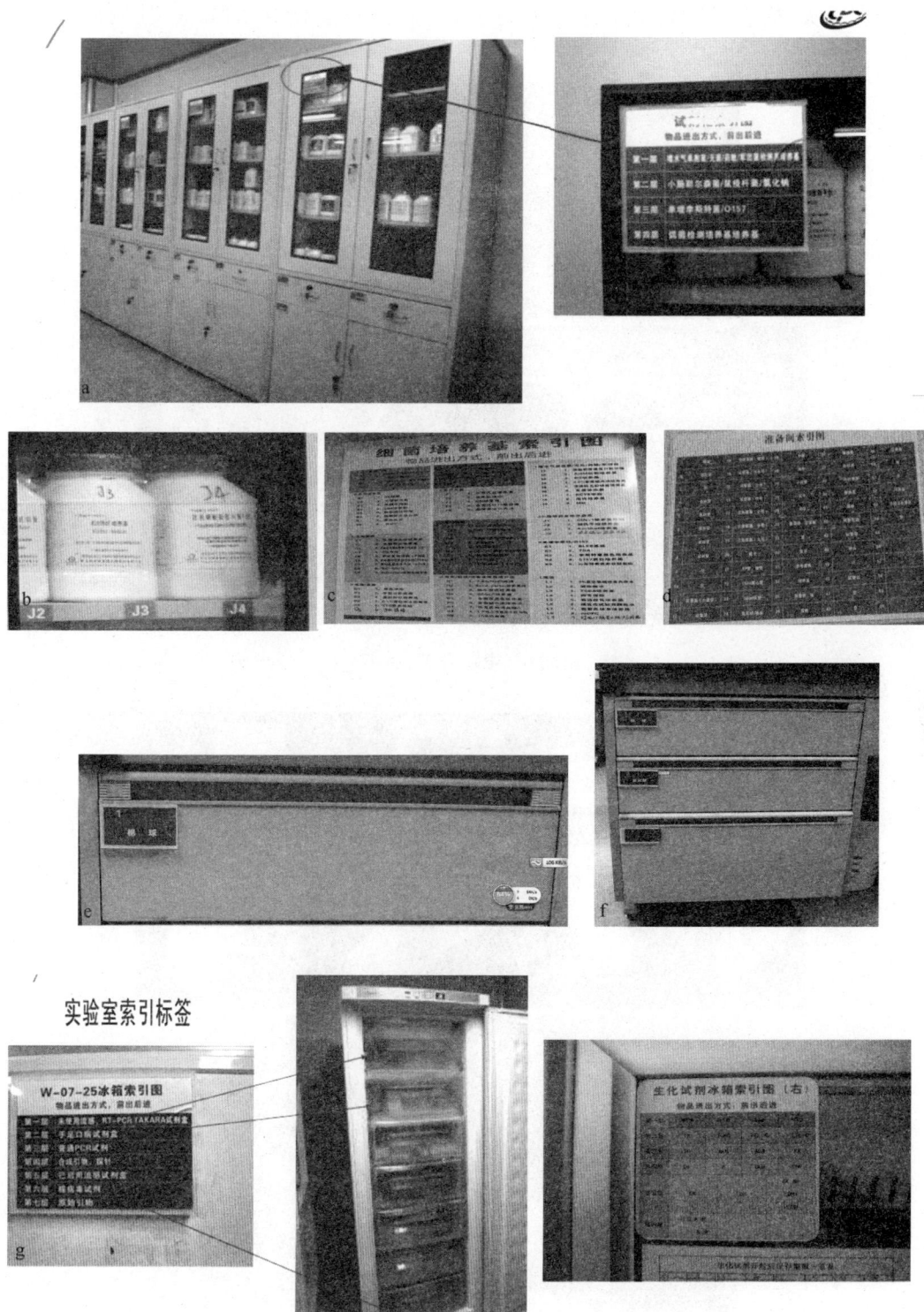

附图 8　实验室索引标签

电源开关、插座标识属于小件标识,采用普通打印、塑封、粘贴方式,使用以下模板样式

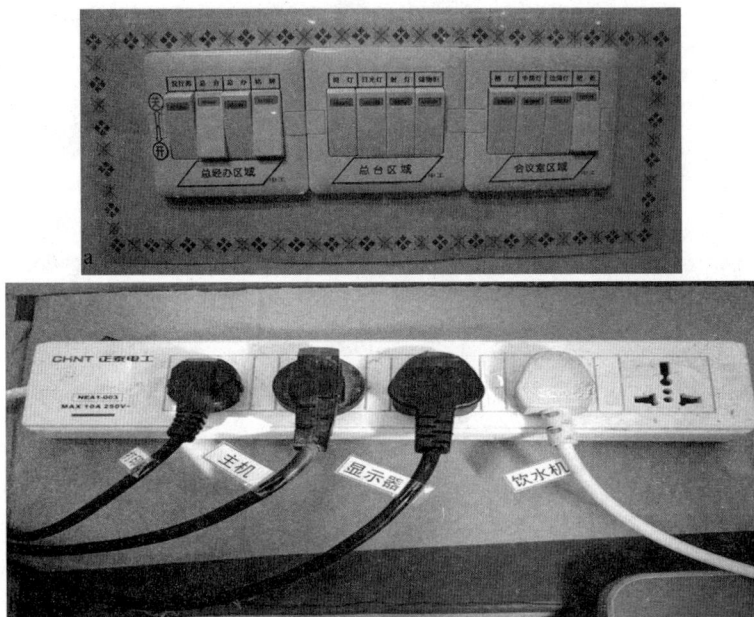

附图 9　电源开关、插座

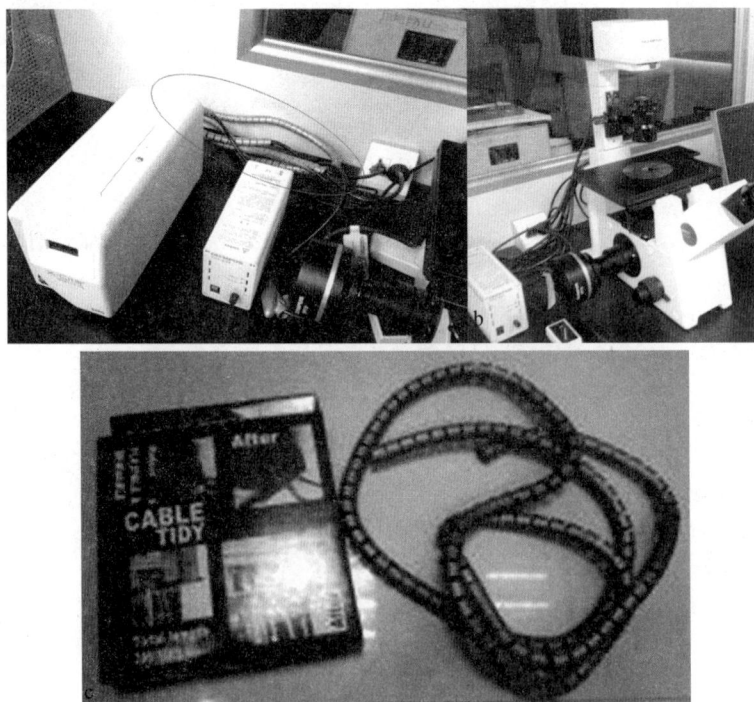

附图 10　实验区线览捆扎

附件 1　办公室 5S 管理执行标准

一、办公桌

1. 桌面无灰尘、水渍、杂物,下班前要清理桌面。

2. 重要纸张文件、保密资料(包括发票、客户信息、工作联络单)等一律入柜。

3. 其他纸件全部整齐放置在文件架、文件夹或书柜中,不得散放在桌面上。

4. 办公用品要摆放整齐,桌下不得堆放与工作无关的文件和物品,如报纸、杂志、箱等。

5. 水杯、电话、文具盒、盆景应摆放在指定位置。

二、办公椅

1. 保持干净整洁。

2. 摆放整齐,离开时办公椅要靠近办公桌,摆放在座位下方。

3. 不用的折叠椅应折起并将其整齐地放在不影响走路的地方。

三、抽屉

1. 下班离开前要锁好。

2. 内中物品要摆放整齐。

3. 抽屉中物品要进行定期清理。

四、保密柜、文件柜

1. 有标志(部门、编号、责任人)。

2. 内中物品、文件等摆放整齐,标志明确,便于查找。

3. 文档保存规范。

五、计算机

1. 摆放端正、保持清洁。

2. 下班时关闭电源。

六、打印机、传真机

1. 节约用纸,纸张存放整齐。

2. 及时取回打印、传真文件,以免丢失、泄密。

3. 不允许用传真机复印大量文件(单张或紧急时候可特殊对待)。

七、地面

1. 保持干净。

2. 计算机电源线、网络线、电话线等扎放整齐。

3. 桌垫、纸袋、纸张、纸板、纸箱、塑料、泡沫等易燃品,不得与电源线、网线、电话线放置在一起,保证安全。

八、通道、走廊

1. 保持通畅。

2. 不得摆放影响美观或走路的纸箱等。

3. 垃圾篓应置于桌下内侧或办公室指定区域。

九、临时摆放物品

1. 原则上公共场地不允许摆放纸箱、物品等。

2. 如特殊情况需临时摆放，必须放置整齐，不得影响整个办公场所的美观及行走方便。

十、公用、流动座位

1. 使用人员均有责任和义务在使用和离开时做好办公区域的卫生工作。

附件2　办公室5S的检查项目

将必要物品定位、定量放置好，便于拿取和放回，排除"寻找"的浪费（附表1）。

附表 1　办公室 5S 的检查项目

检查对象	检查项目	检查/区域	责任者	得分
办公桌、椅、文件柜	① 办公台的摆放是否整齐有序 ② 办公桌面是否干净整洁 ③ 办公桌台面摆放的办公用品和文件是否整齐有序 ④ 办公椅是否摆放整齐 ⑤ 办公椅在人员离开时是否统一摆放、整齐有序 ⑥ 抽屉内的办公文具和资料是否摆放的整整齐齐 ⑦ 抽屉内是否有和工作不相干的物品或储存有食物 ⑧ 文件柜内是否有放置和文件不相干的其他物品 ⑨ 文件柜有无统一地放置并易于拿取文件			
电脑、打印机	① 电脑的主机和显示器是否统一摆放在办公桌或放置的某个位置 ② 连接电脑和显示器的电缆线是否有序地摆放和整齐地捆扎			
文件	① 文件有无分类整理 ② 文件有无分类摆放 ③ 文件夹的外面的标签有无统一制作且采用相同的字体 ④ 文件是否放置在文件夹内和统一的文件柜内 ⑤ 文件夹和文件柜有无标识清楚并整齐地摆放 ⑥ 文件的使用和传递有无统一的格式 ⑦ 文件的发放是否统一用电脑打印的字体			
地面	① 有无垃圾和其他的废弃物在地上 ② 对于放置有无界定区域			

第四章　实验室资质认定申请及评审

4.1　资质认定的概述

资质认定包括计量认证和审查工作两种形式。按照《中华人民共和国计量法》《中华人民共和国计量法实施细则》对检验机构的考核称为计量认证。审查工作称为"审查认可（验收）"，即对技术监督局授权的非技术监督局系统的质检机构的授权（国家质检中心、省级产品专业产品质量监督检验站）称为审查认可，对技术监督系统内的质检机构的考核称为验收。计量认证的 CMA 标志和审查认可的 CAL 标志已成为国内社会公认的评价检验机构的重要标志。在产品质量检验和检测等领域已将计量认证列为检验市场准入的必要条件，计量认证作为我国政府强制实施的一种资质认定形式，已经被多部法律法规所引用，产生了极其深远的社会影响。我国的实验室资质认定工作包含了实验室资质认定的行政管理工作和实验室现场技术评审工作两个过程。

我国的资质认定实行统一管理、分级实施的体制。国家认监委负责国家级实验室的资质认定；各省、自治区、直辖市质量技术监督局负责辖区内的资质认定。国家认监委依据相关国家标准和技术规范，制订计量认证和审查认可基本规范、评审准则、证书和标志，并公布实施。疾病预防控制机构实验室一般均参加计量认证，中国疾病预防控制中心要通过国家级计量认证，省级疾病预防控制中心根据情况可申请国家计量认证和（或）省级计量认证，省级以下疾控中心只能申请省级计量认证。以下内容主要是针对疾控机构实验室的计量认证工作，实验室是指检测实验室。

4.2　实验室计量认证办事程序

一、概述

程序为进行某项活动或过程所规定的程序。

(一)实验室计量认证程序的含义及构成

1. 实验室计量认证程序是指各级质量技术监督部门根据受理计量认证的申请，组织到现场技术评审，证书的发放以及做出证书的收回、撤销的决定的步骤、方式和时限的总称。

2. 实验室计量认证工作包含实验室计量认证的行政管理工作和实验室现场技术评审工作两个过程。

(1)省级以上质量技术监督部门实施计量认证的程序称为实验室计量认证行政许可办事程序。

(2)评审的组织在实行现场评审时所遵循的程序称为实验室计量认证现场技术评审程序。

(二)对实验室计量认证程序要求

1. 实验室计量认证程序符合依法行政的原则

2. 实验室计量认证程序与国际惯例相协调

3. 实验室计量认证程序遵循高效、便捷、公开、公正、公平的原则

4. 实验室计量认证的分工

(1)国家级实验室——国家认监委;

(2)各省辖区内实验室——省质量技术监督局。

(三)实验室计量认证分类

1. 首次认证

2. 复查换证

3. 扩项

4. 标准变更

5. 授权签字人变更

二、实验室计量认证办事程序

(一)首次认证、复查换证的办事程序

1. 许可依据

《中华人民共和国计量法》

《中华人民共和国标准化法》

《中华人民共和国产品质量法》

《中华人民共和国认证认可条例》

《实验室和检查机构认证管理办法》

2. 申请条件

(1)独立、客观、公正地从事检测工作,承担相应的法律责任,建立有效运行的管理体系;

(2)具有与从事的检测活动相适应的人员;

(3)具备固定的工作场所,其环境满足检测/校准工作的需要;

(4)具备满足检测/校准工作所需的设备设施;

(5)满足《实验室资质认定评审准则》的要求。

3. 申请材料

(1)申请书(一式三份,国家认监委网站:http://www.cnca.gov.cn);

(2)法律地位证明:社团法人(民政批准)、事业法人(编委批准)、企业法人(工商批准)、其他;

(3)技术能力证明(场所、设施、人员、证明检测工作经历的检验报告等);

(4)管理体系文件(质量手册、程序文件)。

4. 许可工作程序

申请→受理(符合条件)→技术评审→审批→颁发证书→材料存档→公布

(1)申请

申请单位按管辖关系向国家认监委或省级质量技术监督局提出计量认证申请。报送申请书(一式三份),并提供所要求的材料(1套)。现浙江省的计量认证工作主要是通过浙江省实验室资质认定管理系统(简称网上系统)提出申请,详见《浙江省实验室资质认定作业指导书》中的申请内容。

(2)受理

1)审查申请材料

发证管理部门接到申请材料后,对申请材料的完整情况进行审查,材料不齐全或不符合法定形式的,5日内口头或者书面一次告知申请单位进行补充。

2)受理申请

符合申请条件的,受理申请,出具《行政许可受理通知书》,并在5日内将相关材料送技术评审机构。

3)不受理申请

不符合申请条件的,不接受申请受理,出具《行政许可不予受理通知书》,并说明理由。

浙江省省局负责受理直管实验室的申请材料,市质监局负责受理省局委托考核的实验室的申请材料。具体操作详见《浙江省实验室资质认定作业指导书》中的受理内容。

(3)技术评审

1)安排技术评审

承担技术评审的机构在接到发证管理机关对申请机构的技术评审要求及相关材料后2个月内安排现场评审。浙江省的组织技术评审按《浙江省实验室资质认定作业指导书》执行。

2)评审结果的上报

技术评审完成后(包括整改及评定),评审机构向发证管理部门报告技术评审结果。整改要求及期限不得超过两个月。

(4)审批

1)审查评审结果

发证管理部门接到评审材料后,对其审查,提出审查意见。

2)履行审批手续

经审查同意的,报委(局)领导批准。审查不同意的,出具《不予行政许可决定书》,并说明理由。

(5)颁发证书

发证管理部门负责将申请、受理、审批的所有材料整理存档。

(6)材料存档

发证管理部门负责将申请、受理、审批的所有材料整理存档。

(7)公布

将获得的计量认证的机构名称、地址、证书编号、批准项目、有效期等信息通知认监委(质监局)网站行政审批专栏并对社会公布。

5. 承诺期限

5日内完成对申请材料的完整性审查。

自受理申请后 20 个工作日内做出行政审批决定(技术评审时间不包括在内);做出行政许可决定后 10 日内通知申请机构领取资质认定证书。

6. 收费

国家级:1500 元/家;省级:1200 元/家。

浙江省计量认证的审批和发证及资料存档均按《浙江省实验室资质认定作业指导书》执行。

(二)扩项(新增检测能力)、标准变更、授权签字人变更等办事程序

1. 扩项办事程序

(1)提交申请材料:申请书、质量手册(有变化时)、扩项产品的典型检验报告(1 份/类);

(2)许可工作程序(同复查换证程序)。决定批准后向申请人发放扩项项目的《计量认证证书附表》。

2. 标准变更办事程序

(1)提出标准变更申请(A. 标准变更申请及审批备案表,B. 新、旧标准文本,C. 计量认证证书复印件);

(2)受理人审查标准变更材料,对于属于标准年代号变化,或其内容轻微变化的,由受理人指派专家确认;对于属于检测技术指标变化,或涉及环境、设备、设施变化的,受理人应参照扩项程序,指派评审员通过现场考核确认;

(3)标准变更的确认应在两个月内完成;

(4)标准变更的批准,变更后"计量认证证书附表"的增发。

3. 授权签字人变更办事程序

(1)提交"授权签字人申请/审批表";

(2)受理人审查,必要时进行现场核查;

(3)授权签字人变更的确认应在两个月内完成;

(4)批准变更,换发"授权签字人审批表"。

4. 机构名称变更办事程序

(1)提交变更申请材料(变更申请表、新机构名称的法律地位证明文件、新机构最高管理者任命文件、原机构计量认证、审查认可证书及其附表原件);

(2)受理人申请变更资料审查,必要时进行现场核查;

(3)机构名称变更的审查应在两个月内完成;

(4)批准变更,换发计量认证、审查认可证书及其附表。

浙江省的变更按《浙江省资质认定作业指导书》执行。

4.3　实验室资质认定技术评审程序

一、计量认证技术评审程序的适用范围

在受理了实验室的计量认证申请之后,要委托评审机构进行现场技术评审。现场评审的过程是从评审机构接受评审任务起,直到整改结束上交评审材料为止,技术评审程序

就是规范这一过程的技术操作。技术评审程序由评审机构在现场评审时实施。

(一)评审形式

评审形式有首次评审、复查评审、扩项评审、标准变更评审、授权签字人变更评审、名称变更评审、组织变化的评审。不同的评审形式适用于不同的认定需求。

(二)技术评审的时限

1. 文件审查(20 个工作日内)

2. 现场评审(2 个月内,包含整改期)

3. 整改跟踪验证(10 日内)

二、首次与复查评审的现场评审

(一)评审准备

1. 评审任务下达与领取 发证机关受理实验室的计量认证的申请后,10 日内评审机构下达《计量认证评审组成员建议/批准名单》,向评审组长递交如下资料

(1)《申请书》及相应的附件;

(2) 评审工作用表(可从认监委网站上下载);

(3)《质量手册》《程序文件》;

(4)《管理体系内部审核记录》《管理评审记录》等管理体系运行记录。

2. 评审组长对《申请书》的了解(确认)

由于实验室的申请已被受理,其《申请书》已被受理机关接受。评审组长通过《申请书》对实验室的工作类型、工作范围、工作量及检验/校准资源的配置、管理体系运作所覆盖的范围以及申请认定的项目、涉及的标准等技术内容进行了解,以便于现场评审的进行。

(1)申请的检测能力应按申请领域名称、类别名称、产品名称(如食品、调味品、味精)的顺序,或领域名称、产品名称、参数名称(如食品、酱油、氨基酸态氮)等形式表述清晰、准确填写。

(2)《申请书》中的"仪器设备(标准物质)及其检定一览表"应与"申请计量认证项目表"内容相符并能证明其检验能力。

3. 评审组长文件评审

评审组长依据《资质认定评审准则》及相应的技术标准,对申请人的质量手册、程序文件进行文件符合性审查,对管理体系的运行予以初步评价,10 日内完成实验室体系文件的评审。

(1)对《质量手册》的评审要点:

1)《质量手册》的条款与《资质认定评审准则》相对应;

2)质量方针明确,质量目标可测量、具有可操作性;

3)质量职能明确;

4)管理体系描述清楚,要素阐述简明、切实,文件之间接口关系明确;

5)质量活动处于受控状态,管理体系能有效运行并进行自我改进。

(2)对《程序文件》的评审要点:

1)需要有程序文件描述的要素,均被恰当地编制成了程序文件;

2)程序文件结合实验室的特点,具有可操作性;

3)程序与相关程序文件、质量手册有清晰明确的接口。

(3)对《管理体系内部审核记录》的评审要点:

1)有详细的内部审核计划;

2)内部审核记录覆盖全部要素、部门、过程;

3)内部审核结论准确;

4)内部审核中所发现的不符合项已有效整改。

(4)对《管理评审记录》的评审要点:

1)有详细的管理评审计划;

2)管理评审具有明确(完整)的输入和输出;

3)管理评审结论准确。

(5)文件评审结果的处理

1)评审组长在规定的时间内对文件进行审查后,将审查意见返回发证机关资质认定负责人,说明文件审查的结果,做出是否可以实施现场评审的建议。

2)当管理体系文件不符合要求时,评审组长应通过发证机关通知申请单位增补或更改。只有在管理体系文件涵盖管理体系要素,管理体系要素已被充分描述并有相应程序文件时,评审组长方可建议安排现场评审。

3)管理体系内审和管理评审中的不符合内容,可以在现场评审中一并提出。未进行管理体系内审和管理评审,或管理体系不能正常运行的,不能转入现场评审。

4. 下发评审通知

发证机关在文件评审合格后,向实验室下发"现场评审通知书",责成评审组对申请人实施现场评审。

5. 编制评审计划,与被评审实验室沟通

评审组长接到"现场评审通知书"后,编写"计量认证现场评审日程计划表"。对评审的日期、时间、工作内容、评审组分工等进行策划安排,并就以下问题与被评审的实验室进行沟通:

(1)确定评审的日程;

(2)确定现场操作考核的项目;

(3)商定交通、住宿等安排。

浙江省的计量认证评审准备工作均在网上办事大厅完成,具体操作见《浙江省资质认定作业指导书》。

(二)现场评审

1. 现场评审工作预备会议

评审组长在现场评审前负责召开全体评审组成员参加的预备会,会议内容包括:

(1)评审组长重申评审工作的公正、客观、保密要求;

(2)说明本次评审的目的、范围和依据;

(3)介绍实验室文件审查情况;

(4)明确现场评审要求,统一有关判定原则;

（5）听取评审组成员有关工作的建议,解答评审组成员提出的疑问;

（6）确定评审组成员分工,明确评审组成员职责,并向评审组成员提供相应评审文件及现场评审表格;

（7）确定现场评审日程表;

（8）需要时,要求实验室提供与评审相关的补充材料;

（9）需要时,组长对技术专家、评审员进行简短的培训及评审经验交流。

2. 首次会议

（1）参加会议成员:评审组长主持召开首次会议,评审组全体成员、实验室最高管理者、技术负责人、质量负责人、部门负责人及相关人员参加首次会议。

（2）首次会议内容:

1）组长宣布开会,介绍评审组成员,实验室介绍与会人员;

2）评审组长宣读国家认监委或地方质检部门的评审通知,说明评审的目的、依据和范围、明确评审将涉的部门、人员;

3）确认评审日程表;

4）宣布评审组成员分工;

5）强调评审的判定原则及评审采用的方法和程序;

6）强调公正客观原则,说明评审是一个抽样过程,有一定局限性,但评审将尽可能抽取有代表性的样本,并以事实、数据为依据,使评审结论客观;

7）向实验室做出保密的承诺;

8）澄清有关问题,明确限制条件(如洁净区、危险区、限制交谈人员等);

9）实验室为评审组配备陪同人员,确定评审组的工作场所及评审工作所需资源;

10）实验室负责人介绍实验室概况,介绍实验室评审准备工作情况和最近一次自查情况及其他需要说明的情况;

11）会议结束。

3. 考察实验室

首次会议结束,由陪同人员带领评审组进行现场参观,实地考察实验室相关的办公、检测场地、场所。现场参观的过程是观察、考核的过程。要利用有限的时间收集最大量的信息。在现场参观的同时要及时进行有关的提问,有目的地观察环境条件、仪器设备、检验设施是否符合检测要求,做好记录。评审组在现场观察时所提的问题(由现场检验人员回答,不应由管理层统一代答)应作为素质考核的内容。

4. 现场操作考核

实验室是否使用合适的方法和程序来进行所有检测/校准(包括抽样、样品接收和准备样品处理、设备操作、数据处理、结果报告,以及测量不确定度的评定、检测数据的分析和统计),应通过现场操作予以考核。通过现场试验考核人员的操作能力以及环境、设备等保证能力。

（1）考核项目的选择

现场试验项目必须涉及申请范围内每个领域,对产品分类的覆盖应达到100%(如食品、生活饮用水等)。每分类参数中,以样品复测、人员比对、仪器比对的方式进行考核的参数覆盖应大于15％,并选择主要性能技术参数。

填写"计量认证现场试验计划表"的序号、样品名称应与《申请书》申请的项目一致,以直接表示现场试验项目的覆盖程度。

（2）现场操作考核的方式

1）样品复测;

2）人员比对;

3）仪器比对;

4）过程考核（见证试验）;

5）证书验证。

（3）现场试验结果的应用

1）样品复测、人员比对、仪器比对、过程考核应出具检测报告,证书验证可不出具检测报告。

2）在现场操作考核中,如果样品复测、人员比对、仪器比对的结果数据不合格,或与已知数据明显偏离,应要求实验室分析原因;如属偶然原因,可安排实验室重新试验;如属于系统偏差,则应认为该实验室不具备该项检测能力。

（4）现场试验的评价

现场试验结束后,评审员应对试验的结果进行评价,评价的内容如下:

1）采用的检验标准是否正确;

2）检测结果的表述是否准确、清晰、明了;

3）检验人员是否有相应的检测经验;

4）检测操作的熟练程度如何;

5）环境设施和适宜程度;

6）样品的接收、登记、描述、放置、样品制备及处置是否规范;

7）检测设备、测试系统的调试、使用是否正确;

8）检验记录是否规范。

5. 现场提问

现场提问是评价实验室工作人员,是否经过相应的教育、培训,是否具有相应的经验和技能而进行资格确认的一种形式。

（1）实验室主要领导人、技术负责人、质量负责人、各质量管理岗位人员以及所有从事抽样、检验/校准、报告签发等的技术人员均应接受现场提问。

（2）现场提问可随时进行。

（3）现场提问的内容中可以是基础性的问题,也可以就评审中发现的问题、尚不清楚的问题做跟踪性或澄清性提问。对所有的提问应有相应的记录,以便做出合理的评审结论。

6. 查阅质量记录

（1）管理体系运行过程中产生的管理记录,以及检验/校准过程中产生的技术记录是复现管理过程和检测过程的有力证据和有效工具。要通过对质量记录的查证,评价管理体系运行的有效性,以及技术操作的正确性。

（2）对质量记录的查阅应注重以下问题：

1）文件资料的控制，以及档案管理是否适用、有效、符合受控的要求，并有相应的资源保证；

2）实验室管理体系运行记录是否齐全、科学，能否有效反映管理体系运行状况；

3）原始记录、报告或证书格式内容应合理，并包含足够的信息；

4）记录做到清晰、准确，应包括影响检测结果的全部信息，如图表、全过程等；

5）记录的形成、修改、保管符合体系文件的有关规定。

（3）对原始记录、检验报告的评价结论填写在"计量认证现场抽查原始记录、检测报告情况记录表"。

7. 填写现场评审记录

对实验室现场评审的过程要记录在《计量认证评审报告》中。评审员在依据《评审准则》对实验室进行逐条评审的同时，要在《评审报告》中逐条记录评审状况。

评审意见分为"符合""基本符合""不符合""缺此项""不适用"，其意义如下：

（1）符合：体系文件中有正确的描述并能提供有效证明材料。

（2）基本符合：体系文件中有正确的描述但不能准确规范地予以实施。

（3）不符合：体系文件中有正确的描述，但尚未实施。

（4）缺此项：《实验室资质认定评审准则》中有对实验室适用的条款，但体系文件中无此条款的描述，亦未实施。

（5）不适用：实验室实际运作不涉及该条款。

当评审意见出现"基本符合""不符合"时，应在"说明"栏内注明具体的事实。对事实的描述应该客观具体，应严格引用客观证据，并可追溯。例如观察到的事实、地点、当事人，涉及的文件号、证书或报告编号，有关文件内容，有关人员的陈述等；描述应尽量简单明了、事实确凿、不加修饰。

8. 现场座谈会

（1）座谈会的目的

通过座谈会考核实验室技术人员和管理人员基础知识、了解实验室人员对体系文件的理解、澄清现场观察中的一些问题、交流思想、统一认识。这是现场评审中的一个重要过程。

（2）参加座谈会的人员

座谈会一般由以下人员参加：各级管理干部和管理岗位人员，内审员，监督人员，主要抽样，检验人员，实验室新增人员。

①座谈会的内容

1）对《评审准则》的理解；

2）对实验室体系文件的理解；

3）《评审准则》和体系文件在实际工作中的应用情况；

4）各岗位人员对其职责的理解；

5）各类人员应具备的专业知识；

6）评审过程中发现的一些问题以及需要与被评审方澄清的问题。

②座谈会过程的控制

1）座谈会由评审组长主持,评审组成员全部参加;

2）座谈会的时间应控制在一个半小时左右;

3）座谈会中的意见交换应抓住主要问题;

4）座谈会的发言人员应考虑代表性;

5）对参加人员、提出的问题、回答的情况予以记录。

9. 授权签字人的考核

（1）授权签字人的条件

①具备相应的工作经历;

②具备相应的职责权利;

③熟悉或掌握有关仪器设备的检定/校准状态;

④熟悉或掌握所承担签字领域的相应技术标准方法;

⑤熟悉实验室管理和检测报告审核签发程序;

⑥具备对检测结果做出相应评价的判断能力;

⑦熟悉《评审准则》以及相关法规技术文件。

（2）考核

由组长主持,评审组成员尽量全部参加,每个授权签字人填写一张"计量认证现场考核授权签字人评价记录表",记录的内容如下:

①个人的简历,尤其是证明适合现任工作的经历;

②考核中提出的主要问题,以及被考核人的回答情况;

③主考人的评价意见。

10. 检测能力的确定

（1）确认实验室的检测能力

确认检测能力是评审组进行现场评审的核心环节,每一名评审员都应该严肃认真地评定实验室的检测能力,为国家认监委或地方质检部门的行政许可提供真实可靠的技术保证。检测能力必须符合以下条件:

①立项所依据的标准必须现行有效;

②检测活动的空间、设施、环境条件必须满足要求;

③检测过程所需的设备量程、准确度必须满足要求;

④所有的测量值均应溯源到国家计量基准;

⑤所有的检测、抽样人员均能正确完成工作;

⑥能够通过现场试验、盲样测试证明相应的检测能力。

（2）确定检测能力时应注意的问题

①检测能力是以现有的条件为依据;

②分包和借用设备的项目不能作为检验能力;

③检测项目按申请的范围进行确认;

④被评审方不能提供检测标准、检验人员不具备相应的技能、无检验设备或检验设备配置不正确、环境条件不满足检验要求的,均按不具备检测能力处理;

⑤同一检验产品中只有部分满足检验要求的检验项目,应在"限制范围或说明"中注明。

11.《评审组确认的检测能力建议批准的认证项目及限制范围》的填写

(1)将被确定的检测能力填写在《评审报告》的《评审组确认的检测能力建议批准的认证项目及限制范围》中;

(2)按检测产品形式填写(产品式:领域类别—产品类别—产品);

(3)按检测参数形式填写(参数式:领域类别—参数类别—参数);

(4)"限制要求及说明"的填写;

(5)申请检测项目应用限制。

按检测产品形式填写:

①在"检测项目类别"中以汉字数字为序号填写产品的领域名称,如食品、生活饮用水等;

②在"检测项目类别"中以阿拉伯数字为序号填写产品的类别名称,如酱油、味精等;

③在"项目/参数名称"中以阿拉伯数字为序号填写产品的名称,如氨基酸态氮、谷氨酸钠;

④在"检测标准(方法)名称及编号(含年号)"填写产品标准的名称、标准代号及年号;

⑤在"限制范围或说明"填写只能检的或不能检的参数名称;

⑥如果产品的某一参数有限制要求,应将此参数单列在该产品之后,并填写其受限的内容。

按检测参数形式填写:

①在"检测项目类别"中以汉字数字为序号填写参数的领域名称,如食品、添加剂;

②在"检测项目类别"中以阿拉伯数字为序号填写参数的类别名称,如酱油、苯甲酸等;

③在"项目/参数名称"中以阿拉伯数字为序号填写参数的名称;

④在"检测标准(方法)名称及编号(含年号)"填写参数标准的名称、标准代号及年号;

⑤在"限制范围或说明"填写参数的量程、准确度等限制条件;

⑥检验参数的限制:能检或不能检测的项目,选用最为简洁的方式填写,如"只检…"、"…除外";

⑦检验量程的限制,如能测 3mg/L 以下;

⑧检验方法的限制,如只用分光光度计法;

⑨对申请检测项目应用限制的说明。

12. 评审组内部沟通会

(1)在现场评审期间,每天召开评审组内部会,交流当天评审情况,讨论评审发现的情况,确定是否构成不符合项;评审组长了解评审工作进度,及时调整工作任务,组织、调控评审过程,对疑难问题提出处理意见。

(2)最后一次评审组内部会时,组长对评审情况进行汇总,确定评审通过的检测能力,提出不符合项和整改要求,形成评审结论并做好评审记录。

(3)向被评审方代表通报评审结论并请对方发表意见,解答被评审方关心的问题或消除差异。

13. 与实验室沟通

(1)在形成评审组意见后,评审组长与被评审实验室领导进行充分沟通,简要通报评审中发现的不符合情况和评审结论意见,听取被评审实验室的意见。

(2)对不符合项和基本符合项,如被评审实验室提出异议并能出具充足证据,证明该条款符合要求,则评审组确认后应撤销该不符合项(或基本符合项)。

14. 评审结论

(1)"符合"是指体系文件适应质量体系运作,符合体系文件的规定,各要素条款全部"符合"。

(2)"不符合"是指管理体系运行中,存在着区域性不符合或系统性不符合。

(3)"基本符合"是指管理体系尚未构成区域性不符合或系统性不符合,存在的不符合内容的整改可以通过书面的形式见证。

(4)"基本符合需现场复核"是指要素条款中的"不符合"项、"基本符合"项的整改的有效性,只能通过现场的观察才能证实。

15. 评审报告

评审组长负责评审组意见主要内容包括:

(1)现场评审的依据;

(2)评审组人数;

(3)现场评审时间;

(4)评审范围;

(5)评审的基本过程;

(6)对机构体系运行的有效性和承担第三方公正检验的评价;

(7)对人员素质、仪器设备、环境条件和检测报告的评价;

(8)对现场试验操作考核的评价;

(9)建议批准的认证项目的数量及需要说明的其他问题;

(10)不符合项及需要整改的问题。

《评审报告》应使用统一印制下发的文本,所要求的项目不得短缺,有关人员应在相应的栏目内签字。

16. 末次会议及内容

(1)重申评审的目的、范围、依据;

(2)说明评审的局限性、时限性,抽样评审存在的风险性;

(3)评审情况和评审中发现的问题;

(4)宣读评审意见和评审结论;

(5)提出整改要求;

(6)被评审实验室领导对评审结论发表意见;

(7)宣布现场评审工作结束。

(三)整改的跟踪验证

现场评审结束后,实验室在商定的时间内对不符合内容采取纠正措施进行整改,形成的完整整改文件报评审组长确认。

1. 对评审结论为"基本符合"的实验室,应采取文件评审的方式进行跟踪验证

(1)实验室提交整改报告和相应见证材料;

(2)评审组长根据见证材料确认整改是否有效、符合要求;

(3)对整改符合要求的,由评审组长填写《评审报告》的附表4,上报审批。

2. 对评审结论为"基本符合需现场复核"的实验室,应采取现场检查的方式进行跟踪验证

(1)实验室提交整改报告和相关见证材料;

(2)评审组长组织相关评审人员,对需整改的不符合内容进行现场检查,确认整改是否有效;

(3)对整改有效、符合要求的,由评审组长填写《评审报告》的附表4,上报审批。

(四)评审材料的汇总及上报

1. 评审机构应向国家认监委或地方质检部门上报下列材料

(1)申请书;

(2)评审报告;

(3)合格证书附表;

(4)整改报告;

(5)评审中发生的所有记录;

(6)包含上述内容的软盘。

2. 发证机关对评审机构上报的材料进行审查,对符合要求的予以接收,办理行政审批手续,标志着现场评审的结束

(五)现场评审的终止

1. 评审组在如下情况下应终止评审工作

(1)申请计量认证实验室的法律地位不清,无相应的法律地位证明文件;

(2)实验室实际状况与申请书严重不符;

(3)不能提供实施《评审准则》的质量记录,实验室管理体系控制失效且认为在短期内不能纠正;

(4)实验室有意妨碍评审的正常进行,以致无法进行评审。

2. 评审机构拟终止评审时,应请示下达评审任务的发证机关,经同意后方可终止

三、扩项评审、多场所评审及其他评审程序

(一)扩项评审程序

扩项评审程序与初次评审的程序是一致的。具体的实施过程有以下几点不同:

1. 在评审准备阶段,扩项评审可不进行文件评审;在编制评审计划时,侧重于技术要素的评审。

2. 在现场评审阶段,一般只参观与扩项有关的检测现场、扩项有关的要素。

3. 只确认扩项部分的检测能力。

(二)多现场评审

1. 具有多个检测场所的实验室,一般有以下几种形式

(1)由实验室的某一场所出具检测报告,在几个不同场所实施不同项目的检测;

(2)实验室的几个不同场所实施项目检测,由这些场所分别出具检测报告;

(3)使用同一证书出具检测报告的不同检测场所,都具有独立法人地位;

(4)使用同一证书出具检测报告的不同检测场所,不具有独立法人地位。

2. 对于多现场的评审应注意以下问题

(1)在管理体系文件中,对多检测场所的组织结构、质量职责、质量管理有清楚的描述;

(2)现场评审要覆盖所有的检测项目;

(3)对多现场评审不能覆盖所有检测场所时,可以采取随机抽取场所进行现场评审,其他本次考核未到达场所可以通过监督评审时覆盖,但未到达场所的检测、管理人员应到达考核现场接受考核;

(4)对多场所评审的过程应符合初次评审、复查评审的程序规定。

(三)标准变更、授权签字人变更、组织变更、名称变更等评审程序

实验室的检测标准变更、授权签字人变更、组织变更、名称变更均需要到发证机关办理变更手续。必要时发证机关将委托评审机构到实验室现场对问题进行调查和核实。

四、计量认证的监督管理

(一)证书的监督管理

1. 证书的有效期

计量认证证书的有效期为 3 年。实验室应当在计量认证证书有效期届满前 6 个月提出复查、验收申请,逾期不提出申请的,由发证单位注销资质认定证书,并停止其使用标志。

2. 证书的监督检查

(1)国家认监委依法对地方质检部门及其组织的评审活动实施监督检查。

(2)地方质检部门应当于每年一月向国家认监委提交上年度工作报告,接受国家认监委的询问和调查,并对报告的真实性负责。

(3)国家认监委依法组织对实验室的资质情况进行监督抽查;对不符合要求的,按照有关规定予以处理。

3. 证书的查处(撤销其资质)

(1)资质认定审批工作人员滥用职权、玩忽职守做出实验室取得资质认定决定的;

(2)超越法定职权做出实验室取得资质认定决定的;

(3)违反认定程序做出实验室取得资质认定决定的;

(4)对不具备法定基本条件和能力的实验室做出取得资质认定决定的。

4. 对申请人的约束

(1)申请人申请资质认定时,对隐瞒有关情况或者提供虚假材料的,资质认定监督管理部门应当不予受理或者不予批准,并给予警告;申请人在一年内不得再次申请资质认定。

(2)实验室以欺骗、贿赂等不正当手段取得批准决定的,国家认监委和地方质检部门应当撤销其所取得的资质认定决定,并予以公布。实验室自被撤销资质认定之日起 3 年内,不得再次申请资质认定。

(3)实验室出具虚假结论或者出具的结论严重失实,对情节严重的,应当撤销其所取

得的资质认定,并予以公布。

(4)地方质检部门应当自做出撤销决定之日起 15 日内,将其撤销决定书面报告国家认监委备案。

(5)国家认监委通过其网站或者其他方式向社会公布撤销资质认定的实验室的名录。

(6)对从事实验室资质认定的工作人员滥用职权、玩忽职守、徇私舞弊的,依法给予行政处分;对构成犯罪的,依法追究刑事责任。

(7)对于实验室违法行为,依照计量法、标准化法、产品质量法、认证认可条例等有关法律、法规规定予以处罚。

五、监督评审

(一)监督评审程序

1. 监督评审的策划

监督评审主要采取定期监督、比对试验、能力验证、监督检查等方式进行。定期监督时,由发证机关下发定期监督评审计划,委托有关评审机构实验室进行监督评审。以比对试验、能力验证、监督检查的方式进行监督评审。

2. 监督评审的内容

(1)对上次评审提出的整改意见落实情况验证。

(2)通过审查实验室的质量记录(尤其是管理体系内审和管理评审的记录),评价实验室的管理体系运行有效性。

(3)对上次评审后的变更进行确认。

(4)对检测项目进行现场试验考核。应尽量选取有代表性的、检测标准变化的项目做现场试验考核。

(5)监督评审结束,应填写《计量认证/审查认可(验收)评审报告》。

(二)监督评审结果的处理

1. 对于监督评审中发现的问题,应在 15 天内完成整改,整改报告经审查合格后报发证机关。

2. 对监督评审发现严重问题的,由发证机关核实后暂停该实验室的检测资质,停止其使用标志。对暂停到期不符或复审不合格的,由发证机关注销其证书并予以公告。

3. 对获证实验室已达不到计量认证/审查认可(验收)受理条件的,应由发证机关注销其证书并予以公告。

六、计量认证评审文书的编制

(一)计量认证《评审报告》的编制

(1)封面;

(2)概况;

(3)评审组意见;

(4)认可项目;

(5)附表 1:评审表;

(6)附表 2:现场试验项目汇总表;

(7)附表3:评审组人员签字及联系方式;

(8)附表4:整改完成记录、评审组长确认及审批意见;

(二)计量认证《申请书》的编制

(1)封面;

(2)概况;

(3)附表1:申请项目表;

(4)附表2.1:授权签字人申请一览表;

(5)附表2.2:授权签字人申请表;

(6)附表3:组织结构框表;

(7)附表4:实验室人员一览表;

(8)附表5:仪器设备(标准物质)配置一览表;

(三)计量认证现场评审记录的编制

(1)实验室资质认定审批单;

(2)实验室资质认定评审组成员建议/批准名单;

(3)实验室资质认定现场评审日程表;

(4)实验室资质认定现场评审签到表;

(5)实验室资质认定现场考核试验项目计划表;

(6)实验室对资质认定评审组的工作评价反馈表;

(7)实验室资质认定名称变更申请/审批表;

(8)实验室资质认定标准变更申请/审批表;

(9)实验室人员变更备案表;

(10)资质认定计量认证证书附表。

4.4 浙江省资质认定的申请

初次评审一般在管理体系运行六个月后提出资质认定申请,复评审在资质认定证书到期前六个月提出申请,扩项评审随时都可以递交申请,监督评审不需要递交申请书。

登录浙江省质量技术监督局官网(http://www.zjbts.gov.cn),点击表格下载,再点击合格评定监管,下载申请书及所用表格,疾控机构实验室一般要填写《实验室资质认定申请书》(简称《非食品申请书》)及《食品检验机构资质认定申请书》(简称《食品申请书》)。

申请书中最重要也是最主要的一项内容是检测能力表的表达。疾控机构实验室能力表的表达一般采用参数的形式,依据标准一般为国家、地方标准,其他标准或方法应当在"说明"中予以注明,在应用实例中以某疾控机构为例填写的《非食品申请书》和《食品申请书》,供读者参考。

目前,浙江省资质认定的申请在网上完成,登录浙江省质监局办事大厅(简称大厅)的浙江省实验室资质认定管理系统(简称网上系统),按照要求填写和上传申请材料,标准变更、实验室地址变更、主要人员变更也在网上系统完成,详见《浙江省实验室资质认定作业指导书》的申请和变更部分。

【实例 1】 实验室资质认定申请书(共 34 页)

实验室资质认定

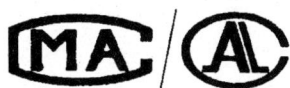

申请书

实验室名称(盖章)　　　　　××市疾病预防控制中心

申 请 日 期：　　　　××××年××月××日

浙江省质量技术监督局编制

填 表 须 知

1. 用墨笔填写或计算机打印,字迹要清楚。

2. 填写页数不够时可用 A4 纸附页,但须连同正页编为第　页,共　页。

3. "主管部门"是指实验室的行业、行政主管部门(若无行业、行政主管部门的,则此项不填)。

4. 本《申请书》所选"□"内画"√"。

5. 本《申请书》须经实验室法定代表人或被授权人签名有效。

6. 本《申请书》适用于首次、复查和扩项评审的申请。

1. 实验室概况

1.1 实验室名称：×××市疾病预防控制中心

地址：　×× 市 ×× 街道 ×× 路 ×× 号

邮编:314500　　　传真:057×－88061466　E-mail：×××@sina.com

机构负责人:×××　职务:主任　电话:057×-12345678　手机:13811111111

法定代表人:×××　职务:主任　电话:057×-12345678　手机:13811111111

联络人:×××　　　职务:副主任　电话:057×-12345678　手机:13911111111

质量负责人:×××　职务:副主任　　　职称:主管技师

技术负责人:×××　职务:副主任　　　职称:副主任技师

1.2 所属法人单位名称(若实验室是法人单位的此项不填)：

地址：

邮编:　　　　　传真:　　　　　E-mail:

负责人:　　　　职务:　　　　　电话:

1.3 主管部门名称(若无主管部门的此项不填)：

　　　　××市卫生局

地址:××市××街道××西路 17 号

邮编:314500　　　传真:057×-12345678　E-mail:

负责人:×××　　职务:局长　　　电话:057×-12345678

1.4 实验室设施特点

固定□　　　　临时□　　　　　可移动□　　　　　多场所□

1.5 法人类别

1.5.1 独立法人实验室

社团法人□　　　事业法人□　　　　企业法人□　　　其他□

1.5.2 实验室所属法人(非独立法人实验室填此项)

社团法人□　　　事业法人□　　　　企业法人□　　　其他□

2. 申请类型及证书状况

2.1 计量认证

首次□　　　　　扩项□　　　　　复查☑　　　　　其他□

2.2 计量认证＋授权

首次□　　　　　扩项□　　　　　复查□　　　　　其他□

2.3 计量认证＋验收

首次□　　　　　扩项□　　　　　复查□　　　　　其他□

2.4 获取证书情况：

计量认证证书编号:2011110547S　证书有效截止日期:××××年××月××日

授权证书编号:　　　　　　　　证书有效截止日期:

验收证书编号:　　　　　　　　证书有效截止日期:

3. 申请资质认定的专业类别

A. 机械汽车☐　　B. 化工☐　　C. 轻纺商贸☐　　D. 电力☐　　E. 有色金属☐

F. 水利海洋供排水☐　　　　G. 国土资源☐　　　H. 信息产业☐　　I. 石油☐

J. 科研教育☐　　K. 安全生产☐　　L. 建材☐　　　M. 铁道☐　　　N. 交通☐

O. 食品、微生物☐　　　　P. 建筑工程及室内空气☐　　　　Q. 卫生医药☐

R. 煤炭☐　　　S. 环保☐　　　T. 农牧渔林☐　　U. 国防科工☐　　V. 公安☐

W. 计量校准☐　　X. 质检系统及其他☐

4. 实验室资源

4.1 实验室总人数：××名

高级专业技术职称　__×__名,占 __××__％；中级专业技术职称 __××__名,占 __ ××__％；

初级专业技术职称 __××__名,占 __××__％；其他 __××__名,占 __××__％。

4.2 实验室资产情况：

固定资产原值: __1351.80__ 万元；

仪器设备总数: __252__ 台(套)；

产权状况:自有☐ __100__％ 租用☐ ____％；　合资☐ ____％。

4.3 实验室总面积 __5858__ m²

检测室面积: __3520__ m²；温恒面积: __0__ m²；户外检验场地面积: __0__ m²；

办公面积: __1380__ m²。

4.4 多场所名称地点(适用时): _____。

5. 附件

附件1:申请实验室资质认定检测能力表

附件2.1:实验室资质认定授权签字人申请一栏表

附件2.2:实验室资质认定授权签字人申请表

附件3:组织机构框图

附件4.1:实验室参加能力验证一览表

附件4.2:实验室参加实验室间比对一览表

附件5:实验室人员一览表

附件6:实验室仪器设备(标准物质)配置一览表

6. 随《申请书》提交的附件:(同时提供电子版)

6.1 申请项目的典型检测报告清单　　　　　　　　　　　　　　　　　☑

6.2 质量手册(1份)　　　　　　　　　　　　　　　　　　　　　　☑

6.3 程序文件(1套)　　　　　　　　　　　　　　　　　　　　　　☑

6.4 其他证明文件:

6.4.1 独立法人实验室:

法人地位证明文件及组织机构代码证书　　　　　　　　　　　　　　　☑

6.4.2 非独立法人实验室:

所属法人单位法律地位证明文件　　　　　　　　　　　　　　　　　　☐

法人授权文件 □

实验室设立批文 □

最高管理者的任命文件 □

6.4.3 股本资金投入证明材料(验资报告)(股份制的实验室提供) □

6.4.4 新增审查认可(验收/授权)项目批准文件(适用时) □

6.4.5 人员聘用劳动合同及养老保险等相关证明材料清单 ☑

6.4.6 分包协议及分包方能力证明(若有分包项目提供) □

6.4.7 从事特殊检测/校准人员资质证明清单(适用时) □

6.4.8 内审员证书清单 ☑

6.4.9 原计量认证/审查认可(验收/授权)证书附表(扩项、复查时提供) ☑

7. 实验室声明

7.1 本实验室遵守《中华人民共和国计量法》《中华人民共和国标准化法》《中华人民共和国产品质量法》《中华人民共和国认证认可条例》《实验室和检查机构资质认定管理办法》《浙江省检验机构管理条例》等相关法律、法规及规章的规定。

7.2 经对照《实验室资质认定评审准则》及相关规定,本实验室满足《实验室资质认定评审准则》及相关规定要求。

7.3 本实验室保证所提交的申请内容均为真实信息。

7.4 本实验室按规定交纳资质认定所需费用。

实验室法定代表人签名:×××　　　　　　日期:201×年×月×日

实验室被授权人签名:　　　　　　　　　　日期:

(非法人实验室填此项)

8. 希望现场评审时间为 201×年 6 月 13 日至 201×年 6 月 23 日

9. 行业行政主管部门意见(无主管部门此项不填):

　　　　　　　　　　　　　　　　　　年　　　月　　　日(盖章)

10. 市质量技术监督局审查意见:

　　　　　　　　　　　　　　　　　　年　　　月　　　日(盖章)

附件1

申请实验室资质认定检测能力表

名称:××市疾病预防控制中心

地址:×××市××街道××路××号

共 7 页

序号	检测产品/类别	检测项目/参数		检测标准(方法)名称及编号(含年号)	限制范围	说明
		序号	名称			
1	工作场所	1	(重)铬酸盐	工作场所空气有毒物质测定 铬及其化合物 GBZ/T 160.7—2004	只做二苯碳酰二肼分光光度法	
2		2	铅烟(尘)	工作场所空气有毒物质测定 铅及其化合物 GBZ/T 160.10—2004	只做火焰原子吸收光谱法和二硫腙比色法	
3		3	锰及其无机化合物	工作场所空气有毒物质测定 锰及其化合物 GBZ/T 160.13—2004		
4		4	氨	工作场所空气有毒物质测定 无机含氮化合物 GBZ/T 160.29—2004		
5		5	三氧化硫	工作场所空气有毒物质测定 硫化物 GBZ/T 160.33—2004		
6		6	二氧化硫	工作场所空气有毒物质测定 硫化物 GBZ/T 160.33—2004		
7		7	氟化物	工作场所空气有毒物质测定 氟化物 GBZ/T 160.36—2004		
8		8	氯气	工作场所空气有毒物质测定 氯化物 GBZ/T 160.37—2004		
9		9	氯化氢(盐酸)	工作场所空气有毒物质测定 氯化物 GBZ/T 160.37—2004		
10		10	正己烷	工作场所空气有毒物质测定 烷烃类化合物 GBZ/T 160.38—2007	只做溶剂解吸—气相色谱法	
11		11	苯	工作场所空气有毒物质测定 芳香烃类化合物 GBZ/T 160.42—2007	只做溶剂解吸—气相色谱法	
12	公共场所	1	细菌总数	公共场所空气微生物检验方法 细菌总数测定 GB/T 18204.1—2000		
				公共场所茶具微生物检验方法 细菌总数测定 GB/T 18204.2—2000		
				公共场所毛巾、床上卧具微生物检验方法 细菌总数测定 GB/T 18204.4—2000	只做涂抹法	
				游泳池水微生物检验方法 细菌总数测定 GB/T 18204.9—2000		
				公共场所浴盆、脸(脚)盆微生物检验方法 细菌总数测定 GB/T 18204.11—2000		

续表

序号	检测产品/类别	检测项目/参数		检测标准（方法）名称及编号（含年号）	限制范围	说明
		序号	名称			
13	公共场所	2	大肠菌群	公共场所茶具微生物检验方法 大肠菌群测定 GB/T 18204.3—2000		
				公共场所毛巾、床上卧具微生物检验方法 大肠菌群测定 GB/T 18204.5—2000		
				理发用具微生物检验方法 大肠菌群测定 GB/T 18204.6—2000		
				游泳水微生物检验方法 大肠菌群测定 GB/T 18204.10—2000	只做多管发酵法	
				公共场所浴盆、脸（脚）盆微生物检验方法 大肠菌群测定 GB/T 18204.12—2000		
14		3	金黄色葡萄球菌	理发用具微生物检验方法 金黄色葡萄球菌测定 GB/T 18204.7—2000		
15		4	霉菌和酵母菌	公共场所拖鞋微生物检验方法 霉菌和酵母菌测定 GB/T 18204.8—2000		
16		5	尿素	游泳水中尿素测定方法 GB/T 18204.29—2000		
17	消毒效果	1	化学需氧量	水质 化学需氧量的测定 重铬酸盐法 GB/T 11914—1989		
18		2	压力蒸汽灭菌效果	消毒与灭菌效果的评价方法与标准 GB 15981—1995 第一篇		
19		3	粪大肠菌群	医疗机构水污染物排放标准 GB 18466—2005 附录 A		
20		4	沙门氏菌	医疗机构水污染物排放标准 GB 18466—2005 附录 B		
				医院消毒卫生标准 GB 15982—2012 附录 A13		
21		5	志贺氏菌	医疗机构水污染物排放标准 GB 18466—2005 附录 C		
22		6	菌落总数	医院消毒卫生标准 GB 15982—2012 附录 A1～A6		
				《内镜清洗消毒技术操作规范》卫生部（2004 年版）		

续表

序号	检测产品/类别	检测项目/参数 序号	检测项目/参数 名称	检测标准(方法)名称及编号(含年号)	限制范围	说明
23	病原微生物	1	副溶血性弧菌	感染性腹泻诊断标准 WS 271—2007 附录 B.3		
24		2	变形杆菌	变形杆菌食物中毒诊断标准及处理原则 WS/T 9—1996 附录 A1～A4		
25		3	志贺菌属	细菌性和阿米巴性痢疾诊断标准 WS 287—2008 附录 A.1		
26		4	致病性嗜水气单胞菌	致病性嗜水气单胞菌检验方法 GB/T 18652—2002		
27		5	肠道病毒通用核酸	《手足口病预防控制指南》原卫生部(2009 年版)附件 1	只做核酸检测	
28		6	肠道病毒 EV71 核酸	《手足口病预防控制指南》原卫生部(2009 年版)附件 1	只做核酸检测	
29		7	肠道病毒 CoxA16 核酸	《手足口病预防控制指南》原卫生部(2009 年版)附件 1	只做核酸检测	
30		8	蜡样芽孢杆菌	蜡样芽孢杆菌食物中毒诊断标准及处理原则 WS/T 82—1996		
31		9	金黄色葡萄球菌	葡萄球菌食物中毒诊断标准及处理原则 WS/T 80—1996	不做葡萄球菌肠毒素试验	
32		10	甲型流感病毒核酸	《全国流感/人禽流感监测实施方案——流感监测实验技术操作规范》中国疾病预防控制中心(2005～2010)附件 5		
33		11	甲 1 型流感病毒核酸	《全国流感/人禽流感监测实施方案——流感监测实验技术操作规范》中国疾病预防控制中心(2005～2010)附件 5		
34		12	甲 3 型流感病毒核酸	《全国流感/人禽流感监测实施方案——流感监测实验技术操作规范》中国疾病预防控制中心(2005～2010)附件 5		
35		13	乙型流感病毒核酸	《全国流感/人禽流感监测实施方案——流感监测实验技术操作规范》中国疾病预防控制中心(2005～2010)附件 5		
36		14	甲型 H1N1 流感病毒核酸	《全国流感/人禽流感监测实施方案——流感监测实验技术操作规范》中国疾病预防控制中心(2005～2010)附件 5		

序号	检测产品/类别	检测项目/参数		检测标准（方法）名称及编号（含年号）	限制范围	说明
		序号	名称			
37	生物材料	1	尿碘	尿中碘的砷铈催化分光光度测定方法 WS/T 107—2006		
38		2	尿铅	尿中铅的石墨炉原子吸收光谱测定方法 WS/T 18—1996		
39		3	血铅	血中铅、镉的石墨炉原子吸收光谱测定方法 WS/T 174—1999		
40	生活饮用水	1	色度	生活饮用水标准检验方法 感官性状和物理指标 GB/T 5750.4—2006	只做散射法	
41		2	浑浊度	生活饮用水标准检验方法 感官性状和物理指标 GB/T 5750.4—2006		
42		3	臭和味	生活饮用水标准检验方法 感官性状和物理指标 GB/T 5750.4—2006		
43		4	（肉眼）可见物	生活饮用水标准检验方法 感官性状和物理指标 GB/T 5750.4—2006		
44		5	pH（值）	生活饮用水标准检验方法 感官性状和物理指标 GB/T 5750.4—2006		
45		6	电导率	生活饮用水标准检验方法 感官性状和物理指标 GB/T 5750.4—2006		
46		7	总硬度	生活饮用水标准检验方法 感官性状和物理指标 GB/T 5750.4—2006		
47		8	溶解性总固体	生活饮用水标准检验方法 感官性状和物理指标 GB/T 5750.4—2006		
48		9	挥发酚类（挥发性酚类化合物）	生活饮用水标准检验方法 感官性状和物理指标 GB/T 5750.4—2006	不做流动注射在线蒸馏法	
49		10	阴离子合成洗涤剂	生活饮用水标准检验方法 感官性状和物理指标 GB/T 5750.4—2006		

续表

序号	检测产品/类别	检测项目/参数		检测标准(方法)名称及编号(含年号)	限制范围	说明
		序号	名称			
50		11	硫酸盐	生活饮用水标准检验方法 无机非金属指标 GB/T 5750.5—2006	只做铬酸钡分光光度法(热法)和离子色谱法	
51		12	氯化物	生活饮用水标准检验方法 无机非金属指标 GB/T 5750.5—2006	只做硝酸银滴定法和离子色谱法	
52		13	氟化物	生活饮用水标准检验方法 无机非金属指标 GB/T 5750.5—2006	只做离子色谱法和离子选择电极法	
53		14	氰化物	生活饮用水标准检验方法 无机非金属指标 GB/T 5750.5—2006	只做异烟酸—吡唑酮分光光度法	
54		15	硝酸盐	生活饮用水标准检验方法 无机非金属指标 GB/T 5750.5—2006	只做麝香草酚分光光度法和离子色谱法	
55	生活饮用水	16	氨氮	生活饮用水标准检验方法 无机非金属指标 GB/T 5750.5—2006	只做纳氏试剂分光光度法	
56		17	亚硝酸盐	生活饮用水标准检验方法 无机非金属指标 GB/T 5750.5—2006		
57		18	铝	生活饮用水标准检验方法 无机非金属指标 GB/T 5750.6—2006		
58		19	铁	生活饮用水标准检验方法 金属指标 GB/T 5750.6—2006	只做原子吸收分光光度法	
59		20	锰	生活饮用水标准检验方法 金属指标 GB/T 5750.6—2006	只做原子吸收分光光度法	
60		21	铜	生活饮用水标准检验方法 金属指标 GB/T 5750.6—2006	不做电感耦合等离子体发射光谱法和电感耦合等离子体质谱法	

序号	检测产品/类别	检测项目/参数		检测标准（方法）名称及编号（含年号）	限制范围	说明
		序号	名称			
61		22	锌	生活饮用水标准检验方法 金属指标 GB/T 5750.6—2006	不做催化示波极谱法、电感耦合等离子体发射光谱法和电感耦合等离子体质谱法	
62		23	砷	生活饮用水标准检验方法 金属指标 GB/T 5750.6—2006	不做电感耦合等离子体发射光谱法和电感耦合等离子体质谱法	
63		24	硒	生活饮用水标准检验方法 金属指标 GB/T 5750.6—2006	只做氢化物原子荧光度法	
64		25	汞	生活饮用水标准检验方法 金属指标 GB/T 5750.6—2006	只做原子荧光光度法	
65	生活饮用水	26	镉	生活饮用水标准检验方法 金属指标 GB/T 5750.6—2006	只做火焰和无火焰原子吸收分光光度法	
66		27	铬(六价)	生活饮用水标准检验方法 金属指标 GB/T 5750.6—2006		
67		28	铅	生活饮用水标准检验方法 金属指标 GB/T 5750.6—2006	不做催化示波极谱法、电感耦合等离子体发射光谱法和电感耦合等离子体质谱法	
68		29	银	生活饮用水标准检验方法 金属指标 GB/T 5750.6—2006	只做无火焰原子吸收分光光度法	
69		30	钠	生活饮用水标准检验方法 金属指标 GB/T 5750.6—2006	只做火焰原子吸收分光光度法	
70		31	钾	生活饮用水标准检验方法 金属指标 GB/T 5750.6—2006	不做离子色谱法	

续表

序号	检测产品/类别	检测项目/参数		检测标准（方法）名称及编号（含年号）	限制范围	说明
		序号	名称			
71		32	耗氧量	生活饮用水标准检验方法有机物综合指标 GB/T 5750.7—2006		
72		33	四氯化碳	生活饮用水标准检验方法有机物指标 GB/T 5750.8—2006		
73		34	三氯甲烷	生活饮用水标准检验方法消毒副产物指标 GB/T 5750.10—2006		
74		35	甲醛	生活饮用水标准检验方法消毒副产物指标 GB/T 5750.10—2006		
75		36	亚氯酸盐	生活饮用水标准检验方法消毒副产物指标 GB/T 5750.10—2006	扩项	
76		37	氯酸盐	生活饮用水标准检验方法消毒副产物指标 GB/T 5750.10—2006	扩项	
77		38	溴酸盐	生活饮用水标准检验方法消毒副产物指标 GB/T 5750.10—2006		
78	生活饮用水	39	游离余氯	生活饮用水标准检验方法消毒剂指标 GB/T 5750.11—2006	只做 3,3′,5,5′-四甲基联苯胺比色法	
79		40	一氯胺	生活饮用水标准检验方法消毒剂指标 GB/T 5750.11—2006		扩项
80		41	二氧化氯	生活饮用水标准检验方法消毒剂指标 GB/T 5750.11—2006	只做现场测定法	扩项
81		42	臭氧	生活饮用水标准检验方法消毒剂指标 GB/T 5750.11—2006	只做靛蓝现场测定法	扩项
82		43	菌落总数	生活饮用水标准检验方法微生物指标 GB/T 5750.12—2006		
83		44	（总）大肠菌群	生活饮用水标准检验方法微生物指标 GB/T 5750.12—2006	只做多管发酵法	
84		45	耐热大肠菌群	生活饮用水标准检验方法微生物指标 GB/T 5750.12—2006	只做多管发酵法	
85		46	大肠埃希氏菌	生活饮用水标准检验方法微生物指标 GB/T 5750.12—2006	只做多管发酵法	

附件 2.1

Ⓜ️MAⒶ/Ⓐ️L 实验室资质认定授权签字人申请一栏表

名称：××市疾病预防控制中心

地址：××市××街道××路××号　　　　　　第 1 页,共 1 页

序号	姓名		职务/职称	申请授权签字领域	备注
	正体	签名			
1	×××		中心副主任/主管医师	申请书附表 1 中序号第 1 项至第 85 项	维持＋扩项
2	×××		检验科科长/主任技师	申请书附表 1 中序号第 1 项至第 85 项	维持＋扩项
3	×××		质量管理科/主管技师	申请书附表 1 中序号第 1 项至第 85 项	新增

机构负责人签名:

注:①"申请授权签字领域"填写"申请书附表 1 中序号第×项至第×项"

附件 2.2

IMA/CAL 实验室资质认定授权签字人申请表

实验室名称：___××市疾病预防控制中心___　　　　第 1 页，共 3 页

姓　　名：___×××___　性　别：_女_　出生年月：_197×.06_

职　　务：___副主任___　职　称：_主管医师_　文化程度：_本科_

部门：___办公室___

电话：_057×—12345678_　传真：_057×—12345678_　电子邮件：_____

申请签字的领域：中请书附表 1 中序号第 1 项至第 85 项_____

何年毕业于何院校、何专业、受过何种培训：1994 年毕业于浙江省××大学预防医学专业，2011 年 3 月参加浙江省实验室资质认定评审准则内审员培训班。2011 年 6 月参加浙江省食品检测机构资质认定评审准则培训班

工作经历及从事实验室工作的经历：1994 年 8 月～2008 年 9 月××市疾病预防控制中心医师、主管医师；2008 年 10 月～2010 年 12 月××市疾病预防控制中心卫生监测科科长；2011 年 1 月～至今××市疾病预防控制中心副主任，分管检验检测与结核病、艾滋病、地方病防治工作

　　　　　　　　　　　申请人签字：_____

相关说明（若授权领域有变更应予以说明）：原授权领域为原计量认证证书附表序号第 64～106 项

注：申请人每人填写一张

附件 2.2

ⓂⒶ/Ⓐ 实验室资质认定授权签字人申请表

实验室名称：___××市疾病预防控制中心___　　　　　　　第 2 页,共 3 页

姓　　名：___×××___　性　　别：___女___　出生年月：___197×.01___

职　　务：___科　长___　职　　称：___主任技师___　文化程度：___本科___

部门：___检验科___

电话：___057×—12345678___　传真：___057×—12345678___ 电子邮件：_____

申请签字的领域:申请书附表 1 中序号第 1 项至第 85 项_____

_____

何年毕业于何院校、何专业、受过何种培训:2004 年 6 月毕业于××大学预防医学专业,2011 年 3 月

参加浙江省实验室资质认定评审准则内审员培训班。2011 年 6 月参加浙江省食品检测机构资质认

定评审准则培训班_____

_____

_____

工作经历及从事实验室工作的经历:1991 年 8 月～2002 年 2 月在××市卫生防疫站检验科工作。

2002 年 2 月至今在××市疾病预防控制中心检验科工作_____

_____

　　　　　　　　　　申请人签字:_____

相关说明(若授权领域有变更应予以说明)

注:申请人每人填写一张

附件 2.2

ⓂⒶ/Ⓐ 实验室资质认定授权签字人申请表

实验室名称：_____××市疾病预防控制中心_____ 第 3 页,共 3 页

姓　　名：____×××____ 性　　别：__女__ 出生年月：__198×.09__

职　　务：__科长__ 职　　称：__主管技师__ 文化程度：__本科__

部门：_____质管科_____

电话：__057×－123456__ 传真：__057×－123456__ 电子邮件：_____

申请签字的领域:申请书附表 1 中序号第 1 项至第 85 项

何年毕业于何院校、何专业、受过何种培训:2003 年 6 月毕业于××医学院预防医学(卫生检验方向)专业,2012 年 6 月参加浙江省实验室资质认定评审准则内审员培训班

工作经历及从事实验室工作的经历:2003 年 9 月~2012 年 5 月于中心检验科从事检验工作;2012 年 5 月~至今于×××单位从事质量管理工作

申请人签字:_____

相关说明(若授权领域有变更应予以说明):首次推荐

注:申请人每人填写一张

附件 3

组 织 机 构 框 图

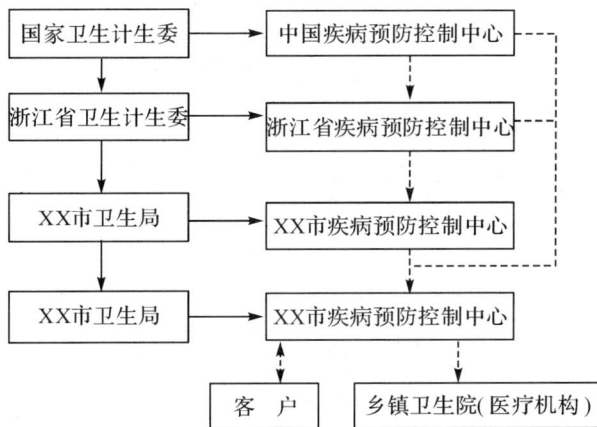

图 3.1　中心与外部关系图

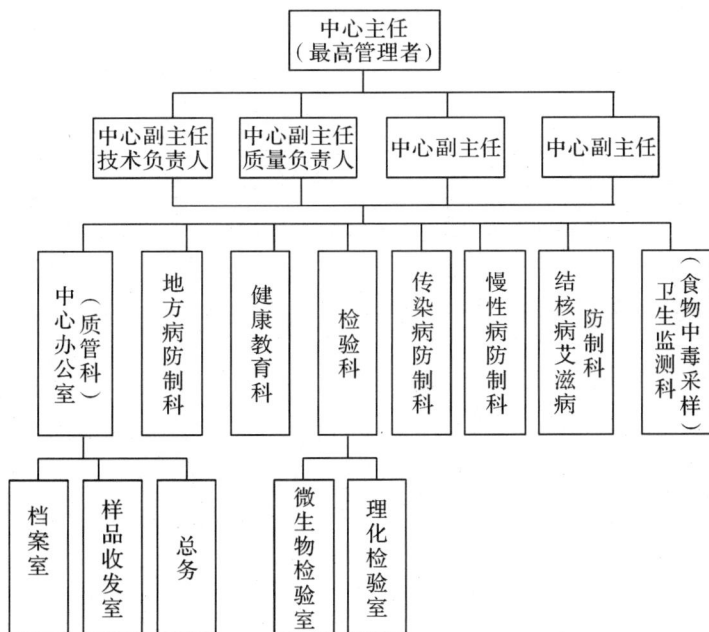

图 3.2　中心内部组织机构框图

注:①独立法人的画出本实验室内、外(行政或业务指导)部关系;

　　②非独立法人的画出本实验室在母体法人中所处位置,表明实验室的内、外部关系;

　　③直接(属行政)关系用实线连接,间接(属业务指导)关系用虚线连接;

　　④有独立账号的,请在此页的空白处加盖有本实验室名称和开户银行账号的印章。

附件 4.1

[MA]/[AL] 实验室参加能力验证一览表

名称：××市疾病预防控制中心
地址：××市××街道××路××号

第 1 页，共 1 页

序号	能力验证计划名称	计划编号	参加时间	组织方	参加项目名称	依据方法标准编号	所用仪器设备名称	仪器设备编号	试验人员	结果	结果处理状况	备注
1	工作场所空气中有毒物质镉和锌	—	2011年9月	浙江省质量技术监督局	镉、锌	工作场所空气有毒物质测定 镉及其化合物 GBZ/T 160.5−2004 工作场所空气有毒物质测定 锌及其化合物 GBZ/T 160.25−2004	AA-6800原子吸收分光光度计	01−46A	××××	满意		实施方：杭州市疾控中心
2	水质中总磷和六价铬	—	2011年9月	浙江省质量技术监督局	六价铬	生活饮用水标准检验方法 金属指标 GB/T 5750.6−2006	TU-1901紫外可见分光光度计	01−40A	××××	满意		实施方：浙江省环境监测中心
3	水中铅和空气中二氧化氮	—	2012年8月	浙江省质量技术监督局	铅	生活饮用水标准检验方法 金属指标 GB/T 5750.6−2006	AA-6800原子吸收分光光度计	01−46A	××××	满意		实施方：浙江省环境监测中心
4	水中耗氧量、亚硝酸盐	—	2013年7月	浙江省质量技术监督局	耗氧量	生活饮用水标准检验方法 有机物综合指标 GB/T 5750.7−2006	滴定管	01−03B	××××	满意		实施方：浙江省环境监测中心
					亚硝酸盐	生活饮用水标准检验方法 无机非金属指标 GB/T 5750.5−2006	TU-1901紫外可见分光光度计	01−40A	××××	满意		

附件 4.2

MA/A 实验室参加实验室间比对一览表

名称：××市疾病预防控制中心
地址：××市×××街道×××路×××号

共 2 页

序号	参加项目名称	组织方	参加实验室	参加日期	结果	备注
1	水中砷和氟化物	浙江省疾控中心	浙江省各市、县疾控	2011年3月	满意	
2	艾滋病、丙肝、梅毒	浙江省疾控中心	浙江省各市、县疾控	2011年11月	满意	
3	血铅	美国威斯康新洲卫生检测实验室	全球自愿参加实验室	2011年1月	满意	
4	血铅	美国威斯康新洲卫生检测实验室	全球自愿参加实验室	2011年3月	满意	
5	血铅	美国威斯康新洲卫生检测实验室	全球自愿参加实验室	2011年5月	满意	
6	血铅	美国威斯康新洲卫生检测实验室	全球自愿参加实验室	2011年9月	满意	
7	水中锰、氯化物	浙江省疾控中心	浙江省各市、县疾控	2012年5月	满意	
8	水中锌、铝、总硬度	××市疾控中心	××市各县、市疾控	2012年6月	满意	
9	HIV、HCV(丙肝)	浙江省疾控中心	浙江省各市、县疾控	2012年11月	满意	
10	梅毒	浙江省皮肤病防治研究中心	浙江省各市、县疾控	2012年10月	满意	

附件 4.2

MA/A 实验室参加实验室间比对一览表

续表

序号	参加项目名称	组织方	参加实验室	参加日期	结果	备注
11	混合菌种鉴定	××市疾控中心	××市各县、市疾控	2012 年 10 月	满意	
12	HIV、HCV、风疹、麻疹、手足口病	××市疾控中心	××市各县、市疾控	2012 年 10 月	满意	
13	镉和总硬度	浙江省疾控中心	浙江省各市、县疾控	2013 年 5 月	满意	
14	汞和氨氮	××市疾控中心	××市各县、市疾控	2013 年 7 月	满意	
15	HIV抗体酶标与快检、丙肝	浙江省疾控中心	浙江省各市、县疾控	2013 年 9 月	满意	
16	血吸虫卵孵化	浙江省医科院	浙江省各市、县疾控	2013 年 9 月	满意	
17	HIV抗体、风疹、麻疹、流感、手足口病	××市疾控中心	××市各县、市疾控	2013 年 10 月	满意	
18	菌种鉴定	××市疾控中心	××市各县、市疾控	2013 年 10 月	满意	

附表5

MA/CAL 实验室人员一览表

地址：×××市×××街道×××路×××号

共2页

序号	姓名	性别	年龄	文化程度	职称	所学专业	从事本技术领域年限	现在部门/岗位	本岗位年限	身份证号	备注
1	×××	男	54	本科	主管医师	经济管理	10	中心主任、副书记，最高管理者	10		
2	×××	男	55	大专	高级政工师	干部专修	1	中心书记、副主任	1		
3	×××	男	52	大专	主管医师	行政管理	32	中心副主任、授权签字人	13		⑤技术负责人
4	×××	女	38	本科	主管医师	护理	4	中心副主任、授权签字人	4		④质量负责人
5	×××	女	38	本科	主管技师	临床	10	中心副主任	2		
6	×××	男	35	本科	主管技师	食品科学与工程	11	办公室副主任	1		①内审员
7	×××	男	33	本科	主管技师	卫生检验	11	办公室副主任	2		
8	×××	男	39	本科	主管医师	临床	19	办公室	19		
9	×××	女	45	大专	助理会计师	会计	27	办公室	27		

附件5

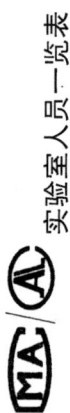

MA/AL 实验室人员一览表

续表

序号	姓名	性别	年龄	文化程度	职称	所学专业	从事本技术领域年限	现在部门/岗位	本岗位年限	身份证号	备注
10	×××	男	43	中技	高级工	电器	25	办公室	3		
11	×××	男	60	初中	中级工	—	29	办公室	29		
12	×××	女	49	中专	主管医师	预防医学	2	办公室	2		
13	×××	男	28	本科	医师	预防医学	4	办公室 档案管理员	4		
14	×××	女	27	本科	技师	医学检验	5	办公室（质管办）	2		①内审员、③设备管理员
15	×××	女	31	大专	—	行政管理	11	办公室（质管办）、合同评审人员	2		
16	×××	男	38	高中	司机	—	8	办公室	8		
17	×××	女	41	中技	司机	药学	10	办公室	10		
18	×××	男	47	高中	司机	—	11	办公室	11		

附表6

地址：×× 市 ×× 街道 ×× 路 ×× 号

MA/AL 实验室仪器设备（标准物质）配置一览表

序号	检测产品/类别	检测项目/参数 序号	名称	标准条款/检测细则编号	近2年检测次数	仪器设备名称、型号/规格	技术指标 测量范围	准确度等级/不确定度	溯源方式	有效截止日期	备注
1	工作场所	1	（重）铬酸盐	GBZ/T 160.7—2004	1	紫外可见分光光度计、TU-1901	190~900nm	0.3nm	送检	2014 年10月10日	
						铬 1000ug/mL	——	1%	有证标准物质	2015 年6月20日	
2		2	铅烟（尘）	GBZ/T 160.10—2004	1	原子吸收分光光度计、AA-6800	190~900nm	0.1nm	送检	2014 年10月11日	
						紫外可见分光光度计、TU-1901	190~900nm	0.3nm	送检	2014 年10月10日	
						铅 1000ug/mL	——	1%	有证标准物质	2015 年6月20日	
3		3	锰及其无机化合物	GBZ/T 160.13—2004	1	原子吸收分光光度计、AA-6800	190~900nm	0.1nm	送检	2014 年10月10日	
						锰 1000ug/mL	——	0.50%	有证标准物质	2015 年6月20日	
4		4	氨	GBZ/T 160.29—2004	1	紫外可见分光光度计、TU-1901	190~900nm	0.3nm	送检	2014 年10月10日	
5		5	三氧化硫	GBZ/T 160.33—2004	1	紫外可见分光光度计、TU-1901	190~900nm	0.3nm	送检	2014 年10月10日	
						硫酸盐 1000mg/L	——	2%	有证标准物质	2015 年6月20日	
6		6	二氧化硫	GBZ/T 160.33—2004	1	紫外可见分光光度计、TU-1901	190~900nm	0.3nm	送检	2014 年10月10日	
						二氧化硫	——	——	实验室自配	现标	
7		7	氟化物	GBZ/T 160.36—2004	1	离子色谱仪、ISC-1000	190~900nm	0.3nm	送检	2014 年10月11日	

续表

序号	检测产品类别	检测项目/参数 序号	名称	标准条款/检测细则编号	近2年检测次数	仪器设备名称、型号规格	技术指标 测量范围	技术指标 准确度等级/不确定度	溯源方式	有效截止日期	备注
7	工作场所	7	氟化物	GBZ/T 160.36-2004	1	酸度计，PP-50-P11	0-14.0pH	0.01pH	送检	2014年7月3日	
						氟（F⁻）500mg/L		2%	有证标准物质	2015年6月20日	
8		8	氯气	GBZ/T 160.37-2004	1	紫外可见分光光度计，TU-1901	190-900nm	0.3nm	送检	2014年10月10日	
9		9	氯化氢（盐酸）	GBZ/T 160.37-2004	1	离子色谱仪，ISC-1000	—	—	送检	2014年10月11日	
						氯化物，500mg/L	—	0.01	有证标准物质	2015年6月20日	
10		10	正己烷	GBZ/T 160.38-2007	1	气相色谱仪，GC-3800	—	≤3%	送检	2014年10月11日	
						正己烷，色谱纯	—	0.9999	购买	—	
11		11	苯	GBZ/T 160.42-2007	1	气相色谱仪，GC-3800	—	≤3%	送检	2014年10月11日	
						苯，1000ug/mL	—	2%（不）	有证标准物质	2015年6月20日	
12	公共场所	1	细菌总数	GB/T 18204.1-2000 GB/T 18204.2-2000 GB/T 18204.4-2000 GB/T 18204.9-2000 GB/T 18204.11-2000	>50	隔水式恒温培养箱，GNP-9270	5～65℃	0.5℃	送校	2014年7月3日	
13		2	大肠菌群	GB/T 18204.3-2000 GB/T 18204.5-2000	>50	隔水式恒温培养箱，GNP-9270	5～65℃	0.5℃	送校	2014年7月3日	

续表

序号	检测产品类别	检测项目/参数 序号	检测项目/参数 名称	标准条款/检测细则编号	近2年检测次数	仪器设备名称、型号/规格	技术指标 测量范围	技术指标 准确度等级/不确定度	溯源方式	有效截止日期	备注
13	公共场所	2	大肠菌群	GB/T 18204.6-2000 GB/T 18204.10-2000 GB/T 18204.12-2000	>50	数显电热恒温水槽、DK-600B	5~99℃	0.5℃	送校	2014年7月3日	
14		3	金黄色葡萄球菌	GB/T 18204.7-2000	>50	隔水式恒温培养箱、GHP-9270	5~65℃	0.5℃	送校	2014年7月3日	
						细菌鉴定仪、ATB	—	—	功能检查	2014年1月2日	
15		4	霉菌和酵母菌	GB/T 18204.8-2000	>50	霉菌培养箱、MJ×-160B-Z型	5~50℃	0.5℃	送校	2014年7月3日	
16		5	尿素	GB/T 18204.29-2000	>50	紫外可见分光光度计、TU-1901	190~900nm	0.3nm	送检	2014年10月10日	
17	消毒效果	1	化学需氧量	GB/T 11914-1989	>10	滴定管、CC03-001	0~25mL	$U95=(0.0032\sim0.193)\text{mL},\ k=1.68$	送检	2014年7月3日	
18		2	压力蒸汽灭菌效果	GB 15981-1995 第一篇	>50	隔水式恒温培养箱 GHP-9050/Blue pard	5~65℃	0.5℃	送校	2014年7月3日	
19		3	粪大肠菌群	GB 18466-2005 附录A	>50	隔水式恒温培养箱、GNP-9270	5~65℃	0.5℃	送校	2014年7月3日	
						数显电热恒温水槽、DK-600B	5~99℃	0.5℃	送校	2014年7月3日	
20		4	沙门氏菌	GB 18466-2005 附录B GB 15982-2012 附录A13	>50	隔水式恒温培养箱、GHP-9270	5~65℃	0.5℃	送校	2014年7月3日	
						细菌鉴定仪、ATB	—	—	功能检查	2015年1月2日	
21		5	志贺氏菌	GB 18466-2005 附录C	>50	隔水式恒温培养箱、GHP-9270	5~65℃	0.5℃	送校	2014年7月3日	
						细菌鉴定仪、ATB	—	—	功能检查	2015年1月2日	

续表

序号	检测产品类别	检测项目/参数 序号	检测项目/参数 名称	标准条款、检测细则编号	近2年检测次数	仪器设备名称、型号规格	技术指标 测量范围	技术指标 准确度等级/不确定度	溯源方式	有效截止日期	备注
22	消毒效果	6	菌落总数	GB 15982-2012 附录 A1~A6	>50	隔水式恒温培养箱、GNP-9270	5~65℃	0.5℃	送检	2014年7月3日	
23	病原微生物	1	副溶血性弧菌	WS 271-2007 附录 B.3	>10	隔水式恒温培养箱、GHP-9270	5~65℃	0.5℃	送检	2014年7月3日	
						细菌鉴定仪、ATB	—	—	功能检查	2015年1月2日	
24		2	变形杆菌	WS/T 9-1996 附录 A1~A4	>10	隔水式恒温培养箱、GHP-9270	5~65℃	0.5℃	送检	2014年7月3日	
						细菌鉴定仪、ATB	—	—	功能检查	2015年1月2日	
25		3	志贺菌属	WS 287-2008 附录 A.1	>10	隔水式恒温培养箱、GHP-9270	5~65℃	0.5℃	送检	2014年7月3日	
						细菌鉴定仪、ATB	—	—	功能检查	2015年1月2日	
26		4	致病性嗜水气单胞菌	GB/T 18652-2002	>10	隔水式恒温培养箱、GHP-9270	5~65℃	0.5℃	送检	2014年7月3日	
						细菌鉴定仪、ATB	—	—	功能检查	2015年1月2日	
27		5	肠道病毒通用核酸	《手足口病预防控制指南》卫生部（2009年版）附件1	>50	实时荧光PCR系统、Lightcycle 2.0	—	—	功能检查	2015年1月11日	
28		6	肠道病毒EV71核酸	《手足口病预防控制指南》卫生部（2009年版）附件1	>50	实时荧光PCR系统、Lightcycle 2.0	—	—	功能检查	2015年1月11日	
29		7	肠道病毒Co×A16核酸	《手足口病预防控制指南》卫生部（2009年版）附件1	>50	实时荧光PCR系统、Lightcycle 2.0	—	—	功能检查	2015年1月11日	

续表

序号	检测产品/类别	检测项目/参数		标准条款/检测细则编号	近2年检测次数	仪器设备名称、型号规格	技术指标			有效截止日期	备注
		序号	名称				测量范围	准确度等级/不确定度	溯源方式		
30		8	蜡样芽胞杆菌	WS/T 82—1996	>10	隔水式恒温培养箱、GHP-9270	5~65℃	0.5℃	送校	2014年7月3日	
31		9	金黄色葡萄球菌	WS/T 80—1996	>10	隔水式恒温培养箱、GHP-9270	5~65℃	0.5℃	送校	2014年7月3日	
						细菌鉴定仪、ATB	——	——	功能检查		
32	病原微生物	10	甲型流感病毒核酸	《全国流感/人禽流感监测实施方案》中国疾病预防控制中心实验技术操作规范（2005~2010）附件5	>50	实时荧光PCR系统、Lightcycle 2.0	——	——	功能检查	2015年1月11日	
33		11	甲1型流感病毒核酸	《全国流感/人禽流感监测实施方案》中国疾病预防控制中心实验技术操作规范（2005~2010）附件5	>50	实时荧光PCR系统、Lightcycle 2.0	——	——	功能检查	2015年1月11日	
34		12	甲3型流感病毒核酸	《全国流感/人禽流感监测实施方案》中国疾病预防控制中心实验技术操作规范（2005~2010）附件5	>50	实时荧光PCR系统、Lightcycle 2.0	——	——	功能检查	2015年1月11日	

续表

序号	检测产品/类别	序号	名称	标准条款/检测细则编号	近2年检测次数	仪器设备名称/型号/规格	测量范围	准确度等级/不确定度	溯源方式	有效截止日期	备注
35	病原微生物	13	乙型流感病毒核酸	《全国流感人禽流感监测实施方案》《流感监测实验技术操作规范》中国疾病预防控制中心（2005~2010）附件5	>50	实时荧光PCR系统、Lightcycle 2.0	—		功能检查	2015年1月11日	
36	生物	14	甲型H1N1流感病毒核酸	《全国流感人禽流感监测实施方案》《流感监测实验技术操作规范》中国疾病预防控制中心（2005~2010）附件5	>50	实时荧光PCR系统、Lightcycle 2.0	—		功能检查	2015年1月11日	
37	生物材料	1	尿碘	WS/T 107-2006	>50	紫外可见分光光度计、TU-1901	190~900nm	0.3nm	送检	2014年10月10日	
						碘酸钾 GR	—	99.90%	有证标准物质	2015年6月20日	
38		2	尿铅	WS/T 18-1996	5	原子吸收分光光度计、AA-6800	190~900nm	0.1nm	送检	2014年10月11日	
						铊，1000ug/mL	—	1%	有证标准物质	2015年6月20日	
39		3	血铅	WS/T 174-1999	5	紫外可见分光光度计、TU-1901	190~900nm	0.3nm	送检	2014年10月10日	
						铅 1000ug/mL	—	1%	有证标准物质	2015年6月20日	
40	生活饮用水	1	色度	GB/T 5750.4-2006	>50	浊度仪、2100AN	0~500CU	1CU	送检	2014年11月6日	
						色度，500度	—	1%	有证标准物质	2015年6月20日	

续表

序号	检测产品类别	检测项目/参数 序号	名称	标准条款/检测细则编号	近2年检测次数	仪器设备名称、型号/规格	技术指标 测量范围	技术指标 准确度等级/不确定度	溯源方式	有效截止日期	备注
41	生活饮用水	2	浑浊度	GB/T 5750.4-2006	>50	浊度仪、2100AN	0~1000NTU	0.01NTU	送检	2014年11月6日	
						浊度、400 NTU	—	5%	有证标准物质	2015年6月20日	
42		3	臭和味	GB/T 5750.4-2006	>50	—	—	—	—	—	
43		4	(肉眼)可见物	GB/T 5750.4-2006	>50	—	—	—	—	—	
44		5	pH(值)	GB/T 5750.4-2006	>50	酸度计、PP-50-P11	0~14.0PH	0.01pH	送检	2014年7月3日	
						邻苯二甲酸氢钾、混合磷酸盐、硼砂 pH标准物质	pH4.00~9.18	0.01pH	有证标准物质	2015年6月20日	
45		6	电导率	GB/T 5750.4-2006	>10	电导率仪、DDS-307A	0~100.0uS/cm	±1.5%	送检	2014年10月10日	
46		7	总硬度	GB/T 5750.4-2006	>50	滴定管、CC03-001	0~25mL	$U95=(0.0032\sim0.193)$mL, $k=1.68$	送检	2014年7月3日	
						EDTA-2Na 标准溶液 0.0100mol/L	—	—	自配	2014年5月1日	
47		8	溶解性总固体	GB/T 5750.4-2006	>50	电子天平、AE-100S	0~100g	±0.0001g	送检	2014年7月3日	
48		9	挥发酚类(挥发性酚类化合物)	GB/T 5750.4-2006	>50	紫外可见分光光度计、TU-1901	190~900nm	0.3nm	送检	2014年10月10日	
						水中酚1000mg/L	—	1.50%	有证标准物质	2015年6月20日	
49		10	阴离子合成洗涤剂	GB/T 5750.4-2006	>50	紫外可见分光光度计、TU-1901	190~900nm	0.3nm	送检	2014年10月10日	
						十二烷基苯磺酸钠、1000μg/mL	—	2.00%	有证标准物质	2015年6月20日	

续表

序号	检测产品/类别	检测项目/参数 序号	检测项目/参数 名称	标准条款/检测细则编号	近2年检测次数	仪器设备名称、型号规格	技术指标 测量范围	技术指标 准确度等级/不确定度	溯源方式	有效截止日期	备注
50		11	硫酸盐	GB/T 5750.5—2006	>50	紫外可见分光光度计、TU-1901	190~900nm	0.3nm	送检	2014年10月10日	
						离子色谱仪、ISC-1000	—	—	送检	2014年10月11日	
						硫酸盐、500mg/L	—	2%	有证标准物质	2015年6月20日	
51		12	氯化物	GB/T 5750.5—2006	>50	离子色谱仪、ISC-1000	—	—	送检	2014年10月11日	
						滴定管、CC03-001	0~25mL	$U95=(0.0032\sim 0.193)mL, k=1.68$	送检	2014年7月3日	
						氯化物、500mg/L	—	1%	有证标准物质	2015年6月20日	
52	生活饮用水	13	氟化物	GB/T 5750.5—2006	>50	离子色谱仪、ISC-1000	—	—	送检	2014年10月11日	
						酸度计、PP-50-P11	0~14.0pH	0.01pH	送检	2014年7月3日	
						氟（F⁻）、500mg/L	—	2%	有证标准物质	2015年6月20日	
53		14	氰化物	GB/T 5750.5—2006	>50	紫外可见分光光度计、TU-1901	190~900nm	0.3nm	送检	2014年10月10日	
						水中氰、66 mg/L	—	1%	有证标准物质	2014年12月20日	
						离子色谱仪、ISC-1000	—	—	送检	2014年10月11日	
54		15	硝酸盐	GB/T 5750.5—2006	>50	紫外可见分光光度计、TU-1901	190~900nm	0.3nm	送检	2014年10月10日	
						水中硝酸盐-氮、500mg/L	—	2%	有证标准物质	2015年6月20日	
55		16	氨氮	GB/T 5750.5—2006	>50	紫外可见分光光度计、TU-1901	190~900nm	0.3nm	送检	2014年10月10日	
						水中氨氮、100mg/L	—	2%	有证标准物质	2015年6月20日	

续表

序号	检测产品类别	检测项目/参数 序号	检测项目/参数 名称	标准索引款/检测细则编号	近2年检测次数	仪器设备名称、型号规格	技术指标 测量范围	技术指标 准确度等级/不确定度	溯源方式	有效截止日期	备注
56		17	亚硝酸盐	GB/T 5750.5-2006	>50	离子色谱仪、ISC-1000	—	—	送检	2014年10月11日	
						紫外可见分光光度计、TU-1901	190~900nm	0.3nm	送检	2014年10月10日	
						亚硝酸盐-氮、100mg/L	0.02	2%	有证标准物质	2015年6月20日	
57		18	铝	GB/T 5750.6-2006	>50	紫外可见分光光度计、TU-1901	190~900nm	0.3nm	送检	2014年10月10日	
						原子吸收分光光度计、AA-6800	190~900nm	0.1nm	送检	2014年10月11日	
						铝、1000μg/mL	—	1%	有证标准物质	2015年6月20日	
58	生活饮用水	19	铁	GB/T 5750.6-2006	>50	原子吸收分光光度计、AA-6800	190~900nm	0.1nm	送检	2014年10月11日	
						铁、1000μg/mL	—	0.50%	有证标准物质	2015年6月20日	
59		20	锰	GB/T 5750.6-2006	>50	原子吸收分光光度计、AA-6800	190~900nm	0.1nm	送检	2014年10月11日	
						锰、1000μg/mL	—	0.50%	有证标准物质	2015年6月20日	
60		21	铜	GB/T 5750.6-2006	>50	原子吸收分光光度计、AA-6800	190~900nm	0.1nm	送检	2014年10月11日	
						铜、1000μg/mL	—	1%	有证标准物质	2015年6月20日	
61		22	锌	GB/T 5750.6-2006	>50	原子吸收分光光度计、AA-6800	190~900nm	0.1nm	送检	2014年10月11日	
						锌、1000μg/mL	—	1%	有证标准物质	2015年6月20日	
62		23	砷	GB/T 5750.6-2006	>50	紫外可见分光光度计、TU-1901	190~900nm	0.3nm	送检	2014年10月11日	
						双道原子荧光光度计、AFS-930	0.02μg/L	As<0.8% (不)(k=2)	送检	2014年10月10日	

续表

序号	检测产品类别	序号	名称	标准条款检测细则编号	近2年检测次数	仪器设备名称、型号规格	测量范围	准确度等级/不确定度	溯源方式	有效截止日期	备注
62	生活饮用水	23	砷	GB/T 5750.6—2006	>50	双道原子荧光光度计、AFS-930 砷、1000ug/mL	0.02μg/L —	As<0.8%(不)(k=2) 0.4%(不)	有证标准物质 送检	2015年6月20日 2014年10月10日	
63		24	硒	GB/T 5750.6—2006	>50	双道原子荧光光度计、AFS-930 硒、1000ug/mL	0~10μg/L —	1% 0.10μg/L	有证标准物质 送检	2015年6月20日 2014年10月10日	
64		25	汞	GB/T 5750.6—2006	>50	双道原子荧光光度计、AFS-930 汞、1000ug/mL	190~900nm —	0.50% 0.1nm	有证标准物质 送检	2015年6月20日 2014年10月11日	
65		26	镉	GB/T 5750.6—2006	>50	原子吸收分光光度计、AA-6800 镉、1000ug/mL	190~900nm —	1% 0.3nm	有证标准物质 送检	2015年6月20日 2014年10月10日	
66		27	铬（六价）	GB/T 5750.6—2006	>50	紫外可见分光光度计、TU-1901 铬、1000ug/mL	190~900nm —	1% 0.1nm	有证标准物质 送检	2015年6月20日 2014年10月10日	
67		28	铝	GB/T 5750.6—2006	>50	原子吸收分光光度计、AA-6800 铝、1000ug/mL	190~900nm —	1% 0.1nm	有证标准物质 送检	2015年6月20日 2014年10月11日	
68		29	银	GB/T 5750.6—2006	>50	原子吸收分光光度计、AA-6800 银、1000ug/mL	190~900nm —	1% 0.1nm	有证标准物质 送检	2015年6月20日 2014年10月11日	
69		30	钠	GB/T 5750.6—2006	>50	原子吸收分光光度计、AA-6800 钠、1000ug/mL	190~900nm —	0.50% 0.1nm	有证标准物质 送检	2015年6月20日 2014年10月11日	
70		31	钾	GB/T 5750.6—2006	>50	原子吸收分光光度计、AA-6800 钾、1000ug/mL	190~900nm —	1% 0.1nm	有证标准物质 送检	2015年6月20日 2014年10月11日	

续表

序号	检测产品类别	检测项目序号	名称	标准条款/检测细则编号	近2年检测次数	仪器设备名称、型号/规格	测量范围	准确度等级/不确定度	溯源方式	有效截止日期	备注
70	生活饮用水	31	钾	GB/T 5750.6-2006	>50	钾、1000μg/mL	—	0.50%	有证标准物质	2015年6月20日	
71		32	耗氧量	GB/T 5750.7-2006	>50	滴定管、CC03-001	0-25mL	$U_{95}=(0.0032\sim0.193)$mL, $k=1.68$	送检	2014年7月3日	
						草酸钠、99.95%	—	0.10%	有证标准物质	2018年6月20日	
72		33	四氯化碳	GB/T 5750.8-2006	>50	气相色谱质谱仪、7890A/5975C	—	≤2%	送检	2014年10月11日	
						氯仿、1000μg/mL	—	≤3%	有证标准物质	2015年6月20日	
73		34	三氯甲烷	GB/T 5750.10-2006	>50	气相色谱质谱仪、7890A/5975C	—	≤2%	送检	2014年10月11日	
						四氯化碳、1000μg/mL	—	≤3%	有证标准物质	2015年6月20日	
74		35	甲醛	GB/T 5750.10-2006	5	紫外可见分光光度计、TU-1901	190~900nm	0.3nm	送检	2014年10月10日	
75		36	亚氯酸盐	GB/T 5750.10-2006	2	离子色谱仪、ISC-1000	—	—	送检	2014年10月11日	
						亚氯酸盐、998μg/mL	—	≤5%	有证标准物质	2015年6月20日	
76		37	氯酸盐	GB/T 5750.10-2006	2	离子色谱仪、ISC-1000	—	—	送检	2014年10月11日	
						氯酸盐、1000μg/mL	—	≤5%	有证标准物质	2015年6月20日	
77		38	溴酸盐	GB/T 5750.10-2006	5	离子色谱仪、ISC-1000	—	—	送检	2014年10月11日	
						溴酸盐标准、99.8%	—	—	Sigma-aldrich 公司	—	
78		39	游离余氯	GB/T 5750.11-2006	>50	余氯比色计	0.02~2 mg/L	0.01mg/L	送检	2015年3月10日	
79		40	一氯胺	GB/T 5750.11-2006	2	紫外可见分光光度计、TU-1901	190~900nm	0.3nm	送检	2014年10月10日	

续表

序号	检测产品类别	检测项目/参数 序号	检测项目/参数 名称	标准条款/检测细则编号	近2年检测次数	仪器设备名称、型号/规格	技术指标 测量范围	技术指标 准确度等级/不确定度	溯源方式	有效截止日期	备注
80		41	二氧化氯	GB/T 5750.11—2006	2	二氧化氯比色计	0.05~5.00mg/L	0.01mg/L	送检	2015年3月10日	
81		42	臭氧	GB/T 5750.11—2006	2	臭氧测定仪	0~2ppm	0.01ppm	送检	2015年3月10日	
82		43	菌落总数	GB/T 5750.12—2006	>50	隔水式恒温培养箱、GNP-9270	5~65℃	0.5℃	送校	2014年7月3日	
83	生活饮用水	44	（总）大肠菌群	GB/T 5750.12—2006	>50	隔水式恒温培养箱、GNP-9270	5~65℃	0.5℃	送校	2014年7月3日	
						数显电热恒温水槽、DK-600B	5~99℃	0.5℃	送校	2014年7月3日	
84		45	耐热大肠菌群	GB/T 5750.12—2006	>50	隔水式恒温培养箱、GNP-9270	5~65℃	0.5℃	送校	2014年7月3日	
						数显电热恒温水槽、DK-600B	5~99℃	0.5℃	送校	2014年7月3日	
85		46	大肠埃希氏菌	GB/T 5750.12—2006	>50	隔水式恒温培养箱、GNP-9270	5~65℃	0.5℃	送校	2014年7月3日	
						数显电热恒温水槽、DK-600B	5~99℃	0.5℃	送校	2014年7月3日	

【实例2】 食品检验机构资质认定申请书(第22页)

食品检验机构资质认定

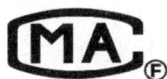

<CMA®>

申请书

实验室名称(盖章) ××市疾病预防控制中心

申 请 日 期： ××××年××月××日

浙江省质量技术监督局编制

填 表 须 知

1. 用墨笔填写或计算机打印,字迹要清楚。

2. 填写页数不够时可用 A4 纸附页,但须连同正页编为第　页,共　页。

3. "主管部门"是指食品检验机构的行业、行政主管部门(若无行业、行政主管部门的此项不填)。出入境检验检疫系统食品检验机构需由直属检验检疫局审核盖章。

4. 本《申请书》所选"□"内画"√"。

5. 本《申请书》须经食品检验机构法定代表人或被授权人签名有效。

6. 本《申请书》适用于首次、复查和扩项评审的申请。

1. 食品检验机构概况

1.1 食品检验机构名称：<u>　××市疾病预防控制中心　</u>

地址：<u>　××市××街道××路××号　</u>

邮编:314500　　传真:057×－12345678　　E-mail:

机构负责人:×××　职务:主任　电话:057×-12345678 手机:138111111111

法定代表人:×××　职务:主任　　电话:057×－12345678 手机:1381111111

联络人:×××　　　职务:副主任　电话:057×-1234678　手机:13911111111

质量负责人:×××　职务:副主任　　职称:主管技师

技术负责人:×××　职务:副主任　　职称:主管医师

1.2 所属法人单位名称(若食品检验机构是法人单位的,此项不填)：

<u>　　　　　　　　　　　　　　　　　　　　　　　　　　　　　　</u>

地址：<u>　　　　　　　　　　　　　　　　　　　　　　　　　</u>

邮编：　　　　　　传真：　　　　　　E-mail：

负责人：　　　　　　职务：　　　　　　电话：

1.3 主管部门名称(若无主管部门的,此项不填)：

<u>　××市卫生局　</u>

地址:<u>××市××街道××路××号　</u>

邮编:×××××××　　　传真:057×－12345678　E-mail：

负责人:×××　　职务:局长　　电话:057×－12345678

1.4 食品检验机构设施特点

固定□　　　　临时□　　　　可移动□　　　　多场所□

1.5 法人类别

1.5.1 独立法人食品检验机构

社团法人□　　　事业法人☑　　　企业法人□　　　其他□

1.5.2 食品检验机构所属法人(非独立法人食品检验机构填此项)

社团法人□　　　事业法人□　　　企业法人□　　　其他□

2. 申请类型及证书状况

2.1 食品检验机构资质认定

首次□　　　　扩项☑　　　　复查☑　　　　其他□

2.2 食品检验机构资质认定＋授权

首次□　　　　扩项□　　　　复查□　　　　其他□

2.3 食品检验机构资质认定＋验收

首次□　　　　扩项□　　　　复查□　　　　其他□

2.4 获取证书情况：

食品检验机构资质认定编号:F20××××××××　证书有效截止日期:201×年8月15日

授权证书编号：　　　　　　　证书有效截止日期：

验收证书编号：　　　　　　　证书有效截止日期：

3. 申请食品检验机构资质认定的专业类别

食品;食品添加剂;食品包装材料与容器;食品中农药残留;瓶(桶)装纯净水、饮用水、矿泉水;食物中毒。

4. 食品检验机构资源

4.1 食品检验机构总人数:××名

高级专业技术职称× 名,占×× %;中级专业技术职称××名,占× %以上;

初级专业技术职称×× 名,占×× %;其他×× 名,占×× %。

4.2 食品检验机构资产情况:

固定资产原值:____1351.80____万元

仪器设备总数:____252____台(套)

产权状况:自有☑100% 　　租用□____% 　　合资□____%

4.3 食品检验机构总面积____5858____m²

检验室面积:____4520____m² 温恒面积:____0____m²;户外检验场地面积:____0____m²;

办公面积:____1380____m²。

4.4 多场所名称地点(适用时)

5. 附件

附表1:申请食品检验机构资质认定检测能力表

附表2.1:授权签字人申请一栏表

附表2.2:授权签字人申请表

附表3:组织机构框图

附表4.1:食品检验机构参加能力验证一览表

附表4.2:食品检验机构参加机构间比对一览表

附表5:食品检验机构人员一览表

附表6:仪器设备(标准物质)配置一览表

6. 随《申请书》提交的附件

6.1 申请项目的检测报告清单　　　　　　　　　　　　　　　　　　　☑

6.2 质量手册(1份)　　　　　　　　　　　　　　　　　　　　　　☑

6.3 程序文件(1套)　　　　　　　　　　　　　　　　　　　　　　☑

6.4 其他证明文件

6.4.1 独立法人食品检验机构:

法人地位证明文件及组织机构代码证书　　　　　　　　　　　　　　☑

6.4.2 非独立法人食品检验机构:

所属法人单位法律地位证明文件　　　　　　　　　　　　　　　　　□

法人授权文件　　　　　　　　　　　　　　　　　　　　　　　　　□

食品检验机构设立批文　　　　　　　　　　　　　　　　　　　　　□

最高管理者的任命文件　　　　　　　　　　　　　　　　　　　　　□

6.4.3 股本资金投入证明材料(验资报告)(股份制的检验机构提供)　　□

6.4.4 新增审查认可(验收/授权)项目批准文件(适用时)　　　　　　□

6.4.5 人员聘用劳动合同及养老保险等相关证明材料清单　　　　　☑

6.4.6 分包协议及分包方能力证明(若有分包项目提供)　　　　　　☐

6.4.7 从事特殊检测/校准人员资质证明清单(适用时)　　　　　　☐

6.4.8 内审员证书清单　　　　　　　　　　　　　　　　　　　　☑

6.4.9 原计量认证/审查认可(验收/授权)证书附表(扩项、复查时提供)　☑

7. 食品检验机构声明

7.1 本食品检验机构遵守《中华人民共和国食品安全法》《中华人民共和国食品安全法实施条例》《中华人民共和国计量法》《中华人民共和国产品质量法》《中华人民共和国认证认可条例》《食品检验机构资质认定管理办法》《浙江省检验机构管理条例》等相关法律、法规及规章的规定。

7.2 经对照相关规定,本食品检验机构满足《实验室资质认定评审准则》《食品检验机构资质认定评审准则》及相关规定要求。

7.3 本食品检验机构保证所提交的申请内容均为真实信息。

7.4 本食品检验机构按规定交纳食品检验机构资质认定所需的费用。

食品检验机构法定代表人签名:×××　　　　　　日期:201×年×月×日

食品检验机构被授权人签名:　　　　　　　　　　日期:
(非法人食品检验机构填此项)

8. 希望现场评审时间为 201×年 6 月 13 日至 201×年 6 月 23 日

9. 行业行政主管部门意见(无主管部门此项不填)

年　　　月　　　日(盖章)

10. 市质量技术监督局审查意见

年　　　月　　　日(盖章)

附件1

申请食品检验机构资质认定检验能力表

名称(多名称且不同场所时填写):××市疾病预防控制中心

地址(多场所的分别填写):××市××街道××路××号　　　　第1页,共3页

序号	检测产品/类别	检测项目/参数 序号	名称	检测标准(方法)名称及编号(含年号)	限制范围说明
1		1	相对密度	食品的相对密度的测定 GB/T 5009.2—2003	只做密度瓶法
				食品安全国家标准 生乳相对密度的测定 GB 5413.33—2010	
2		2	水分	食品安全国家标准 食品中水分的测定 GB 5009.3—2010	只做直接干燥法
3		3	灰分	食品安全国家标准 食品中灰分的测定 GB 5009.4—2010	
4		4	蛋白质	食品安全国家标准 食品中蛋白质的测定 GB 5009.5—2010	只做凯氏定氮法
5	食品	5	脂肪	食品中脂肪的测定 GB/T 5009.6—2003	
				食品安全国家标准 婴幼儿食品和乳品中脂肪的测定 GB 5413.3—2010	
				蛋与蛋制品卫生标准的分析方法 GB/T 5009.47—2003	只做第一法
6		6	还原糖	食品中还原糖的测定 GB/T 5009.7—2008	
7		7	蔗糖	食品中蔗糖的测定 GB/T 5009.8—2008	
8		8	总砷	食品中总砷及无机砷的测定 GB/T 5009.11—2003	
9		9	无机砷	食品中总砷及无机砷的测定 GB/T 5009.11—2003	
10		10	铅	食品安全国家标准 食品中铅的测定 GB 5009.12—2010	不做单扫描极谱法
11		11	铜	食品中铜的测定 GB/T 5009.13—2003	
				食品安全国家标准 婴幼儿食品和乳品中钙、铁、锌、钠、钾、镁、铜和锰的测定 GB 5413.21—2010	不做电感耦合等离子体原子发射光谱测定法
12		12	大肠埃希氏菌计数	食品安全国家标准 食品微生物学检验 大肠埃希氏菌计数 GB 4789.38—2012	

续表

序号	检测产品/类别	检测项目/参数		检测标准（方法）名称及编号（含年号）	限制范围说明
		序号	名称		
13	食品	13	粪大肠菌群计数	食品卫生微生物学检验 粪大肠菌群计数 GB/T 4789.39—2008	
14		14	沙门氏菌	食品安全国家标准 食品微生物学检验 沙门氏菌检验 GB 4789.4—2010	
15		15	致泻大肠埃希氏菌	食品卫生微生物学检验 致泻大肠埃希氏菌检验 GB/T 4789.6—2003	
16		16	副溶血性弧菌	食品卫生微生物学检验 副溶血性弧菌检验 GB/T 4789.7—2008	
17	食品添加剂	1	铅	食品添加剂中铅的测定 GB/T 5009.75—2003	
18		2	砷	食品添加剂中砷的测定 GB/T 5009.76—2003	
19	食品包装材料与容器	1	干燥失重	食品包装用聚乙烯树脂卫生标准的分析方法 GB/T 5009.58—2003	
20		2	高锰酸钾消耗量	食品包装用聚乙烯、聚苯乙烯、聚丙烯成型品卫生标准的分析方法 GB/T 5009.60—2003	
21		3	蒸发残渣	食品包装用聚乙烯、聚苯乙烯、聚丙烯成型品卫生标准的分析方法 GB/T 5009.60—2003	
22	食品中农药残留	1	敌敌畏	蔬菜和水果中有机磷、有机氯、拟除虫菊酯和氨基甲酸酯类农药多残留的测定 NY/T 761—2008	只做第一部分 方法二
				食品中有机磷农药残留量的测定 GB/T 5009.20—2003	
				植物性食品中有机磷和氨基甲酸酯类农药多种残留的测定 GB/T 5009.145—2003	
23		2	敌百虫	蔬菜和水果中有机磷、有机氯、拟除虫菊酯和氨基甲酸酯类农药多残留的测定 NY/T 761—2008	只做第一部分 方法二
				植物性食品中有机磷和氨基甲酸酯类农药多种残留的测定 GB/T 5009.145—2003	

续表

序号	检测产品/类别	检测项目/参数		检测标准(方法)名称及编号(含年号)	限制范围说明
		序号	名称		
24	食品中农药残留	3	甲胺磷	蔬菜和水果中有机磷、有机氯、拟除虫菊酯和氨基甲酸酯类农药多残留的测定 NY/T 761—2008	只做第一部分方法二
				植物性食品中甲胺磷和乙酰甲胺磷农药残留量的测定 GB/T 5009.103—2003	
				植物性食品中有机磷和氨基甲酸酯类农药多种残留的测定 GB/T 5009.145—2003	
25	食品添加剂	1	色度	生活饮用水标准检验方法 感官性状和物理指标 GB/T 5750.4—2006	
				饮用天然矿泉水检验方法 GB/T 8538—2008	
26		2	浑浊度	生活饮用水标准检验方法 感官性状和物理指标 GB/T 5750.4—2006	
				饮用天然矿泉水检验方法 GB/T 8538—2008	
27		3	臭和味	生活饮用水标准检验方法 感官性状和物理指标 GB/T 5750.4—2006	
				饮用天然矿泉水检验方法 GB/T 8538—2008	
28		4	(肉眼)可见物	生活饮用水标准检验方法 感官性状和物理指标 GB/T 5750.4—2006	
				饮用天然矿泉水检验方法 GB/T 8538—2008	
29	食物中毒	1	变形杆菌	变形杆菌食物中毒诊断标准及处理原则 WS/T 9—1996 附录 A	扩项

附件 2.1

授权签字人申请一栏表

名称:××市疾病预防控制中心

地址:××市××街道××路××号　　　　　　　　第 1 页,共 1 页

序号	姓名		职务/职称	申请授权签字领域	备注
	正体	签名			
1	×××		中心副主任/主管医师	申请书附表 1 中序号第 1 项至第 29 项	
2	×××		检验科科长/主任技师	申请书附表 1 中序号第 1 项至第 29 项	
3	×××		质管科科长/主管技师	申请书附表 1 中序号第 1 项至第 29 项	

机构负责人签名:

注:①"申请授权签字领域"填写"申请书附表 1 中序号第×项至第×项"

附件 2.2

授权签字人申请表

食品检验机构名称：　　××市疾病预防控制中心　　　　　　第1页，共3页

姓　　名：＿＿×××＿＿　性　　别：＿女＿＿　出生年月：＿197×.06＿

职　　务：＿＿副主任＿＿　职　　称：＿主管医师＿　文化程度：＿本科＿＿

部门：＿＿＿＿＿办公室＿＿＿＿＿＿＿＿＿＿＿＿＿＿＿＿＿＿＿

电话：＿057×－12345678＿　传真：＿057×－12345678＿电子邮件：＿＿＿＿＿＿＿

申请签字的领域：申请书附表1中序号第1项至第29项

何年毕业于何院校、何专业、受过何种培训：1994年毕业于浙江省××大学预防医学专业,2011年3月参加浙江省实验室资质认定评审准则内审员培训班。2011年6月参加浙江省食品检测机构资质认定评审准则培训班

工作经历及从事实验室工作的经历:1994年8月～2008年9月××市疾病预防控制中心医师、主管医师师;2008年10月～2010年12月××市疾病预防控制中心卫生监测科科长;2011年1月至今××市疾病预防控制中心副主任,分管检验检测与结核病、艾滋病、地方病防治工作

申请人签字：＿＿×××＿＿

相关说明(若授权领域有变更应予以说明):原授权领域为原计量认证证书附表序号第62～76项

注:申请人每人填写一张

附件2.2

<h3 align="center">授权签字人申请表</h3>

食品检验机构名称：＿＿＿×× 市疾病预防控制中心＿＿＿＿＿＿＿

姓　　名：＿×××＿　性　别：＿男＿　出生年月：＿197×.01＿

职　　务：＿科　长＿　职　称：＿主任技师＿文化程度：＿本科＿

部门：＿＿＿检验科＿＿＿＿＿＿＿＿＿＿＿＿＿

电话：057×－12345678　传真：057×－12345678　电子邮件：＿＿＿

申请签字的领域:申请书附表1中序号第1项至第29项＿＿＿

何年毕业于何院校、何专业、受过何种培训:2004年6月毕业于×× 大学预防医学专业,2011年3月参加浙江省实验室资质认定评审准则内审员培训班,2011年6月参加浙江省食品检测机构资质认定评审准则培训班

工作经历及从事实验室工作的经历:1991年8月～2002年2月在×× 市卫生防疫站检验科工作。2002年2月至今在×× 市疾病预防控制中心检验科工作

申请人签字：＿×××＿＿＿

相关说明(若授权领域有变更应予以说明)

注:申请人每人填写一张。

附表 2.2

授权签字人申请表

食品检验机构名称：　　××市疾病预防控制中心　　　　　　第 3 页,共 3 页

姓　　名：　×××　　性　别：　男　　出生年月：　198×.09　

职　　务：　科长　　职　称：　主管技师　　文化程度：　本科　

部　门：　　　质管科　

电话：　057×－12345678　传真：　057×－12345678　电子邮件：　　　　　

申请签字的领域:申请书附表 1 中序号第 1 项至第 29 项　　　　　　　　　

何年毕业于何院校、何专业、受过何种培训:2003 年 6 月毕业于××医学院预防医学(卫生检验方向)专业,2012 年 6 月参加浙江省实验室资质认定评审准则内审员培训班　

工作经历及从事实验室工作的经历:2003 年 9 月～2012 年 5 月于中心检验科从事检验工作;2012 年 5 月至今于×××单位从事质量管理工作

　　　　　　　　申请人签字：　　　　　　　

相关说明(若授权领域有变更应予以说明):首次推荐

注:申请人每人填写一张

附件 3

组 织 机 构 框 图

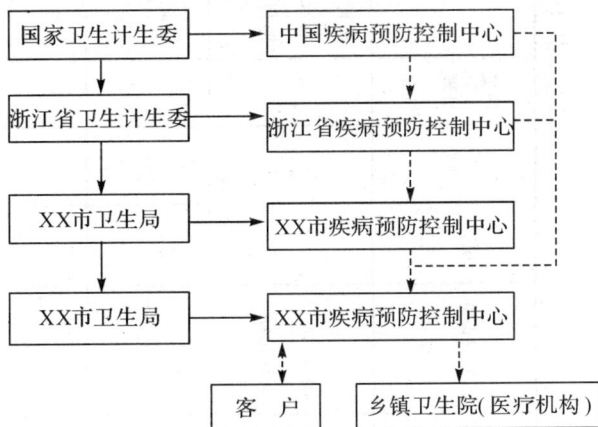

图 3.1 中心与外部关系图

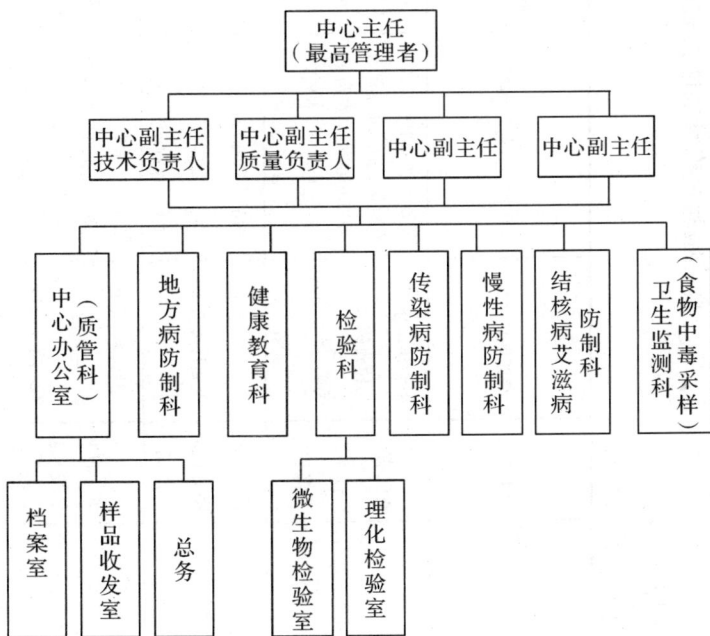

图 3.2 中心内部组织机构框图

注:①独立法人的画出本食品检验机构内、外(行政或业务指导)部关系;

②非独立法人的画出本食品检验机构在母体法人中所处位置,表明食品检验机构的内、外部关系;

③直接(属行政)关系用实线连接,间接(属业务指导)关系用虚线连接;

④有独立账号的,请在此页的空白处加盖有本食品检验机构名称和开户银行账号的印章。

附件 4.1

食品检验机构参加能力验证一览表

名称：×× 市疾病预防控制中心

地址：×× 市 ×× 街道 ×× 路 ×× 号

第 1 页，共 1 页

序号	能力验证测量审核计划名称	计划编号	参加时间	组织方	参加项目名称	依据方法标准编号	所用仪器设备名称	仪器设备编号	试验人员	结果	结果处理状况	备注
1	植物源性农产品中有机磷、菊酯类农药残留检测	—	2011 年 8 月	浙江省质量技术监督局	甲胺磷、乐果、马拉硫磷、联苯菊酯、氟氯氰菊酯	蔬菜和水果中有机磷、有机氯、拟除虫菊酯和氨基甲酸酯类农药多残留的测定 NY/T 761-2008	GC-3800 气相色谱仪、7890A 气相色谱仪	01-43A、01-104A	×× ×	满意		实施方：浙江省农产品质量监督检验测试中心
2	食用油中黄曲霉毒素 B1	—	2012 年 8 月	浙江省质量技术监督局	黄曲霉毒素 B1	食品中黄曲霉毒素 B₁ 的测定 GB/T 5009.22-2003	Anthos 酶标仪	01-38A	×× ×	满意		实施方：浙江省疾控中心
3	农产品中农药残留	—	2013 年 6 月	浙江省质量技术监督局	甲胺磷、毒死蜱、三唑磷、联苯菊酯、溴氰菊酯	蔬菜和水果中有机磷、有机氯、拟除虫菊酯和氨基甲酸酯类农药多残留的测定 NY/T 761-2008	GC-3800 气相色谱仪、7890A 气相色谱仪	01-43A、01-104A	×× ×	满意		实施方：浙江省农产品质量监督检验测试中心

附件 4.2

食品检验机构参加机构间比对一览表

名称：××市疾病预防控制中心
地址：××市×××街道×××路×××号

第 1 页，共 1 页

序号	参加项目名称	组织方	参加检验机构	参加日期	结果	备注
1	酱菜中亚硝酸盐	××市疾控中心	××市各县、市疾控	2012 年 6 日	满意	
2	植物粉中砷	××市疾控中心	××市各县、市疾控	2012 年 6 日	满意	
3	碘	中国疾控中心	中国各级疾控（部分）	2012 年 3 日	满意	

填表说明：

①填写近 3 年内参加的所有机构间比对项目。

②当参加比对的机构数量较多时，最多可列出 5 家机构的名称。

③"结果"栏格满意、不满意，可疑的项目分开填写。

④存在多检测地点时，请分别填写该表。

⑤填制本表时，本"填表说明"可以删除。

附件 5

地址：×××市×××路×××号

食品检验机构人员一览表

共 2 页

序号	姓名	性别	年龄	文化程度	职称	所学专业	从事本技术领域年限	现在部门岗位	本岗位年限	身份证号	备注
1	×××	男	54	本科	主管医师	经济管理	10	中心主任、副书记、最高管理者	10		
2	×××	男	55	大专	高级政工师	干部专修	1	中心书记、副主任	1		
3	×××	男	52	大专	主管医师	行政管理	32	中心副主任、授权签字人	13		
4	×××	女	38	本科	主管医师	预防医学	4	中心副主任、授权签字人	4		⑤技术负责人
5	×××	女	38	本科	主管技师	临床	10	中心副主任	2		④质量负责人
6	×××	男	35	本科	主管技师	食品科学与工程	11	办公室副主任	1		①内审员
7	×××	男	33	本科	主管技师	卫生检验	11	办公室副主任	2		
8	×××	男	39	本科	主管医师	临床	19	办公室	19		
9	×××	女	45	大专	助理会计师	会计	27	办公室	27		

附件 5

食品检验机构人员一览表

续表

地址：×××市×××路×××号

序号	姓名	性别	年龄	文化程度	职称	所学专业	从事本技术领域年限	现在部门岗位	本岗位年限	身份证号	备注
10	×××	男	43	中技	高级工	电器	25	办公室	3		
11	×××	男	60	初中	中级工	—	29	办公室	29		
12	×××	女	49	中专	主管护师	护理	2	办公室	2		
13	×××	男	28	本科	医师	预防医学	4	办公室档案管理员	4		
14	×××	女	27	本科	技师	医学检验	5	办公室（质管办）	2		①内审员，③设备管理员
15	×××	女	31	大专	—	行政管理	11	办公室（质管办）、合同评审人员	2		
16	×××	男	38	高中	司机	—	8	办公室	8		
17	×××	女	41	中技	司机	药学	10	办公室	10		
18	×××	男	47	高中	司机	—	11	办公室	11		

附件 6

地址：××市×××路××号

仪器设备（标准物质）配置一览表

共 5 页

序号	检测产品类别	检测项目/参数		标准条款检测细则编号	近 2 年检测次数	仪器设备名称、型号规格	技术指标			溯源方式	有效截止日期	备注
		序号	名称				测量范围	准确度等级/不确定度				
1	食品	1	相对密度	GB/T 5009.2–2003	1	电子天平，AE-100S	0~100g	±0.0001g		送检	2014 年 7 月 3 日	
				GB 5413.33–2010								
2		2	水分	GB 5009.3–2010	2	电子天平，AE-100S	0~100g	±0.0001g		送检	2014 年 7 月 3 日	
3		3	灰分	GB 5009.4–2010	1	电子天平，AE-100S	0~100g	±0.0001g		送检	2014 年 7 月 3 日	
4		4	蛋白质	GB 5009.5–2010	>10	滴定管，CC03-001	0~25mL	$U95=(0.0032\sim0.193)$mL，$k=1.68$		送检	2014 年 7 月 3 日	
						碳酸钠，99.97%	—	0.03%		—	——	
5		5	脂肪	GB/T 5009.6–2003	2	电子天平，AE-100S	0~100g	±0.0001g		送检	2014 年 7 月 3 日	
				GB 5413.3–2010								
				GB/T 5009.47–2003								
6		6	还原糖	GB/T 5009.7–2008	1	滴定管，CC03-001	0~25mL	$U95=(0.0032\sim0.193)$mL $k=1.68$		送检	2014 年 7 月 3 日	
7		7	蔗糖	GB/T 5009.8–2008	1	滴定管，CC03-001	0~25mL	$U95=(0.0032\sim0.193)$mL $k=1.68$		送检	2014 年 7 月 3 日	
8		8	总砷	GB/T 5009.11–2003	>50	紫外可见分光光度计，TU–1901	190~900nm	0.3nm		送检	2014 年10月10日	

续表

序号	检测产品/类别	序号	名称	标准条款/检测细则编号	近2年检测次数	仪器设备名称、型号规格	测量范围	准确度等级/不确定度	溯源方式	有效截止日期	备注
8	食品	8	总砷	GB/T 5009.11-2003	>50	双道原子荧光光度计、AFS-930	0.02 μg/L	As<0.8%(不)(k=2)	送检	2014年10月10日	
						砷单元素标准溶液、1000ug/mL		0.4%(不)	有证标准物质	2015年6月30日	
9		9	无机砷	GB/T 5009.11-2003	1	紫外可见分光光度计、TU-1901	190~900nm	0.3nm	送检	2014年10月10日	
						双道原子荧光光度计、AFS-930	0.02 μg/L	As<0.8%(不)(k=2)	送检	2014年10月10日	
						砷单元素标准溶液、1000ug/mL		0.4%(不)	有证标准物质	2015年6月30日	
10		10	铅	GB 5009.12-2010	>50	原子吸收分光光度计、AA-6800	190~900nm	0.1nm	送检	2014年10月11日	
						铅单元素标准溶液、1000ug/mL		1%	有证标准物质	2015年6月30日	
11		11	铜	GB/T 5009.13-2003	1	原子吸收分光光度计、AA-6800	190~900nm	0.1nm	送检	2014年10月11日	
				GB 5413.21-2010		铜单元素标准溶液、1000ug/mL		1%	有证标准物质	2015年6月30日	

续表

序号	检测产品/类别	序号	名称	标准条款/检测细则编号	近2年检测次数	仪器设备名称、型号/规格	测量范围	准确度等级/不确定度	溯源方式	有效截止日期	备注
12	食品	12	大肠埃希氏菌计数	GB 4789.38—2012	1	隔水式恒温培养箱、GNP-9270	5~65℃	0.5℃	送检	2014年7月3日	
						数显电热恒温水槽、DK-600B	5~99℃	0.5℃	送检	2014年7月3日	
13		13	粪大肠菌群计数	GB/T 4789.39—2008	1	隔水式恒温培养箱、GNP-9270	5~65℃	0.5℃	送检	2014年7月3日	
						数显电热恒温水槽、DK-600B	5~99℃	0.5℃	送检	2014年7月3日	
14		14	沙门氏菌	GB 4789.4—2010	>50	隔水式恒温培养箱、GHP-9270	5~65℃	0.5℃	送检	2014年7月3日	
						细菌鉴定仪、ATB	—	—	功能检查	2014年1月2日	
15		15	志贺氏菌	GB 4789.5—2012	>50	隔水式恒温培养箱、GHP-9270	5~65℃	0.5℃	送检	2014年7月3日	
						细菌鉴定仪、ATB	—	—	功能检查	2014年1月2日	
16		16	副溶血性弧菌	GB/T 4789.7—2008	>50	隔水式恒温培养箱、GHP-9270	5~65℃	0.5℃	送检	2014年7月3日	
						细菌鉴定仪、ATB	—	—	功能检查	2014年1月2日	
17	食品添加剂	1	铅	GB/T 5009.75—2003	1	原子吸收分光光度计、AA-6800	190~900nm	0.1nm	送检	2014年10月11日	
						铅 1000ug/mL	—	1%	有证标准物质	2015年16月30日	

续表

序号	检测产品类别	序号	名称	标准条款/检测细则编号	近2年检测次数	仪器设备名称、型号规格	测量范围	准确度等级/不确定度	溯源方式	有效截止日期	备注
18	食品添加剂	2	砷	GB/T 5009.76—2003	1	双道原子荧光光度计、AFS-930	0.02μg/L	As<0.8%(不)($k=2$)	送检	2014年10月10日	
						砷、1000ug/mL	—	0.4%(不)	有证标准物质	2015年6月30日	
19	食品包装材料与容器	1	干燥失重	GB/T 5009.58—2003	1	电子天平、AE-100S	0~100g	±0.0001g	送检	2014年7月3日	
20		2	高锰酸钾消耗量	GB/T 5009.60—2003	1	滴定管、CC03-001	0~25mL	U95=(0.0032~0.193)mL，$k=1.68$	送检	2014年7月3日	
						草酸钠 GBW（E）060021c	—	0.10%	有证标准物质	2018年6月30日	
21		3	蒸发残渣	GB/T 5009.60—2003	1	电子天平、AE-100S	0~100g	±0.0001g	送检	2014年7月3日	
22	食品中农药残留	1	敌敌畏	NY/T 761—2008 GB/T 5009.20—2003	>10	气相色谱仪、GC-7890A	—	≤2%	送检	2014年10月11日	
						敌敌畏、100ug/mL	—	0.23ug/mL		—	
23		2	敌百虫	NY/T 761—2008 GB/T 5009.145—2003	>10	气相色谱仪、GC-7890A	—	≤2%	送检	2014年10月11日	
						敌百虫、100ug/mL	—	0.23ug/mL	有证标准物质	2015年6月30日	

续表

序号	检测产品类别	序号	名称	标准条款/检测细则编号	近2年检测次数	仪器设备名称、型号/规格	测量范围	准确度等级/不确定度	溯源方式	有效截止日期	备注
24	食品中农药残留	3	甲胺磷	NY/T 761-2008	>10	气相色谱仪、GC-7890A	—	≤2%	送检	2014年10月11日	
				GB/T 5009.103-2003		甲胺磷、100ug/mL	—	0.23ug/mL	有证标准物质	2015年6月30日	
				GB/T 5009.145-2003							
25	瓶(桶)装纯净水、饮用水、矿泉水	1	色度	GB/T 5750.4-2006	>10	浊度仪、2100AN	0～500CU	1CU	送检	2014年11月6日	
				GB/T 8538-2008		色度、500度	—	1%	有证标准物质	2015年6月30日	
26		2	浑浊度	GB/T 5750.4-2006	>10	浊度仪、2100AN	0～1000NTU	0.01NTU	送检	2014年11月6日	
				GB/T 8538-2008		浊度、400 NTU	—	5%	有证标准物质	2015年6月30日	
27		3	臭和味	GB/T 5750.4-2006	>10	—	—	—	—	—	
				GB/T 8538-2008							
28		4	(肉眼)可见物	GB/T 5750.4-2006	>10	—	—	—	—	—	
				GB/T 8538-2008							
29	食物中毒	1	变形杆菌	WS/T 9-1996 附录A	>10	隔水式恒温培养箱、GHP-9270	5～65℃	0.5℃	送校	2014年7月3日	
						细菌鉴定仪、ATB	—	—	功能检查	2015年1月2日	

4.5　浙江省实验室资质认定的评审工作

实验室提交申请书后,在网上可见申请材料的审查情况,材料通过审查后,在规定的时间内,根据实验室的管辖情况,由省质监局或市质监局指定评审组,并下达评审通知书。

实验室在接受评审前应做好各项准备工作,包括与组长及各位评审员的沟通,其中现场试验的安排是一项重要内容,实验室根据现场试验计划表,做好样品的准备和标准物质及仪器设备的核查工作,现场试验一般包括盲样试验、加标回收试验、人员比对、仪器比对、见证试验、常规试验等,人员比对、仪器比对、见证试验、常规试验可与评审员沟通,在评审前一两天开始进行,加标回收试验实验室要制备好样品和根据实验要求准备好加标的标准溶液浓度,加标试验一般要出具本底值和加标值,与相应评审员沟通报告结果的要求,包括单位、有效位数等。盲样试验要与评审员沟通具体的操作规程及结果报告要求。

除了现场试验的准备外,在评审组来之前,实验室最好开一个迎接评审工作的具体分工会,具体包括:现场评审实验人员的分工;汇报材料一般由质管科起草,交主任审阅,由主任汇报;现场评审时陪同人员的指定;评审员的接送安排;评审组临时办公场所的确定和准备,临时办公场所最好准备一台电脑和打印机,安排一位人员打印材料。质管科、检验科、采样科室及现场监测科还要准备好体系运行的材料,评审前查漏补缺,做好准备工作。

汇报材料的书写也是评审前的一个主要准备工作。汇报材料是评审组对实验室了解的最初印象。初次评审汇报材料一般包括:实验室的概况、管理体系的建立和运行情况、技术能力的申报情况,包括开展能力验证、内审、管理评审的情况等,同时还可以介绍以下实验室的特色和亮点工作。复查评审汇报材料一般包括:一个周期以来的管理体系的运行情况、执行管理机构要求的情况、参加能力验证的情况、上次评审不符合项的整改情况、检测能力的维持情况,如果复评审还带扩项评审,还须汇报扩项项目的准备情况,涉及标准变更的要汇报标准变更的执行情况。扩项评审可以在复查评审汇报材料的基础上适当减少一些内容,主要针对扩项项目。

评审前实验室配合评审组还应做好以下几个方面的内容:

(1)评审报告的填写,除了评审意见,其他内容都可以评审前填好,反馈给评审组长;

(2)根据现场试验计划填写好现场实验汇总表,填好后反馈给评审组长或相应的评审员;

(3)根据现场试验计划填好委托单;

(4)准备好评审用的表单,可以事先与组长沟通还需要准备哪些材料。

在填写过程中遇到问题可以与评审组沟通。对于平时实验室运行的材料,最好按评审准则要素的内容进行整理,评审前再检查和整理一下材料。准备工作充分,实验室与评审组配合得好,现场评审效率高、进展顺利,达到事半功倍的效果。

具体现场评审程序按第三节内容和《浙江省实验室资质认定作业指导书》执行。

第二篇

质量手册范例

前　言

实验室质量手册的编写结构和格式没有统一的要求,但应准确、全面、简明地阐述本单位的质量与生物安全方针、目标和实施质量管理所需的组织结构、程序、过程和资源的文件化体系。通过编制和使用质量手册可以达到下述目的,一是传达本单位的质量与生物安全方针、目标等要求;二是描述和实施有效的实验室质量管理和生物安全管理体系;三是规范管理,促进保证实验室活动的正常开展;四是为审核质量管理体系提供文件依据;五是当环境等条件改变时,保证实验室质量管理体系的连续性;六是质量手册是中心全体人员行动的依据,要按照相关要求培训人员,以满足实验室质量管理及生物安全管理要求,确保检验检测结果准确,无生物安全事故发生。

本书中提供的实验室质量手册范例结合《实验室资质认定评审准则》《食品检验机构资质认定评审准则》和 GB 19489—2008《实验室　生物安全通用要求》的内容,按《实验室资质认定评审准则》的 19 个要素编排,除发布页、修订页和目录外,各章节分别为:第 1 章实验室概况;第 2 章质量及生物安全方针、目标、公正性声明、检验诚信承诺;第 3 章质量手册的管理;第 4 章管理要求,共分 4.1 组织,4.2 管理体系,4.3 文件控制,4.4 检测的分包,4.5 服务和供应品的采购,4.6 合同评审,4.7 申诉和投诉,4.8 纠正措施、预防措施及改进,4.9 记录,4.10 内部审核和 4.11 管理评审;第 5 章技术要求,共分 5.1 人员、5.2 设施和环境条件、5.3 检测方法、5.4 设备和标准物质、5.5 测量值溯源性、5.6 抽样和样品处置、5.7 结果质量控制和 5.8 结果报告。

需要指出的是,本实验室质量手册仅仅作为各疾控机构在制订实验室质量管理及生物安全管理体系时的参考,具体使用时应结合各自的组织机构和实际情况来使用。

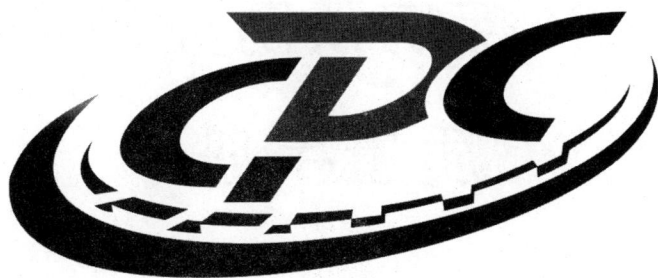

×××疾病预防控制中心
××× Center for Disease Prevention and Control

质 量 手 册

QUALITY MANUAL

（第 1 版）
No. ×

手册编号：××QM01
发放号：××QM01F-
持有者：
副本控制：□受控 □非受控
批准日期：××××年××月××日
实施日期：××××年××月××日

×××疾病预防控制中心
质量手册

主要编写者：

　　×××、×××、×××、×××、×××

参与编写及讨论人员（以姓氏笔画为序）：

　　×××、×××、×××、×××、×××、×××、×××、

×××、×××、×××

审核者：

（质量负责人签名）　　　　年　　月　　日

批准者：

（中心主任签名）　　　　年　　月　　日

发 布 令

　　为进一步健全和完善我中心管理体系,提高实验室检测工作质量,更好地为客户开展优质服务,依据《实验室资质认定评审准则》《食品检验机构资质认定评审准则》《浙江省检验机构管理条例》和 GB 19489—2008《实验室　生物安全通用要求》,参照 GB/T 27025—2008/ ISO/IEC 17025:2005《检测和校准实验室能力的通用要求》以及相关法律、法规,结合我中心实际工作情况,修订编制了规范实验室管理的《质量手册》和《程序文件》,经主任办公会议审核同意,现予以发布,发布的《质量手册》和《程序文件》从×××年××月××日起正式实施。原发布的《质量手册》(第×版)同时作废。以前制订的有关程序、规章、制度等,如有与本手册矛盾之处,以本手册为准。

　　《质量手册》是实验室管理体系的法规性文件,其内容包含了中心的质量与生物安全方针、目标以及建立和实施管理体系的基本框架、范围和要求,描述了管理体系各部分之间的相互作用,是中心各部门、各岗位开展活动必须遵循的法规和准则,是指导建立并持续有效运行管理体系的纲领和行为准则;《程序文件》是质量手册的支持性文件。全中心各级人员必须根据本手册及其有关文件的要求规范地开展工作,确保各项工作符合《质量手册》和《程序文件》的要求。

×××疾病预防控制中心

中心主任:

××××年××月××日

×××疾病预防控制中心
质量手册
标题:批准页

文件编号:××QM01 第 0 章
第 1 版　第 0 次修订
共 1 页　第 1 页

第 0 章

0.1　批准页

实验室名称:×××疾病预防控制中心

文件编号：　××QM01

文件版号：　第 1 版

生效日期：　××××年××月××日

总页数：　　　页(包括此页)

批准人：　　　　　(签名)

批准日期:×××年××月××日

副本控制:是否受控(　)

编号：

持有人：

×××疾病预防控制中心

质量手册

标题:修订页

文件编号:××QM01 第0章

第1版　第0次修订

共1页　第1页

0.2　修订页

序号	文件编号	页次	修订内容		批准人	批准日期
			前	后		

×××疾病预防控制中心
质量手册
标题：目录

文件编号：××QM01 第 0 章
第 1 版　第 0 次修订
共 1 页　第 1 页

0.3　目录

第1章　实验室概况

1.1　实验室简介

1.1.1　实验室法律地位和承担的工作任务

×××疾病预防控制中心于×××年××月正式成立,它是在原×××卫生防疫站(创建于×××年××月)的基础上组建的隶属于市卫生局管理的具有独立法人资格的全额预算卫生事业单位,是全市疾病预防控制和卫生监测检验业务技术的指导中心。主要职责是完成国家、省下达的重大疾病预防控制的指令性任务,实施疾病预防控制规划、方案,组织开展本地疾病暴发调查处理和报告;负责辖区内预防性生物制品管理,组织、实施预防接种工作;调查突发公共卫生事件的危险因素,实施控制措施;开展常见病原微生物检验检测和常见毒物、污染物的检验鉴定;开展疾病监测和食品卫生、职业卫生、放射卫生和环境卫生等领域健康危害因素监测,管理辖区疫情及相关公共卫生信息;承担卫生行政部门委托的与卫生监督执法相关的检验检测任务;组织开展健康教育与健康促进;负责对下级疾病预防控制机构的业务指导、人员培训和业务考核;指导辖区内医疗卫生机构传染病防治工作;参与开展疾病预防控制应用科学研究,推广应用新方法、新项目和新技术。

1.1.2　实验室组织结构和分类

中心现有××个职能科室和××个业务科室。

1.1.3　实验室能力和人员配备

中心现有职工××人,其中业务人员××人,占职工总人数的××%(××/××)。业务人员中正高××人,副高××人,高级职称占业务人员的××%(××/××),中级××人,占业务人员的××%(××/××)。中心是××医学高等学校教学基地,也是××省现场流行病学培训项目实习基地。

中心地处×××,地理位置优越,交通便利。占地面积×× m²,建筑面积×× m²,其中实验室面积×× m²。中心拥有原子吸收分光光度计、原子荧光仪、离子色谱仪、气相色谱仪、高效液相色谱分析仪、荧光定量PCR检测仪、细菌鉴定仪、十万分之一电子天平、酶标仪和全自动洗板机等一批高精仪器设备。建有病毒培养实验室、百级洁净实验室、PCR实验室、艾滋病确证实验室和BSL-2实验室,建立了疫情信息网络,并建成单位网站。××年经××省质量技术监督局评审,正式通过计量认证,被确认为完全独立于开发、生产、销售单位的第三方公正检验机构。

中心充分利用现有技术和设备优势,全面加强与省内有关科研机构、大专院校及有关单位的合作,广泛开展疾病预防控制和公共卫生领域的科学技术研究,重点进行检验技术的推广应用;承接社会委托的预防保健、公共卫生等方面的技术咨询、技术服务;为社会提供各类产品的卫生检测及评价,参与社区卫生服务,开展预防门诊。

×××疾病预防控制中心
质量手册
标题：实验室概况

文件编号：××QM01 第 1 章
第 1 版　第 0 次修订
共 2 页　第 2 页

中心的宗旨是贯彻预防为主的卫生工作方针，团结务实，开拓创新，为人民健康服务，为社会发展和经济建设服务。

1.2　实验室识别

名称：×××疾病预防控制中心

地址：×××

网址：×××

邮编：×××

电话：×××

传真：×××

E-mail：×××

×××疾病预防控制中心

质量手册

标题：质量与生物安全方针

文件编号：××QM01 第 2 章

第 1 版　第 0 次修订

共 1 页　第 1 页

第 2 章　质量与生物安全方针、目标、公正性声明和检验诚信承诺

2.1　质量与生物安全方针

科学管理，客观公正，规范操作，优质服务，

明确职责，严格有序，事先控制，安全第一。

内涵：

科学管理就是要求我们具有科学严谨的敬业精神，严肃认真的工作态度，实事求是的工作作风，持续改进的管理体系；客观公正就是要求我们具有良好的职业道德，站在第三方检测机构的公正立场上，客观、公正地出具检测报告，并履行本中心《公正性声明》的承诺，自觉维护本中心的公正地位和信誉；规范操作就是要求我们掌握标准规范的技术操作，依据中心质量管理体系规范地记录检测数据和出具检测报告；优质服务就是要求我们以达到客户满意为服务宗旨，主动询问客户的要求，热情地介绍工作程序，高效地完成检测任务，及时地出具检测报告，确保为客户提供高效优质的全程服务；明确职责就是要求我们熟悉和把握生物安全常识、操作技能和个体防护技能，按照国家的法律法规和规章办事，把各项实验室安全管理要求落实到日常工作中去；严格有序就是要求我们建立、制订、完善、落实各种实验室管理制度，通过不同形式的安全检查，促进实验室质量及安全管理水平的提高；事先控制就是要求我们按照标准规范及时排查实验室安全事故隐患，密切关注可能存在的实验室安全问题的有关环节，做到早发现、早报告、早处置、早控制，变事后处理为事先控制；安全第一就是要求我们把安全摆在首位，进一步规范工作程序，制订安全措施，逐步把实验室安全工作纳入科学化、制度化、规范化的轨道，确保检验检测质量和生物安全工作万无一失。

×××疾病预防控制中心

质量手册

标题：质量与生物安全目标

文件编号：××QM01 第 2 章

第 1 版　第 0 次修订

共 1 页　第 1 页

2.2　质量与生物安全目标

创建包括环境和设施、仪器和设备、人才、管理、效益在内的一流的×××疾病预防控制中心，确保检测结果的公正性、科学性，及时地出具合格的检测报告，为用户提供优质服务，确保人员健康及环境安全，实现生物安全零事故率。

2.2.1　控制性目标：

2.2.1.1　出具检测报告及时率≥98%；

2.2.1.2　发出检测报告差错率＜0.5%；

2.2.1.3　投诉调查处理率100%；

2.2.1.4　客户满意率≥95%；

2.2.1.5　杜绝责任事故；

2.2.1.6　实验室感染率为0；

2.2.1.7　检测人员生物安全知识培训、知晓率达100%；

2.2.1.8　实验室废弃物处理有效率达100%。

2.2.2　发展性目标：

本中心依据《实验室资质认定评审准则》和《食品检验机构资质认定评审准则》，持续改进管理体系，不断拓展技术能力，2～3年拓展一个新领域，在检验技术能力方面达到××领先水平，部分项目达到××先进水平；依据 GB 19489—2008《实验室　生物安全通用要求》，不断改善实验条件，确保实验室安全。

×××疾病预防控制中心
质量手册
标题:公正性声明

文件编号:××QM01 第2章
第1版　第0次修订
共2页　第1页

2.3　公正性声明

公正性声明

为了提高检测服务质量,维护客户合法权益,充分保证检测工作的公正性,依据《实验室和检查机构资质认定管理办法》《实验室资质认定评审准则》和《食品检验机构资质认定评审准则》,特做如下声明:

1. 本中心对所有客户均持第三方立场,保持相同的工作质量,严格执行法律、法规、技术标准和合同,维护检测的公正性。

2. 有措施保证检测工作不受行政领导干预,也不受关系、部门、经济利益或其他利益的影响,中心领导承诺不对检测工作进行干预;有措施确保中心人员不受任何来自内外部的不正当的商业、财务和其他方面的压力和影响,并防止商业贿赂,不受任何可能干扰其技术判断的因素的影响。

3. 有措施保证对在检测活动所知悉的国家秘密、客户的商业秘密和技术资料和数据保密,切实维护客户的权益;有措施保证工作人员不借工作之便谋取私利或从事有损于本中心公正形象的任何活动。

4. 有措施保证工作人员不与从事的检测活动以及出具的数据和结果存在利益关系;不参与任何有损于检测独立性和诚信度的活动;不参与与检测项目或者类似的竞争性项目有关系的产品的设计、研制、生产、供应、安装、使用或者维护活动;不向社会推荐或者参与推荐产品,不以监制、监销等方式参与产品的生产经营活动。

5. 中心建立并有效实施与检测有关的管理人员、技术人员和关键支持人员的工作职责、资格考核、培训等制度,确保不因报酬等原因影响检测工作质量。

6. 保证按照相关技术规范或者标准要求和规定的程序,及时出具检测数据和结果,并保证出具的数据和结果准确、客观、真实;保证客户的送检样品按《委托检测协议书》上承诺的时间出具检测报告。

7. 保证按照相关技术规范或者标准的要求,对所使用的检测设备以及环境要求等做出明确规定,并正确标识。

8. 本中心积极参加上级单位组织的能力验证和比对活动,不断提高检测水平和能力。

9. 认真执行收费标准,做到收费规范合理,对于有附加要求的检测项目,按与客户商定协议收费。

×××疾病预防控制中心
质量手册
标题:公正性声明

文件编号:××QM01 第2章
第1版　第0次修订
共2页　第2页

10.提供优质服务,对客户的投诉及时处理。

以上各项承诺,接受客户及社会各方面的检查和监督。

×××疾病预防控制中心

法定代表人(中心主任):

××××年××月××日

×××疾病预防控制中心
质量手册
标题：检验诚信承诺

文件编号：××QM01 第 2 章
第 1 版　第 0 次修订
共 1 页　第 1 页

2.4　检验诚信承诺

检验诚信承诺

为推动检验机构诚信体系建设，营造公正公平、科学准确、规范有序的检测环境，树立检验机构诚信公正、廉洁高效的社会形象，现做出以下承诺：

1. 承诺遵守检验机构管理条例等有关法律、法规对检验工作的要求，严格依法施检，严格依据标准开展检测，确保检测公正、科学、准确。

2. 承诺遵守《实验室资质认定评审准则》《食品检验机构资质认定评审准则》和《浙江省检验机构管理条例》等规定，确保检验资质合法有效，禁止未通过计量认证开展检测服务工作。

3. 保证对外独立开展检测服务工作，不受来自商业、财务等方面的干预和其他内部和外部的行政压力。

4. 禁止伪造检验数据，禁止出具虚假报告，保证所出具的检验报告真实有效、数据准确可靠。

5. 贯彻执行"科学公正、准确可靠、优质高效、方便顾客"以及自行规定的服务方针，对所有顾客都能做到公平、公正对待，保证提供同等质量的优质服务。

6. 严格保守顾客的技术、资料、数据以及其他商业机密，不利用顾客的技术和资料从事技术开发和技术服务。

7. 认真执行收费标准，规范服务行为，执行党风、行风廉政规定，廉洁自律，不以权谋私，维护检测机构科学、公正、廉洁、高效的行业形象。

×××疾病预防控制中心

法定代表人（中心主任）：

××××年××月××日

第 3 章　质量手册的管理

3.1　概述

质量手册(以下简称手册)是中心开展各项质量活动和技术活动的基本准则和依据,应保证其完整性、权威性、现行有效性,并对其加以控制管理。

3.2　编制手册的目的

为保证中心疾病预防控制和卫生检验检测工作的质量,提高管理水平,满足我中心疾病预防控制和卫生检验检测工作的需要,按照《实验室资质认定评审准则》(2006)和《食品检验机构资质认定评审准则》(国认实〔2010〕49 号)的要求,建立和运行实验室管理体系,特制订本手册。本手册是实验室描述管理体系的纲领性文件,是实验室开展各项质量活动和技术活动的基本准则,也是本中心质量方针、目标的保证。

3.3　编制手册的依据

3.3.1　《实验室资质认定评审准则》(国认实函〔2006〕141 号文);

3.3.2　《食品检验机构资质认定评审准则》(国认实〔2010〕49 号);

3.3.3　《检测和校准实验室能力的通用要求》GB/T 27025—2008/ISO/IEC 17025:2005(2008):

3.3.4　《食品检验机构资质认定条件》(卫监督发〔2010〕29 号);

3.3.5　GB 19489—2008《实验室　生物安全通用要求》;

3.3.6　国务院第 424 号令《病原微生物实验室生物安全管理条例》(2004 年 11 月)。

3.4　手册适用范围

手册适用于本中心开展的疾病预防控制和卫生检验检测以及各部门的相关质量管理活动和技术活动,全体职工必须遵照执行。

3.5　手册的编写、修订和改版

3.5.1　手册编写

手册由质量负责人组织有关人员编写,经中心主任办公会议讨论同意,中心主任批准并以发布令形式颁布。

3.5.2　手册修订和改版

当出现下列情况之一时,可提出对手册进行修订或改版:

3.5.2.1　国家颁布新的质量政策和法规或有关部门对实验室管理要求有重大变动,与现行手册有较大出入时;

3.5.2.2　本中心调整质量方针、目标或质量手册中某些规定已不适应工作需要或实际执行中有不完善之处时;

3.5.2.3　当版本内容有较大改动、修订次数较多或编写时主要依据文件改版时应考虑改版;

3.5.2.4　本中心工作人员在体系运行中认为手册的某些内容需要修改时,可向办公室提出修改建议。办公室提出修改意见,经质量负责人审核后报中心主任批准,办公室负责在手册修订页上填写更改记录,采取换页的方式进行更换;

×××疾病预防控制中心
质量手册
标题：质量手册的管理

文件编号：××QM01 第 3 章
第 1 版　第 0 次修订
共 2 页　第 2 页

3.5.2.5　手册需改版时，由办公室提出改版意见，由质量负责人组织编写，改版后的手册需经中心主任批准后颁布实施。

3.6　手册的版本和修改状态

3.6.1　手册的版本状态

对手册的版本状态在封面和每一页中标出版号和修改次数。

3.6.2　手册的修改状态

手册为活页装订，按页控制。修订的页次应全页更换，同时在手册的修订页上做好记录。新页次的替换、旧页次的收回和注销由办公室负责。

3.7　手册的发放

3.7.1　手册分为"受控"和"非受控"两种文本。

3.7.2　手册的受控文本有统一的编号，并在封面上盖"受控"章。由办公室按照××PF01-04《文件控制程序》规定发放。

3.7.3　手册的非受控文本在封面上有"非受控"标识。

3.7.4　需对外部提供手册时，须经中心主任批准后方可发放，仅提供非受控文本。

3.7.5　手册换版后，由办公室按原分发号发放，收回旧版本，登记销毁。办公室可留存失效版本作为存档材料，但须在失效版本上加盖"作废"章。

3.7.6　正版的质量手册由中心档案室存档。

3.8　手册持有者的责任

手册持有者应妥善保管，不得丢失、外借和复制。持有者调离本中心前必须交回手册方可办理调离手续。

3.9　手册的宣贯

3.9.1　手册是本中心检测工作质量管理的指导文件，是开展检测工作的规范，全中心职工应该认真学习并熟悉手册的要求和规定。

3.9.2　办公室应制订年度手册宣贯计划，并组织实施。办公室根据质量手册修订内容，组织全员的宣贯，对新进入本中心的工作人员进行上岗培训时，必须安排质量手册及相关文件内容的学习培训。具体按××PF01-15《人力资源管理程序》执行。

3.10　相关文件

3.10.1　××PF01-04《文件控制程序》

3.10.2　××PF01-15《人力资源管理程序》

×××疾病预防控制中心
质量手册
标题：组织

文件编号：××QM01 第 4 章
第 1 版　第 0 次修订
共 13 页　第 1 页

第4章　管理要求

4.1　组织

4.1.1　概述

合理的组织机构,完善的管理体系,充足的人力资源是质量保证的基础;明确相应人员的职责和权力,健全中心的组织与管理,确保实验室检测工作科学、公正、准确、有效。

4.1.2　管理要求

4.1.2.1　法律地位

×××疾病预防控制中心是×××人民政府批准成立具有法人地位的公益性事业单位,具有独立的、可直接对社会提供公共卫生检测服务的资格和能力,并保证对开展检测工作范围内出具的检测报告承担法律责任。本中心属于事业法人机构,组织机构代码：××××××,事业单位法人证书：事证第×××××号,法定代表人：×××。法人代表(中心主任)由×××卫生行政管理部门任命。

4.1.2.2　服务范围

中心建立的管理体系、组织结构和运作方式能够使所开展的各项检测工作符合以下要求：

①符合《实验室资质认定评审准则》《食品检验机构资质认定评审准则》的要求;

②满足客户的需求;

③满足法定管理机构(如国家卫生和计划生育委员会、××省卫生和计划生育委员会、××市卫生和计划生育委员会等)的要求;

④满足认证认可管理机构(如中国国家认证认可监督管理委员会、××省质量技术监督局等)的要求;

⑤符合国务院第 442 号令《病原微生物实验室生物安全管理条例》(2004 年)、GB 19489—2008《实验室　生物安全通用要求》,GB.50346—2011《实验室建筑技术规范》等要求;

⑥如开展动物试验,则应当取得省级以上实验动物管理部门颁发的《实验动物环境设施合格证书》;使用自产自用动物的检验机构必须具有《实验动物生产许可证》和《实验动物质量合格证》。

4.1.2.3　中心应努力识别中心的法定管理机构和认可机构需求

质量管理部门应保持与法定管理机构、认证认可管理机构的沟通与联系,不断获得法定管理机构和(或)认证认可管理机构的法律法规及其他有关的指令和书面文件,并将它适时地文件化,纳入管理体系要求中去,并定期加以评审。

4.1.2.4　中心建立和运行××PF01-01《保护客户机密信息和所有权程序》,确保实验室及其人员对其在检测活动中所知悉的国家秘密、商业秘密和技术秘密负有保密义务,并有相应措施。

4.1.2.5　中心建立和运行××PF01-02《保证实验室检测公正性程序》和××PF01-03《防止商业贿赂程序》,保证中心检测的公正性,判断的独立性和诚实性,防止商业贿赂。

4.1.2.6　中心建立和运行××PF01-16《质量监督和安全检查工作程序》,保证实验室检测活动的质量监督和生物安全检查工作的正常开展。

×××疾病预防控制中心

质量手册

标题:组织

文件编号:××QM01 第 4 章

第 1 版　第 0 次修订

共 13 页　第 2 页

4.1.3　组织机构

4.1.3.1　中心内部组织机构框图(图 4-1)

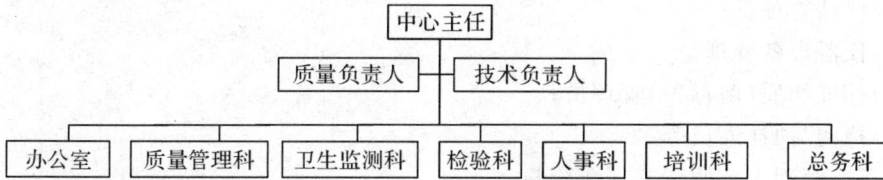

图 4-1　中心内部组织机构框图

4.1.3.2　外部组织机构框图(图 4-2)

——业务指导

——行政领导

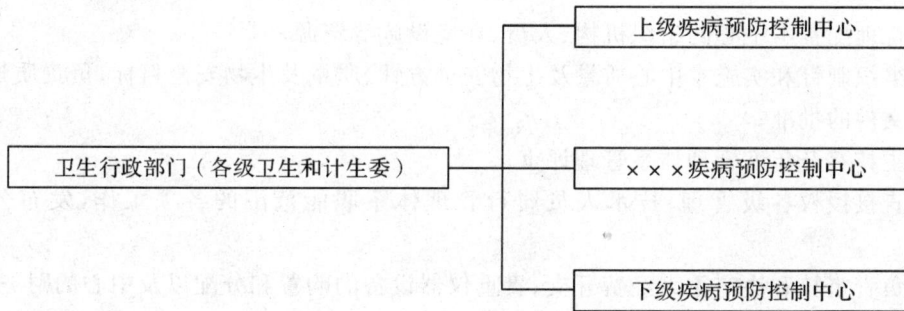

图 4-2　外部组织机构框图

4.1.4　管理人员和技术人员的配备和职责

4.1.4.1　中心配备足够的管理人员和技术人员,并赋予其足够的权力和资源,以履行他们的职责,识别对管理体系、检测工作程序上的偏离,以及采取措施预防或减少上述两种情况的偏离。中心使用正式聘用的食品检验人员,食品检验人员只在一个机构中执业,法律法规规定禁止从事食品检验工作的行为。

4.1.4.2　中心规定对检测质量有影响的所有管理人员、执行人员和验证人员的职责、权利和相互关系,这些人员包括:

(1)中心主任;

(2)技术管理者;

(3)质量负责人;

(4)生物安全委员会;

(5)职能科所负责人和业务科室负责人;

(6)生物安全负责人;

(7)授权签字人;

(8)内审员;

×××疾病预防控制中心

质量手册

标题：组织

文件编号：××QM01 第 4 章

第 1 版　　第 0 次修订

共 13 页　　第 3 页

(9)质量监督员；

(10)样品受理员；

(11)样品管理员；

(12)仪器设备管理员；

(13)标准物质(菌毒种)管理员；

(14)检测/抽样人员等。

4.1.5　管理人员职责和任职资格

4.1.5.1　中心主任(最高管理者)

1)职责

①承担本中心的法律责任,全面管理本中心的行政、业务工作。确保本中心从事的检测工作符合《实验室资质认定评审准则》《食品检验机构资质认定评审准则》和《实验室生物安全通用要求》的规定,满足客户、法定管理机构对本单位提供检验技术服务的组织要求；

②合理配置本中心的组织机构、人员、环境设施等资源；

③组织制订和实施本中心质量及生物安全方针、质量及生物安全目标,负责质量手册和程序文件的批准；

④主持召开年度管理体系管理评审；

⑤直接授权各级管理、技术人员履行管理体系职能范围的各项工作,发布公正性声明；

⑥负责审核和决定重大经费开支、贵重仪器设备的购置和分配以及中心的财务预算；

⑦负责中心内重大事故的最终处理决定；

⑧负责建立内部沟通机制,并就与管理体系有效性等有关事宜进行沟通；

⑨全面负责实验室安全管理工作；

⑩承担上级领导交给的各项工作任务。

2)任职资格

中心主任由各级卫生行政部门根据相关任职条件进行任命。

4.1.5.2　技术管理者

1)职责

A 中心技术负责人(技术管理层负责人)职责：

①全面负责本中心的技术工作和技术资源的配备,主持技术管理层工作；

②负责组织处理检测和技术改造中的重大技术问题；

③负责组织自行设计和开发的检测方法立项审批工作,负责组织技术管理层对自行设计和开发的检测方法的评定,负责检测方法的确认批准；

④组织监督员开展日常的监督工作。

B 技术管理层成员职责：

①协助技术负责人负责技术工作和保证中心检测工作质量所需的资源；

②负责审批职责范围内的作业指导书；

③负责批准技术性文件；

×××疾病预防控制中心

质量手册

标题:组织

文件编号:××QM01 第4章

第1版 第0次修订

共13页 第4页

④批准实验室室间比对和能力验证等监控计划,对其结果的有效性组织评价;

⑤组织中心内外的技术交流、技术服务和技术咨询工作;

⑥负责检测方法的确认工作。

2)任职资格

中心技术负责人和技术管理层成员应具备中级职称及以上职称,具有较丰富的检测管理经验,熟悉疾病预防控制专业知识。

4.1.5.3 质量负责人

1)职责

①负责本中心质量管理体系的建立、运行、维持和改进;

②组织实验室管理体系内部审核;

③组织处理检测工作中的投诉;

④负责管理性质量记录格式的批准;

⑤协助中心主任完成实验室管理体系管理评审工作。

2)任职资格

质量负责人必须具有中级职称及以上职称,为中心领导层成员,熟悉实验室评审准则,具有组织中心管理体系有效运行和持续改进的管理能力。

4.1.5.4 生物安全委员会

1)职责

①负责中心生物安全管理工作;

②指导制订与本单位的生物安全相关的工作规范、技术指南等规范性文件,并审议实验室管理规章制度;

③审查操作程序,监督和检查有关法规和操作规程的执行情况和措施的落实;

④对实验室所操作生物因子的生物危险程度进行评估,审查和批准在实验室开展的实验项目;

⑤组织重大实验室生物安全事故的认定、危害评估和处置方案的制订;

⑥负责领导安全防护实验室的建设、管理、使用、维护;

⑦协调与实验室生物安全相关科室部门的工作;

⑧对实验室人员实施医务监督。

2)任职资格

生物安全委员会应熟悉生物安全法律法规,熟悉生物安全操作规程和防护要求,成员至少要包括实验室负责人。

4.1.5.5 生物安全负责人

1)职责

A 中心生物安全负责人职责

①为本中心生物安全第一责任人;

②负责中心生物安全员实验室的日常安全管理;

③组织生物安全防护知识和有关法规、制度、规程的宣传贯彻;

④组织相关人员按要求进行培训、考核、体检和预防接种;

×××疾病预防控制中心

质量手册

标题：组织

文件编号：××QM01 第 4 章

第 1 版　第 0 次修订

共 13 页　第 5 页

⑤负责落实相关防护设备和防护用品的配备；

⑥负责向生物安全委员会报告并落实实验室紧急情况。

B 实验室生物安全负责人职责

①在科室负责人领导下具体负责本实验室的生物安全工作；

②开展科室生物安全法律法规以及规范程序等方面的咨询工作；

③对技术方法、程序和方案、生物因子、材料和设备进行定期的内部安全检查；

④纠正违反生物安全操作规程的行为；

⑤在出现潜在感染性物质溢出或其他事故时，协助事故调查；

⑥检查和监督本科室废弃物的有效管理与安全处置；

⑦检查和监督本科室各项消毒灭菌情况及使用水、火、电的安全措施的落实情况。

2)资格

应熟悉生物安全法律法规，熟悉本实验室开展检测项目的微生物风险评估报告、生物安全操作规程和防护要求。

4.1.5.6　业务部门负责人

1)职责

①在中心主任领导下，负责本部门的业务工作和行政管理工作；

②制订本部门业务工作计划，组织实施、协调完成各项工作任务，拓展业务领域，研究开发或引进新技术、新方法，提高技术水平；

③负责本部门实验室安全和感染控制工作；

④负责突发公共卫生事件应急检测工作；

⑤负责安排本部门岗位设置和岗位人员的选聘；

⑥监督执行各项规章制度，对本部门人员进行考核；

⑦按照中心要求做好各项管理工作；

⑧完成领导下达的临时性工作。

2)任职资格

业务部门负责人经公开选拔，竞聘上岗。

4.1.5.7　职能部门负责人

1)职责

①在中心分管主任领导下，负责本部门的业务工作和行政管理工作；

②制订本部门工作计划，组织实施和检查；

③监督执行各项规章制度，对本部门人员进行考核；

④负责拟定有关的规章制度并监督执行；

⑤做好本职范围内的各项管理与服务工作；

⑥按照中心要求做好相关的实验室安全管理工作；

⑦完成领导下达的其他临时性工作。

2)资格

职能部门负责人经公开选拔，竞聘上岗。

×××疾病预防控制中心

质量手册

标题：组织

文件编号：××QM01 第 4 章

第 1 版　第 0 次修订

共 13 页　第 6 页

4.1.5.8　授权签字人

1）职责

①签发前负责审查检测报告的完整性、项目的齐全性、依据的正确性和结论的准确性；对不符合有关规定的检测报告，可以要求具体操作人员改正；

②评审检测记录和结果，签发检测报告，对检测结果具有批准权和否决权；

③对报告的正确性所引发的检测纠纷承担连带的技术和民事责任。

2）任职资格

授权签字人必须具备大专及以上文化水平，中级或以上专业技术职称，具有相关领域检测工作经历；掌握授权范围的专业知识，熟悉检测方法，能正确地判定检测报告的规范性和准确性，有一定的组织能力，并经认可部门资格确认。

4.1.5.9　内审员

1）职责

①接受质量负责人的委托，实施内部审核，努力发现管理体系运行中存在的问题；

②负责编制内审检查表，将观察结果形成文件，报告内审结果；

③负责对纠正措施进行审核和跟踪验证。

2）任职资格

管理体系内审员必须受过《实验室资质认定评审准则》和《食品检验机构资质认定评审准则》及相关文件的培训并取得内审员资格，能够制订管理体系内审计划，熟悉本单位体系文件，对管理体系运行、保持具有独立判断分析能力。能够客观地观察情况，全面地理解各部门在整个组织中的作用，具有良好的工作能力及职业道德和修养。

4.1.5.10　质量监督员

1）职责

①负责对本部门检测全过程进行连续地监视，对发现的不符合规定行为或安全隐患及时向部门负责人报告，必要时也可直接向质量负责人、技术负责人或生物安全委员会汇报，同时要做好书面记录，提出纠正要求，并对纠正措施进行跟踪、验证；

②参加对客户提出的质量问题申诉的原始资料、复核结果、检测报告审批等检测过程质量、技术记录的审核，必要时，采用备留样品进行复检验证；

③在一个认可周期内监督应覆盖实验室所有检测人员，包括签约人员、额外技术人员及关键的支持人员，尤其是在培人员；

④不定期抽查检测人员是否按作业指导书进行操作，以及原始记录和检测报告是否完整、正确，书写是否规范等；

⑤当质量监督员发现检测人员使用了不正确的标准，有生物安全隐患，操作不当、环境条件、仪器设备等不符合要求或检测数据可疑时，有权要求检测人员暂停检测工作，并要求有关人员进行纠正，必要时应对之前的检测结果进行追溯；

⑥质量监督员应对开展的监督分析结果记录和评价，将意见年底前提交技术质量管理部门。

2）任职资格

监督人员必须是本部门专业技术人员，具有中级及以上职称，熟悉检测全过程的工作

×××疾病预防控制中心
质量手册
标题:组织

文件编号:××QM01 第 4 章
第 1 版　　第 0 次修订
共 13 页　　第 7 页

方法,了解检测目的,熟悉检测方法和程序,熟悉生物安全操作规范和防护要求,懂得结果评价的资深技术人员。

4.1.5.11　样品受理员

1)职责

①受理员对客户应做到服务规范,认真签订委托检测协议书;

②负责检查或校对检测样品封签和印章情况,描述样品特性及状态;

③收样时对样品状态、检验方法和判定标准依据、出证时限、检测服务金额、报取方式、样品处置方式、委托方联系地址及电话等内容必须做到明确清晰;

④样品收取后,应及时将样品送收发部门,对中毒等紧急样品应立即通知并将其送达有关检测部门负责人,事后再补办手续;

⑤受理样品时,应核对未通过认证、认可项目标记符号的准确性,有疑问时与相关测科室及时沟通。

2)任职资格

样品受理员必须熟悉相关检测依据,通过认证、认可的检测项目,以及准则和有关法律法规要求,由样品收发部门负责人提名报技术质量管理部门备案。

4.1.5.12　样品管理人员

1)职责

①负责做好样品的入库登记工作;

②负责中心样品库的管理工作;

③负责样品分发工作;

④负责样品标识的张贴工作;

⑤负责样品处理工作;

⑥做好检测部门领取复检样品时的登记工作;

⑦保证样品的安全储存。

2)任职资格

样品管理员必须熟悉检测样品的有关性能知识,熟悉准则要求和本中心的工作程序。

4.1.5.13　仪器设备管理员

1)职责

各科所仪器管理员协同中心仪器管理员做好以下工作:

①正确识别本中心仪器设备的配置要求和运行状况;

②建立仪器设备的台账;建立仪器设备的档案;维持仪器设备台账、档案的有效性;

③负责制订溯源计划,粘贴状态标识;

④监督仪器设备的功能检查、维护和期间核查;负责仪器设备的借入、借出、登记和验收;

⑤组织仪器设备的修理,有权阻止不合格的仪器设备的投入使用。

2)任职资格

仪器管理员必须工作认真负责,熟悉准则要求,熟悉仪器的管理要求。

×××疾病预防控制中心

质量手册

标题：组织

文件编号：××QM01 第4章

第1版　第0次修订

共13页　第8页

4.1.5.14　标准物质(菌毒种)管理员

1)职责

①正确识别本中心标准物质(菌毒种)的配置和保存要求,负责标准物质(菌毒种)的安全保管;

②建立标准物质(菌毒种)的台账,建立标准物质(菌毒种)的档案,维持标准物质(菌毒种)台账、档案的有效性;

③负责标准物质(菌毒种)的溯源,负责标准物质(菌毒种)的登记和验收,粘贴标准物质(菌毒种)标识;

④监督标准物质(菌毒种)的鉴定和期间核查。

2)任职资格

标准物质(菌毒种)管理员必须工作认真负责,熟悉标准物质(菌毒种)管理法律、法规和相关技术标准、技术规范的要求,具有对标准物质(菌毒种)特性、用途和保存条件准确判断的能力。

4.1.5.15　文件管理人员

1)职责

①负责所有受控文件的发放、收回及销毁工作;

②负责技术文件资料和有关法行规的请购工作;

③负责技术文件的查新工作。

2)任职资格

熟悉中心的组织机构、了解实验室认可准则,有一定的业务工作经验。

4.1.5.16　检测人员

1)职责

①如实填写检测原始记录,正确报告检测结果,按时完成检测任务,保证检测数据真实、准确;对有疑问的数据要及时复验,必要时向检测部门负责人或质量负责人报告并进行比对试验;

②认真执行检测标准与操作规程,采取非标准检测方法时要按规定的审批程序进行;

③必须按仪器操作规程正确使用检测设备和仪器,做好使用前后记录;认真做好仪器设备的检定或校准的符合性评价、维护和期间核查;当发现或怀疑仪器设备存在问题时应及时报告科所负责人并主动实施追溯;

④积极参加有关的业务培训,不断提高技术水平,按要求开展内部质量控制活动,参加实验室之间的比对和能力验证;

⑤遵守实验室安全管理制度和操作规程,防止实验室感染和意外事故发生。

2)任职资格

有专业检测基础知识,能够正确使用检测方法及仪器操作,经过专业检测培训,有上岗资格(大型仪器操作人员另有上机证),能够独立的开展检测工作,具备对本专业检测质量控制的能力,工作责任心强,检测工作认真、细致,及时完成检测工作,严格遵守实验室的各项规章制度。

食品检验人员熟悉食品安全法及其相关法律法规和有关食品安全标准、检验方法原

×××疾病预防控制中心

质量手册

标题：组织

文件编号：××QM01 第 4 章

第 1 版　　第 0 次修订

共 13 页　　第 9 页

理,掌握检验操作技能、标准操作程序、质量控制要求、实验室安全与防护知识、计量和数据处理知识等。接受食品安全法及其相关法律法规、质量管理和有关专业技术培训并经考核合格。

从事职业病危害因素、放射防护、集中空调检测人员及操作大容量压力容器人员,必须通过有关行政机关认可的培训并取得资质。

4.1.5.17　复核人员

1)职责

①检测复核人员必须检查检测人员提交的原始记录资料的完整性和规范性,逐项验算核对检测过程原始记录数据的正确性,尤其对自动仪器数据产生的设置条件进行检查,避免出于计算公式设置错误造成自动仪器计算结果错误;

②评价复核人审查检测总结论、单项判断和标准值的正确性。

2)任职资格

①检测复核人必须是从事本专业检测工作 5 年以上并具有中级及以上职称;

②评价复核人必须熟悉评价程序和有关专业知识。复核人员由相关科所负责人确定;

③特殊领域有要求时必须符合相应的要求。

4.1.5.18　审核人员

1)职责

①审查检测报告(底稿)和检测原始记录的一致性;

②审查评价(检测结论)的正确性;

③审查检测报告的完整性和结果的相关性。

2)任职资格

①审核人必须是部门负责人或经部门负责人授权的代理人;

②特殊领域有要求时必须符合相应的要求。

4.1.5.19　检测结果评价人员

1)职责

①熟悉各项检测的程序、各类检测样品的评价标准和各类检测样品的企业标准;

②根据评价标准,对检测结果做出是否符合要求的声明;

③检测结果的评价要做到客观公正,引用依据要准确,文字表达要清晰明了;

④负责做好与客户的口头解释工作,做好文字记录。

2)任职资格

卫生学评价人员必须熟悉评价程序和有关专业知识。评价人员由相关部门负责人确定。特殊领域的卫生学评价人员必须取得相应的资格。

4.1.5.20　采(抽)样人员

1)职责

①现场抽样人员根据客户委托应及时到达现场进行布点规划采样,抽样时按照《抽样程序》进行操作;

②抽样过程应按照抽样规范做好现场抽样原始记录,记录内容应齐全、清晰、明确,并

×××疾病预防控制中心
质量手册
标题:组织

文件编号:××QM01 第4章
第1版 第0次修订
共13页 第10页

得到被抽样单位的认可和确认,同时对抽取的样品按照规范进行运输包装,避免运送过程中发生损坏、变质等影响产品质量和性质变异情况。

2)任职资格

具有专业基础知识水平,熟悉被抽样产品相应的规范要求,接受过专业培训且考核合格的业务人员,能够熟练应用规定的抽样技术和掌握实验室检测技术需要的抽样偏倚控制基础知识。

4.1.5.21　检测报告打印人员

1)职责

①正确应用与编制各种类型的检测报告;

②自行校对检测报告与检测报告(底稿)的一致性。

2)任职资格

熟练操作计算机,熟悉检测报告的各种格式。

4.1.5.22　档案管理员

1)职责

①负责人员技术档案、仪器设备档案和检测资料档案的收集、整理、归档等管理工作;

②负责档案安全储存和保密工作;

③负责档案的借阅登记工作。

2)任职资格

档案管理员有一定的档案管理经验,有高度的工作责任心。

4.1.6　关键人员代理人

4.1.6.1　中心下列关键管理人员不在岗时,应指定代理人:

①主任的代理人:中心副主任;

②中心技术负责人的代理人:质量负责人;

③技术管理层综合组负责人的代理人:中心技术负责人;

④技术管理层专业组负责人的代理人:技术质量管理部门负责人;

⑤中心质量负责人的代理人:技术质量管理部门负责人;

⑥授权签字人均不在时,由中心主任指定签字人;

⑦审核人不在时,由审核人指定代理人。

4.1.6.2　中心关键人员的代理人在委托代理期间,应履行委托代理范围的职责,确保在任何时候关键管理人员的职权得以实现。

4.1.7　体系相关部门职责

4.1.7.1　质量管理科

①负责管理体系,文件控制,检测分包,合同评审,申诉和投诉,不符合检测工作控制,纠正措施,预防措施及改进,记录,内部审核,管理评审,检测方法,结果质量控制,结果报告等13个要素的职能管理;

②负责组织编制实验室管理体系各项工作规范、质量控制标准、质量考核办法,并组织实施;

③负责受理工作质量方面的投诉,并组织调查分析和处理;

×××疾病预防控制中心
质量手册
标题:组织

文件编号:××QM01 第 4 章
第 1 版　第 0 次修订
共 13 页　第 11 页

④负责组织实验室管理体系文件的编制、报批、发放、修订,维持中心管理体系的正常运行;

⑤协助质量负责人组织管理体系内审工作,协助中心主任做好管理评审工作;

⑥负责计量认证的申请及实验室认证后监督的相关工作;

⑦负责样品收发室管理,负责检测样品的受理(合同评审)、检测样品的发放和样品库管理;

⑧负责检验报告的打印、核对、出证及检测资料的整理归档工作;

⑨负责组织实验室比对、能力验证及结果的评估工作;

⑩负责收集与检测工作有关的法律、法规、规章;负责检测方法等标准资料的收集、发放并保持现行有效。

4.1.7.2　办公室

①负责安全保卫和保密管理工作,负责安全检查;

②负责将仪器设备、检测资料、人员业绩档案、质量管理活动形成记录的档案管理,负责档案的借阅、登记工作;

③负责中心网络的维修、维护和管理,负责中心计算机密码的控制。

4.1.7.3　人事科

①负责组织要素的职能管理;

②中心机构设置、定编定岗、组织制订岗位职责;

③负责中层干部考核、任免事项;

④负责人员调配、职称评聘、劳动工资、保险福利等管理工作;

⑤负责职工考核、奖惩等日常事务管理工作。

4.1.7.4　培训科

①负责人员要素的职能管理;

②负责制订人员的培训规划和年度培训计划;

③负责培训计划的实施;

④负责新同志岗前培训、检验人员上岗培训及在岗继续培训;

⑤负责实习生、进修生等外来人员培训的管理;

⑥负责培训老师的采购和评价工作。

4.1.7.5　总务科

①负责服务和供应品采购、设施和环境条件控制、设备和标准物质、量值溯源等 4 个要素的职能管理;

②负责对物资供应商的验证及供应商名录的制订及报批工作;

③负责仪器设备、试剂、标准物质、消耗品等采购计划的制订;

④负责物资采购的申请受理,可行性论证和采购、验收、保管、领用、报废等工作;

⑤负责组织仪器设备的维护和期间核查,负责仪器设备的维修;

⑥负责测量设备的量值溯源工作;

⑦负责仪器设备的建档和使用信息的收集及仪器设备档案的日常管理;

⑧负责基建及维修、冷库和冷链设备、配电房及电器维护实验室等工作;组织生物安

×××疾病预防控制中心

质量手册

标题：组织

文件编号：××QM01 第 4 章

第 1 版　　第 0 次修订

共 13 页　　第 12 页

全实验室、洁净实验室等专用实验室的定期维护；

⑨负责中心环境卫生、绿化、洗涤、消毒和污水处理等服务工作。

4.1.7.6　检验科、卫生监测科

①实施检测/抽样活动；

②配合职能管理部门做好 19 个要素的执行工作。

4.1.8　生物安全的管理责任和个人责任

4.1.8.1　管理责任

①实验室管理层应对所有员工、来访者、合同方、社区和环境的安全负责；

②应制订明确的准入政策并主动告知所有员工、来访者、合同方可能面临的风险；

③应尊重员工的个人权利和隐私；

④应为员工提供持续培训及继续教育的机会，保证员工可以胜任所分配的工作；

⑤应为员工提供必要的免疫计划、定期的健康检查和医疗保障；

⑥应保证实验室设施、设备、个体防护装备、材料等符合国家有关的安全要求，并定期检查、维护、更新，确保不降低其设计性能；

⑦应为员工提供符合要求的适用防护用品和器材；

⑧应为员工提供符合要求的适用实验物品和器材；

⑨应保证员工不疲劳工作和不从事风险不可控的或国家禁止的工作。

4.1.8.2　个人责任

①应充分认识和理解所从事工作的风险；

②应自觉遵守实验室的管理规定和要求；

③在身体状态许可的情况下，应接受实验室的免疫计划和其他的健康管理规定；

④应按规定正确使用设施、设备和个体防护装备；

⑤应主动报告可能不适于从事特定任务的个人状态；

⑥不应因人事、经济等任何压力而违反管理规定；

⑦有责任和义务避免因个人原因造成生物安全事件或事故；

⑧如果怀疑个人受到感染，应立即报告；

⑨应主动识别任何危险和不符合规定的工作，并立即报告。

4.1.9　中心质量管理、技术工作和支持服务之间的关系

4.1.9.1　中心质量管理工作是领导和控制实验室进行检测工作质量有关的相互协调的活动，它是各级技术管理者所进行的活动。它贯穿于实验室整个技术运作和支持服务中，主要起着策划、组织、协调、监督、检查、持续改进的作用。其目的是高效地实现预期的目标，为检测工作指引和保证。

4.1.9.2　中心的技术工作是从识别客户需求开始，到利用资源将客户需求转化为检测结果，并为客户出具检测报告的全过程。它必须在中心质量管理和支持服务的协助配合下，符合《实验室资质认定评审准则》《食品检验机构资质认定评审准则》等要求，以及满足客户、法定管理机构、认可机构的需求。

4.1.9.3　中心的支持服务是为实验室的技术工作服务的，它的任务是为实验室技术工作做好一切资源上的准备，但其仍应符合实验室质量管理的相关要求。

×××疾病预防控制中心
质量手册
标题:组织

文件编号:××QM01 第 4 章
第 1 版　第 0 次修订
共 13 页　第 13 页

4.1.10　确保质量与生物安全目标实现

实验室人员应熟悉和掌握自己分工职责以及与其他人员之间的接口,理解各项活动的重要性,了解管理体系质量与生物安全目标,为管理体系质量与生物安全目标的实现做出应有的贡献。

4.1.11　建立沟通机制

中心主任应确保最高管理层与员工之间、员工与员工之间、部门与部门之间就法律法规、顾客要求、认可机构要求、实验室自身要求等与管理体系相关的有效性事宜进行沟通。

4.1.12　相关文件

4.1.12.1　××PF01-01《保护客户机密信息和所有权程序》

4.1.12.2　××PF01-02《保证实验室检测公正性程序》

4.1.12.3　××PF01-03《防止商业贿赂程序》

4.1.12.4　××PF01-16《质量监督和安全检查工作程序》

×××疾病预防控制中心

质量手册

标题:管理体系

文件编号:××QM01 第 4 章

第 1 版   第 0 次修订

共 2 页   第 1 页

4.2   管理体系

4.2.1   概述

管理体系是为了实施质量管理所需的组织结构、程序、过程和资源,它以满足质量和生物安全管理方针为目的。本中心管理体系是文件化的管理体系,中心的政策、过程、计划、程序和作业指导书均形成文件。文件是中心全体人员行动的依据,应让执行文件人员理解并容易得到。

4.2.2   管理要求

4.2.2.1   管理体系文件化的建立、实施与维持

①管理体系文件化的建立依据见本手册第 3 章。

②中心主任负责管理体系的策划、质量与生物安全方针、目标的制订及发布、决策和批准质量手册和程序文件。

③质量负责人负责管理体系的组织、建立;组织相关人员编写、审核质量手册、程序文件、作业指导书和记录格式等文件;组织实施并确保管理体系有效运行和持续改进。

④质量管理科负责管理体系文件的控制;质量管理科协助培训科完成质量手册和程序文件的宣贯并确保每人均能理解;部门负责人负责作业指导书和记录格式等技术性文件的传达,确保部门人员均能理解,并带领部门人员贯彻实施文件化的管理体系。

⑤管理体系贯穿于本中心一切检测工作及与检测工作有关的全过程,适用于从检测到出具检测报告及投诉处理等全部质量活动。

4.2.2.2   质量及生物安全方针、质量及生物安全目标及其承诺的制订和批准

(1)质量及生物安全方针和质量及生物安全目标是中心主任根据法律法规、上级及客户的要求,综合考虑本中心的实际情况组织制订并批准发布,同时批准发布公正性声明,要求全体工作人员认真贯彻执行以确保围绕质量方针展开的已经量化的质量目标的实现。

(2)质量及生物安全方针声明、公正性声明和检验诚信承诺,至少包括下列内容:

①对良好职业行为和为客户提供检测和校准服务质量的承诺;

②关于实验室服务标准的声明;

③与质量及生物安全有关的管理体系的目的;

④要求实验室所有与检测活动有关的人员熟悉质量文件,并在工作中执行这些政策和程序;

⑤对遵循本准则及持续改进管理体系有效性的承诺。

(3)质量及生物安全目标的制订应包括总体目标和质量及生物安全目标。

(4)中心制订的质量及生物安全方针、质量及生物安全目标、公正性声明和检验诚信承诺分别见本手册第 2 章 2.1、2.2、2.3 和 2.4。

(5)中心的质量及生物安全方针贯彻情况和质量及生物安全目标的实现情况应在管理评审时加以评审。

4.2.2.3   管理体系的持续改进

管理体系建立之后,在实际工作中实施有效运行,并通过日常质量监督、内审、管理评审等不断发现问题,不断完善,持续改进。

×××疾病预防控制中心
质量手册
标题:管理体系

文件编号:××QM01 第 4 章
第 1 版　 第 0 次修订
共 2 页　 第 2 页

4.2.2.4　对管理体系有效事宜的沟通

中心主任(最高管理者)应利用建立起来的沟通机制,将满足客户要求和卫生行政主管部门要求的重要性传达到全中心工作人员。

4.2.2.5　管理体系完整性的保证

中心主任(最高管理者)在策划管理体系、组织机构进行重大调整,以及管理体系发生变化时,应对管理体系及时进行调整,并保证管理体系的完整性。

4.2.2.6　管理体系文件的架构与内容

中心的管理体系文件由质量手册,程序文件,作业指导书和质量记录、表格、报告等四部分组成。(见图 4-3 管理体系文件层次图)

①质量手册是中心管理体系的纲领性文件,描述组织机构、管理体系,明确质量和生物安全方针,总体目标和质量及生物安全目标、公正性声明和检验诚信承诺,支持程序以及在管理体系中各子系统、各职能部门、各类人员的责任和相互关系,质量手册是本中心法规性文件,必须贯彻执行。

②程序文件是质量手册的支持性文件,也是中心法规性文件。程序文件的内容包括:目的、适用范围、职责、定义(如需要)、工作程序、支持性文件、相关记录。

③作业指导书是管理体系文件的第三个层次文件,是具体操作指南。中心作业指导书包括检测细则、非标准方法、仪器操作规程、仪器设备期间核查规程等,涉及生物安全实验室的要制订实验室安全手册(快速阅读文件),应要求所有员工阅读安全手册并在工作区随时可供使用;安全手册应简明、易懂、易读,实验室管理层应至少每年对安全手册评审和更新。

④各种质量记录、技术记录、表格、报告等是管理体系有效运行的证实性文件。各种质量记录是在具体管理活动中的实情记录,应在相关管理活动中遵照执行。

⑤管理体系文件的编制、审核和批准见××PF01-04《文件控制程序》。

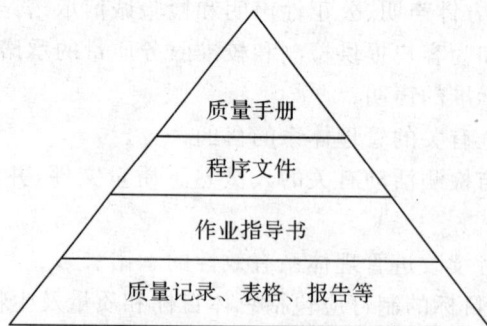

图 4-3　管理体系文件层次图

4.2.3　相关文件

4.2.3.1　　××PF01-04《文件控制程序》

×××疾病预防控制中心

质量手册

标题:文件控制

文件编号:××QM01 第 4 章

第 1 版　第 0 次修订

共 2 页　第 1 页

4.3　文件控制

4.3.1　概述

中心建立和运行××PF01-04《文件控制程序》,保证中心相关部门和人员能及时并易于获取和使用现行的有效版本,防止误用作废文件和无效文件。

4.3.2　管理要求

4.3.2.1　文件的定义和分类

文件是指所有信息或指令,可以是方针声明、程序、规范、校准表格、图表、教科书、张贴品、通知、备忘录、软件、图纸、计划等。这些文件可能承载硬拷贝、电子媒体、数字的、模拟的、摄影的或书面的信息。

中心的管理体系文件分为两部分:一部分为中心内部制订的,如质量手册、程序文件、作业指导书、各类质量记录和技术记录等;另一部分为外部往来的法律、法规及正式出版的技术标准(国家标准、行业标准、地方标准等)或卫生行政部门下发的技术规范、检测或校准方法以及图纸软件等。

4.3.2.2　文件的批准和发布

1)中心相关部门管理体系的工作人员的所有文件,在使用之前,必须经过授权人员审查并批准使用,以确保文件的充分性和适宜性。建立识别管理体系文件中文件当前的修订状态和分发的控制清单或等同的文件控制程序并易于获得,以防止误用无效和(或)作废的文件。

2)所用程序应确保:

①在对实验室有效运作起重要作用的所有作业场所,都能得到相应文件的授权版本;

②定期审查文件,必要时进行修订,以确保文件满足持续适用和满足使用的要求;

③及时从所有使用场所和发布处撤除无效或作废的文件,如果出于法律或其他保存目的需要保存作废的文件,应用有效方法保证防止误用,如对于单行本在显著位置盖上"作废"标识;对于计算机的文件,可在文件名上注明"作废"记号以防止误用;

④确保外来的文件(特别是标准技术规范及标准的合订本)得到识别和控制,以防止误用过期与失效或作废的标准;

⑤中心制订的管理体系文件应有唯一性标识,包括发布日期和(或)修改日期和(或)修订标识、页码、总页数或表示文件结束的标记和发布机构。

4.3.2.3　文件变更

1)文件的变更应由原审批者负责审批,被指定人员应获得进行审批所必需的有关背景资料;

2)更新的内容应在文件或附件中标明;

3)中心严格控制手写更改文件,如确需手写更改,应在修改处予以清晰标注,签名并注明日期。手写更改的文件应尽快地正式发布。

4)对保存在计算机系统中的文件的更改和控制,本中心应制订相应程序文件,以防止非授权人员接触和未经批准修改文件。按××PF01-28《计算机管理程序》执行。

4.3.2.4　文件保管、借阅和销毁

按××PF01-12《记录和档案管理程序》执行。

×××疾病预防控制中心

质量手册

标题:文件控制

文件编号:××QM01 第4章

第1版　第0次修订

共2页　第2页

4.3.3　相关文件

4.3.3.1　××PF01-04《文件控制程序》

4.3.3.2　××PF01-12《记录和档案管理程序》

4.3.3.3　××PF01-28《计算机管理程序》

×××疾病预防控制中心

质量手册

标题:检测的分包

文件编号:××QM01 第4章

第1版　第0次修订

共1页　第1页

4.4　检测的分包

4.4.1　概述

当实验室需要将检测工作的一部分分包时,应事先征得客户的同意,并在允许的范围内分包给有能力的实验室,保存分包方的注册记录及分包工作符合实验室资质认定评审准则的证明记录。本中心通过建立和运行××PF01-05《检测分包程序》规范检测的分包工作。

4.4.2　管理要求

4.4.2.1　当中心由于持续性的原因(如仪器设备使用频次低、设备昂贵及特种项目)无能力或不能如期完成某个或几个检测项目时,允许将此类检测项目以长期分包、代理或特殊协议的方式进行分包,以满足客户的需求。

4.4.2.2　法定检测任务、食品安全检测工作和获得资质认定的检测项目不能分包。

4.4.2.3　分包部分的技术能力不能计算在本中心的技术能力之内,不能写入实验室最终通过资质认定考核的项目表中。

4.4.2.4　接受分包检测的实验室,只能是获得实验室资质认定的实验室,其接受分包检测的项目应当是获得资质认定的。

4.4.2.5　分包方选择原则:优先选择获得实验室资质认定和认可的实验室,其次是获得实验室资质认定的实验室,且均为合格分包方。

4.4.2.6　分包前,需征得客户的同意并在合同评审时以书面形式签字确认,具体按照××PF01-07《合同评审程序》执行。

4.4.2.7　实验室就分包方的工作对客户负责,由客户或法定管理机构指定的分包方除外。

4.4.2.8　本中心保存所有合格分包方的名录和分包方符合认证或认可的证明记录,具体按照××PF01-12《记录和档案管理程序》执行。

4.4.2.9　记录应包括:认证或认可证书及其能力范围的复印件、调查资料、评审表、合格分包方名录、分包协议书、分包申请审批表、分包实验室的检测报告等。

4.4.3　相关文件

4.4.3.1　××PF01-05《检测分包程序》

4.4.3.2　××PF01-07《合同评审程序》

4.4.3.3　××PF01-12《记录和档案管理程序》

×××疾病预防控制中心

质量手册

标题：服务和供应品的采购

文件编号：××QM01 第 4 章

第 1 版   第 0 次修订

共 2 页   第 1 页

4.5 服务和供应品的采购

4.5.1 概述

为保证采购服务和供应品（包括试剂和消耗性材料）的质量，中心建立××PF01-06《服务、供应品的采购管理程序》，旨在对影响检测和（或）校准质量的外来服务和供应品（包括试剂和消耗性材料）进行有效控制和管理，以保证检测结果的质量。

4.5.2 管理要求

4.5.2.1 本中心对检测质量有影响的服务和供应品（包括试剂和消耗性材料）的选择、购买、接收和存储制订了××PF01-30《仪器设备管理程序》、××PF01-31《标准物质管理程序》、××PF01-06《服务、供应品的采购管理程序》等以进行规范和控制，以保证服务和供应品的采购能够满足检测和（或）校准工作质量的要求。

4.5.2.2 采购对象包括：对检测和（或）校准质量有影响的仪器设备、化学试剂、标准物质、消耗性材料等供应品，提供仪器设备检定/校准和安装维修服务、提供实验室建筑设计施工服务、提供人员培训教育、提供废弃物处置等的服务机构。

4.5.2.3 采购选择原则：优先选择技术能力、质量保证能力、服务能力强的，价格合理的，并经评价获得批准的合格供应商。

4.5.2.4 中心对所购买的影响检测和（或）校准质量的供应品、试剂和消耗性材料，应确定控制范围，并进行符合性验收，经检查或验证证实符合相关检测和（或）校准方法中规定的标准规范或要求之后才可投入使用。所使用的服务也应符合规定的要求。中心应保存所采取的符合性验收活动的记录。

4.5.2.5 影响本中心检测和（或）校准输出质量的采购文件，应明确表述拟采购的服务、供应品（含消耗性材料或试剂等）的资料或信息，信息可包括型号、规格、数量、类别、等级、图纸、技术指标、用途和检查方法、交货的方式及时间等，也可包括提供服务和供应的组织应满足的管理体系标准，以及对提供服务人员的资格和能力水平方面的要求。采购文件在发出之前，其技术内容需经过技术负责人或其他授权人员审查和批准。

4.5.2.6 中心应对影响检测和（或）校准质量的重要消耗品、供应品和服务的供应商进行评价，并保存这些评价的记录（如认证或认可证书及其能力范围的复印件、采购合同、调查资料、评价表等）和获批准的合格供应商名录。对供应商评价的方式和内容包括：相关经验和社会信誉；质量、价格、按计划提供的能力及时间；管理体系的审核；顾客满意度调查；财务和服务支持能力等。评价应采取动态方式进行。

4.5.2.7 中心所采购的供应品、试剂和消耗性材料等物品的贮存应按照说明书中的要求和规定进行贮存，并应严格遵守公安、消防部门、生物安全管理和中心有关安全生产管理制度以及仓库保管规定执行。

4.5.3 相关文件

4.5.3.1 ××PF01-06《服务、供应品的采购管理程序》

4.5.3.2 ××PF01-12《记录和档案管理程序》

4.5.3.3 ××PF01-15《人员管理程序》

4.5.3.4 ××PF01-20《危险化学品安全管理程序》

4.5.3.5 ××PF01-21《菌种、毒种（株）和阳性标本管理程序》

×××疾病预防控制中心

质量手册

标题:服务和供应品的采购

文件编号:××QM01 第 4 章

第 1 版　第 0 次修订

共 2 页　第 2 页

4.5.3.6　××PF01-30《仪器设备管理程序》

4.5.3.7　××PF01-31《标准物质管理程序》

4.5.3.8　××PF01-33《量值溯源程序》

4.5.3.9　××PF01-48《检验责任追究制度》

×××疾病预防控制中心
质量手册
标题：合同评审

文件编号：××QM01 第 4 章
第 1 版　　第 0 次修订
共 2 页　　第 1 页

4.6　合同评审

4.6.1　概述

为确保中心能全面、按时履行合同，取得客户信任，选择适当的、能满足客户要求的检测方法/评价方法，中心建立和运行××PF01-07《合同评审程序》，以满足客户对检测的所有要求。

4.6.2　管理要求

4.6.2.1　合同种类

1）常规委托检测合同评审

即对例行和其他简单任务的评审，且项目在实验室通过资质认定的范围内，由授权的合同评审人员与客户就有关检验要求进行评审。

2）重复性的例行委托检测合同评审

即对重复性的例行工作，且项目在实验室通过资质认定的范围内，如果客户要求不变，样品类别单一，且检测次数较频繁的，为方便客户，则仅需在初期调查阶段，或在客户的总协议下对持续进行的例行工作合同批准时进行总体评审。

3）特殊合同评审

即对于如新的、复杂的任务，应当会同相关部门、人员（技术、质量、检测、采购等）以会议的方式进行评审，并保存更为全面的记录。

4.6.2.2　合同评审内容

1）客户的要求，包括所使用检测方法/评价方法应予以适当规定，形成文件化，便于双方理解；

2）中心实验室有能力和资源满足客户的要求；

3）选择适当的、能满足客户要求的检测方法；

4）应考虑合同变更、解除、终止及合同风险等诸多因素；

5）应考虑委托方提供的样品是否适宜检验以进行验收，必要时可拍照留存。委托方提供的样品和资料不真实时，中心应当拒绝接受委托；

6）对委托方需要中心进行抽样的，应当按照法律法规的规定，并通过双方合同约定进行抽样，填写抽样凭证；

7）分包方的工作也应符合检测合同的要求。

4.6.2.3　在检测/评价合同签订之前，中心应确定检测/评价合同所包含的每项内容均已得到中心和客户双方的接受。

4.6.2.4　合同内容应当包括委托方信息、对样品的要求、样品的状态、检验项目、检验依据、异议处理、样品处理方式和保存期、双方权利和义务等约定，并注明委托方对样品及其相关信息的真实性负责。

4.6.2.5　检测/评价工作开始后，如需修改合同，则应重新进行合同评审，并将修改的内容通知有关人员。

4.6.2.6　中心在执行检测/评价合同过程中，对合同的任何偏离，都应在第一时间通知客户。中心原因造成检测/评价合同的偏离时，必须取得客户的同意。

4.6.2.7　评审过程中修改合同所做的再评审、合同执行期间就客户的要求同客户进

×××疾病预防控制中心

质量手册

标题:合同评审

文件编号:××QM01 第 4 章

第 1 版　第 0 次修订

共 2 页　第 2 页

行讨论的结果、发现的重大变化等都应加以记录并归档保存。

4.6.3　相关文件

4.6.3.1　××PF01-05《检测分包程序》

4.6.3.2　××PF01-07《合同评审程序》

×××疾病预防控制中心

质量手册

标题：申诉和投诉

文件编号：××QM01 第 4 章

第 1 版　　第 0 次修订

共 1 页　　第 1 页

4.7　申诉和投诉

4.7.1　概述

中心建立和运行××PF01-08《申诉和投诉管理程序》，正确处理来自客户或其他方面的申诉和投诉，以保障客户的合法权益，同时促进本中心管理体系不断改进，提高本中心的管理水平和检验水平。

4.7.2　管理要求

4.7.2.1　中心应接受客户以电话、传真、书信或直接面谈等方式提出的申诉和投诉。

4.7.2.2　中心对投诉登记、立项、开展调查分析，弄清楚事实真相，判断申诉和投诉是否成立。

4.7.2.3　申诉和投诉成立按不合格项处理，进入申诉和投诉处理程序；如申诉和投诉不成立，向客户耐心细致解释清楚道理，书面或电话答复客户。

4.7.2.4　保存所有申诉和投诉的记录以及针对投诉所开展的调查和纠正措施的记录。

4.7.2.5　若申诉和投诉内容涉及管理体系的有效运行和检测结果的正确性等严重问题，应进行附加审核。

4.7.3　相关文件

4.7.3.1　××PF01-08《申诉和投诉管理程序》

4.7.3.2　××PF01-10《纠正措施程序》

4.7.3.3　××PF01-13《管理体系内部审核程序》

4.8　纠正措施、预防措施及改进

4.8.1　概述

通过建立××PF01-10《不符合检测工作控制程序》、××PF01-10《纠正措施程序》、××PF01-11《预防措施与改进控制程序》,来及时识别和有效控制不符合检测要求的活动或现象,避免或减少检测工作的差错发生,对已发生的不符合工作和可能造成不符合的潜在因素采取纠正措施和预防措施,并对质量管理体系进行持续的改进,确保管理体系有效运行。

4.8.2　管理要求

4.8.2.1　不符合工作的识别

质量或技术活动中的不符合工作,可从质量监督员对日常技术工作的监督、客户投诉、质量控制、仪器校准、消耗材料的核查、安全检查、对检测人员的考察或监督、检测报告的核查、管理评审、内部审核和外部审核等不同方面加以识别。

4.8.2.2　不符合工作的评价

各环节的相关人员应对不符合工作的严重性进行评价,可分为体系性不符合项、实施性不符合项和效果性不符合项。

体系性不符合项指本中心的质量管理体系、程序文件和作业指导书上某要求没有按标准进行描述或根本没有描述,实验室检测活动运行时不能满足目前的管理体系要求或客户的需求。

实施性不符合项指本中心的质量管理体系、程序文件和作业指导书所描述的内容已覆盖标准要求,而实验室检测活动运行时没有按管理体系文件要求去做,出现不符合管理体系文件的活动。

效果性不符合项指本中心的质量管理体系、程序文件和作业指导书所描述的内容已覆盖标准要求,而实验室检测活动在实施时效果不好,出现目前的管理体系不合时宜的情况。

4.8.2.3　原因分析

1)不符合工作产生的潜在原因包括:客户的要求、样品、样品的规格、方法和程序、实验人员的技能和培训、消耗品、设备及其校准。

2)不符合工作产生的根本原因很可能是多重的。在解决复杂问题时由质量管理科、相关人员以及责任部门一起对原因进行调查分析。

4.8.2.4　纠正措施的选择和实施

1)由不符合工作的责任部门制订纠正措施计划并以书面形式上报质量管理科。

2)由质量负责人组织相关人员,对提出不符合检测工作纠正方案进行评价和论证,选择和实施最能消除问题和防止问题再次发生的有效措施。

3)纠正措施应与问题的风险大小和严重程度相适应并应将纠正活动调查所要求的任何变更制订成文件并加以实施。

4.8.2.5　预防措施制订和执行

1)在确定潜在的不符合项的来源的基础上,由相关人员报质量管理科,质量管理科上报质量负责人,由质量负责人组织相关人员分析原因,找出解决方案,制订行动计划。

×××疾病预防控制中心

质量手册

标题：纠正措施、预防措施及改进

文件编号：××QM01 第4章

第1版　第0次修订

共2页　第2页

2）由相关责任部门实施预防措施。

4.8.2.6　纠正措施和预防措施的监控

1）纠正措施的实施和结果应由质量管理科负责进行跟踪验证，以保证纠正措施的有效性和适宜性。

2）在启动预防措施时，质量管理科负责组织人员对其进行评审，除运作程序进行评审外，还可能涉及包括趋势和风险分析以及能力验证结果在内的数据分析。

4.8.2.7　附加审核

当实施纠正措施后，证实不符合检测工作项由于管理体系建立中未遵照《实验室资质认定评审准则》《食品检验机构资质认定评审准则》或实验室与其本身政策和程序的符合性产生怀疑时，可能影响本中心的检测工作，对此相关区域，应按照××PF01-13《管理体系内部审核程序》采取附加审核。

4.8.2.8　改进

1）质量管理科对不符合工作的纠正和潜在的不符合的预防进行系统的评审，以寻找改进和提高的机会，提交管理评审。

2）质量负责人通过对服务客户提出的改进意见，内部审核和外部审核结果的有效性，质量监督员监督结果的分析、能力验证结果的分析等质量保证体系内需要不断改进的问题进行有效性审核，并与最高管理层沟通。

3）技术管理者对管理体系内技术支持内容进行跟踪，并收集和整理各部门现行有效的标准、检测方法、技术方案等资料，组织各类技术人员对更新的相关内容开展验证，保证使用的检测技术能够在持续改进中现行有效和满足政策、法律、法规和客户有效服务的需要。

4）最高管理层应充分了解本中心质量与生物安全和目标执行情况，并根据发展计划对目标提出持续改进意见。

4.8.3　相关文件

4.8.3.1　××PF01-09《不符合检测工作控制程序》

4.8.3.2　××PF01-10《纠正措施程序》

4.8.3.3　××PF01-13《管理体系内部审核程序》

4.8.3.4　××PF01-11《预防措施与改进控制程序》

××疾病预防控制中心
质量手册
标题：记录

文件编号：××QM01 第 4 章
第 1 版　第 0 次修订
共 1 页　第 1 页

4.9　记录

4.9.1　概述

中心应建立和运行××PF01-12《记录和档案管理程序》，以保持识别、收集、索引、存取、存档、存放、维护、清理和归档质量记录和技术记录。为体现检测工作符合规定要求，重现原始检测状态，查询检测结果时需要提供足够的证据。

4.9.2　管理要求

4.9.2.1　记录的范围

记录按性质可分为质量记录和技术记录两类。

1）质量记录：主要源自质量管理活动的记录，包括内部审核、管理评审、纠正措施和预防措施记录、申诉和投诉记录、人员培训考核记录、采购供应服务商评审记录、物资采购和验收记录、分包机构评审记录、实验室事故分析和处理记录、客户投诉记录等。

2）技术记录：主要源自技术管理活动的记录，包括原始观察记录、导出数据、开展跟踪审核的足够信息、校准记录、人员签字记录、检测报告、合同评审、各种证书、各种标识等。

4.9.2.2　记录的要求

1）记录格式应统一规范。

2）记录可以是书面的也可以是硬盘、软盘、光盘等存储形式。

3）记录应严格按照规定的格式用钢笔或签字笔填写，字迹清晰明了，内容真实、完整，应包括足够的信息，保证其原始性和真实性。需更改时，不得涂改、擦改，但可杠改。

4）对以电子形式（如磁盘、光盘）存储的记录进行更改时必须备份，以避免原始数据的丢失和改动。

4.9.2.3　记录的归档要求

记录要定期收集、编目、标识、归档。

4.9.2.4　记录的安全保存与保密

1）记录应安全储存，应提供专用和适宜的存放环境，以防质量记录和技术记录的受损、丢失或被人盗用。

2）记录的借阅应遵守保密制度，不得随意外借和复制，具体按照××PF01-12《记录和档案管理程序》执行。

3）不同类别的记录应规定不同的保存期限。

4.9.3　相关文件

4.9.3.1　××PF01-04《文件控制程序》

4.9.3.2　××PF01-12《记录和档案管理程序》

×××疾病预防控制中心

质量手册

标题：内部审核

文件编号：××QM01 第 4 章

第 1 版　　第 0 次修订

共 1 页　　第 1 页

4.10　内部审核

4.10.1　概述

为验证实验室的运行是否持续符合管理体系的要求，证实质量活动和有关结果是否符合计划的安排，以及这些安排是否有效地实施并达到预定目标，中心建立和运行××PF01-13《管理体系内部审核程序》。根据程序的要求，按预定的日程表，定期（通常为一年）对其活动进行内部审核，检查管理体系是否满足准则文件的要求（符合性检查）；检查组织的质量手册及相关文件中的各项要求是否在工作中得到全面的贯彻；对不符合的工作进行纠正并为管理体系的改进提供依据。

4.10.2　管理要求

4.10.2.1　内审的要求

内部审核应当依据文件化的程序每年至少实施一次。内部审核应当制订方案，以确保质量管理体系的每一个要素至少每年被检查一次。内审计划涉及管理体系中全部要素和全部活动以及所有场所与部门，质量负责人按照内部审核计划的要求和管理层的需要策划和组织内部审核，审核由经过培训、有资格的人员进行，内审员可以是本实验室人员，也可以邀请外界人员，内审分工时，要注意内审员与被审核的工作无直接责任关系。

4.10.2.2　内审的组织

1）质量负责人应当制订审核计划。审核计划包括：审核范围、审核准则、审核日程安排、参考文件（如组织的质量手册和审核程序）和审核组成员的名单。

2）由质量负责人指定内审组长，内审组长提出内审小组或人员名单的建议，经质量负责人批准后组成内审组。每一位审核员明确分配所审核的管理体系要素或职能部门，具体的分工安排由审核组长与相关审核员协商确定。委派的审核员应当具备与被审核部门相关的技术知识。

3）审核开始前，审核员应当评审文件、手册及前次审核的报告和记录，以检查与管理体系要求的符合性，并根据需审核要求和审核部门的具体情况编制检查表。

4）内审组长组织开展内审工作，并负责编制内部审核报告。

5）内审员根据内审检查表对受审部门管理体系运行情况进行现场审核，内审员应客观公正，对发现的不符合项要详细记录。

6）内审开具的不符合项报告要得到受审部门负责人确认。

4.10.2.3　内审中对发现问题的处理

当内审中发现的问题会导致对运作的有效性，或对实验室检测结果的正确性或有效性发生怀疑时，应立即采取纠正措施，并书面通知可能已经受到影响的所有客户。

4.10.2.4　内审活动的记录

对审核活动所涉及的全部领域、审核发现的情况和因此采取的措施，应予以记录。

4.10.2.5　内审活动的跟踪

应对内审活动进行跟踪，必须包括对内审中所采取的纠正措施的实施情况及其有效性进行验证并加以记录，内审的结果以及内审中所采取的纠正措施的有效性应向管理评审报告。

4.10.3　相关文件

4.10.3.1　××PF01-13《管理体系内部审核程序》

4.11　管理评审

4.11.1　概述

中心建立和运行××PF01-14《管理体系管理评审程序》,定期对实验室的管理体系和检测活动进行评审,以确保其持续适宜性和有效性,并进行必要的变更或改进。

4.11.2　管理要求

4.11.2.1　管理评审的要求

管理评审应当进行策划,以进行必要的改进,确保实验室的质量安排持续满足中心的需要。评审还应当确保实验室的质量管理体系持续符合准则。

管理评审应当注意到实验室的组织、设施、设备、程序和活动中已经发生的变化和需求发生的变化。内部或外部的质量审核结果、实验室间比对或能力验证的结果或客户的投诉都可能对体系提出改进。

质量方针和质量目标应当进行评审,必要时进行修订。应当建立下一年度的质量目标和措施计划。

实验室的管理体系应定期评审,这个周期不超过 12 个月,以确保其持续适宜性、充分性和有效性。

4.11.2.2　管理评审的内容

管理评审应当依据正式的日程安排系统地实施,由中心主任主持。

管理评审至少应评审以下内容:

1)前次管理评审输出的落实情况;

2)质量方针、中期和长期目标,质量和运作程序的适宜性,包括对体系(包括质量手册)修订的需求;

3)管理和监督人员的报告;

4)前次管理评审后所实施的内部审核的结果及其后续措施;

5)纠正措施和预防措施的分析;

6)外部评审的报告以及所采取的整改措施报告;

7)组织参加能力验证或实验室间比对的结果的趋势分析,以及在其他检测领域参加此类活动的需求,内部质量控制检查的结果的趋势分析;

8)当前人力和设备资源的充分性;

9)对新员工的培训要求和对现有员工的知识更新要求;

10)对来自客户的投诉以及其他反馈的趋势分析;

11)分析实验室工作量和工作类型是否有较大变化,以便采取措施来年更好地适应这种变化;

12)对管理体系的有效性提出持续改进的建议。

4.11.2.3　管理评审的实施

1)中心主任主持管理评审会议;

2)质量负责人报告管理体系运行情况,有关部门负责人报告相关内容;

3)与会者展开讨论,中心主任做出决定;

4)质量管理科应对管理评审中发现的问题和由此采取的措施进行记录,并把管理评

×××疾病预防控制中心

质量手册

标题:管理评审

文件编号:××QM01 第 4 章

第 1 版　　第 0 次修订

共 2 页　　第 2 页

审结果整理成文,下发到各责任部门;

　5)各责任部门要执行管理评审意见,包括管理评审中发现问题及由此采取的措施;

　6)责任部门负责人应确保这些措施在适当的合理的和商定的日程内得到实施;

　7)质量负责人负责跟踪和验证管理评审决议的实施;

　8)质量管理科做好各项记录,并整理归档。

4.11.3　相关文件

4.11.3.1　××PF01-04《文件控制程序》

4.11.3.2　××PF01-10《管理体系内部审核程序》

4.11.3.3　××PF01-10《纠正措施程序》

4.11.3.4　××PF01-11《预防措施与改进控制程序》

4.11.3.5　××PF01-14《管理体系管理评审程序》

×××疾病预防控制中心

质量手册

标题：人员

文件编号：××QM01 第 5 章

第 1 版　第 0 次修订

共 2 页　第 1 页

第 5 章　技术要求

5.1　人员

5.1.1　概述

通过建立××PF01-15《人力资源管理程序》，确保实验室配备足够数量和足够质量水平的检测人员和管理人员，并对其进行有目的、有计划的教育、培训和监督，保证培训活动的有效性，以满足实验室所承担的工作正常开展，同时不断提高实验室的管理及检测水平，保证检测工作质量，确保实验室安全。

5.1.2　技术要求

5.1.2.1　人员配备

①实验室配备有与其从事检测活动相适应的专业技术人员和管理人员。

②中心主任根据需要引进适合中心工作的人员（包括临时人员），对他们进行培训。根据工作能力和专业情况，安排适宜的岗位，并不断地对他们进行继续教育，保证其业务能力得到持续的提高。

5.1.2.2　人员能力保证

①中心主任应确保所有操作专门设备、从事检测、评价结果、签署检测报告的人员的能力。

②对所有从事抽样、检测、签发检测报告以及操作仪器设备等工作的人员，应按要求根据相应的教育、培训、经验和（或）可证明的技能进行资格确认并持证上岗。从事特殊产品的检测活动的实验室的专业技术人员和管理人员还应符合相关法律、行政法规的规定要求。

③使用培训中的人员时应对其进行适当的监督。

④实验室使用正式人员或合同制人员（食品检验领域必须使用正式聘用人员）。在使用合同制人员及其他的技术人员及关键支持人员时，确保这些人员是胜任的且受到监督，并按照实验室管理体系要求工作。

⑤实验室技术负责人、授权签字人应具有高级技术职称，熟悉业务，经考核合格。

⑥从事检验工作人员必须身体健康。新从事病原微生物实验室技术人员必须进行上岗前体检，从事致病性病原微生物检验的工作人员必须留本底血清。

5.1.2.3　人员的工作描述

对与检测工作有关的管理人员、技术人员和关键支持人员，实验室应保留其当前工作的描述。工作描述至少应当包含以下 7 方面内容：

①从事检测方面的职责；

②检测策划和结果评价方面的职责；

③提交意见和解释的职责；

④方法改进、新方法制订和确认方面的职责；

⑤所需的专业知识和经验；

⑥资格和培训计划；

⑦管理职责。

×××疾病预防控制中心

质量手册

标题：人员

文件编号：××QM01 第 5 章

第 1 版　　第 0 次修订

共 2 页　　第 2 页

5.1.2.4　人员的授权

技术负责人应对特定类型的抽样、检测、签发检测报告、提出意见和解释以及操作特定设备的专门人员进行授权。

5.1.2.5　人员培训

1）技术负责人负责对检测技术工作岗位进行策划，并根据岗位工作需求和目前及预期的工作业务发展，合理配置、开发和管理本单位人力资源。

2）培训管理部门制订实验室工作人员的教育、培训计划并组织实施。培训计划与其承担的任务相适应，并有相应的技术知识和经验，以确保这些人员熟悉实验室管理体系要求，并能胜任其承担的工作。

3）各部门因工作需要提出临时培训要求时，需经培训管理部门审核，最高管理者批准。

4）培训管理部门负责对培训质量进行评估，做好培训活动的有效性评价。

5）档案管理部门负责建立和保存中心现有技术人员的个人技术业绩档案，包括相关教育背景、人员的资格、培训、技能以及工作经历的记录。这些信息应便于相关人员获得，具体如下：

①证书或执照（需要时）；

②以前用人单位的评语；

③工作描述；

④继续教育及成绩的记录；

⑤能力评估；

⑥差错或事故报告的记录。

6）档案管理部门应在每年第一季度将上年技术人员的个人技术经历证明材料补充完善，归入个人技术业绩档案。

5.1.2.6　实验室人员健康监护

实验室人员健康监护有实验室人员体检制度和实验室人员免疫预防制度。具体按××PF01-15《人力资源管理程序》执行。

5.1.3　相关文件

5.1.3.1　××PF01-15《人力资源管理程序》

5.2　设施和环境条件

5.2.1　概述

通过建立××PF01-17《设施和环境条件控制程序》、××PF01-18《安全作业管理程序》、××PF01-19《实验室内务管理程序》和××PF01-22《实验室环境保护程序》等,配置与中心开展检测工作需要相应的设施和环境,并对设施和环境进行有效的管理,确保其环境条件不会使结果无效或对检测质量产生不良影响,以满足检测工作正常运行。

5.2.2　技术要求

5.2.2.1　设施和环境条件的要求

①实验室的检测和校准设施以及环境条件应满足相关法律法规、技术规范或标准的要求。

②实验室布局合理,能源、照明(采光)、采暖、通风等设施均能满足承担检测工作的要求。同时环境条件应满足检测仪器设备(包括辅助设备)的工作要求。

③实验室用于检测的设施和环境条件应有助于检测的正确进行:在固定设施内的检测工作按××PF01-23《检测工作程序》进行;在固定设施以外的场所进行抽样、检测时,严格按照××PF01-24《现场检测控制程序》进行。

④相邻区域之间的活动存在相互影响时,应采取有效的隔离措施,防止交叉污染。

⑤特殊要求实验室如 HIV 检测实验室、PCR 实验室等应符合《病原微生物实验室生物安全管理条例》的管理要求,配备生物安全柜等必要的设施设备。

5.2.2.2　设施和环境条件的评价

中心应定期对各种环境条件的符合性定期评价,以保障环境条件因素符合检测工作要求。特别是对检测结果有重要影响的设施和环境,如洁净实验室、大型仪器室、化学实验室下水道和理化实验室通风柜等。

5.2.2.3　设施和环境条件的控制和管理

①有效控制实验室的设施和环境,达到并满足检测工作的要求,使整个实验室处于整齐有序的工作状态。

②实验室设施和环境条件由综合管理科负责维护管理并进行有效的检查和监督,检测部门协助配合,以满足正常检测工作有序进行的需要。在配置设施时,应按检测标准要求的使用环境条件状况进行设置。当环境条件不能满足要求时,应采取适当的辅助性措施来进行控制。

③注意周围环境因素(例如生物消毒、灰尘、电磁干扰、温湿度、电网电压、噪声、振动、有害气体等)对检测工作的影响。设施和环境条件对结果的质量有影响时,实验室应监测、控制和记录环境条件。在非固定场所进行检测时应特别注意环境条件的影响。

④当环境条件危及采样、运输、储存、检测结果时,停止相关工作。

⑤对影响工作质量和涉及安全的区域和设施能有效控制并正确标识。

⑥实验室对影响检测质量的区域的进入和使用加以控制,于通道入口处建立明显的控制标志,外来人员进入实验区域需经行政管理部门批准,并办理登记和佩带"参观访问证"标识,在实验室人员的陪同下,进入实验室的实验区域;与检测无关的物品不得带入实验区域。采取有效的隔离措施以防止区域间的工作相互产生不利影响。

×××疾病预防控制中心

质量手册

标题：设施和环境条件

文件编号：××QM01 第 5 章

第 1 版　第 0 次修订

共 2 页　第 2 页

5.2.2.4　安全作业管理

确保化学危险品、毒品、有害生物、电离辐射、高温、高电压、撞击以及水、气、火、电等危及安全的因素和环境得以有效控制，并有相应的应急处理措施。具体按××PF01-18《安全作业管理程序》执行。

5.2.2.5　生物安全风险评估和风险控制

对涉及病原微生物的新项目，应按××PF01-41《生物安全风险评估和风险控制程序》执行。

5.2.2.6　病原微生物实验室应急处置

对病原微生物实验室出现的应急情况，按××PF01-44《病原微生物实验室应急处置程序》执行。

5.2.2.7　环境保护

配备相应的设施设备，确保检测产生的废气、废液、粉尘、噪声、固废物等的处理符合环境和健康的要求，并有相应的应急处理措施。具体按××PF01-22《实验室环境保护程序》执行。

5.2.2.8　内务管理

①内务管理具体内容应包括安全管理、卫生管理、内务档案管理、人员健康、环保等要求。具体按××PF01-19《实验室内务管理程序》执行。

②实验室安全卫生由各检测部门按有关要求实施、记录，卫生由中心爱国卫生委员会负责监督检查，菌种、毒种（株）和阳性标本的处理按××PF01-21《菌种、毒种（株）和阳性标本管理程序》执行。生物安全管理按中心制订的实验室生物安全管理手册执行。

③对废气、废液、废渣的处理和排放按环保要求和××PF01-17《设施和环境条件控制程序》执行。

④易燃、易爆物质及有毒有害物质的保管与使用按××PF01-20《危险化学品安全管理程序》执行。

5.2.3　相关文件

5.2.3.1　××PF01-17《设施和环境条件控制程序》

5.2.3.2　××PF01-18《安全作业管理程序》

5.2.3.3　××PF01-19《实验室内务管理程序》

5.2.3.4　××PF01-20《危险化学品安全管理程序》

5.2.3.5　××PF01-21《菌种、毒种（株）和阳性标本管理程序》

5.2.3.6　××PF01-22《实验室环境保护程序》

5.2.3.7　××PF01-23《检测工作程序》

5.2.3.8　××PF01-24《现场检测控制程序》

5.2.3.9　××PF01-40《实验室准入程序》

5.2.3.10　××PF01-41《生物安全风险评估和风险控制程序》

5.2.3.11　××PF01-44《病原微生物实验室应急处置程序》

×××疾病预防控制中心

质量手册

标题:检测方法

文件编号:××QM01 第5章

第1版　第0次修订

共3页　第1页

5.3　检测方法

5.3.1　概述

为确保结果的准确,维护客户的合法利益,应选择正确的检测方法,并控制和有效运行。

5.3.2　技术要求

5.3.2.1　方法要求

1)充分了解客户要求的前提下,采取满足客户要求、适合于检测工作并证实能正确运用的方法,采用的方法须告知并得到客户同意,检验工作严格按××PF00-23《检测工作程序》实施;

2)如果缺少作业指导书可能影响检测结果,则由各检验科制订、验证相应的作业指导书,经技术负责人批准后实施;

3)当标准中对检测方法、步骤规定不详细,或有可选择步骤时,制订实施细则或补充文件,确保应用的一致性;

4)以下情况不允许方法的偏离:有可能降低检测质量;执行强制性标准;执行政府下达的指令性任务;承担仲裁检验;

5)对检验方法的偏离须由相关技术单位验证其可靠性或经有关部门核准后,由技术负责人批准和客户接受时才能采用;

6)所有与检测有关的标准、作业指导书、手册和参考资料,保证为最新、有效版本,并提供员工阅读使用;

5.3.2.2　方法选择

充分满足客户要求,并适合承检产品的检测方法,按以下顺序选择方法:

1)国家发布的标准方法;

2)行业发布的标准方法;

3)地方发布的标准方法;

4)上级主管部门认可的技术规范、规程、条例规定的方法;

5)已在省级(及以上)质量监督部门备案的企业标准规定的方法;

6)客户协议的检测方法;

当客户未指定检测方法时,除上述所列的方法外,还可采用以下方法:

1)国际或区域的标准方法(特定委托方的委托检验);

2)知名技术组织或有关科学书籍和期刊公布的方法;

3)设备制造商指定的方法;

当客户指定检测方法且方法适用有效时,由中心执行客户指定方法。当认为客户提定的方法不适合或已过期时,中心应通知客户。

5.3.2.3　在申请食品检验机构资质认定时,须具备下列其中一项或多项检验能力:

1)能对某类或多类食品相关食品安全标准所规定的检验项目进行检验,包括物理、化学与全部微生物项目,也包括对食品中添加剂与营养强化剂的检验;

2)能对某类或多类食品添加剂相关食品安全标准所规定的检验项目进行检验,包括物理、化学与全部微生物项目;

×××疾病预防控制中心

质量手册

标题:检测方法

文件编号:××QM01 第 5 章

第 1 版　　第 0 次修订

共 3 页　　第 2 页

3)能对某类或多类食品相关产品的食品安全标准所规定的检验项目进行检验,包括物理、化学与全部微生物项目;

4)能对食品中污染物、农药残留、兽药残留等通用类食品安全标准或相关规定要求的检验项目进行检验;

5)能对食品安全事故致病因子进行鉴定;

6)能为食品安全风险评估和行政许可进行食品安全性毒理学评价;

7)能开展《中华人民共和国食品安全法》规定的其他检验活动。

5.3.2.4　方法制订

随着社会发展的需要、政府部门对检测工作提出新的要求、客户送检样品经检索确认没有现行有效的方法时,需要制订检测方法,检测方法制订应有经下信息:

1)适当的识别;

2)适用范围;

3)待测定的参数或量值以及范围;

4)试剂和材料、仪器和设备、技术操作要求,所需的环境条件和稳定性;

5)所需的参考标准和标准物质;

6)所需的环境条件和稳定性;

7)需记录的数据和分析及表示的方法;

8)结果计算方法;

9)不确定度估算或评价;

10)判定方法;

11)需遵守的安全措施。

5.3.2.5　非标准方法

当必须采用非标准方法检验时,应征得委托方或客户的同意。这些方法应形成有效文件,经技术负责人确认,并在出具的检验报告中体现。

5.3.2.6　方法的确认

对采用的非标准方法,需要进行方法的确认,可采用以下方法:

1)使用参考标准或标准物质的校准;

2)与其他方法所得结果的对比;

3)实验室间的比对;

4)影响结果因素的系统评价;

5)建立在对理论原理的科学理解和实际经验基础上的结果的不确定度评定。

5.3.2.7　对生物安全实验室活动应满足下列要求

5.3.2.7.1　中心要有计划、申请、批准、实施、监督和评估实验室活动的政策和程序。

5.3.2.7.2　中心要指定每项实验室活动的项目负责人。

5.3.2.7.3　在开展活动前,项目负责人要了解实验室活动涉及的任何危险,掌握良好工作行为;为实验人员提供如何在风险最小情况下进行工作的详细指导,包括正确选择和使用个体防护装备。

5.3.2.7.4　微生物实验室活动操作规程要利用良好微生物标准操作要求和(或)特

×××疾病预防控制中心

质量手册

标题：检测方法

文件编号：××QM01 第5章

第1版 第0次修订

共3页 第1页

殊操作要求。

5.3.2.7.5 中心要有针对未知风险材料的政策和程序。

5.3.2.8 数据控制

1)中心建立和运行××PF01-29《数据处理控制程序》，实施控制检测数据的采集、处理、记录、转移、存贮、检索和报告。

2)中心建立和运行××PF01-28《计算机管理程序》，对使用计算机或自动化设备进行检测数据的采集、记录、处理、报告、存贮或检索时，确保软件给出足够详细信息，并对其适用性进行适当验证；保证数据输入或采集、传输、处理、存贮的完整性和保密性；并提出对计算机和自动化设备进行维护要求。

5.3.2.9 检测方法的偏离须有相关技术单位验证其可靠性或经有关主管部门核准后，由实验室负责人批准和客户接受，并将该方法偏离进行文件规定。具体按××PF01-27《允许偏离的管理程序》执行。

5.3.2.10 如果缺少指导书，则可能影响检测结果，实验室应制订相应的作业指导书。

5.3.2.11 实验室新项目的开展要按照××PF01-26《方法确认及新项目评审程序》执行。

5.3.2.12 有效性确认

检验方法(即有关的标准、规程、作业指导书)应编制受控文件清单，并进行有效确认、发放、回收，确保文件处于有效受控状态。

5.3.3 相关文件

5.3.3.1 ××PF01-06《服务、供应品的采购管理程序》

5.3.3.2 ××PF01-23《检测工作程序》

5.3.3.3 ××PF01-26《方法确认及新项目评审程序》

5.3.3.4 ××PF01-28《计算机管理程序》

5.3.3.5 ××PF01-29《数据处理控制程序》

5.3.3.6 ××PF01-34《采(抽)样程序》

5.3.3.7 ××PF01-37《检测差错和检测事故分析报告程序》

×××疾病预防控制中心

质量手册

标题：设备和标准物质

文件编号：××QM01 第 5 章

第 1 版　第 0 次修订

共 3 页　第 1 页

5.4　设备和标准物质

5.4.1　概述

为满足检测工作的要求，保证检测结果的准确、可靠，中心建立和运行××PF01-30《仪器设备管理程序》、××PF01-31《标准物质管理程序》，按要求配备各类检测仪器设备和标准物质，确保实验室检测能力范围内所有设备能够对其进行有效的控制和维护，标准物质量值的准确性、可靠性、溯源性得到有效控制。

5.4.2　技术要求

5.4.2.1　仪器设备和标准物质配置

1）实验室应正确配备检验所需要的仪器设备，包括测量仪器、样品前处理装置及辅助设备、软件等和标准物质（参考物质）或标准菌（毒）种等。

2）配置依据。实验室根据检测项目实施要求，对照检测方法工作原理、检测范围及检测灵敏度等技术要求配置所需的检测设备。

3）仪器设备配置的技术要求。仪器设备配置在技术指标和功能上应满足要求，量程匹配和测量不确定度应与被测参数的技术指标相适应，同时实验室的现有环境条件能够达到或有条件改造达到满足设备正常工作需要。

4）由于技术或其他原因需要使用永久控制之外的外部仪器设备时，必须限制使用频率低、价格昂贵或特殊的检测设备的范围，且该设备应列入本中心管理体系管理。

5.4.2.2　设备和标准物质的采购和验收

1）总务科根据仪器设备采购计划，负责联系相关供应商进行包括设备的技术指标的满足程度、质量保证、价格控制、售后服务等内容的评审，建立合格供应商名录。具体按××PF01-06《服务、供应品的采购管理程序》执行。

2）检测科室协助总务科完成设备的采购工作。

3）仪器设备到货后，由中心仪器设备管理员、相关科室负责人及科室仪器设备管理员、设备使用责任人共同配合进行验收。具体按××PF01-30《仪器设备管理程序》执行。

5.4.2.3　设备检定或校准、符合性评审、使用和维护

1）中心应对测量仪器设备做到正确的安全处置、运输、存放、使用和有计划地维护，以确保其功能正常并防止污染或性能退化损坏。

2）仪器设备投入使用前必须进行检定/校准，具体按××PF01-33《量值溯源程序》执行。

3）仪器设备经检定或校准后，应对其检定或校准的结果是否符合检验预期使用要求进行确认，并用设备的使用状态标识表明确认结果。

4）中心应明确规定仪器设备的使用和保管人，仪器设备应由经过授权的人员操作，操作人员需经培训考核合格后，经授权方可上机操作，并由操作人员负责仪器设备的保管和维护。

5）操作人员应按照仪器设备说明书和检测方法要求等内容编写该设备的标准操作规程，并经实际操作验证、批准后使用。

6）仪器设备发生故障或显示结果可疑或表明有缺陷时应立即停用，并加贴"停用证"标签识别，必要时予以隔离。修复的仪器设备在投入使用前须通过校准或检测等方式证

×××疾病预防控制中心

质量手册

标题:设备和标准物质

文件编号:××QM01 第 5 章

第 1 版　第 0 次修订

共 3 页　第 2 页

明其功能指标已恢复方可投入使用。

7)多功能检测仪器设备的某些功能丧失,但检测工作所用功能(或量程)正常,应降级使用并贴上"准用证"。对设备损坏不能修复或反复检定不合格的,应做报废处理。

5.4.2.4　设备档案的管理和标准物质管理

1)设备档案的管理。中心应对检验有影响的仪器设备以一台一档的方式建立档案,档案内容应包含该仪器设备的基本信息,实施动态管理,及时补充相关的信息和资料内容。对于同类的多只小型计量器具可建立一个档案,集中存放相关资料。

2)标准物质管理。标准物质应予以唯一性标识;编制标准物质一览表,内容包括标准物质名称、唯一性编号、证书号、浓度、不确定度、有效期、制造单位、定值日期、保管人、验收情况或验收结论;标准物质应实施动态管理,确保其在有效期内。具体按××PF01-31《标准物质管理程序》执行。

3)标准菌(毒)种等使用和保管。应明确保管人的岗位职责、范围,标准菌(毒)种应当授权双人双锁专柜保管,制订并实施安全处置、运输、存储、使用的管理程序。具体按××PF01-21《菌种、毒种(株)和阳性标本管理程序》执行。

5.4.2.5　设备和标准物质的期间核查

1)中心应制订仪器设备及标准物质的期间核查计划,编制期间核查作业指导书,对核查结果及时进行处置和评价。

2)仪器设备期间核查原则上安排在两次相邻的检定/校准时间内进行。核查对象一般为仪器设备的稳定性差、使用频繁、性能不够稳定、漂移率大的、经常携带运输到现场及在恶劣环境使用、校准周期较长或上次校准的结果不是很理想的;标准物质核查对象一般为临近失效期、使用过程中容易受损、数据易变或对数据存疑的标准物质。具体按××PF01-32《期间核查程序》执行。

5.4.2.6　设备和标准物质的标识管理

1)中心应对所有仪器设备及其软件、标准物质均应有明显的标识来表明其状态。

2)中心应在日常工作中对设备和标准物质的状态标识进行查验,发现脱离、丢失时应及时补贴。

5.4.2.7　脱离实验室直接控制的仪器设备管理

无论何种原因,仪器设备脱离了实验室的直接控制,在仪器设备返回后与投入使用前,必须对该仪器做功能和校准状态的核查,显示满意结果后方可投入使用。

5.4.2.8　修正因子的应用

当仪器设备经检定或校准给出修正因子或修正值时,应加以正确应用,确保有关数据得到及时修正,计算机软件应得到更新并对资料进行备份。

5.4.2.9　使用未经定型的专用仪器设备

使用未经定型的专用仪器设备时,需提供技术机构对该设备的验证证明,以增强该设备出具数据的可信度。

5.4.3　相关文件

5.4.3.1　××PF01-06《服务、供应品的采购管理程序》

5.4.3.2　××PF01-21《菌种、毒种(株)和阳性标本管理程序》

×××疾病预防控制中心

质量手册

标题:设备和标准物质

文件编号:××QM01 第 5 章

第 1 版　第 0 次修订

共 3 页　第 3 页

5.4.3.3　××PF01-30《仪器设备管理程序》

5.4.3.4　××PF01-31《标准物质管理程序》

5.4.3.5　××PF01-32《期间核查程序》

5.4.3.6　××PF01-33《量值溯源程序》

×××疾病预防控制中心

质量手册

标题：测量溯源性

文件编号：××QM01 第5章

第1版　第0次修订

共2页　第1页

5.5　测量溯源性

5.5.1　概述

通过建立和运行××PF01-33《量值溯源程序》,对用于检测、校准和抽样结果的准确性或有效性有影响的所有仪器设备(包括辅助设备)、测量标准(器)、用作测量标准的标准物质(参考物质),在投入使用前均得到有效校准,使其量值符合计量法制规定和测量不确定度始终能够满足检测和(或)校准工作的要求,确保检测结果能够溯源至国家基准。

5.5.2　技术要求

5.5.2.1　仪器设备溯源

1)对于可能影响检测结果准确性的仪器设备,应根据仪器设备的工作周期要求,制订检定/校准、验证、确认的总体要求和实施计划,并在这些仪器设备使用前对其进行检定/校准,以保证检测结果准确性。

2)仪器设备检定、校准、验证计划,由总务科根据计量检定或校准的相关规定和要求负责制订,计划可包括仪器设备名称、型号、编号、溯源方式、检定/校准周期、最近检定/校准日期、下次检定/校准日期、检定/校准机构、送检人、结果报告方式等信息,计划经技术负责人批准后,由总务科和相关业务科所负责实施。

3)属国家强制检定目录内的仪器设备,必须由取得国家或地方计量行政部门授权的法定计量检定机构实行定点、定期的强制检定,总务科负责实施。未按规定申请检定或检定不合格的仪器设备,不得继续使用。

4)非强制检定的仪器设备,应选择有资质的计量检定或校准机构进行检定/校准,服务机构的选择按照××PF01-06《服务、供应品的采购管理程序》执行,总务科负责实施。

5)当对仪器设备进行自校准时,中心应对设备的校准绘制量值溯源系统图,以确保量值能溯源到国家基准,并能证明自己的资格、测量能力和溯源性,所出具的校准证书或报告应给出测量不确定度,以检查是否满足溯源等级图的要求。

6)当仪器设备无法溯源到国家计量基准时,可通过验证的方式体现其溯源性,如进行设备比对、参加能力验证并获得满意结果等来提供溯源的证据,或使用有资格的供应者提供的有证标准物质来给出可靠的物理或化学特性。

7)中心应对不需要检定、校准的仪器设备,进行功能和性能的验证,确保其能够正常使用。

5.5.2.2　参考标准和标准物质

1)中心应对用于仪器设备自校准使用的参考标准,按计划送交法定计量技术机构进行检定。参考标准只能用于检定或校准,不得将其作为工作计量器具使用,除非能证明作为参考标准的性能不会失效。参考标准在任何调整之前和调整之后都应进行校准。

2)中心应尽可能配备和使用有证标准物质(参考物质)。若没有有证标准物质可用时,应通过比对试验、能力验证等方式证明量值的准确和溯源。

3)中心制订的××PF01-32《期间核查程序》、××PF01-48《检验责任追究制度》,对参考标准和标准物质实施期间核查,以确保其校准状态的置信度。

4)中心制订的××PF01-31《标准物质管理程序》、××PF01-48《检验责任追究制度》,可安全处置、运输、储存和使用参考标准、标准物质,以防止任何污染或损坏,确保其

×××疾病预防控制中心

质量手册

标题:测量溯源性

文件编号:××QM01 第 5 章

第 1 版　　第 0 次修订

共 2 页　　第 2 页

安全和完整性。

5.5.2.3　实验室检测计量器具、参考标准、标准物质的量值溯源图(图 5-1)。

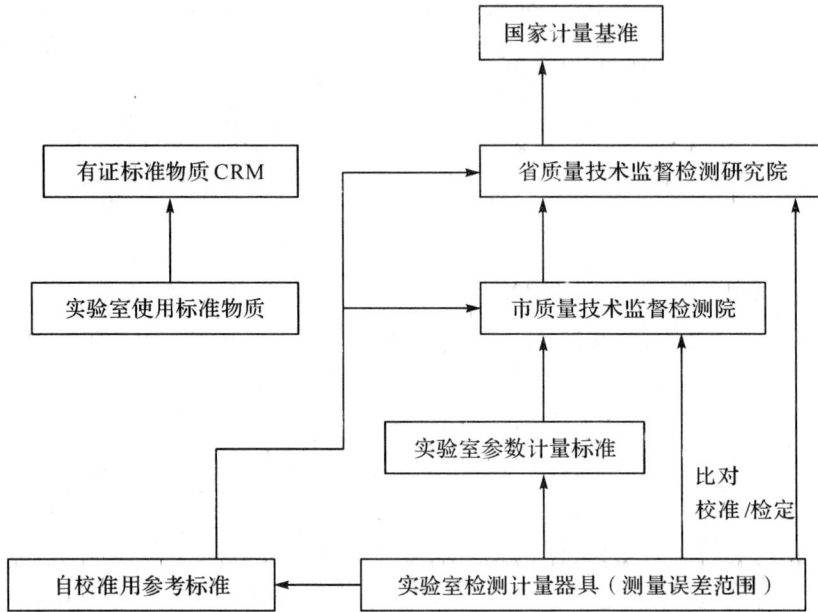

图 5-1　量值溯源图

5.5.3　相关文件

5.5.3.1　××PF01-06《服务、供应品的采购管理程序》

5.5.3.2　××PF01-31《标准物质管理程序》

5.5.3.3　××PF01-32《期间核查程序》

5.5.3.4　××PF01-33《量值溯源程序》

5.5.3.5　××PF01-48《检验责任追究制度》

×××疾病预防控制中心

质量手册

标题:抽样和样品处置

文件编号:××QM01 第5章

第1版　第0次修订

共2页　第1页

5.6　抽样和样品处置

5.6.1　概述

中心对物质、材料或产品进行抽样时,应该有用于抽样的工作计划,通过建立抽样程序规范抽样工作。抽样应具有代表性、合理性,某些情况下(如食物中毒所剩食品),样品可能不具备代表性,而是由其可获得性所决定。抽样过程中应注意需要控制的因素,以保证后续检测结果的准确性。

中心应建立和运行××PF01-23《检测工作程序》、××PF01-24《现场检测工作程序》、××PF01-25《应急样品检测工作程序》、××PF01-34《采(抽)样程序》、××PF01-35《样品管理程序》,以满足检测样品的抽取、运输、接收、流转、贮存和处置,保证检测样品的代表性、有效性和完整性以及检测结果的准确性和检测数据的可追溯性。

5.6.2　技术要求

5.6.2.1　实验室应制订用于抽样的抽样工作程序,并应保证有关工作人员在抽样的地点能够得到。只要合理,抽样工作程序应根据适当的统计方法制订。

5.6.2.2　抽样是抽取物质、材料或产品的一部分,作为其整体的代表性样品来进行检测的一种规定程序,但在某些情况下,样品可能不具备代表性。抽样工作程序应对物质、材料或产品的样品选择、样品抽取和制备等进行描述,以提供所需信息。

5.6.2.3　当客户对文件规定的抽样程序有偏离、添加或删改的要求时,应详细记录这些要求和相关的抽样资料,并记入包含检测结果的所有文件中,同时要求将这些偏离通知有关人员。

5.6.2.4　当抽样作为检测工作的一部分时,实验室应有程序记录与抽样有关的数据和操作。这些记录应包括所用的抽样程序、抽样人的识别、环境条件(若有的话)、必要时有抽样地点的图示或其他等效方法,如适用,还应包括抽样程序所依据的统计方法。

5.6.2.5　当实验室不从事抽样活动,或者实验室不直接负责抽样,或不能保证从批量中抽取样品的真正代表性,实验室应在检测报告上明确声明:"本检测结果仅对来样负责"。

5.6.2.6　抽样工作是整个检测工作中的重要一环,也可能是构成检测的测量总不确定度的一个重要分量,实验室应努力分析抽样对不确定度的贡献大小。

5.6.2.7　建立并实施用于样品的运输、接收、处置、保护、存储、保留和清理的控制和管理程序;程序中应包括为保护样品完整性以及实验室与客户利益所需的所有条款。

5.6.2.8　建立实验室样品的标识系统(识别制度)。该标识应在实验室的整个期间予以保留,该系统的设计和运作应确保样品在实物上或涉及样品的记录和其他文件上提及样品时不会发生混淆。

5.6.2.9　在接收样品时,应记录异常情况或偏离。有时也可记录"符合检测方法规定的要求"。当对样品是否符合检测要求存有疑问时,或当样品与所提供的说明不符合,或所要求的检测规定不够详细时,实验室在检测工作开始之前应询问客户,以得到进一步的说明并记下讨论的内容。

5.6.2.10　应制订实施有关程序并配置适当的设施以防止样品在存储、处置和准备过程中发生退化、变质、丢失和损坏。

×××疾病预防控制中心

质量手册

标题:抽样和样品处置

文件编号:××QM01 第 5 章

第 1 版　　第 0 次修订

共 2 页　　第 2 页

5.6.2.11　实验室应遵循随样品提供的处置说明书。如果样品需要在规定条件下存储或预处理,那么应维持、监控和记录这些条件。

5.6.2.12　当一个样品或其一部分需要"妥善"保存时,实验室应采取有关的存储和安全措施,以保护该样品或其有关部分的状态和完整性。

5.6.2.13　对检测之后还需要恢复服务的样品,需特别注意确保样品在处置、检测或存储和(或)等候过程中不被破坏或损伤。

5.6.2.14　必须向负责抽样和运输的人员提供有关抽样程序、样品储存和运输样品的信息资料,包括影响检测结果的抽样控制因素的详细资料。

5.6.2.15　检测活动涉及病原微生物的未知风险材料操作的按××PF01-43《病原微生物实验未知风险材料操作程序》和××PF01-42《病原微生物实验活动管理程序》执行。

5.6.2.16　从事食品检验活动的,中心依据食品安全法,针对所开展的活动,建立和运行××PF01-45《食品安全事故应急检验程序》、××PF01-46《食品安全风险监测工作程序》和××PF01-47《承担政府委托监督检测工作程序》。

5.6.3　相关文件

5.6.3.1　××PF01-23《检测工作程序》

5.6.3.2　××PF01-24《现场检测工作程序》

5.6.3.3　××PF01-25《应急样品检测工作程序》

5.6.3.4　××PF01-34《采(抽)样程序》

5.6.3.5　××PF01-35《样品管理程序》

5.6.3.6　××PF01-42《病原微生物实验活动管理程序》

5.6.3.7　××PF01-43《病原微生物实验未知风险材料操作程序》

5.6.3.8　××PF01-45《食品安全事故应急检验程序》

5.6.3.9　××PF01-46《食品安全风险监测工作程序》

5.6.3.10　××PF01-47《承担政府委托监督检测工作程序》

×××疾病预防控制中心
质量手册
标题：结果质量控制

文件编号：××QM01 第 5 章
第 1 版　第 0 次修订
共 1 页　第 1 页

5.7　结果质量控制

5.7.1　概述

为保证检测质量符合要求，中心建立和运行××PF01-36《质量控制程序》，有计划地用适当的技术方法考察检测活动中是否存在潜在的不符合因素，以实施对检测工作的监控，并对监控结果实施评价，保证检测结果的准确性和可靠性，便于发现检测结果偏离趋势。

5.7.2　技术要求

5.7.2.1　检测结果控制方法

中心选择使用下述技术方法对检测工作实施监控（不限于此）：

1）参加上级部门组织的实验室能力验证试验或考核；

2）定期或不定期使用标准物质进行盲样考核或加标回收；

3）开展重复检验或留样再检；

4）进行人员比对、仪器设备比对试验；

5）必要时与同类实验室进行比对；

6）分析一个样品不同特性结果的相关性。

5.7.2.2　检测结果监控方案的实施

质量管理科组织编制结果质量控制计划，基本内容包括：目的、项目、时间安排、方式、涉及部门或人员、控制要求等。计划经技术负责人批准后，下达各检验科实施。检验科及时提交结果，报质量管理科编制评价报告，交技术负责人批准。

5.7.2.3　质量控制结果的处理

对存在问题的试验结果，技术负责人召集相关人员，对结果进行分析，找出问题的原因，提出纠正措施，质量监督员跟踪纠正结果。当试验结果有可能对已发出检验报告有影响时，应及时通知可能受影响的委托方，采取纠正措施。

5.7.2.4　质量控制的实施

1）质量管理科每年制订质量控制工作计划，计划经技术负责人批准后实施。

2）质量控制计划分内部质量控制计划和外部质量控制计划，外部质量控制计划包括参加省组织的能力验证活动，参加或组织开展有关机构的实验室间比对；内部质量控制计划包括在中心内部开展质量控制活动，对检测结果进行数据统计分析的内容。

5.7.2.5　检测差错和检测事故分析

当检测过程中，出现差错或事故时，按××PF01-37《检测差错和检测事故分析报告程序》执行。

5.7.2.6　资料的管理

质量管理科负责结果质量控制有关资料整理归档，并作为质量管理体系评审的依据。

5.7.3　相关文件

5.7.3.1　××PF01-36《质量控制程序》

5.7.3.2　××PF01-37《检测差错和检测事故分析报告程序》

×××疾病预防控制中心

质量手册

标题:结果报告

文件编号:××QM01 第 5 章

第 1 版　　第 0 次修订

共 2 页　　第 1 页

5.8　结果报告

5.8.1　概述

检测报告是实验室技术能力和管理体系有效运行程度的体现,也是履行对客户服务承诺出具的能够承担法律责任的技术文件。因此,实验室应准确、及时、真实和客观地报告每一项检测或一系列检测的结果,包括检测结果所必需的和客户约定所用方法要求的全部信息。

5.8.2　技术要求

5.8.2.1　检验报告格式设计

1)检测报告是代表实验室公正性、技术能力水平、检测质量规范性管理的技术性文件,应合理地设计成能够体现受社会重视,符合客户要求,充分说明检测结果所必需的和所用方法要求的全部信息;

2)设计的检测报告还应符合《实验室资质认定评审准则》中5.8.2的要求,使检测报告包括足够完整的信息;

3)检测报告格式的设计,由质量管理科设计,报中心技术负责人批准方可投入使用。

5.8.2.2　检测报告必须包括的信息:

1)标题:"检测报告";

2)中心的名称和地址,进行检测的地点(指在中心以外检测的地点);

3)检测报告编号,每一页码、表明隶属的页码和报告结束标识;

4)客户的名称和地址;

5)检测依据和(或)评价依据标识;

6)样品描述、状态,样品的唯一性标识;

7)样品的接收日期、检测日期;

8)本中心或合作方的抽样计划和程序的说明;

9)检测结果,法定计量单位(适用时);

10)检测人员和检测报告批准人的签名、职务;

11)检测结果仅对来样负责的声明(适用时)。

5.8.2.3　检测报告的附加信息

1)当需对检测结果做出说明时,除了本章5.8.2.2所包含的信息外,还应包括以下信息:

① 对检测方法的偏离、增加、删除以及特殊检测条件的信息(如环境条件);

② 需要时,符合(或不符合)某技术依据/规范要求声明;

③ 当不确定度与检测结果的有效性或应用有关时,或当客户有不确定度要求时,或当检测结果处于指标临界值附近,而不确定度区间宽度对判断符合性有关时,检测报告中必须有不确定度信息;

④ 适用且需要时,提出意见和解释;

⑤ 特定的方法、客户或客户群体要求的附加信息。

2)对含抽样的检测报告,还应包括下列内容:

① 抽样日期;

② 与抽样方法或程序有关的标准或规范,以及对这些规范的偏离、增添或删除;

×××疾病预防控制中心
质量手册
标题：结果报告

文件编号：××QM01 第5章
第1版　第0次修订
共2页　第2页

③ 抽样地点，包括任何简图、草图或照片；

④ 抽样人；

⑤ 所用的抽样计划和程序；

⑥ 抽样过程中可能影响检测结果解释的环境条件的详细信息；

⑦ 抽取的物质、材料或产品的清晰标识。

5.8.2.4　简化的报告

在为内部客户检测或与外部客户有书面协议情况下，可以简化方式报告结果。但未向客户报告的信息，在需要时应能随时、方便、快速地予以提供。

5.8.2.5　含有"意见和解释"的检测报告

当检测报告附加信息中包括"意见和解释"时，应在检测报告首页中清楚、明显地予以表达，它可包括（但不限于）以下内容：

1）关于结果符合或不符合要求的声明意见；

2）满足合同要求；

3）如何使用结果的建议；

4）用于改进的指导意见。

5.8.2.6　含有分包结果的检测报告

当本中心检测报告包含了分包方所出具的检测结果时，应在报告中给予明晰的区分和标识，以免混淆。分包方的检测结果一般以书面形式向本中心报告分包结果。

5.8.2.7　检测结果的传送

当用电话、电传或其他电子方式传输检测结果时，应按××PF01-01《保护客户机密信息和所有权程序》，以保密方式传递，并按××PF01-28《计算机管理程序》中有关数据控制规定，以保护数据完整性。

5.8.2.8　检测报告编制要求

除国家卫计委规定的涉水产品的以及国家FDA规定的化妆品及保健食品检测报告统一格式外，本中心检测报告的首页应编制统一格式，对内页的编排不做格式上的统一要求。报告中统一设计的栏目不得随意改变，报告的内容一律用计算机打印。

5.8.2.9　检测报告的修改

当本中心对已发出的检测报告做实质性修改时，一般只采用发布一份全新的检测报告，对修改后的检测报告应加以唯一性标识号，并在新报告中说明所替代的原报告号。

5.8.2.10　检测报告档案管理

检测报告一式三份，两份（一份正本）发放给客户，另一份检测报告连同检测报告（底稿）、采样单、检测协议书、检测流转单、检测原始记录以及企业标准等涉及检测用的资料由质量管理科整理成册归档保存。详见《检测报告管理程序》和《质量记录和技术记录的管理程序》。

5.8.3　相关文件

5.8.3.1　××PF01-01《保护客户机密信息和所有权程序》

5.8.3.2　××PF01-12《记录和档案管理程序》

5.8.3.3　××PF01-28《计算机管理程序》

5.8.3.4　××PF01-38《检测报告管理程序》

见表 5-1。

表 5-1　质量手册章节与实验室、食品检验机构资质认定评审准则、生物安全通用要求条款对照表

实验室资质认定 评审准则条款	食品检验机构资质认 定评审准则条款	实验室 生物安全通用 要求 GB 19489—2008	质量手册对应章节	备　注
4.1	4.1.1	7.1.1	4.1.2.1	
4.1.1	4.1.2		4.1.2.1	
4.1.2			4.1.2.1	
	4.1.4		4.1.2.2	
4.1.3		7.1.3	4.1.2.2	
4.1.4	4.1.3	7.1.3.a	4.1.4.1	
4.1.5		7.1.3.b	4.1.2.5	
4.1.6		7.1.3.c	4.1.2.4	
4.1.7		7.1.3.d	4.1.3	
4.1.8			4.1.5	
		7.1.2	4.1.5.4	
4.1.9		7.1.3.f		
7.1.3.j	4.1.5			
4.1.6				
		7.1.3.g		
7.1.3.i	4.1.5.5			
4.1.10			4.1.2.6	
4.1.11		7.1.3.h	4.1.5.2	
4.1.5.3				
		7.1.4	4.1.2.2	
		7.1.5	4.2.2.4	
		7.1.6	4.2.2.6	
		7.1.7	4.2.2.4	
		7.2	4.1.8.1	
		7.3	4.1.8.2	
4.2	4.3	7.4	4.2.2.1	
4.3		7.5.1	4.3.2.2	
4.4	/	/	4.4	
4.5	/	7.15.1	4.5,4.5.2.1	
	/	7.15.2	4.5.2.4	
	/	7.15.3	4.5.2.6	

表 5-1　质量手册章节与实验室、食品检验机构资质认定评审准则、生物安全通用要求条款对照表

续表

实验室资质认定评审准则条款	食品检验机构资质认定评审准则条款	实验室 生物安全通用要求 GB 19489—2008	质量手册对应章节	备 注
	/	7. 15. 4	4. 5. 2. 7	
	/	7. 15. 5	4. 5. 2. 7	
	/	7. 15. 6	4. 5. 2. 4,4. 5. 2. 7	
4.6 合同评审	/	/	第 4.6 章合同评审	
		7. 5. 2	4. 3. 2. 4	
		7. 5. 3. a	4. 3. 2. 2. 1)	
		7. 5. 3. b	4. 3. 2. 2. 2)	
		7. 5. 3. c	4. 3. 2. 2. 2)①	
		7. 5. 3. d	4. 3. 2. 2. 2)②	
		7. 5. 3. e	4. 3. 2. 2. 2)③	
		7. 5. 3. f	4. 3. 2. 2. 2)③	
		7. 5. 5	4. 3. 2. 3. 4)	
		7. 5. 6	4. 3. 2. 2. 2)⑤	
4.7			4.7	
		7. 8. 1. a	4. 8. 2. 3. 2)	
4.8		7. 8. 1. b	4. 8. 2. 4. 1)	
		7. 8. 1. c	4. 8. 2. 3	
		7. 8. 1. d	4. 8. 2. 3. 3)	
		7. 8. 1. e	4. 8. 2. 3	
		7. 8. 1. f	4. 8. 2. 4. 2)	
		7. 8. 1. g	4. 8. 2. 6. 1)	
		7. 8. 1. h	4. 8. 2. 6	
		7. 8. 1. i	4. 8. 2. 4. 3)	
		7. 8. 2	4. 8. 2. 5. 1)	
		7. 9. 1	4. 8. 2. 4. 3)	
		7. 9. 2	4. 8. 2. 4. 3)	
4.8		7. 9. 3	4. 8. 2. 6	
		7. 10. 1	4. 8. 2. 5	
		7. 10. 2	4. 8. 2. 6. 2)	
		7. 11. 1	4. 8. 2. 8. 1)	
		7. 11. 2	4. 8. 2. 8. 2)	

表 5-1 质量手册章节与实验室、食品检验机构资质认定评审准则、生物安全通用要求条款对照表

续表

实验室资质认定评审准则条款	食品检验机构资质认定评审准则条款	实验室 生物安全通用要求 GB 19489—2008	质量手册对应章节	备　注
		7.11.3	4.8.2.8.2)	
		7.11.4	4.8.2.8.4)	
		7.11.5	4.8.2.8.3)	
4.9			4.9.1	
4.9.2				
	5.3		4.9.2.4	
4.9.2.2 4)				
		7.4.6.1	4.9.2	
		7.4.6.2	4.9.1	
		7.4.6.3	4.9.2.2 3)	
		7.4.6.4	4.9.2.2 3)	
		7.4.6.5	4.9.2.2 3)	
		7.4.6.6	4.9.2.4 1)	
		7.4.6.7	4.9.2.4 1)	
4.10		7.12	4.10.2.1	
4.11		7.13	4.11.2	
5.1.1	5.1.1	7.14.1—7.14.6	5.1.2.1	
5.1.2	5.1.5、5.1.2、5.1.6	7.14.7	5.1.2.2	
5.1.3	5.1.3、5.1.4	7.14.8—7.14.11	5.1.2.5	
5.1.4		7.14.12	5.1.2.2③	
5.1.5			5.1.2.5⑤	
5.1.6			5.1.2.2⑤	
5.1.7			不涉及	
5.2.1	5.2.1、5.2.2	7.17.1—7.17.11	5.2.2.1	
5.2.2			5.2.2.3	
5.2.3	5.2.4	7.20—7.23	5.2.2.4	
5.2.4		7.19	5.2.2.5	
5.2.5	5.2.3		5.2.2.3⑥	

表 5-1 质量手册章节与实验室、食品检验机构资质认定评审准则、生物安全通用要求条款对照表

续表

实验室资质认定评审准则条款	食品检验机构资质认定评审准则条款	实验室 生物安全通用要求 GB 19489—2008	质量手册对应章节	备 注
5.2.6		7.4.7	5.2.2.3⑤	
	5.2.5		5.2.2.7	
	5.2.6		5.2.2.8	
5.3			5.3	5.3
	4.2		5.3.2.3	
		7.16	5.3.2.7	
5.3.1			5.3.2.1 a)	5.3.1
			5.3.2.2	
			5.3.2.1 b)	
5.3.2			5.3.2.11	5.3.2
			5.3.2.11	
			5.3.2.12	
5.3.3			5.3.2.1 f)	5.3.3
5.3.4			5.3.2.2	5.3.4
5.3.5			5.3.2.4	5.3.5
5.3.6			5.3.2.9	5.3.6
5.3.7			5.3.2.8	5.3.7
5.4	5.4	7.18	5.4	
5.4.1	5.4.1		5.4.2.1	
	5.4.2		5.4.2.4	
5.4.2			5.4.2.3	
5.4.3			5.4.2.1	
5.4.4			5.4.2.3	
5.4.5			5.4.2.4	
5.4.6			5.4.2.6	
5.4.7			5.4.2.7	
5.4.8			5.4.2.5	
5.4.9			5.4.2.8	
5.4.10			5.4.2.9	

表 5-1　质量手册章节与实验室、食品检验机构资质认定评审准则、生物安全通用要求条款对照表

续表

实验室资质认定评审准则条款	食品检验机构资质认定评审准则条款	实验室 生物安全通用要求 GB 19489—2008	质量手册对应章节	备　注
5.5.1	/	/	5.5.1,5.5.2.1 —1),5.5.2.3	
5.5.2	/	/	5.5.2.1—6)	
5.5.3	/	/	5.5.2.1—1)—2) —3)—4)—5)—7)	
5.5.4	/	/	5.5.2.2—1)	
5.5.5	/	/	5.5.2.2—2)	
5.5.6	/	/	5.5.2.2—3)	
5.5.7	/	/	5.5.2.2—4)	
5.6.1			5.6.1	
5.6.2			5.6.2	
5.6.3			5.6.2.4	
5.6.4			5.3.2.3	
5.6.5			5.6.2.9	
5.6.6			5.9.2.8	
5.6.7			5.6.2.10 —5.6.2.14	
5.7			5.7	5.7
5.7.1			5.7.2.1	5.7.1
5.7.2			5.7.2.3	5.7.2
5.8.1			5.8.1	
5.8.2			5.8.2.2	
5.8.3			5.8.2.3 1)	
5.8.4			5.8.2.3 2)	
5.8.5			5.8.2.6	
5.8.6			5.8.2.7	
5.8.7			5.8.2.9	

第三篇

程序文件范例

前　言

　　程序文件是对实验室质量管理手册的支持,通过规定具体实施的目的、适用范围、职责、工作程序等内容,保证实验室管理体系要素功能的实现,并对其他要素的实施提供支持。因此,程序文件实际上是对质量管理手册规定的内容进一步展开、落实和细化。通过编制程序文件达到明确相关人员工作职责及实施方法等要求,以保证实验室管理体系的正常运行。

　　程序文件编写一般要求有以下三方面:一是每个程序文件对完成某项活动的方法应做出规定,对每一要素或一组相互关联的要素进行描述;二是每个程序文件应处理好质量管理活动发生过程中各个部门之间的联系,规定好各部门之间的接口问题,真正使程序文件中规定的各项活动能够协调进行;三是明确各环节中各项要素的要求,如谁来做、为什么做、做什么、何时做、什么地方做、如何做等(即 5W1H 分析法),包括采用什么设备、工具、文件以及如何控制、记录等等。

　　本书中除修订页和目录外,所提供的程序文件范例共有 49 个,需要指出的是,本书制订的程序文件仅作为各疾控机构在制订实验室质量管理及生物安全管理体系文件时的参考,各单位在具体使用中应结合各自的实际情况来使用。

×××疾病预防控制中心

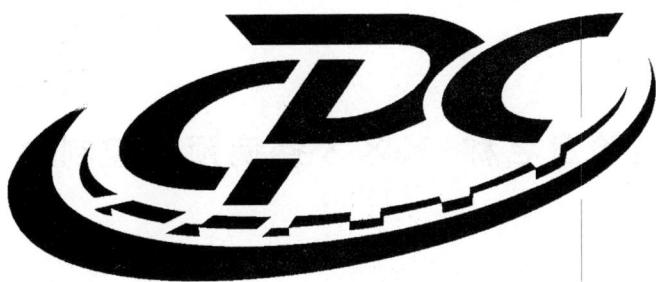

×××Center for Disease Prevention and Control

程 序 文 件

PROCEDURE FILE

（第1版）
No.1

手册编号:××PF01

发放号:××PF01F-

持有者:

副本控制:□受控 □非受控

批准日期:××××年××月××日

实施日期:××××年××月××日

×××疾病预防控制中心
程序文件
标题:批准页

文件编号:××PF01-0.1
第1版　第0次修订
共1页　第1页

批准页

实验室名称:×××疾病预防控制中心

文件编号：　　×××PF01

文件版号：第1版生效日期：××××年××月××日。

总页数:×××页(包括此页)。

批准人：　　　　（签名）

批准日期:××××年××月××日

副本控制:是否受控(　　　)

编号：

持有人：

×××疾病预防控制中心

程序文件

标题:修订页

文件编号:××PF01-0.2

第 1 版　第 0 次修订

共 1 页　第 1 页

修订页

序号	文件编号	页次	修订内容		批准人	批准日期
			前	后		

×××疾病预防控制中心

程序文件

标题:目录

文件编号:××PF01-0.3

第 1 版　第 0 次修订

共 2 页　第 1 页

目　录

×××疾病预防控制中心

程序文件

标题:目录

文件编号:××PF01-0.3

第 1 版　第 0 次修订

共 2 页　第 2 页

×××疾病预防控制中心
程序文件

标题：保护客户机密信息和所有权程序

文件编号：××PF01-01
第1版　第0次修订
共2页　第1页

1　目的

为确保客户的合法权益不受侵害，同时维护本中心的公正形象，防止泄密给第三方，本中心所有人员均有义务保守客户及本中心的技术和商业秘密，保证实验过程中形成的所有记录、数据、结果的电子传输以及检测样品、客户和实验室利益得到安全保护，并符合保密要求。

2　范围

适用于本中心所有职工接触客户方机密信息和所有权时所进行的活动。

3　职责

3.1　中心主任负责保护客户机密信息和所有权程序违规情况的处理；

3.2　质量管理科负责该程序的管理；

3.3　与客户服务有关的部门具体负责办理；

3.4　中心全体员工负有保护客户机密信息和所有权的责任。

4　程序

4.1　资料保密的控制

4.1.1　所有与客户委托检测样品相关的资料，包括检测报告、检测过程中的所有原始记录、客户的有关技术资料、上级部门下达的监督检测任务的有关文件等都应作为保护客户的合法权益，维护本中心的公正形象加以控制。各部门在接触客户检测信息和所有权的工作人员应遵守该规定。

4.1.2　客户的任何资料未经客户同意，不得外借或由无关人员查阅、复印。

4.2　检测过程和检测结果保密的控制

4.2.1　在检测过程中，检测人员应负责对检测结果的保密，拒绝外来人员参观与其无关送检样品的实验经过，询问实验结果。

4.2.2　客户有要求进入实验室监视与该客户所委托的检测工作有关的操作时，经技术质量管理部门同意后，各检测部门应专人陪同前往，并确保不损害其他客户的机密，对绝对控制区域不能进入时，检测部门应向客户说明。

4.2.3　检测资料流转过程中涉及的部门/人不得将检测信息泄露给第三方。电脑联网运行程序时，应按控制类别设置密码，同时外人一律不得入内，以防资料泄密，详见××PF01-28《计算机管理程序》。

4.2.4　检测报告统一由样品收发部门负责打印，校对后送达授权签字人批准，并通知客户领取检测报告。

4.2.5　当客户要求用传真或其他电传形式传送检测结果或内容时，必须对客户的真实身份进行核实，方可由样品收发部门传送，否则本中心有权拒绝传送。

4.3　样品保密的控制

保护样品的完整性以及实验室与客户利益所需的有关规定详见××PF01-35《样品管理程序》。

4.4　记录安全和保密的控制

4.4.1　记录的形成、储存、销毁过程应注意安全和保密，具体按××PF01-12《记录和档案管理程序》。

4.4.2　样品收发部门发出检测报告后，应将所有检测资料装订成册后存档，无关人员不得查阅，如需查阅应按××PF01-04《文件控制程序》执行。

4.5　泄密处置

4.5.1　质量管理科负责对该程序执行情况进行检查，检查情况填写××PF01-01-01《保护客户机密信息和所有权程序执行情况检查记录表》。发现有泄密行为，及时报告质量负责人组织人员进行调查处理，视其违纪情节轻重及造成的后果，对当事人提出处理意见，报中心主任批准执行。违规情况的调查填写在××PF01-01-02《违反保护客户机密信息和所有权程序的调查及处理记录表》上。由泄密引起对客户造成的损失，应由中心负责赔偿。

4.5.2　对泄密情况的调查、处理记录，由质量管理科负责归档。

5　相关文件

5.1　××PF01-04《文件控制程序》

5.2　××PF01-12《记录和档案管理程序》

5.3　××PF01-28《计算机管理程序》

5.4　××PF01-35《样品管理程序》

6　质量记录

6.1　××PF01-01-01《保护客户机密信息和所有权程序执行情况检查记录表》

6.2　××PF01-01-02《违反保护客户机密信息和所有权程序的调查及处理记录表》

×××疾病预防控制中心

程序文件

标题：保证实验室检测公正性程序

文件编号：××PF01-02

第1版　第0次修订

共2页　第1页

1　目的

为规范本中心全体人员的行为,保证本中心出具的检测数据具有公正性、独立性和诚实性,不受任何对工作质量有不良影响的行政、商业、财务等各种因素的干扰。以维护客户的合法权益,提高本中心的公信度。

2　适用范围

适用于本中心所有人员,包括正式签约人员和临时人员。

3　职责

3.1　本中心所有人员均应遵守职业道德,诚实守信,秉公检测,以数据说话,如实、客观地报告检测结果,独立、公正地作出判断,不出具虚假数据,不受行政、商业、财务等各种因素的干扰。任何人员均不得参与可能危及检测真实性和公正性的任何活动;不得从事危害商业公正性的任何与被检测产品有关的研究、开发、设计或制造工作。

3.2　各部门负责人监督各类人员做到公正、诚实,对影响诚实的人员视情节轻重做相应处理。

3.3　中心主任对公正、诚信承担相关法律责任,对各类不公正、不诚实人员,视情节轻重给予必要的行政和经济处分,情节特别严重的移交司法部门。

4　程序

4.1　培训科按培训计划组织安排对实验室检测公正性有关人员进行职业道德培训。

4.2　检测人员参与被测样品的研究、开发、设计和制造工作时,应主动向所在部门负责人提出回避该样品检测工作的建议。

4.3　检测人员应严格按规定的方法进行检测,不得弄虚作假,以提高服务质量为宗旨,以客观数据为依据,独立公正地出具检测结果,不受行政、商业、财务等各种因素的干扰。

4.4　与检测相关的各部门在检测服务工作中,应以严谨、科学的工作态度完成本职工作任务,质量监督员应对所在岗位的检测工作进行有效监督,保证检测服务内容做到公正、诚实。对工作不负责任的失信行为,马上予以纠正,并报告质量管理科进行处理。

4.5　部门负责人应对部门内工作人员做好公正、诚信教育和监督,对来自上级或友好单位提出的非公正要求,应坚决予以制止;对工作人员的非诚实性操作,应严厉批评教育;对可能引起公正信誉危机的行为,应及时向质量负责人和中心主任汇报,由中心主任会同相关人员作出处理决定,必要时予以行政或经济处分,签约人员可考虑解约,临时工可辞退工作。

4.6　由客户提出的公正、诚信方面的疑问,由质量管理科受理,并会同相关部门负责人调查、核实;如属实,对具体责任人视情节轻重提出处理意见,报中心主任批准执行,并将处理结果反馈给相关客户。情节特别严重的移交司法部门处理。

4.7　检测服务过程中涉及公正、诚信的内容主要包括:委托检验中客户的非理性要求、制作检测样品时偏态操作、受其他因素干扰在检测过程中主观意识指导、检测平行结果差异过大时缺乏验证、检测结果任意公开或提供给第三方等。

4.8　在涉及公正、诚信内容部门中的醒目位置悬挂相应的工作制度,提醒有关人员注意。

 4.9 各部门应安排质量文件的学习,对新分配和临时聘用人员在上岗之前,必须安排质量手册、程序文件和实验室工作制度的学习,并且在年终考核时,对公正、诚实执行情况进行考核。

 4.10 实验室管理体系各部门之间通过不同的方式建立内部沟通机制,这些方式包括:通过中心办公自动化系统或实验室管理软件传达信息、管理评审、中心办公会议、科所长会议、科室内部会议等内容,随时与技术负责人、质量负责人等保持沟通。

 4.11 失信情况及处理由人事科负责,具体表格有××PF01-02-01《失信情况及处理表》。

5 相关文件

 5.1 ××PF01-01《保护客户机密信息和所有权程序》

6 质量记录

 6.1 ××PF01-02-01《失信情况及处理表》

×××疾病预防控制中心
程序文件
标题：防止商业贿赂程序

文件编号：××PF01-03
第1版　第0次修订
共2页　第1页

1　目的

为贯彻落实防止商业贿赂提出的要求，弘扬廉洁自律的工作作风，结合本单位实际，现制订本程序。

2　范围

适用于本中心所有人员，包括正式签约人员和临时人员。

3　职责

3.1　中心主任为防止商业贿赂第一责任人。

3.2　中心人事科负责防止商业贿赂的具体工作。

3.3　各科室负责人负责本科室的行风效能建设和防止商业贿赂工作。

3.4　本中心所有人员应遵守中心行风效能建设和防止商业贿赂的有关规定。

4　程序

4.1　加强领导干部作风建设，深入推进领导干部教育、监督和廉洁自律工作。完善各级学习制度，大力弘扬理论联系实际的学风和廉洁自律的工作作风。党政班子、各科所长自觉承担起职责，认真践行八个方面的良好作风。

4.2　完善制度。要全面推行中心政务公开和收费服务信息公示制度，向社会公开服务项目及收费标准、采样/检测服务流程等。健全内部的人事、财务、采购等事项的民主监督制度，规范职工服务行为。

4.3　强化监督。对中心在正常经营活动中发生的折扣和让利等必须纳入单位财务部门统一管理和核算。规范工作人员收入分配制度，严禁任何科室、部门设立账外账和"小金库"。实行巡视检查制度，对关键部门和重点岗位的人员加强监督管理。

4.4　健全制度，堵塞漏洞，从源头上惩治和预防商业贿赂。进一步规范仪器设备招投标、办公用品政府采购、药品集中采购等采购制度，推广政府主导、以市为单位的网上集中招标采购，减少流通环节。加强对招标采购行为的检查监督，防止发生违纪违法问题。

4.5　抓措施落实，积极做好专项治理工作。严格按照"自查从宽，被查从严"的政策界线，掌握中心内重点科室、岗位、人员、环节商业贿赂的表现形式、方法手段。要求全体职工做好自我检查。

4.6　抓职工教育，提高抵抗诱惑能力。开展廉洁自律教育，采用正反两方面教材开展有针对性的警示教育活动，同时进一步加强政治、时事和职业道德教育，引导员工树立正确的价值观和是非观，提高抵抗诱惑能力。

4.7　认真处理群众投诉，及时解决和处理群众反映的热点、难点问题，具体按××PF01-08《申诉和投诉管理程序》执行。将行风测评纳入科室目标责任制考核，考评结果与奖惩及职称晋升、职务聘任等挂钩，年终对先进科室和先进个人进行奖励。对在商业贿赂治理专项工作中个别情节严重、影响恶劣、态度较差的及时处理或移交。

5　相关文件

5.1　原原卫生部、国家中医药管理局《关于开展治理医药购销领域商业贿赂专项工作的实施意见》2006年

×××疾病预防控制中心

程序文件

标题:防止商业贿赂程序

文件编号:××PF01-03

第1版　第0次修订

共2页　第2页

5.2　国家卫生计生委《纠正医药购销和医疗服务不正之风专项治理工作实施意见》国卫医发(2013)47号

5.3　××PF01-08《申诉和投诉管理程序》

6　质量记录

6.1　××PF01-08-01《申诉和投诉调查处理表》

×××疾病预防控制中心

程序文件

标题：文件控制程序

文件编号：××PF01-04

第1版　第0次修订

共5页　第1页

1　目的

为保证中心根据实验室资质认定、食品检验机构资质认定及实验室生物安全通用要求而建立起来的质量管理体系运行文件能满足适宜性、系统性和完整性；使中心质量管理体系在运行中所涉及的内部、外部文件都得到有效版本，特制订本程序。

2　范围

适用于本中心管理体系文件的编制、审批、发放、修改和归档管理等环节，包括对本中心已批准发布的文件和外来的有关检测工作的法规性、技术文件及技术标准、规范、资料的控制。

3　职责

3.1　中心质量负责人审核《质量手册》《程序文件》，中心主任批准；

3.2　质量管理科是质量管理体系文件的归口管理部门，负责所有质量管理体系文件的标识、发放、收回、归档、跟踪、作废处理和更改等活动的控制管理；

3.3　各科所负责本部门作业指导书及技术记录表格的编写、修改，由科所负责人和中心质量管理科审核，由技术管理层负责人批准，涉及多部门的作业指导书由技术管理层负责人批准；

3.4　质量管理科负责对质量管理体系策划和运行所需的外来文件的收集，质量管理科负责人确认后进行分类发放；

3.5　各科所负责与业务工作有关法律法规和其他适用的外来政策、法规等文件的收集，需受控的文件统一交质量管理科确认后，建立标识系统发放；建立本部门的文件控制目录，指定专人负责及时更新；

3.6　质量管理科负责人定期组织相关人员对中心运行的质量管理体系文件进行评审，评审结果报中心质量负责人；

3.7　文件持有人负责文件的使用和保管，离岗位时及时移交。

4　程序

4.1　文件的分类

4.1.1　内部制订的质量管理体系文件：指质量手册（含质量安全方针、质量安全目标）、程序文件、作业指导书、质量计划、生物安全计划、食品污染物检测计划等，还包括质量管理体系运行中产生的质量记录和技术记录。

4.1.2　外来文件：是指与中心批准检测项目有关的国家标准、行业标准、地方标准或原卫生部下发的技术规范、检测或校准方法，以及与质量管理体系策划和运行所需的文件；还包括上级部门或相关部门下发的适用的法律法规等。

4.1.3　内部文件：指本中心制订的除公开文件以外的与质量管理体系相关的公文。

4.2　文件的控制内容

4.2.1　本中心制订的文件发布前需经过授权人员的审核与批准，以确保文件是充分且适宜的；

4.2.2　质量管理科动态管理文件清单控制记录，及时检查新受控标准信息，及时更新、掌握发放情况，确保工作现场停留文件为现行有效版本；

×××疾病预防控制中心

程序文件

标题：文件控制程序

文件编号：××PF01-04

第 1 版　　第 0 次修订

共 5 页　　第 2 页

4.2.3　质量管理科组织人员定期评审文件,需要修订的文件经授权人员审核与批准后及时发布;并建立识别更改和修订状态标识;

4.2.4　及时撤掉无效或已废止的文件,确保不误用;

4.2.5　质量管理科做好标注存留或归档的已废止文件标识,以防误用。

4.3　文件的标识

质量手册、程序文件、作业指导书以文件编号、版本号及"受控"和"非受控"印章标识,其中版次用"1、2、3"表示,数字为修订状态号,如:1 表示为第 1 版,1 表示第 1 次修订;记录表格等其他文件采用文件编号标识;国家法律法规和上级机关的政策文件以原发文号标识;作废文件以"作废"印章标识,作为资料保留的作废文件,加盖"作废保留"印章;电子文档以发文日期作为文件的标识。

4.4　文件和资料的编写、审核、批准和发布

4.4.1　质量管理体系文件的编制、审核、批准权限按表 04-01《质量管理体系文件的编制、审核、批准权限一览表》执行。

4.4.2　表 04-01 中的所有文件在报批时均要填写××PF01-04-04《管理体系文件审批表》。

表 04-01　质量管理体系文件的编制、审核、批准权限一览表

文件名称	编制科室	审核人	批准人
质量手册	质量管理科及各职能部门的负责人	中心质量负责人	中心主任
程序文件	各职能科室	中心质量负责人	中心主任
作业指导书	各职能科室	各科所负责人（涉及其他科所,再由相关科所长会签）	技术管理层负责人批准
记录表格	各职能科室	科所负责人	技术管理层负责人批准

4.4.3　文件编写格式

页眉部分的字体为黑体加粗,字体大小为小四号,行间距为 1.5 倍;正文部分的字体为宋体字,字体大小为小四号,行间距为 1.5 倍。页眉页角的编写格式包括:1)标题;2)文件编号、版本号、修订号;3)页数;4)生效日期;5)编制人、审核人、批准人;结尾有参考文献或编制依据。程序性文件及作业指导书的编写格式按表 04-02。

表 04-02　程序性文件及作业指导书的编写格式

文件类别	质量手册	程序性文件	作业指导书
编写要求	1. 概述 2. 管理要求/技术要求 3. 相关文件	1. 目的 2. 范围 3. 职责 4. 程序 5. 相关文件 6. 记录表单	1. 目的 2. 适用范围 3. 职责 4. 操作程序 5. 支持文件

4.5　文件编号的管理与控制

文件和资料的编号采用如下方法：

4.5.1　质量手册编号：

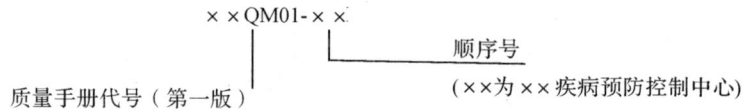

××QM01-×

　　　　　　　　　　　　　　　　　顺序号

质量手册代号（第一版）　　　　　（××为××疾病预防控制中心）

4.5.2　程序文件编号：

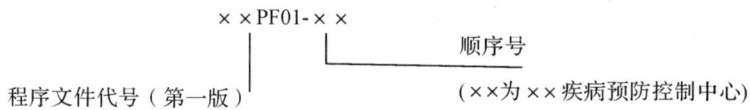

××PF01-×

　　　　　　　　　　　　　　　　　顺序号

程序文件代号（第一版）　　　　　（××为××疾病预防控制中心）

4.5.3　作业指导书编号

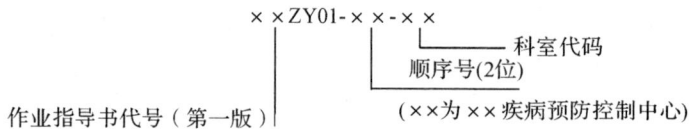

××ZY01-××-×

　　　　　　　　　　　　　　　　科室代码

　　　　　　　　　　　　　　顺序号(2位)

作业指导书代号（第一版）　　　（××为××疾病预防控制中心）

4.5.4　记录表单编号

（1）质量管理体系记录

质量管理体系记录按各程序文件和作业指导书分别编号，如第一版程序文件××PF01-03涉及有2个记录表格，则记录编号分别为××PF01-03-01和××PF01-03-02；如第一版作业指导书××ZY01-××-01有2个记录表格，则记录编号分别为××ZY01-××-01-01和××ZY01-××-01-02。

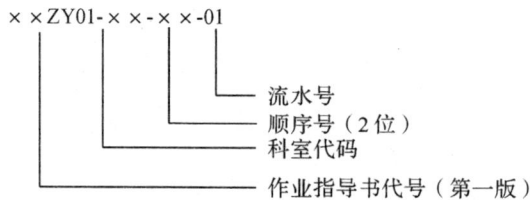

××ZY01-×-××-01

　　　　　　　　　　　　流水号

　　　　　　　　　　顺序号（2位）

　　　　　　　科室代码

作业指导书代号（第一版）

（2）各类国家和上级机关统一印制的业务用表格，以表格名称和原编号为标识，不再进行分类编号。

4.5.5　外来文件按原文件编号。

4.6　文件的发放、收回

4.6.1　质量管理科文件管理员根据文件的实际需要，确定文件发放范围，由质量管理科负责人审核，按规定的范围发放，确保在使用处可获得有效版本。

4.6.2　质量管理体系纸质文件发放、回收时，签收人和回收人须在××PF01-04-02《受控文件发放/回收登记表》上签名。电子文档发放、回收时，在网上发布。

×××疾病预防控制中心

程序文件

标题：文件控制程序

文件编号：××PF01-04

第 1 版　第 0 次修订

共 5 页　第 4 页

4.6.3　中心内不得使用未加盖"受控"印章的质量管理体系文件的复印件，一经发现，应立即由文件管理人员收回销毁。

4.6.4　当文件破损严重影响使用时，文件使用人应到文件管理部门办理更换手续，交回破损文件，补发新文件。

4.6.5　受控文件如有丢失，文件使用人应及时报告，申请补领。

4.6.6　对机密文件的发放，按国家保密法的相关要求执行。

4.7　文件的控制清单

质量管理科文件管理员负责编制××PF01-04-01《受控文件目录》。

4.8　文件的评审和更改

4.8.1　质量手册、程序文件和相应的记录表单由质量管理科负责定期组织全面评审，确定文件规定的有效性、适宜性、充分性。

4.8.2　作业指导书和相应的记录表单、相关的外来文件由各主管部门负责定期或不定期组织评审，并组织实施。

4.8.3　中心不允许对未评审文件进行手写修改。对评审后需要修改的文件，由原文件编制部门填写××PF01-04-03《管理体系文件修改申请表》，并按 4.4.1 规定的权限再次审批。

4.8.4　文件的更改基于以下方面：

（1）各科室在自行运作中发现文件规定和实际运作不符。

（2）内部审核及管理评审中发现文件和实际不符。

（3）外部机构评审中发现文件和实际不符。

（4）因法律法规、上级部门外来文件的修改涉及本中心相关文件。

（5）质量管理部门认为需要修改并经中心主任同意的其他原因。

4.8.5　质量管理体系文件的更改由原文件编制部门提出，填写××PF01-04-03《管理体系文件修改申请表》，写明更改理由、更改内容，提交原审批部门审批。必要时需相关部门会签，征求相关部门对更改的意见。对电子文档，在网上完成文件的更改，并将更改日期及时在文件中做出标识，并在网上发布通知。

4.8.6　纸质文件的更改经批准后，由质量管理科统一收回需更改的文件，按更改申请单上的更改内容对文件实施更改；电子文档的更改申请同纸质文件，批准后由文件管理员直接在电子文档上进行更改。

4.8.7　纸质文件经多次更改或需进行大范围修改时应进行更新换版，换版应经批准，新版本发布时应收回旧版本。电子文档更改后以新版本直接取代旧版本，以发布日期作为版本号。

4.9　作废文件的管理

4.9.1　作废纸质文件由原发放部门按××PF01-04-02《受控文件发放/回收登记表》的发放数量收回，加盖"作废"印章，由质量管理科统一销毁。电子文档经过审批同意后，可直接在网上删除。

4.9.2　需作资料保留的纸质作废文件，应由质量管理科盖"作废保留"印章后登记归档。

×××疾病预防控制中心

程序文件

标题：文件控制程序

文件编号：××PF01-04

第1版　第0次修订

共5页　第5页

4.10　记录是一种特殊类型的体系文件,按××PF01-12《记录和档案管理程序》进行控制。

4.11　直接引用的各类外部文件,由质量管理科根据文件的适用性控制其发放。外部文件有效性的识别,由质量管理科负责,以防使用作废文件。

4.12　保存在计算机内的文件管理,按××PF01-28《计算机管理程序》进行控制。

5　相关文件

5.1　××PF01-12《记录和档案管理程序》

5.2　××PF01-28《计算机管理程序》

6　质量记录

6.1　××PF01-04-01《受控文件目录》

6.2　××PF01-04-02《受控文件发放/回收登记表》

6.3　××PF01-04-03《管理体系文件修改申请表》

6.4　××PF01-04-04《管理体系文件审批表》

6.5　××PF01-04-05《文件销毁记录表》

×××疾病预防控制中心

程序文件

标题：检测分包程序

文件编号：××PF01-05

第1版　第0次修订

共2页　第1页

1　目的

对分包检测进行控制,保证分包检测的有效性和检测结果的质量,为客户提供准确有效的检测报告。

2　范围

适用于本中心检测分包工作。

3　职责

3.1　样品收发部门提出分包申请,负责就分包项目与客户书面确认,实施分包。

3.2　质量管理科负责分包方的调查、评估,收集分包方的相关资料,编制合格分包方名录。

3.3　技术负责人负责分包申请、分包方评审的审批,负责检测分包协议的签订。

3.4　档案管理部门负责资料的归档整理。

4　程序

4.1　分包的控制、分包方选择

4.1.1　本中心允许分包的范围:当本中心由于持续性的原因(如仪器设备使用频次低、价格昂贵及特殊项目)无能力或不能如期完成某个或几个检测项目时,允许将此类检测项目以长期分包、代理或特殊协议的方式进行分包。

4.1.2　本中心不允许分包的范围:法定检测任务、食品安全检测工作和获得资质认定的检测项目。

4.1.3　对分包方的基本要求:接受分包检测的实验室,是获得实验室资质认定的实验室,其接受分包的检测项目也是获得资质认定的。

4.1.4　分包方选择原则:优先选择获得实验室资质认定和认可的实验室,其次是获得实验室资质认定的实验室,且均为合格分包方。

4.2　分包方调查、评估、审批、签订分包协议

4.2.1　质量管理科对分包方进行调查与评估,并收集分包方能力的调查资料(认证或认可证书及其能力范围、人员、设备等资源的相关信息复印件),填写××PF01-05-02《检测分包方评审表》,交技术负责人审批;质量管理科根据审批意见编制××PF01-05-03《合格分包方名录》。

4.2.2　技术负责人与选择的合格分包方签订××PF01-05-04《检测分包协议》。

4.2.3　对合格分包方的证明材料,应进行定期或不定期的维护更新,确保其持续有效。

4.3　分包的实施

4.3.1　样品收发部门根据客户需求以及相关规定,在允许的范围内提出分包申请,填写××PF01-05-01《分包检测项目申请审批表》,交技术负责人审批。

4.3.2　样品收发部门就分包项目及事项与客户在合同评审时以书面形式签字确认(在检测委托协议书上),具体按照××PF01-07《合同评审程序》执行。

4.3.3　样品收发部门负责分包样品的送检和检测报告的取回,在出具本中心的检测报告中要注明分包项目、分包方单位名称及实验室就分包方工作对客户负责的声明。当

×××疾病预防控制中心

程序文件

标题：检测分包程序

文件编号：××PF01-05

第 1 版　　第 0 次修订

共 2 页　　第 2 页

由客户或法定管理机构指定分包方时则不需就分包方工作承担责任,但必须保存客户或法定管理机构指定分包方的客观证据,并在报告中明确此事实。

4.4　记录保存

4.4.1　所有分包方的注册记录及其所分包工作符合要求的证明记录均应交档案管理部门按照××PF01-12《记录和档案管理程序》进行管理。

4.4.2　需保存的记录包括:分包方获批准的实验室资质认定或认可证书及其能力范围等相关信息的复印件、调查资料、评审表、合格分包方名录、检测分包协议、检测分包申请审批表、分包实验室的检测报告以及当由客户或法定管理机构指定分包方时的相应证明记录等。

5　相关文件

5.1　××PF01-07《合同评审程序》

5.2　××PF01-12《记录和档案管理程序》

6　质量记录

6.1　××PF01-05-01《分包检测项目申请审批表》

6.2　××PF01-05-02《检测分包方评审表》

6.3　××PF01-05-03《合格分包方名录》

6.4　××PF01-05-04《检测分包协议》

×××疾病预防控制中心
程序文件
标题：服务、供应品的采购管理程序

文件编号：××PF01-06
第1版　第0次修订
共4页　第1页

1　目的

对外部的协作和供给进行控制，确保所采购的支持服务、供应品（包括试剂和消耗性材料等）的质量，符合检测和（或）校准工作要求。

2　范围

适用于对检测和（或）校准质量有影响的支持服务、供应品（包括试剂和消耗性材料等）的选择、购买、验收、存储等的控制和管理。

3　职责

3.1　业务科所负责提出服务、供应品（包括试剂或消耗性材料等）采购的申请，并负责对检测和（或）校准质量有影响的试剂和消耗性材料的验证。

3.2　总务科负责对检测和（或）校准质量有影响的服务、供应品的识别、选择、采购以及试剂或消耗性材料的购买、验收、保管和领用，供应商评价并定期审核。

3.3　中心主任（技术负责人）负责采购申请、供应商评价结果的批准和报废物品的审批。

4　程序

4.1　服务与供应品的识别

4.1.1　影响检测和（或）校准质量的服务可包括：计量检定、校准，设施和环境条件的设计、制造、安装、调试，设备的安装、调试、维修，人员培训教育、废弃物处置等。

4.1.2　影响检测和（或）校准质量的供应品可包括：仪器设备、辅助设备和测量器具、试剂、标准物质、消耗性材料等。

4.1.3　总务科负责对检测和（或）校准质量有影响的服务和供应品进行识别，并编制中心服务和供应品采购控制清单。

4.2　采购选择与供应商的评价

4.2.1　采购的选择原则：优先选择技术能力、质量保证能力、服务能力强的，价格合理的，并经评价获得批准的合格供应商。

4.2.2　供应商的评价

4.2.2.1　总务科负责收集提供服务与供应品的单位或商家相关背景（证明）资料和信息，填写××PF01-06-02《供应商评价表》，并从产品/服务质量、质量体系和质量保证能力、价格、交货情况、售后服务、顾客满意度等方面，对每个供应商逐一进行评价，评价结果符合要求后经技术负责人批准，编制××PF01-06-03《合格供应商名录》。

4.2.2.2　对供应商的评价应是动态的，总务科应定期对其资质、信誉、价格和服务质量以及业务科所的反馈意见等方面进行评价，对评价不合格的供应商给予撤除，并编制新的××PF01-06-03《合格供应商名录》，确保其持续满足要求。

4.3　采购

4.3.1　采购申请：业务科所根据工作需要，提出拟采购的服务和供应品（含试剂或消耗性材料等）的具体要求，可包括（但不限于）型号、规格、数量、类别、等级、图纸、技术指标、用途和检查方法、交货方式和时间，表明提供服务和供应的单位或商家满足质量体系标准的要求。采购服务可以增加对提供服务的人员的资格能力水平的要求。并填写××

PF01-06-01《服务和供应品采购申请表》，交总务科。

4.3.2　采购批准：总务科收到××PF01-06-01《服务和供应品采购申请表》后，负责审核信息的准确性和完整性，并从合格供应商中询价，完整申请表的填写，上报中心主任批准。

4.3.3　采购实施

4.3.3.1　总务科根据获准后的采购申请，在合格供应商中实施采购。

4.3.3.2　大型仪器及列入政府采购目录的服务、供应品（含试剂和消耗性材料等）由政府统一招标采购，其他未列入的服务、供应品（含试剂和消耗性材料等）的采购实行定点（合格供应商）采购，具体参见××PF01-30《仪器设备管理程序》、××PF01-31《标准物质管理程序》等程序。

4.3.3.3　危险品和剧毒品的采购、验收和存储等按照公安部门的要求和××PF01-20《危险化学品安全管理程序》执行。

4.3.4　采购的验收、验证

4.3.4.1　总务科物资管理人员接收所购物品时，应对每一种购入物品按照"采购申请表"或合同书的要求，对名称、型号、数量、外包装等进行符合性验收，并填写××PF01-06-04《物品验收单》。

4.3.4.2　业务科所对购入的试剂或消耗性材料（对检测和（或）校准质量有影响的），按照相关检测标准或规范的要求进行技术指标的符合性验证，验证需明确检测项目、检测方法和结果判定，做好相应的原始记录，并填写××PF01-06-07《试剂（材料）验证记录表》，验证不符合要求的物品及时反馈给总务科，作为合格供应商评价依据。

4.3.4.3　采购物品经上述验收或验证后，结果符合要求的，可投入检测使用。

4.3.4.4　采购物品经上述验收或验证后，结果不符合要求的，不得投入使用，总务科应与供应商沟通，采取调换、降级改作他用或拒收退货。

4.3.4.5　采购服务也应按照相关规定的要求，进行符合性验收。

4.3.4.6　仪器设备的验收按照××PF01-30《仪器设备管理程序》执行。

4.3.4.7　标准物质的验收、验证按照××PF01-31《标准物质管理程序》执行。

4.4　存储

4.4.1　采购物品入库后由总务科进行贮存登记。

4.4.2　物品的贮存应按照说明书中的要求和规定进行贮存。对有毒有害物品应实施安全隔离，对易燃易爆物品应避光、防火和防电，怕挤、怕压物品限制叠放层数，并应严格遵守公安、消防部门、生物安全管理和中心有关安全生产管理制度以及仓库保管规定，做到不混淆、不丢失、不变质、不损坏，有防火、防爆、防盗安全设施，确保人员、设施和设备以及环境的安全。

4.5　发放

4.5.1　业务科所填写××PF01-06-05《物品领用单》，经科所负责人签字后到仓库领取，并确保运输途中的安全。

4.5.2　仓库保管员按××PF01-06-05《物品领用单》发放物品，做到先进先出，防止积压。

4.6　报废：物品由于超过有效期或其他客观原因导致变质时,总务科需填写××PF01-06-06《物品报废申请单》,并提出处理意见经中心主任审批后执行。

4.7　资料归档

供应商的评价记录(如认证或认可证书及其能力范围的复印件、调查资料、评价表等)、获批准的合格供应商名录、服务和供应品采购申请表、采购合同或协议和符合性验收、验证记录等交档案管理部门按××PF01-12《记录和档案管理程序》进行管理。

5　服务、供应品的采购管理流程图(图06-01)

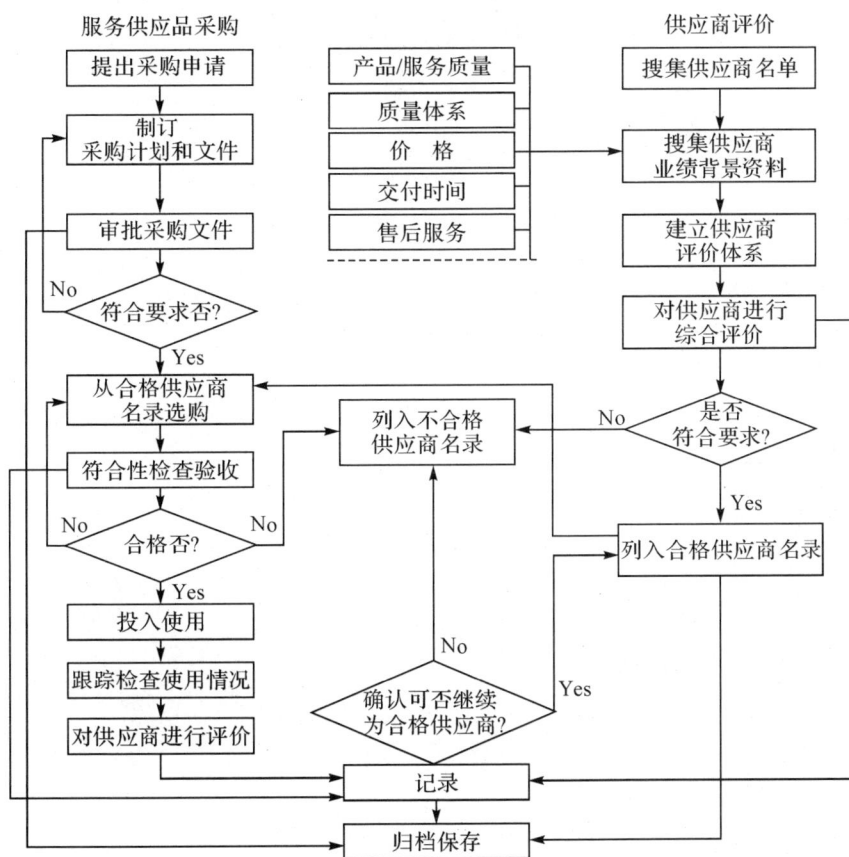

图06-01　服务、供应品采购管理流程图

6　相关文件

6.1　××PF01-12《记录和档案管理程序》

6.2　××PF01-15《人力资源管理程序》

6.3　××PF01-20《危险化学品安全管理程序》

6.4　××PF01-21《菌种、毒种(株)和阳性标本管理程序》

6.5　××PF01-30《仪器设备管理程序》

6.6　××PF01-31《标准物质管理程序》

××× 疾病预防控制中心

程序文件

标题：服务、供应品的采购管理程序

文件编号：××PF01-06

第1版　第0次修订

共4页　第4页

6.7　××PF01-48《检验责任追究制度》

7　质量记录

7.1　××PF01-06-01《服务和供应品采购申请表》

7.2　××PF01-06-02《供应商评价表》

7.3　××PF01-06-03《合格供应商名录》

7.4　××PF01-06-04《物品验收单》

7.5　××PF01-06-05《物品领用单》

7.6　××PF01-06-06《物品报废申请单》

7.7　××PF01-06-07《试剂（材料）验证记录表》

×××疾病预防控制中心
程序文件
标题:合同评审程序

文件编号:××PF01-07
第1版　第0次修订
共2页　第1页

1　目的

为规范中心的合同评审,保证合同的内容明确、充分,满足客户要求和中心的技术能力要求,更好地为客户服务,保证检测工作的顺利完成。

2　范围

适用于与客户签订检测协议时的评审。

3　职责

3.1　样品受理部门负责客户的接待,为客户提供服务,负责常规委托检测合同评审及委托检测协议书的签订。

3.2　质量管理科负责重复性的例行委托检测合同评审。

3.3　技术负责人或技术主管负责组织特殊合同评审。

4　程序

4.1　合同的受理和评审

4.1.1　常规委托检测合同评审

常规或简单检测合同的评审,由样品受理部门进行评审并直接与客户签订××PF01-07-01《委托检测协议书》。

4.1.2　重复性的例行委托检测合同评审

重复性的例行检测合同评审,如客户没有新的要求,由质量管理科负责,在初期调查阶段,或在与客户总协议下对持续进行的例行检测工作合同批准时进行评审,双方签订总协议。每次送样时,客户仅需提供简单的申请单,写明如样品名称、性质、规格、数量、检测项目、保存条件等。

4.1.3　特殊合同

新的、复杂的、先进的检测合同的评审,由技术负责人或技术主管组织相关部门、人员(技术、质量、检测、采购等)以会议的方式进行评审,参加评审的人员在检测协议书上签字。

4.1.3.1　对于比较复杂或重要的或需采用先进设备的检验任务,参加评审人员应及时向客户了解需求,记录客户有关检验的依据、对象、目的、时间、数量、结果、特殊要求等细节,在实验室能力、资源均能满足的前提下,技术负责人或技术主管授权与客户正式签署××PF01-07-01《委托检测协议书》。

4.1.3.2　如果要使用新的检测方法,实验室应对方法进行确认,并作出该新检验方法在本实验室的不确定度和精密度的评价和确认,在确信具备能力和符合标准条件的情况下,应编制相应的检测作业指导书,提供给相关检测人员,需要时将新项目报省技术监督局进行应急扩项评审。

4.2　合同评审的要求

4.2.1　合同评审包括的内容

4.2.1.1　客户的要求是否符合国家法律、法规及有关规定;

4.2.1.2　检测项目是否在资质认证授权的范围内;

4.2.1.3　检测依据或检测方法(包括抽样方法)双方是否达成一致;

×××疾病预防控制中心

程序文件

标题:合同评审程序

文件编号:××PF01-07

第1版　第0次修订

共2页　第2页

4.2.1.4　检测样品是否符合检测要求,如有偏离,双方应达成一致,并记录和签字;

4.2.1.5　客户提供的信息是否全面和明确;

4.2.1.6　对检测报告及份数要求;

4.2.1.7　分包是否满足要求;

4.2.1.8　检测费用与承诺的检测时间应达成一致;

4.2.1.9　其他需要说明的问题。

4.2.2　合同评审完成后,负责合同评审人员或全体参与评审人员和客户在检测协议书上签字并注明日期。一般合同由样品受理员签字;重复性的例行委托检测合同由质量管理科负责人签字;特殊合同由参加合同评审的人员签字。

4.3　合同的执行

4.3.1　合同签订后,有关科室按规定的时间内完成合同中的各项承诺。

4.3.2　对合同的任何偏离应通知客户。在接收样品时,应当记录异常情况或偏离。当对样品是否适合于检测存有疑问时,或者样品与所提供的说明不相符时,或者对所要求的检测规定不够详细时,合同评审人员应在合同评审时询问客户,要求进一步做出说明并记录讨论的内容。样品接收状态包括在实验室内部及分包方的流转过程中,都应记录异常情况或偏离。具体按××PF01-27《允许偏离的程序》执行。

4.3.3　在检测工作开始后,如果需要修改合同,提出修改一方应将修改要求以书面形式或电话形式告之另一方,并在取得另一方同意后修改检测合同。对于电话形式修改的,样品受理员应做好详细记录。修改的书面资料及记录应作为附件一并放入合同。

4.3.3.1　当客户提出修改要求时,样品收发人员应重新对客户的要求及修改后的检测合同进行评审,并负责将修改内容及时通知相关检测科室。

4.3.3.2　当中心提出修改要求时,样品受理员应重新对客户的要求及修改进行评审,并负责与客户进行沟通和对修改后的检测合同重新评审。

4.4　合同的管理

合同及相关记录随相应检测报告归档。

5　相关文件

5.1　××PF01-05《检测分包程序》

5.2　××PF01-23《检测工作程序》

5.3　××PF01-27《允许偏离的程序》

6　质量记录

6.1　××PF01-07-01《委托检测协议书》

×××疾病预防控制中心

程序文件

标题：申诉和投诉管理程序

文件编号：××PF01-08

第 1 版　第 0 次修订

共 2 页　第 1 页

1　目的

维护客户合法权益和中心的信誉，不断提高检测工作质量和管理水平，达到改进的目的。

2　范围

适用于客户对中心检测工作有关的申诉和投诉的处理。

3　职责

3.1　中心质量负责人全面负责。确定质量相关的申诉和投诉的受理，组织调查，如申诉和投诉成立，按不符合项处理，执行××PF01-10《纠正措施程序》。提出处理意见，报中心主任批准，并负责把处理结果通知客户。

3.2　质量管理科负责申诉和投诉的受理、参与调查，负责纠正措施的实施监督及有效性验证，做好资料归档。

3.3　职能部门负责人组织纠正措施的落实。

4　程序

4.1　客户或其他方面提出申诉和投诉，由质量管理科受理，受理人要认真听取申诉和投诉当事人诉求，并以书面形式详细填写××PF01-08-01《申诉和投诉调查处理表》：由委托方、接待人签字确认；当委托方以电话、电传、来信函等形式提出申诉和投诉时，相关科室应对申诉和投诉内容做详细记录；及时报告质量负责人。

4.2　根据申诉和投诉内容由质量负责人组织相关人员进行调查，弄清事实真相，判断申诉和投诉是否成立。如申诉和投诉不成立，由质量管理科负责向客户耐心细致解释清楚道理，或书面答复客户；如成立，按不符合项处理，查找原因，提出纠正措施，经质量负责人审核，报中心主任批准。视情形，按以下方法处理：

4.2.1　属服务态度的投诉，责成责任人立即改正，并向客户道歉。对有关人员进行培训学习。

4.2.2　属质量管理体系问题的申诉和投诉，按××PF01-13《管理体系内部审核程序》进行内审。

4.2.3　属检测结果的申诉和投诉，由质量负责人组织相关人员审核原始记录，若原始检测数据正确，则向客户做出反馈。若原始检测数据或检测结果有问题，则进行复检。复检人员由质量负责人指定，一般为非原检测人员。复检根据保留的复检样品在有效期内进行，超过有效期只对原始记录审核。微生物检测样品不复检。

4.2.4　属客户个人隐私被泄露，因追查当事人的责任，按中心保密制度管理要求处理，并尽可能帮助客户消除不良影响，以得到谅解。

4.3　质量负责人应及时将处理结果告知客户，处理结论视情况采用书面或口头的形式向顾客反馈，并由受理人在××PF01-08-01《申诉和投诉调查处理表》上做相应记录。

4.4　为提高服务质量，与客户或其代表合作，向客户征求反馈意见，改进管理体系、检测活动及客户服务。由质量管理科发放××PF01-08-02《客户满意度调查表》，也可采用电话询问或电子邮件或上门征求意见等方式主动从客户处搜集反馈信息。征求客户对服务和技术方面的各种需求，为根据客户服务、改进管理体系提供依据。

×××疾病预防控制中心
程序文件
标题:申诉和投诉管理程序

文件编号:××PF01-08
第 1 版　第 0 次修订
共 2 页　第 2 页

4.5 证实检测报告有误时,应按××PF01-38《检测报告管理程序》发放更改报告,并承担客户损失,消除不良影响。

4.6 质量管理科全程监督申诉和投诉的处理,并监控其整改的有效性。

4.7 质量管理科负责资料收集,并作为改进要素来源,进行分析。相关资料年底交中心技术资料档案员归档。

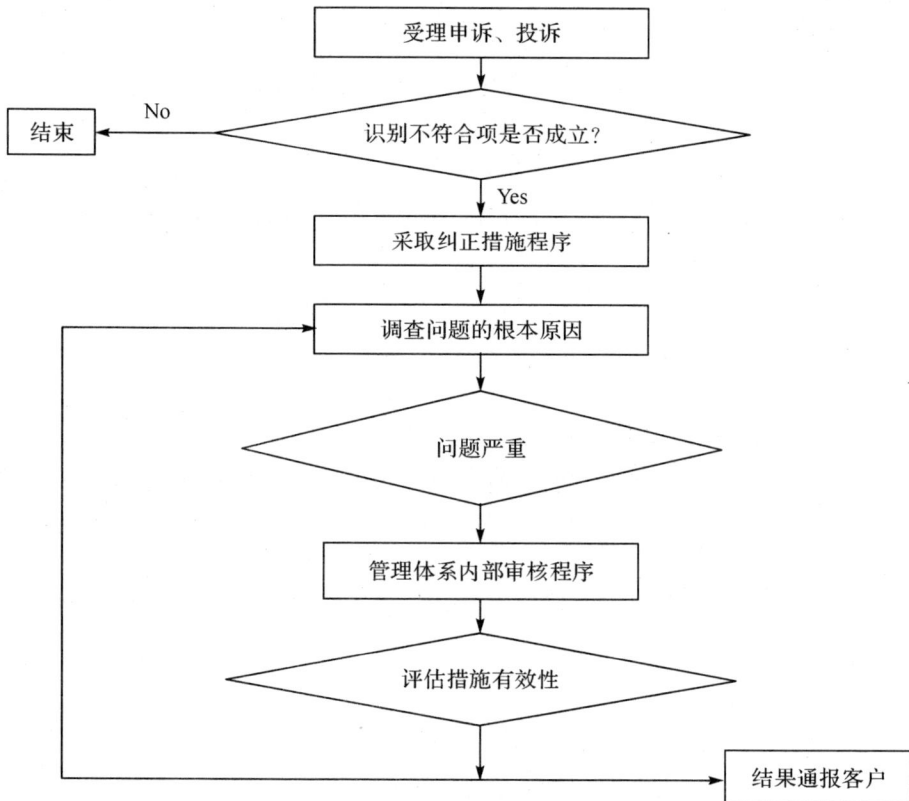

图 08-01　申诉和投诉工作流程图

5　申诉和投诉工作流程图(图 08-01)

6　相关文件

6.1　××PF01-09《不符合检测工作控制程序》

6.2　××PF01-13《管理体系内部审核程序》

6.3　××PF01-10《纠正措施程序》

6.4　××PF01-38《检测报告管理程序》

7　质量记录

7.1　××PF01-08-01《申诉和投诉调查处理表》

7.2　××PF01-08-02《客户满意度调查表》

1 目的

为了及时发现、识别来源于管理体系运行或检测工作过程中发生的不符合项，有效评估不符合项的严重性对检测质量工作的影响，并采取必要的纠正/纠正措施，消除不符合工作因素，保证质量管理体系有效运行，特制订本程序。

2 范围

适用于中心质量或技术活动过程中任何方面出现的不符合检测工作的识别、评价和控制。

3 职责

3.1 中心质量负责人及生物安全管理负责人批准不符合检测工作停止及恢复。

3.2 中心质量管理人员、科室负责人、内审员及质量监督员均有责任识别不符合检测工作，在制止同时应立即向本科室负责人或中心质量管理科报告。

3.3 质量管理科负责组织对不符合工作属性判断，做好整改的监督落实及后续的验证；有责任及时通报质量负责人和生物安全管理负责人。

3.4 不符合工作整改由责任部门负责按照要求进行纠正/纠正措施的实施。

3.5 质量管理科负责资料收集及归档。

4 程序

4.1 不符合检测工作的识别

不符合检测工作可出现在不同方面，用不同方式识别，可以从以下方面考虑：客户的投诉；分供方的失误（分包方、供应方、服务方）；工作过程中存在的改进意见；质量监督员对员工的监督记录和对报告的核查；人员的差错；仪器设备的差错；消耗性材料（含试剂）的差错；方法上的问题；环境条件的失控；校准或溯源的失控；原始记录差错（包括抽、采样记录、检测流转单记录）；数据处理差错（包括自动设备运算输入）；样品检测和评价管理信息系统（处理、传输）；报告证书的差错；内部审核中发现的差错；管理评审中发现的差错；外部评审发现的差错；外部比对试验或能力验证中发现的差错；质量控制中发现的差错；抽样、采样、制样的差错；样品保管出现的差错；生物安全管理方面出现差错等。

4.2 不符合检测工作的判定、记录

4.2.1 质量监督员通过对本部门开展的检测工作过程进行不定期的质量监督，在人员、设备、方法、样品处理、环境条件和检测报告等方面进行核查，及时填写××PF01-16-01《质量监督员监督记录表》，发现不符合工作后填写××PF01-09-01《不符合工作识别及纠正记录表》，并报科室负责人、质量管理科。

4.2.2 内审组成员在实施内审时发现不符合工作，由内审员填写××PF01-09-01《不符合工作识别及纠正记录表》，按××PF01-13《管理体系内部审核程序》执行。

4.2.3 管理评审和外部审核时发现的不符合工作，由质量负责人填写××PF01-09-01《不符合工作识别及纠正记录表》。

4.2.4 客户的有效投诉为不符合工作，由质量管理科通知不符合工作责任部门填写××PF01-09-01《不符合工作识别及纠正记录表》。

4.2.5 质量管理科通过实验室比对和能力验证、内部质量控制等，发现不符合工作

×××疾病预防控制中心

程序文件

标题：不符合检测工作程序

文件编号：××PF01-09

第 1 版　　第 0 次修订

共 3 页　　第 2 页

的，通知责任部门填写××PF01-09-01《不符合工作识别及纠正记录表》。

4.2.6　授权签字人通过对检测报告的格式、信息量和结果表示进行审核，发现有不符合要求的报告及时填写××PF01-09-01《不符合工作识别及纠正记录表》，并报质量管理科。

4.2.7　生物安全定期检查发现问题或操作中不规范行为等，由科室负责人填写××PF01-09-01《不符合工作识别及纠正记录表》，并报质量管理科。

4.3　不符合检测工作的评价由质量管理科根据中心《质量手册》要求，做出对应不符合项属系统性、实施性或效果性的判断，确定纠正措施方向。

4.4　纠正要求的提出

4.4.1　管理体系各环节的人员发现很有可能造成感染事件或其他损害，及影响数据的结果检测活动时，应立即终止实验室活动并报告科室负责人或质量管理科。

4.4.2　质量管理科和相关人员协同责任部门根据不符合工作的严重性和可接受度进行讨论，提出相应的纠正或纠正措施。

4.4.3　如要采取扣发检测报告、停止检测工作、通知客户取消工作的纠正要求应由质量管理科上报质量负责人批准后实施。

4.5　纠正或纠正措施实施要求

4.5.1　质量管理科将纠正或纠正措施要求通知责任部门，责任部门负责人要将解决问题的责任落实到个人，明确规定应采取的措施；

4.5.2　只要发现很有可能造成感染事件或其他损害，除立即终止实验室活动并报告外，应立即评估危害并采取应急措施；

4.5.3　分析产生不符合项的原因和影响范围，只要适用，应及时采取补救措施；生物安全问题应进行新的风险评估；

4.5.4　质量管理科监督纠正措施的落实，并组织人员对纠正结果进行验证；

4.5.5　质量管理科将验证结果上报质量负责人或生物安全负责人，需要恢复检测工作的由质量负责人或生物安全负责人签字确定批准才能恢复；

4.5.6　不符合工作按照××PF01-10《纠正措施程序》执行；

4.5.7　纠正要求涉及管理体系文件的修改则按照××PF01-04《文件控制程序》执行；

4.5.8　质量管理科每季组织质量管理体系相关人员评审不符合项报告，以发现趋势并采取预防措施。

4.5.9　质量管理科做好相关记录的收集和归档。

5　不符合检测工作流程图(图 09-01)

6　相关文件

6.1　××PF01-04《文件控制程序》

6.2　××PF01-10《纠正措施程序》

6.3　××PF01-13《管理体系内部审核程序》

×××疾病预防控制中心
程序文件
标题:不符合检测工作程序

文件编号:××PF01-09
第1版　第0次修订
共3页　第3页

7　质量记录

7.1　××PF01-09-01《不符合工作识别及纠正记录表》

7.2　××PF01-16-01《质量监督员监督记录表》

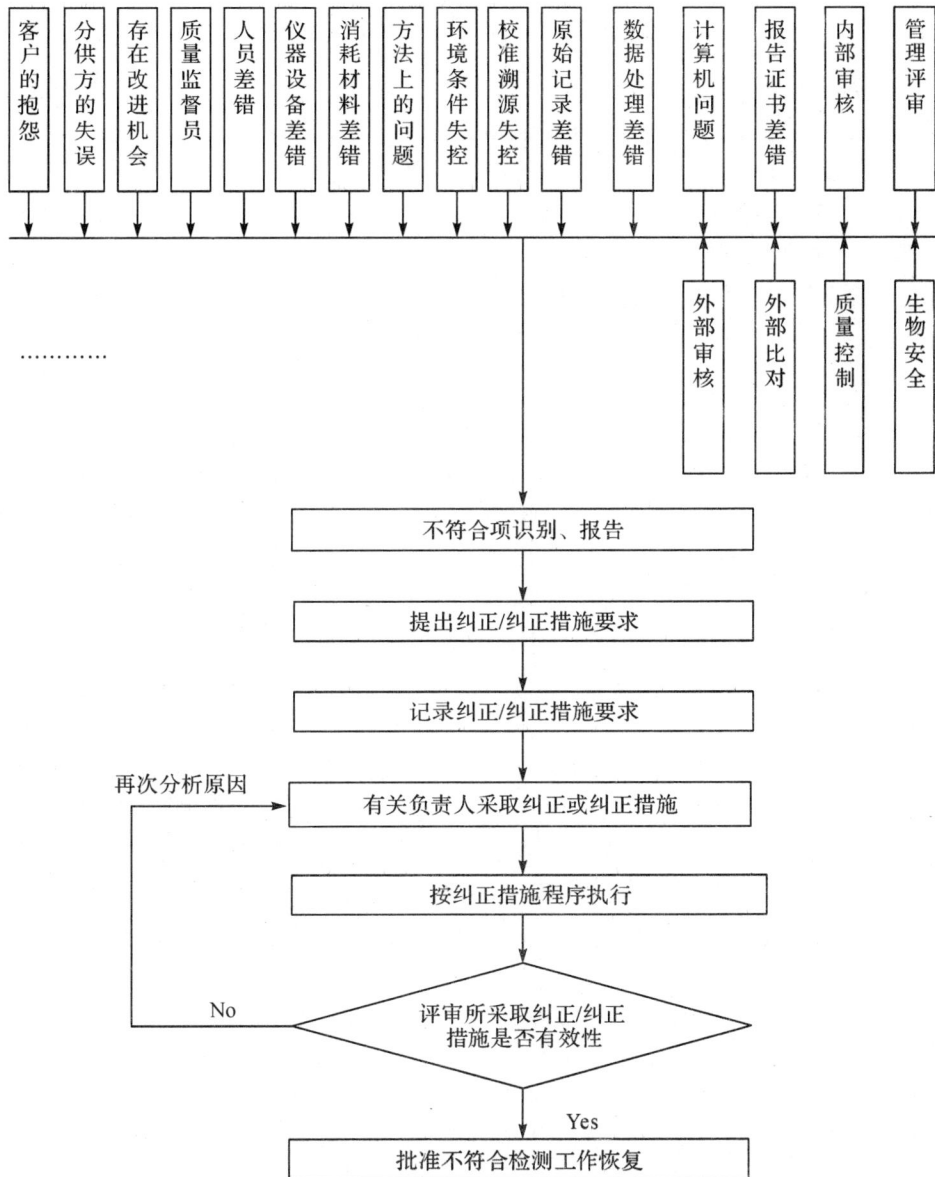

图 09-01　不符合检测工作流程图

1　目的

执行本程序消除质量管理体系运行或检测工作过程中已发生的不符合工作，采取有效的纠正措施，防止不符合项的再次发生，保证管理体系有效运行。

2　范围

适用于本中心质量或技术活动中出现的所有不符合工作的纠正措施。

3　职责

3.1　质量负责人批准纠正措施实施和不符合检测工作恢复；

3.2　质量管理科负责对不符合项的严重性及风险的程序评估；

3.3　不符合工作责任部门负责识别问题发生的根本原因的调查，制订计划，由质量管理科报中心质量负责人批准；

3.4　质量管理科负责纠正措施实施的监督和验证，并做好资料收集和归档。

4　程序

4.1　管理体系或检测工作中的不符合项的识别环节

管理体系中不符合工作的识别：主要按××PF01-09《不符合检测工作控制程序》列举识别。工作人员只要发现很有可能造成感染事件或其他损害，立即终止实验室活动并报告。对生物安全问题只要适用，科室负责人必须及时采取补救措施，按生物安全相关程序执行。

4.2　识别问题发生的根本原因的调查

4.2.1　质量管理科对不符合项的严重性及风险的程序组织人员进行评估。

4.2.2　发生不符合项，责任科室负责人组织人员对不符合工作的根本原因进行认真的分析。

4.2.3　原因分析可以从这几方面考虑：客户要求不明确，样品及样品制备不规范，缺作业指导书或不合理，使用非有效文件，过程控制不当，操作不符合规程，引用参考数据不准确，数据处理差错（包括自动设备运算输入）；样品检测和评价管理信息系统（处理、传输）；操作者不具备相应技能、缺乏培训，设备缺乏校准及日常维护保养，温、湿度等环境条件不满足要求，消耗品、培养基、试剂、实验用水未经验收，管理不当等。

4.2.4　确定结论，应填写××PF01-09-01《不符合工作识别及纠正记录表》。

4.3　纠正或纠正措施的选择和实施

4.3.1　日常监督中发现问题可采取立即纠正，质量管理科评估不合格的工作实施纠正措施；对生物安全问题必须立即纠正，把风险降到最低程序。

4.3.2　根据问题产生的原因，由不符合工作的责任部门制订纠正措施、计划，包括：实施责任人、实施措施、完成时间、验证方法、完成时间，填写××PF01-09-01《不符合工作识别及纠正记录表》报质量管理科，最后由质量负责人批准。

4.3.3　当问题比较复杂，科室确定不了纠正措施方案时，由质量管理科组织相关人员，对不符合检测工作纠正方案进行具体分析、验证，选择能最佳消除问题和防止问题再次发生的措施，应该全面考虑方案的成本、有效性和可行性，质量管理科确定纠正措施方案后报质量负责人批准。

4.3.4　责任部门执行纠正措施,在规定期限内实施。

4.3.5　如果纠正措施有涉及管理体系文件的修改,应由质量管理科上报中心质量负责人,经批准后按照××PF01-04《文件控制程序》的要求执行修改。修改完成后进行贯彻实施。

4.4　纠正措施的监控

4.4.1　纠正措施实施的全过程由质量管理科进行跟踪监控,发现问题经讨论后做相应的调整。

4.4.2　纠正措施实施后,由质量管理科组织相关人员对完成情况进行验证。验证内容应包括:是否按时完成;完成的效果如何;实施过程是否有记录;记录是否按照档案管理的要求编号并保存。

4.5　附加审核

4.5.1　当不符合工作会导致本中心的管理体系偏离准则要求时,由质量管理科报质量负责人批准对相应区域进行附加审核,以评定纠正措施的有效性。

4.5.2　附加审核按××PF01-13《管理体系内部审核程序》的要求进行。

4.5.3　附加审核表明纠正措施有效则上报质量负责人后批准恢复检测工作。结果为无效则由质量管理部门重新从调查原因入手,调整纠正措施。

4.5.4　质量管理科负责做好相关记录的收集和归档。

5　纠正措施工作流程图(图 10-01)

6　相关文件

6.1　××PF01-04《文件控制程序》

6.2　××PF01-09《不符合检测工作控制程序》

6.3　××PF01-13《管理体系内部审核程序》

7　质量记录

7.1　××PF01-09-01《不符合工作识别及纠正记录表》

×××疾病预防控制中心

程序文件

标题：纠正措施程序

文件编号：××PF01-10

第 1 版　第 0 次修订

共 3 页　第 3 页

```
                    ┌─────────────────┐
                    │  不符合项的认别环节  │
                    └─────────────────┘
                             ↓
                    ┌─────────────────┐
                    │   不符合项原因分析   │
                    └─────────────────┘
                             ↓
                    ┌─────────────────┐
                    │   制定计划、实施纠正  │
                    └─────────────────┘
                             ↓
                    ┌─────────────────┐
                    │   评审采取纠正的有效性 │
                    └─────────────────┘
                             ↓
        ┌────┐  No    ◇─────────────◇
        │ 结束 │ ←──────  差错有可能犯否？
        └────┘         ◇─────────────◇
                             ↓ Yes
  ┌──────────┐  Yes  ┌─────────────────┐
  │ 专门成立问题 │ ←───→ │   调查问题的根本原因  │
  │  解决小组  │       └─────────────────┘
  └──────────┘                ↓
     ↑ Yes         ◇─────────────◇         ┌──────────┐
     │             是大的变动吗？  ──────────→│  管理层评审  │
     │             ◇─────────────◇         └──────────┘
     │                    ↓
     │             ┌─────────────────┐
     │             │    修改文件审批     │
     │             └─────────────────┘
     │                    ↓
     │             ┌─────────────────┐
     │             │     附加内审      │
     │             └─────────────────┘
     │                    ↓
     │             ◇─────────────◇
     │               措施有效吗？
     │             ◇─────────────◇
     │                    ↓          No    ┌────┐
     └────────────────────┴────────────────│ 结束 │
                                            └────┘
```

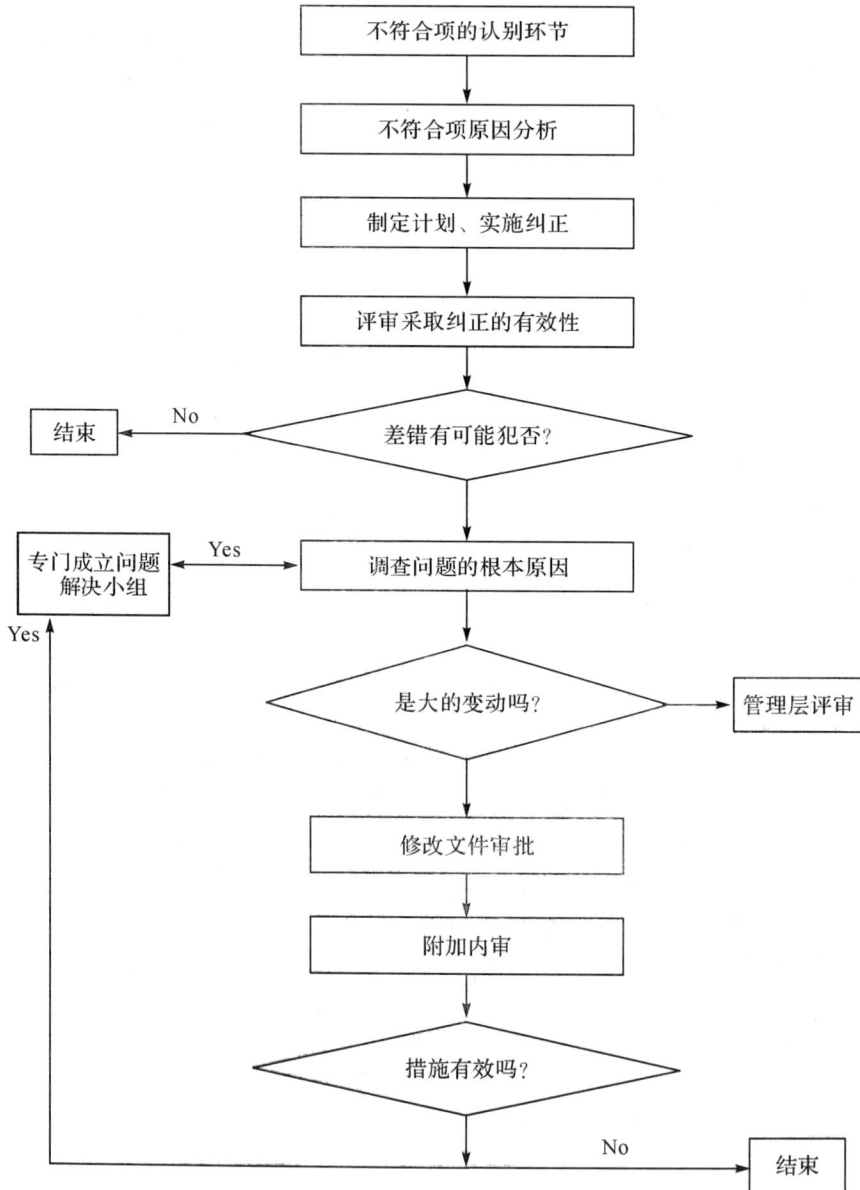

图 10-01　　纠正措施工作流程图

1　目的

为消除潜在不符合或其他潜在的不期望情况的原因,采取有效的预防措施,以防止不符合工作的发生,保证管理体系有效运行;并通过实施质量方针和质量目标,应用审核结果、数据分析、纠正措施、预防措施以及管理评审等持续改进中心管理体系。

2　范围

适用于中心质量与技术活动过程中存在潜在不符合或其他潜在的不期望情况的原因时启用,同时也适用于中心质量管理体系持续改进实施与验证。

3　职责

3.1　中心主任主持召开定期系统的管理体系评审,寻找改进机会,批准改进措施的实施;

3.2　质量负责人、技术负责人负责改进措施的策划及验证;

3.3　质量管理科负责改进措施实施过程中的监督协调,参与验证;

3.4　质量管理科负责预防措施的策划、实施及跟踪验证;

3.5　质量负责人审核批准预防措施落实;

3.6　质量监督员及各部门负责人负责识别潜在不符合原因;

3.7　各相关责任部门负责预防、改进措施的实施;

3.8　质量管理科负责资料收集和归档。

4　程序

4.1　预防措施

4.1.1　潜在不符合原因的识别

质量管理科及时收集检测和管理体系活动的信息,信息可以包括:工作程序的评审,来自质量监督员及各部门负责人识别潜在不符合原因;能力验证结果的分析,工作趋势分析和风险分析;客户反馈意见中获取;分析原因,提出预防措施方案,填写××PF01-11-01《预防措施要求及实施情况表》。

4.1.2　预防措施的评估

质量负责人组织相关人员对质量管理科提出的预防措施进行评估,首先考虑采取的预防措施是否与潜在的问题的影响程序相适应;其次需考虑轻重缓急从根本上消除潜在不符合的原因,坚持兼顾全面、有效、快捷、合理的原则,根据分析评审的结果确定预防措施,经质量负责人批准后实施。

4.1.3　预防措施的实施和监控

4.1.3.1　质量管理科认真制订预防措施实施计划,指定专人负责,限定完成时间,落实必要的资源和预防措施活动的验证人。

4.1.3.2　责任部门实施预防措施计划六个月后进行一次自我评价,实施一年后对预防措施有效性进行总结并上报质量管理科。

4.1.3.3　质量管理科对预防措施的实施随时进行跟踪监督,实施一年后组织人员进行有效性验证。

4.1.3.4　预防措施的效果不明显,质量管理科应重新调查研究以制订新的措施。

×××疾病预防控制中心

程序文件

标题:预防措施与改进控制程序

文件编号:××PF01-11

第1版　第0次修订

共4页　第2页

4.1.3.5　对预防措施实施中涉及管理体系文件的任何修改时,应按××PF01-04《文件控制程序》执行;质量管理科做好新颁布的文件的全员宣贯。

4.1.3.6　预防措施实施负责人,填写在××PF01-11-01《预防措施要求及实施情况表》,做好过程记录,验证记录由质量管理科负责填写。

4.1.3.7　质量管理科负责做好相关记录的收集和归档。

4.2　改进措施

4.2.1　寻求改进机会信息来源

4.2.1.1　中心主任定期召开工作会议系统地评审管理体系,与质量负责人和技术负责人就持续改进管理体系有效性的事实进行分析,沟通持续追求对管理体系各过程的改进;

4.2.1.2　质量负责人收集质量管理体系各类质量文件内容的实施效果,包括内部审核和外部评审、实验室人员培训计划、日常监督的统计数据、设备更新对检测环境质量的发展要求、检测流程与服务客户的满意程度及客户的反馈、投诉、管理评审资料信息的分析等,提出对质量管理体系的改进意见,填写××PF01-11-02《改进措施要求及实施情况表》;

4.2.1.3　技术负责人组织检测相关的技术人员对新标准、新检测方法、新设备等进行技术研究和新方法验证,并通过对检测结果的审核、外部能力验证结果分析、新方法比对、生物安全管理方面,数据分析及客户的反馈、投诉,管理评审资料信息的分析,提出保证采用的技术方法现行有效,符合标准更新或客户提出的持续改进的需要提出改进措施,填写××PF01-11-02《改进措施要求及实施情况表》。

4.2.2　持续改进的策划评估

中心主任定期召开工作会议,对改进的策划进行评估,关键考虑识别出来改进机会是否达到提升质量管理体系运行的目的;与中心质量方针、目标是否一致;改进活动是否促进所有员工积极参加,并促进全员学习,包括内部和外部培训,从而推动中心新技术、新方法应用,使客户的期望值有所提升。改进方案由中心主任批准后实施。

4.2.3　改进活动的实施和验证

4.2.3.1　质量负责人、技术负责人负责制订改进措施实施计划,指定专人负责,限定完成时间,落实必要的资源和改进措施活动的验证人。

4.2.3.2　日常的改进活动的策划和管理可以使用纠正或纠正措施及预防措施。

4.2.3.3　较重大的改进,在策划时要考虑以下几个方面:

4.2.3.3.1　改进活动的目的和总体要求;

4.2.3.3.2　分析现有过程的状况,制订系统地监测、评价实验室活动风险的客观指标;

4.2.3.4　质量管理科负责改进措施实施过程中的监督协调,参与验证;

4.2.3.5　各相关责任部门负责改进措施的实施;

4.2.3.6　改进措施实施一年后质量负责人、技术负责人组织相关人员开展有效性评价,评价应通过重点评审或审核相关范围的方式进行。

4.2.3.7　改进措施实施中涉及管理体系文件的任何修改时,应按××PF01-04《文

×××疾病预防控制中心

程序文件

标题:预防措施与改进控制程序

文件编号:××PF01-11

第1版　第0次修订

共4页　第1页

件控制程序》执行;质量管理科做好新颁布的文件的全员宣贯。

4.2.3.8　改进措施实施负责人,填写在××PF01-11-02《改进措施要求及实施情况表》,做好过程记录;

4.2.3.9　质量管理科负责做好相关记录的收集和归档。

5　预防措施与改进工作流程图(图11-01)

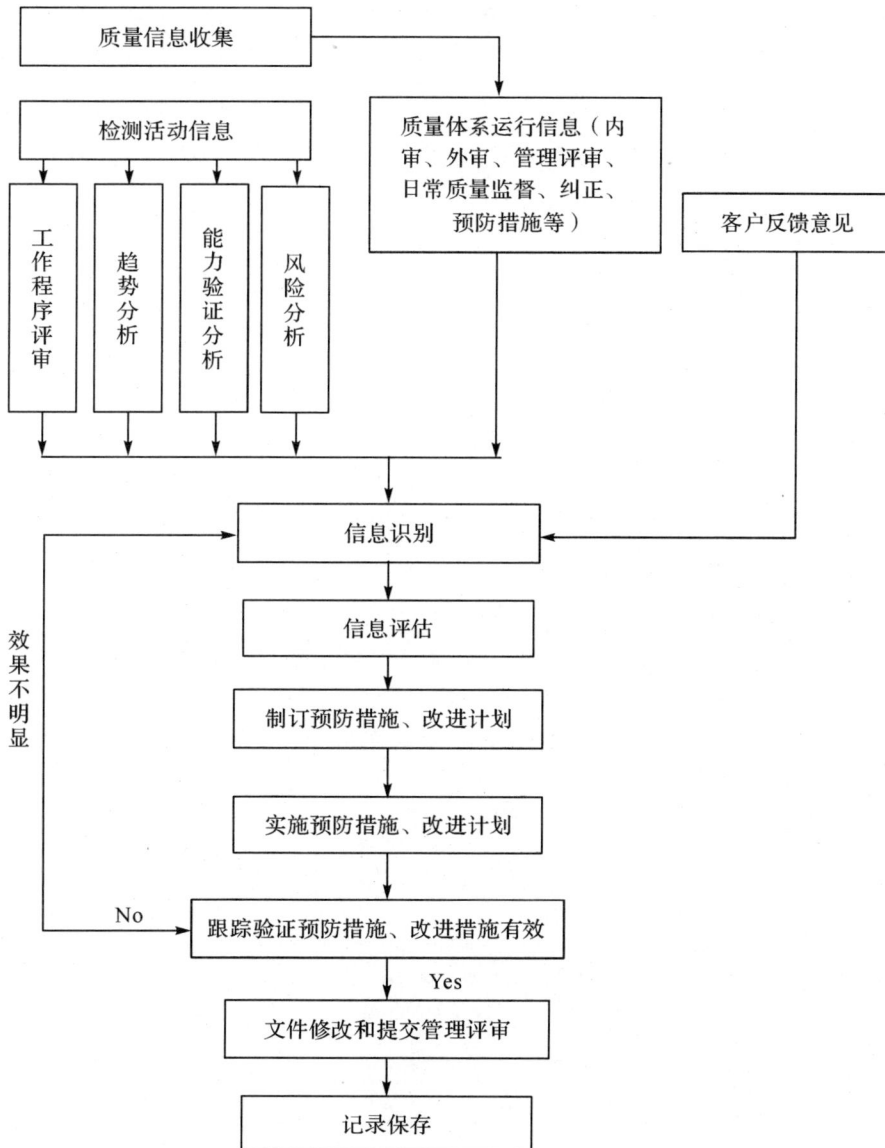

图11-01　预防措施与改进工作流程图

×××疾病预防控制中心

程序文件

标题：预防措施与改进控制程序

文件编号：××PF01-11

第1版　第0次修订

共4页　第4页

6　相关文件

6.1　××PF01-04　《文件控制程序》

6.2　××PF01-10　《纠正措施程序》

7　质量记录

7.1　××PF01-11-01《预防措施要求及实施情况表》

7.2　××PF01-11-02《改进措施要求及实施情况表》

XXX疾病预防控制中心
程序文件
标题：记录和档案管理程序

文件编号：XXPF01-12
第1版　第0次修订
共3页　第1页

1　目的

为了保证管理体系运行中能够规范地表达工作程序有效运作,必须对开展的各项质量活动和技术活动进行记录,并规定有关的质量记录和技术记录的格式设计、审定、填写、标识、收集、归档、查阅、贮存、维护和处置等要求。确保所有记录均清晰明确,便于检索,符合法律、法规、标准,满足客户、法定机构、认证机构的需求。

2　范围

适用于检测工作有关的质量记录和技术记录的实施和管理。

3　职责

3.1　质量负责人负责质量记录格式的批准。

3.2　技术管理层专业组负责技术记录格式的批准。

3.3　各相关部门负责有关记录的填写和收集。

3.4　质量监督员负责记录执行情况的监督。

3.5　质量管理科负责涉及多个部门质量活动的质量和技术记录的管理。

3.6　档案管理部门负责记录的归档与保存。

4　程序

4.1　记录的分类

4.1.1　技术记录包括检测原始记录;检测报告副本;检测报告单底稿;样品送检单;产品标准(国家标准、行业标准、地方标准、检测细则);样品流转卡;新项目开展记录;自校准方法验证记录;仪器设备档案;检测设备运行中检查、维修和使用记录;检定证书;自校准报告;校核方法执行记录等其他检验技术记录。

4.1.2　质量记录包括人员个人业务技术档案;培训、考核记录;管理体系评审、审核、验收、考核;不合格项及其纠正措施记录;实验室事故分析、处理记录;委托方抱怨及其处理记录;比对/验证记录等其他需归档的记录,样品管理记录;质量监督记录。

4.2　记录格式的设计与审核

4.2.1　单个部门使用的技术记录格式由使用部门负责设计和审核,由技术管理层专业组负责格式的批准。

4.2.2　质量记录格式和多个部门使用的技术记录格式由质量管理科组织人员设计,部门负责人审核后分别报质量负责人和技术管理层综合组负责人批准后实施。

4.2.3　记录的唯一性标识由质量管理科和使用部门按XXPF01-04《文件控制程序》执行。

4.3　记录的填写

各种记录填写应真实、完整、清晰、明了,即内容真实,项目完整;即时记录。不得追记;字迹清晰,符合档案管理规定要求,不得用铅笔及圆珠笔书写。

4.4　原始记录

4.4.1　原始记录信息应包含样品名称、编号、检测地点、日期、环境条件(温、湿度等)、测试依据(检测方法和所用主要计量检测仪器设备名称编号)、检测结果(含原始观察现象)及参加检测人员(检测人、复核人)的签名。原始记录特别强调原始性,不得事后誊

×××疾病预防控制中心

程序文件

标题：记录和档案管理程序

文件编号：××PF01-12

第1版　第0次修订

共3页　第2页

抄。确保记录档案原始记录的可追溯性。

4.4.2　原始记录中数值的单位必须采用法定计量单位。原始记录的有效数字位数应与检验方法和仪器设备的精度相一致，数字修改及分析数据的取舍应按"数据处理及误差理论"的有关规定执行。

4.4.3　原始数据不得涂改、擦改，但可划改（即在错误处划两删改线，然后在其上方填写正确数据并签上更改人姓名或更改人印章），划改后必须仍然能分辨清被改的原数据。

4.4.4　复核人员在复核原始记录过程中，不得更改检测数据。如发现有错，应通知检测人员改正后再重新复核，或要求检测人员重测。检测人和复核人不得为同一人。

4.4.5　以电子形式存贮的记录的修改按照××PF01-28《计算机管理程序》操作。

4.5　记录资料的收集、归档、保存

4.5.1　内部审核和管理评审的计划和实施记录，由质量管理科负责收集和归档，保存期五年。

4.5.2　纠正措施记录由质量管理科负责收集和归档，保存期五年。

4.5.3　预防措施记录由质量管理科负责收集和归档，保存期五年。

4.5.4　外部校准服务采购记录由总务科负责收集和归档，保存期五年。

4.5.5　分包、抱怨及处理记录由质量管理科负责收集归档，保存期五年。

4.5.6　检测仪器设备档案由总务科负责收集和归档，长期保存。

4.5.7　检测合同、检测样品流转单、检测原始记录、检测报告（底稿）、检测报告（副本）由质量管理科负责收集归档，保存期五年。仲裁报告保存期为长期，食品相关检测原始记录保存期为至少五年。

4.5.8　从事高致病性病原微生物的实验档案由质量管理科负责收集和归档，保存期为20年。

4.5.9　人员技术档案由人事科收集、管理和归档，移交中心综合档案部门长期保管。

4.5.10　能力验证、实验室比对活动和新方法验证记录由质量管理科负责收集归档，长期保存。

4.6　记录的保密和安全措施

4.6.1　归档的记录必须妥善保管，要防盗、防潮、防火、防虫蛀鼠咬，存取方便。记录不得与易燃、易爆品一起存放，存放室内严禁吸烟。外来人员未经允许不得进入。

4.6.2　记录应存放在指定地点，并采取保密措施。

4.6.3　借阅人员未经许可不得复制、摘抄或将记录带离指定场所，不得查阅其他无关记录。

4.7　记录的借阅

4.7.1　本中心各部门因工作需要借阅记录时，必须经档案管理部门办理相关手续，得到质量负责人批准方可借阅，借阅时应填写《管理体系文件借阅登记表》，并及时归还文件。

4.7.2　外单位人员不得外借和复制记录，特殊情况须经中心主任或质量负责人批准。

4.8　记录的处理

记录保存期到期后由档案管理部门提出销毁申请,经质量管理科审核,质量负责人批准后销毁。由两人以上在指定地点销毁并在《管理体系文件销毁记录表》上签字。

5　相关文件

5.1　××PF01-01《保护客户机密信息和所有权程序》

5.2　××PF01-04《文件控制程序》

5.3　××PF01-28《计算机管理程序》

×××疾病预防控制中心

程序文件

标题：管理体系内部审核程序

文件编号：××PF01-13

第1版　第0次修订

共3页　第1页

1　目的

定期开展管理体系内部审核（以下简称内审），确保管理体系有效运行和持续改进。

2　范围

适用于管理体系涉及的所有部门和所有要素的内部审核。

3　职责

3.1　质量负责人（安全负责人）审核批准年度内审计划及临时性内审计划。

3.2　质量负责人主持内审，指定内审组长，委派内审员，批准纠正措施和审核报告。

3.3　质量管理科具体负责实施，制订年度内审计划，表格为××PF01-13-01《管理体系内审年度计划表》；内审组长负责实施计划的制订并组织内审员实施内审，提出纠正要求，对纠正措施的实施进行跟踪验证。

3.4　不合格工作责任部门负责人负责制订和实施纠正措施。

3.5　受委派的内审员负责编制××PF01-13-06《管理体系内审检查表》，实施内审，并对纠正措施进行跟踪验证。

3.6　内审组长编制××PF01-13-03《管理体系内审报告》。

4　程序

4.1　年度内审计划的制订

4.1.1　质量管理科于每年年初制订年度内审计划，明确审核范围、审核准则、审核日程安排、参考文件（如组织的质量手册和审核程序）和审核组成员的名单等。制订的年度计划应覆盖管理体系涉及全要素和所有部门。出现下列情况时，制订临时内审计划。

4.1.1.1　出现质量事故，或客户对某一环节连续投诉；

4.1.1.2　内部监督连续发现质量问题。

4.2　内审前的准备

4.2.1　成立内审组

质量负责人在内审实施两周前指定内审组长，组长协助质量负责人选定内审员或技术专家（必要时），组成内审组。

4.2.2　内审实施计划

内审组长制订内审实施计划，明确内审员、内审时间和内审分工。向每一位内审员明确分配所审核的管理体系要素或职能部门，具体的分工安排应当由审核组长与相关内审员协商确定。委派的内审员应当具备与被审核部门相关的技术知识。

4.2.3　内审员应当评审文件、手册及前次审核的报告和记录，以检查与管理体系要求的符合性，并根据需审核要求和审核部门的具体情况编制检查表。

4.3　内审的实施

4.3.1　首次会议应当介绍审核组成员，确认审核准则，明确审核范围，说明审核程序，解释相关细节，确定时间安排，包括具体时间或日期，以及明确末次会议参会人员。

4.3.2　内审员检查实际的活动与管理体系的符合性。内审员将质量管理体系文件（包括质量手册、体系程序、测试方法、工作指导书等）作为参考，将实际的活动与这些质量管理体系文件的规定进行比较。收集客观证据的调查过程涉及提问、观察活动、检查设施和记录。

4.3.3　整个审核过程中,内审员始终要搜集是否满足管理体系要求的客观证据。收集证据应当尽可能高效率并且客观有效,不存在偏见,不困扰受审核方。内审员应当注明不符合项,并对其进行深入的调查以发现潜在的问题。如发现问题,应及时指出,如有误解亦应及时沟通。所有审核发现都应当予以记录。

4.3.4　审核完所有的活动后,审核组应当认真评价和分析所有审核发现,确定哪些应报告为不符合项,哪些只作为改进建议。内审员就不符合事实、类型、结论等内容填写不符合项报告。审核组应当以审核所依据的组织质量手册和相关文件的特定要求来确定不符合项。依据客观的审核证据编写清晰简明的不符合项和改进建议的报告。

4.3.5　不符合项的处置和验证执行××PF01-09《不符合检测工作控制程序》和××PF01-10《纠正措施程序》。

4.3.6　审核组应当与组织的高层管理者和被审核的职能部门的负责人召开末次会议。会议的主要目的是报告审核发现,报告方式须确保最高管理者清楚地了解审核结果。

4.4　管理体系内部审核流程图,如图13-01所示。

4.5　责任部门接到内审组整改意见后,应针对不合格项目及存在的问题提出整改方案,并提交内审组备案。整改方案及措施的实施,由质量负责人及质量监督员负责监督跟踪,直至解决。内审员检查纠正措施实施的有效性,并做好记录。

4.6　内审报告的编制

4.6.1　内审结束一周内,内审组长根据审核结果编制××PF01-13-03《管理体系内部审核报告》,交质量负责人审批。

4.6.2　内审报告内容:

1)审核的目的、范围、方法和依据;

2)审核组成员、受审部门;

3)管理体系运行状况评价;

4)存在的主要问题分析。

4.6.3　将内审报告提交管理评审。

4.7　记录的保存

4.7.1　档案管理部门应保存内审档案,包括内审报告、不符合项报告和内审检查记录表;

4.7.2　审核中形成的各种文件和记录保存五年。

5　相关文件

5.1　××PF01-09《不符合检测工作控制程序》

5.2　××PF01-10《纠正措施程序》

6　质量记录

6.1　××PF01-13-01《管理体系内审年度计划表》

6.2　××PF01-13-02《管理体系内审首(末)次会议记录表》

6.3　××PF01-13-03《管理体系内部审核报告》

×××疾病预防控制中心

程序文件

标题:管理体系内部审核程序

文件编号:××PF01-13

第 1 版　　第 0 次修订

共 3 页　　第 3 页

6.4　××PF01-13-04《管理体系内审不符合项汇总表》

6.5　××PF01-13-05《管理体系内审不符合项报告》

6.6　××PF01-13-06《管理体系内审检查表》

管理体系内部审核程序如图 13-01 所示。

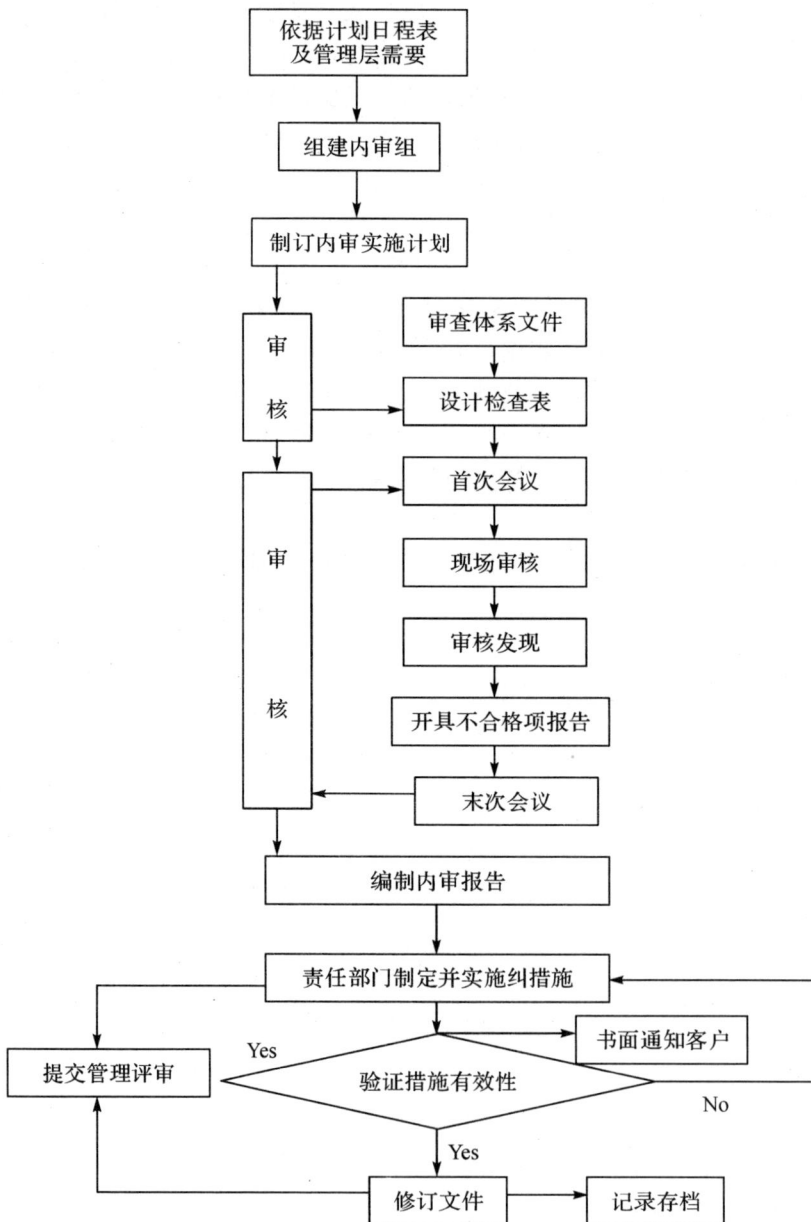

图 13-01　管理体系内部审核程序

×××疾病预防控制中心

程序文件

标题:管理体系管理评审程序

文件编号:××PF01-14

第 1 版　第 0 次修订

共 3 页　第 1 页

1　目的

根据实验室方针和目标对管理体系的适宜性、充分性、有效性和效率进行定期的系统评价,不断改进与完善管理体系,确保实现质量和生物安全方针及目标,满足客户的需要。

2　范围

适用于本中心开展的管理评审活动。

3　职责

3.1　中心主任主持管理评审,批准评审计划和评审报告。

3.2　中心领导和各相关部门负责人参加管理评审,必要时可邀请技术管理者或外部有经验的评审人员参与。

3.4　各相关部门负责准备、提供与本部门工作有关的评审资料,负责实施管理评审中提出的相关预防及改进措施。

3.5　质量管理科应当负责确保所有评审工作依据规定的程序系统地实施,负责管理评审的准备工作并记录管理评审的结果。质量管理科应当负责确保管理评审所确定的措施在规定的时间内完成,负责资料的收集并交档案管理部门归档保存。

4　程序

4.1　管理体系管理评审流程(图 14-01)。

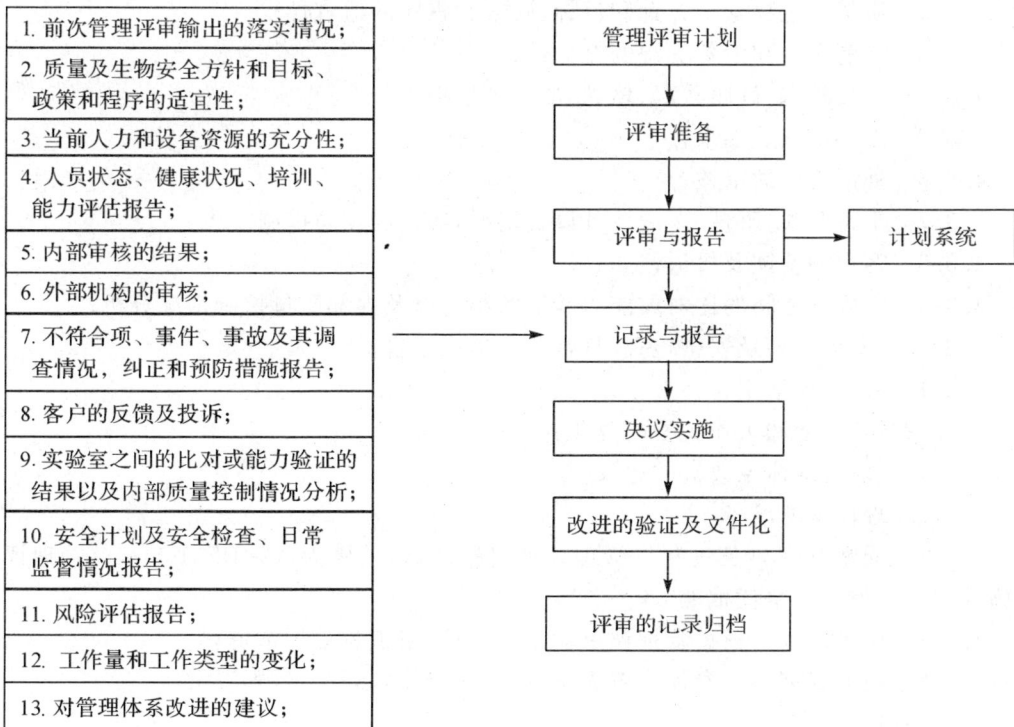

图 14-01　管理体系管理评审流程图

×××疾病预防控制中心

程序文件

标题：管理体系管理评审程序

文件编号：××PF01-14

第 1 版　第 0 次修订

共 3 页　第 2 页

4.2　管理评审计划

4.2.1　管理体系管理评审周期为 12 个月,特殊情况可根据需要安排。

4.2.2　质量管理科于每年管理评审前两周编制评审实施计划,报中心主任批准。评审实施计划主要内容包括：

1)评审目的;

2)评审范围及评审重点;

3)参加评审人员;

4)评审时间;

5)评审依据;

6)评审内容。

4.2.3　当出现下列情况之一时,中心主任可根据具体情况增加管理评审频次;

4.2.3.1　中心的组织结构、资源和体制发生重大变化时;

4.2.3.2　发生重大质量事故或客户关于质量有严重投诉或投诉连续发生时;

4.2.3.3　当法律、法规、标准及其他要求变化时;

4.2.3.4　内审中发生严重不符合时;

4.2.3.5　发生其他有必要进行管理评审的情况时。

4.3　管理评审的输入

4.3.1　前次管理评审输出的落实情况;

4.3.2　质量及生物安全方针和目标、政策和程序的适宜性;

4.3.3　当前人力和设备资源的充分性;

4.3.4　人员状态、健康状况、培训、能力评估报告;

4.3.5　内部审核的结果;

4.3.6　外部机构的审核;

4.3.7　不符合项、事件、事故及其调查情况,纠正和预防措施报告;

4.3.8　客户的反馈及投诉;

4.3.9　实验室之间的比对或能力验证的结果以及内部质量控制情况分析;

4.3.10　安全计划及安全检查、日常监督情况报告;

4.3.11　风险评估报告

4.3.12　工作量和工作类型的变化;

4.3.13　对管理体系改进的建议。

4.4　管理评审的准备

4.4.1　质量管理科负责制订管理评审实施计划,表格为××PF01-14-01《管理评审实施计划表》,报中心主任批准。

4.4.2　质量管理科根据管理评审输入的要求,组织收集评审资料。

4.4.3　质量管理科向参加评审人员发放评审计划和有关资料。

4.5　管理评审会议

4.5.1　中心主任主持管理评审会议,质量负责人报告审核结果和管理体系运行情况,质量管理科和相关业务部门分别报告输入资料。

×××疾病预防控制中心
程序文件
标题：管理体系管理评审程序

文件编号：××PF01-14
第1版　第0次修订
共3页　第3页

4.5.2　参加评审人员对评审输入作出评价，对存在或潜在的不符合项提出预防、纠正措施和改进要求，确定责任人和完成期限。

4.5.3　应以客观方式监测和评价实验室安全管理体系的适用性和有效性。

4.5.4　应记录管理评审的发现及提出的改进措施，将评审发现和作为评审输出的决定列入含目的、目标和措施的工作计划中，并告知实验室人员。

4.5.5　质量管理科应当保存所有管理评审的记录。

4.6　管理评审输出

4.6.1　管理评审的结果应当输入实验室的策划系统，作为制订下年度的目标、计划的依据之一。并应当包括：

1）方针、中期和长期目标的修订；

2）预防措施计划，包括制订下一年度的目标；

3）管理体系的改进，包括完成拟定的对管理体系和（或）组织目标的运作的改进的时间安排。

4.6.2　会议结束后，由质量管理科负责人根据管理评审输出的要求，编制××PF01-14-03《管理评审报告》，经中心主任批准后执行。实验室管理层及各科所应确保所提出的措施在规定的时间内完成。质量负责人应当负责确保评审产生的措施得到落实并验证落实的效果。

4.7　管理评审形成的质量记录由质量管理科收集整理，按××PF01-12《记录和档案管理程序》归档，交档案管理部门保存。

5　相关文件

5.1　××PF01-12《记录和档案管理程序》

5.2　××PF01-09《不符合检测工作控制程序》

6　质量记录

6.1　××PF01-14-01《管理评审计划表》

6.2　××PF01-14-02《管理评审实施计划表》

6.3　××PF01-14-03《管理体系管理评审会议记录表》

6.4　××PF01-14-04《管理评审报告》

×××疾病预防控制中心

程序文件

标题:人力资源管理程序

文件编号:××PF01-15

第1版　第0次修订

共6页　第1页

1　目的

人力资源是第一资源。对本中心人力资源进行合理配置、开发和管理,对承担资质认定管理体系职责的人员规定相应岗位职责的要求,科学地、有计划地通过采取技术培训、业务学习、岗位技能考核和对培训质量进行评估等一系列手段,以满足规定的要求。

2　范围

适用于本中心能影响检测质量的全部人员(含临时雇用人员),包括管理人员、验证人员和执行人员。

3　职责

3.1　中心技术负责人负责对检测技术工作岗位的策划,并根据岗位工作需求和目前及预期的工作业务发展,合理配置、开发和管理本中心人力资源。技术管理者配合和协助中心技术负责人负责中心的技术管理工作。

3.2　人事管理部门对本中心人力资源管理工作全面负责。依据需求定编定岗及制订相应标准。

3.3　人事管理部门负责实验室人员健康监护具体工作,中心生物安全管理委员会负责实验室人员健康监护的管理。

3.4　培训管理部门负责本中心人员培训计划的编制,并组织实施各类人员的培训,负责对培训质量进行评估,并做好培训活动的有效性评价。各检测部门负责人负责本部门专业人员的技术培训和考核工作。

3.5　档案管理部门负责专业技术人员的档案管理。

3.6　质量管理部门负责检测人员持证上岗的考核确认,中心技术负责人批准上岗人员,同时颁发上岗证。

4　程序

4.1　技术管理层的设立

中心设立技术管理层,全面负责中心技术运作和确保中心检测工作质量所需的资源。技术管理层由中心学术委员会成员组成,配合和协助中心技术负责人负责中心的技术管理工作。中心技术负责人是技术管理层的领导者。

4.2　合理配置人力资源

中心技术负责人应根据疾病预防控制机构可持续发展的战略目标,对中心人力资源的总量、素质和结构进行规划,系统配置,并确定实验室所有人员的资格和责任。

4.3　人员培训

4.3.1　培训原则:中心必须保证每个人员上岗前经过专业培训,考核合格后方能上岗。对各类人员(管理人员、技术人员)培训、考核应有所侧重。对于管理人员,侧重对法律、法规、评审准则、管理方面的培训和考核;对于技术人员,侧重对测试方法、测试标准、操作能力的培训和考核;对于监督人员,侧重对管理体系、标准等方面的掌握、培训和考核。

4.3.2　培训方式:工作人员的培训分为内部培训和外部培训(内部培训是由本中心组织的培训,外部培训可以是参加单位以外的业务管理部门组织的培训)。

×××疾病预防控制中心

程序文件

标题：人力资源管理程序

文件编号：××PF01-15

第1版　第0次修订

共6页　第2页

4.3.2.1　内部培训：可以根据管理体系运行变化内容开展，包括管理体系文件修订后的宣贯、检测技术变更后的技术要点指导、质控中发现的检测质量薄弱环节的分析、新工作人员的知识要求等内容的培训。

4.3.2.2　外部培训：参加各类与本中心工作发展需要的相关管理、技术知识等方面培训。

4.3.3　培训内容

4.3.3.1　岗前培训：对新分配、新调入及转岗人员组织培训，主要是本实验室《质量手册》、《程序文件》、相关法律法规、实验室有关规章制度及上岗所需的应知应会知识。从事食品检验人员和技术管理人员应当接受《中华人民共和国食品安全法》及其相关法律法规、质量管理和有关专业技术培训、考核，并持有培训考核合格证明。

4.3.3.2　岗位培训：

（1）根据管理体系运行需要，所有技术人员的知识应不断更新、技能应不断提高，对其本专业的检测新动态应及时了解。各部门负责人按计划定期组织业务学习，确保各岗位人员具有相应的能力。

（2）做好在职人员的医学继续教育，按有关规定执行。医学继续教育的方式可以是：

1）参加各类专业学术交流会、研讨会；

2）参加各级专业技术学习或进修培训；

3）业余时间参加成人教育或与专业有关的培训班；

4）参加上级部门组织的专题讲座或学术报告；

5）单位或部门内定期举行专题讲座、座谈会、应用研讨会等业务学习，相互传授专业知识和技术；

6）撰写与业务相关的科研论文；

7）自学与专业有关的业务书籍。

③继续医学教育实行学分制，具体按《国家继续医学教育学分授予与管理办法》执行。

4.3.3.3　适时培训：

（1）当本中心管理体系或工作程序发生变更时，由质量负责人组织相关人员进行学习。

（2）当上级有关部门组织新标准、新规范宣贯会或技术交流会时，本中心根据需要派业务骨干参加培训。

（3）参加外部培训、继续教育、学历教育的人员应按中心管理制度规定填写外出培训学习登记表，在培训学习结束后交给培训管理部门。

4.3.3.4　为了加强对实验室生物安全管理及实验室人员的生物安全培训，提高实验人员的技术水平，确保实验室生物安全，中心增加了生物安全培训。

生物安全培训内容应包括为实现实验操作目标所必须掌握的知识或技术，解决工作中可能出现意外事件的能力以及消防、生物危险和传染预防、急救等。如：国务院《病原微生物实验室生物安全管理条例》；GB 19489—2004《实验室生物安全通用要求》WS233—2002；《微生物和生物医学实验室生物安全通用准则》；《浙江省二级生物安全实验室技术规范（试行）》；实验室各项装备的使用、操作规程；质量手册程序文件等相关内容。培训计

×××疾病预防控制中心
程序文件
标题:人力资源管理程序

文件编号:××PF01-15
第1版 第0次修订
共6页 第3页

划和记录作为培训档案由档案管理部门保存。从事病原微生物实验室人员应该具备相应的专业知识和专业技能,并参加省级或市级卫生行政部门组织的生物安全培训,取得省级或市级卫生行政部门颁发的实验室生物安全培训合格证书。中心每年开展对实验室人员、辅助人员和其他有关工作人员进行生物安全知识培训,并进行考核。

4.3.4　岗位确认:质量管理部门根据检测人员岗位变更情况进行相关人员持证上岗的考核确认,由中心技术负责人批准后生效。

4.3.5　培训实施

4.3.5.1　培训管理部门应根据本中心年度工作计划制订明确的年度培训具体计划表(包括具体时间、参培人、授课人或举办人,考核方法、经费等);对临时需要的培训可根据岗位需求及时安排。

4.3.5.2　对未列入"具体计划表"而要求培训的特殊情况,应由要求培训的人员或部门负责人提出书面申请并填写培训需求申请表,经质量负责人审核,报中心技术负责人审批后实施。

4.3.5.3　行政管理部门负责对培训机构进行资质确认。具体按××PF01-06《服务、供应品的采购管理程序》进行。

4.3.5.4　由于检测工作性质的改变,或由于检测方法的更新,应增加临时或换岗人员的再上岗培训,部门负责人根据具体情况提出培训要求,经技术负责人审核批准后,由培训管理部门通知相关科室增加临时培训。

4.3.5.5　培训结束后,参加培训人员应将培训合格证或再教育学分证等有效证明复印件交档案管理部门,档案管理部门档案员整理后归入本人业务技术档案。

4.4　考核

4.4.1　检测人员培训工作由培训管理部门负责组织,质量管理部门对从事检测工作的人员进行业务知识能力和操作技术能力的确认,经中心技术负责人批准后,发给上岗证书。

4.4.2　技术人员上岗前考核和上岗后的岗位考核分为理论和实际操作两类(种)形式。实际操作考核的内容,一般包括比对、平行样品、盲样测试等。

4.4.3　质量管理人员的考核应根据所承担职责,由质量负责人组织有实验室资质认定管理经验的专家组成的质量考核组对其进行管理体系的执行情况考核,并确认岗位资格。

4.4.4　考核不合格者不发放上岗证或取消岗位资格,未取得上岗证者或取消岗位资格的管理和技术人员不得从事相关的工作。对"不合格"人员应强制培训,岗前"不合格"人员必须进行再次培训,直至上岗前考核合格后,方能发给上岗证。

4.4.5　各检测部门对上岗上机人员还应加强日常考核,每年对在岗所有人员最少不得少于一次的能力考核评价。对在岗人员日常考核"不合格",经人事管理部门核对,该类人员的培训应执行××PF01-09《不符合检测工作程序》,必要时,经技术负责人同意,应停止其在岗工作,并对其有关的工作结果做验证性核查。

4.4.6　技术管理层负责对特定类型的抽样、检测,签发检测报告、提出意见和解释以及操作特定设备的专门人员进行授权。

4.5   实验室人员健康监护内容

4.5.1   实验室人员体检制度

4.5.1.1   每年中心对实验室人员进行常规体检；新从事病原微生物实验室技术人员必须进行上岗前体检，具体由中心人事管理部门组织实施。体检指标除常规项目外还应包括与准备从事工作有关的特异性抗原、抗体检测。体检合格后建立健康监测档案并在上岗证上盖章确认，不符合岗位健康要求不得从事相关工作。

4.5.1.2   中心建立本底血清库，对从事致病性病原微生物检验的工作人员必须留本底血清。必要时收集血清与本底血清同时进行有针对性的检测，检验结果记入健康监护档案。

4.5.1.3   中心办公室应制订相关人员年度体检计划并组织实施，并根据需要进行必要的临时性体检，体检结果记入人员健康监护档案，发现问题及时采取有效的预防措施和治疗措施，必要时对实验室污染情况进行追溯调查。生物安全管理委员会主任根据体检结果决定人员临时性或永久性调离岗位。临时调离岗位的人员在重新上岗前必须进行体检，体检结果达到岗位健康要求后由生物安全管理委员会主任批准其上岗，永久性调离岗位的须收回上岗证。

4.5.1.4   实验室技术人员要在身体状况良好的情况下从事相关工作，发生发热、呼吸道感染、开放性损伤、怀孕等或因工作造成疲劳状态、免疫耐受及使用免疫抑制剂等情况时，需经实验室负责人及本人同意方可从事相关工作。

4.5.1.5   中心选择××医院作为首诊定点医院。一旦发生与所从事的病原微生物相关的感染症状应立即报告中心生物安全管理委员会和中心主任，并在专人陪同下到定点医院就诊。必要时对相关人员进行医学观察。实验室负责人应定期了解实验室人员健康状况，发现异常情况及时报中心人事管理部门，由中心人事管理部门安排体检、就医，体检及就医情况记入健康监护档案。实验室人员应注意个人身体健康情况，出现不适时及时报所在科室负责人。

4.5.1.6   科室负责人对批准允许外来学习、进修、工作人员在进入实验室前应了解其健康状况。

4.5.1.7   发生实验室意外事件或生物安全事故后应对可疑感染人员进行针对性体检，体检结果记入健康监护档案，生物安全管理委员会主任根据体检结果决定人员临时性或永久性调离岗位。临时调离岗位的人员在重新上岗前必须进行体检，体检结果达到岗位健康要求后由生物安全管理委员会主任批准其上岗，永久性调离岗位的须收回上岗证。

4.5.1.8   生物安全管理委员会主任及实验室负责人对实验人员实施医务监督。

4.5.2   实验室人员免疫预防制度

4.5.2.1   实验室人员应根据岗位需要进行免疫接种和预防性服药，免疫接种时，应考虑适应证、禁忌证、过敏反应等情况并记入健康监护档案。

4.5.2.2   科室负责人应制订年度免疫接种计划，报中心分管领导批准后由中心人事管理部门组织实施。免疫接种情况记入健康监护档案。

4.5.2.3   科室负责人可根据工作开展情况对各类人员进行必要的临时性免疫接种和预防性服药，并记入健康监护档案。

×××疾病预防控制中心

程序文件

标题:人力资源管理程序

文件编号:××PF01-15

第1版　第0次修订

共6页　第5页

4.5.2.4　对体检结果异常的人员应随时进行必要的免疫接种或采取其他预防手段,并记入健康监护档案。

4.5.2.5　发生实验室意外事故或生物安全事故后应根据需要进行必要的应急免疫接种或预防性服药,并记入健康监护档案。

4.6　技术档案管理

4.6.1　技术档案管理由档案管理部门负责实施。技术负责人为科学管理人力资源,合理进行人力资源的整合,应重视掌握并保持单位所有人员的人事技术档案。档案的内容应包括有个人简历、毕业证书、学位证书、职称证书和聘书、培训记录和结业证、上岗上机证、工作描述、继续教育和业绩记录、科研课题获奖、发表论文论著记录、以前用人单位的评语、能力评估、健康状况和奖惩记录等复印件。本中心所有实验室人员健康档案由中心档案管理部门负责管理。

4.6.2　本中心对所有在岗人员的培训档案符合上级部门的归档要求(包括:培训计划、培训签到、内容资料、授课人、考试卷、考核人、内容记录、结果记录、上岗证、职工培训简历表、人员上岗确认等技术资料)。这些记录应便于查询。

4.6.3　只有经授权的人员才可以查看有关工作人员健康状况的其他记录,包括接触职业危害的记录和免疫接种的情况。

4.7　培训有效性评估

4.7.1　在培训结束3个月内,培训项目负责人组织对培训进行有效性评估,按培训管理要求做好学员评估表和培训项目执行情况表。

4.7.2　培训管理部门负责对培训质量进行评估。每年年底,培训管理部门负责组织各部门负责人、培训老师参加年度培训工作会议,依据培训的有效性评估结果,对培训情况进行总结并征求各部门改进培训工作的意见和建议,以便更好地制订下年度的培训计划,开展培训工作。

5　人员培训和资格考核流程图(图15-01)

6　相关文件

6.1　××PF01-06《服务、供应品的采购管理程序》

6.2　××PF01-09《不符合检测工作程序》

6.3　《国家继续医学教育学分授予与管理办法》2006

7　质量记录

7.1　××PF01-15-01《技术项目考核记录》

7.2　××PF01-15-02《岗位考核记录》

7.3　××PF01-15-03《实验室工作人员上岗资格证书》

7.4　××PF01-15-04《实验室人员健康档案及免疫记录一览表》

×××疾病预防控制中心
程序文件
标题:人力资源管理程序

文件编号:××PF01-15
第1版　第0次修订
共6页　第6页

```
                    ┌──────────────┐
                    │  培训目标制订  │
                    └──────────────┘
                            │
                            ↓ ←──────────────────────────┐
                    ┌──────────────┐                      │
                    │ 培训计划制订与审核 │                  │
                    └──────────────┘                      │
                            │                             │
                            ↓                             │
                    ┌──────────────┐                      │
                    │  培训计划实施  │                      │
                    └──────────────┘                      │
                            │                             │
                            ↓                             │
                    ┌──────────────┐                      │
                    │  考核与效果评价 │                      │
                    └──────────────┘                 No   │
                            │                             │
                            ↓                             │
                      ╱──────────╲                        │
                     ╱  考核是否合格 ╲───────────────────────┘
                      ╲──────────╱
                            │
                         Yes │
                            ↓
          ┌──────────────┐        ┌──────────────┐
          │   持证上岗    │        │  特殊授权上岗  │
          └──────────────┘        └──────────────┘
                    │                      │
                    ↓                      │
          ┌──────────────┐                 │
          │  建立技术档案  │ ←───────────────┘
          └──────────────┘
```

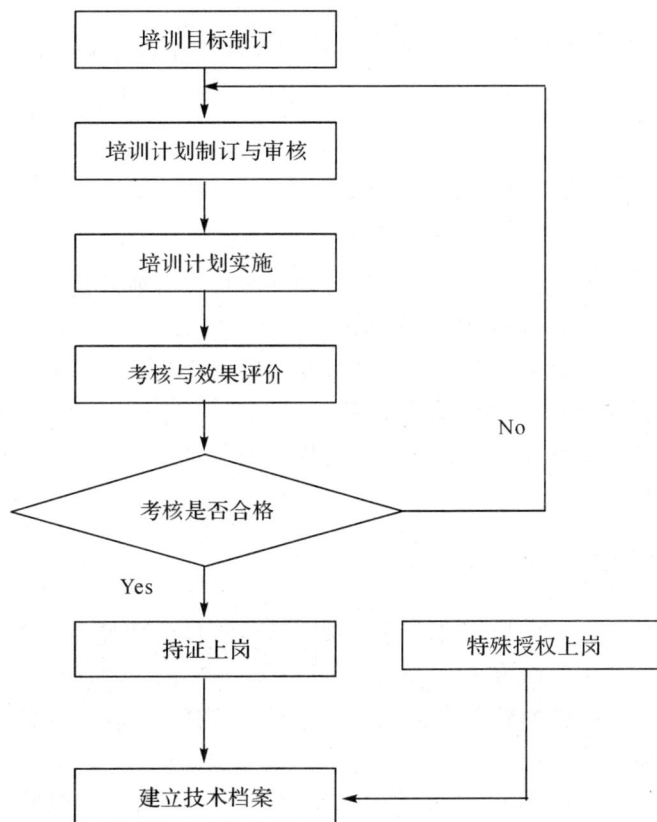

图 15-01　人员培训和资格考核流程图

×××疾病预防控制中心

程序文件

标题：质量监督和安全检查工作程序

文件编号：××PF01-16

第1版　第0次修订

共2页　第1页

1. 目的

及时发现随机因素和系统因素对检测工作和生物安全的影响，以便随时采取相应的纠正措施，确保实验室分析结果的可靠性，避免发生生物安全事故。

2. 范围

适用于本中心质量监督活动和安全检查工作的开展。

3 职责

3.1 对检测工作人员及检验检测工作关键环节进行有效的监督和安全检查。

3.2 技术负责人全面负责；质量管理部门负责质量监督的管理。

3.3 各部门负责人负责本部门质量监督和生物安全管理，部门生物安全管理员及质量监督员负责质量监督和安全检查制度的执行。

3.4 中心生物安全管理委员会负责安全检查的监督实施。

4 工作程序

4.1 质量监督

4.1.1 质量监督计划

4.1.1.1 监督员在实施监督工作前要制订计划，包括要监督工作的名称、内容、时间、地点以及监督的方法等内容。

4.1.1.2 将计划报技术管理者批准同意后实施监督。

4.1.2 质量监督重点

4.1.2.1 新参加工作人员，从别的岗位转到现岗位的人员的检验检测工作，检测人员的上岗资格；

4.1.2.2 投入使用的新仪器，引进了新的标准和方法后可能会对检验检测工作质量有影响时；

4.1.2.3 由于工种的变动，仪器换了新的使用人员时；

4.1.2.4 检验检测数据出现可疑或处于临界状态时，原始记录的真实性；

4.1.2.5 检测环境条件的符合性。

4.1.3 质量监督内容

4.1.3.1 样品从抽样、接收登记到样品的试毕、样品的识别，样品的贮存、领样人签字及日期记录是否齐全、样品处理是否符合规定程序等；

4.1.3.2 检验人员在检验样品时，对检验项目的检验操作是否正确和规范、原始记录、数字修约、检验报告的书写是否齐全和正确；

4.1.3.3 对检验方法的选定，质量控制试验包括空白对照、阴性对照、阳性对照等试验是否正确设立、核对原始记录的完整性、真实性、划改是否规范等；

4.1.3.4 采样人员采样是否按标准操作、采样时间、地点、温湿度、气压等记录信息是否齐全和书写正确，样品和送检单是否相符，是否按规定送样品收发室等。

4.1.3.5 以下内容需要实施全程监督：

①需要监督的任务；

②实验室间比对（能力验证时）；

×××疾病预防控制中心

程序文件

标题：质量监督和安全检查工作程序

文件编号：××PF01-16

第1版　第0次修订

共2页　第2页

③客户投诉，需要对检测进行复验时；

④新增检测项目首次执行检测工作时。

4.1.4　监督记录表的编制

4.1.4.1　做好监督记录，填写××PF01-16-01《质量监督员监督记录表》；

4.1.4.2　表格内容包括：被监督部门名称、日期、事实描述、纠正要求及完成时限等；

4.1.4.3　监督与被监督人员有争议，无法确认时，监督员应记录情况，向质量负责人或技术负责人汇报，由质量负责人或技术负责人裁定；

4.1.4.4　质量监督员负责跟踪验证纠正措施的完成情况。

4.1.5　质量监督频次

质量监督频次根据工作需要随时进行，一般每两个月一次。

4.2　安全检查

4.2.1　对实验室整体运行状况进行安全方面的检查与评估，包括组织模式、管理方式、设施与设备的运行及使用管理、危险品及其他实验材料的使用和管理、微生物菌（毒）种管理、实验室技术操作规程及执行情况以及实验室人员的管理等。

4.2.2　中心生物安全管理委员会定期组织委员或邀请有关专家对中心相关实验室进行安全检查工作，每半年进行一次。做好监督记录，填写××PF-01-16-02《实验室生物安全监督检查记录表》。

4.2.3　实验室负责人应每月开展实验室生物安全工作自查。

4.2.4　检查结果有不符合的条款，由相关科室限期整改。

5　相关文件

5.1　质量手册第××章组织××质量监督员设立和工作要求

5.2　质量手册第××章　××质量监督员

5.3　GB 19489—2008《实验室生物安全通用要求》

6　质量记录

6.1　××PF-01-16-01《质量监督员监督记录表》

6.2　××PF-01-16-02《实验室生物安全监督检查记录表》

×××疾病预防控制中心

程序文件

标题:设施和环境条件控制程序

文件编号:××PF01-17

第1版　第0次修订

共4页　第1页

1　目的

对实验室的设施和环境条件进行控制,使其能满足仪器设备的使用和检测工作的要求,规范实验废弃物的处置,满足样品储存的环境条件,保障检测工作顺利开展,确保检测结果的准确性和有效性,防止意外事故的发生,避免或减少中心及实验室内感染或潜在感染性生物因子对工作人员、环境和公众造成危害,特制订本程序。

2　范围

适用于所有影响检测工作质量的实验室设施和环境。

3　职责

3.1　各检测部门及相关部门,负责提出设施和环境配置计划及实验室设施和环境使用、常规维护、监控、记录等。

3.2　中心主任负责批准设施配置和环境改造计划,后勤管理部门负责实施。

3.3　后勤管理部门组织相关人员对各种环境条件的符合性定期评价,以保障环境条件因素符合检测工作要求。

3.4　技术负责人负责,后勤管理部门组织对影响检测工作的实验设施和环境条件实施监督及对实验室内务管理执行检查和监督。

3.5　行政管理部门负责实验室区域的进入和使用的控制。

3.6　实验人员负责实验内实验废弃物的消毒、处理工作;后勤管理部门负责中心实验废弃物的管理。

3.7　中心医疗废物管理小组负责废物处置工作的监督检查。

4　程序

4.1　实验室设施和环境配置计划

4.1.1　各检测部门及相关部门,提出年度实验室设施和环境配置(包括改建)计划表,报后勤管理部门汇总。

4.1.2　后勤管理部门汇总后,形成年度配置和环境改造计划,报中心主任审核批准。

4.2　实验室设施和环境检查及评价

后勤管理部门定期或不定期对各种环境条件的符合性定期评价,以保障环境条件因素符合检测工作要求。特别是对检测结果有重要影响的设施和环境,如洁净实验室、大型仪器室、化学实验室下水道和理化实验室通风柜等。对不符合检测质量要求的实验设施和环境予以停用,同时上报技术负责人。经有关原因分析,改进或改建后,消除不符合因素后,恢复使用。

4.3　实验室设施和环境使用、维护及监控

实验室设施和环境分为一般实验室和特殊实验室,一般实验室如普通化学实验室、常规微生物检测室等,特殊实验室如生物安全二级实验室、精密仪器室、无菌室等。

4.3.1　实验室设施和环境一般要求

4.3.1.1　实验室设施和环境对人员(非该区域人员)进出、不同工作区域(如实验区与办公区的分隔)、不相容的工作项目等进行有效控制与隔离。隔离区进口处要有明显的警示标识和警戒线,非本区域人员不得随意进入,因工作需要进入的须经行政管理部门批

×××疾病预防控制中心

程序文件

标题：设施和环境条件控制程序

文件编号：××PF01-17

第1版　第0次修订

共4页　第2页

准，佩戴相关证件方可进入。

4.3.1.2　实验室设施和环境应配置满足检测质量需要的监控设备和措施，如温度、湿度、气压、防潮、防震、防磁场、防腐蚀、避光等控制、监测设施和措施。后勤管理部门负责对批准的设施和环境配置计划的实施。

4.3.1.3　为保证实验室设施和环境有效运行，实验室设施和环境的使用和维护，可分为使用人员常规维护和办公室专项定期维护两种情况。使用人员应对设施环境实施常规的监控和维护，并及时做好监控和维护纪录。

4.3.1.4　实验室人员人身安全和环境保护要求，要有切实有效的实验室人身安全保护措施和设施，根据检测项目不同，配置不同防护设施，如防火、防毒、防生物污染及现场应急处理设施等。对于检测后废弃物应按实验室"三废"处理作业指导书执行。

4.3.1.5　实验废弃物中含病原体的培养基、标本和菌种、毒种保存液等高危险废弃物，应先进行压力蒸汽灭菌或者化学消毒剂处理后，再按照感染性废物收集处理。

4.3.1.6　检测实验室应保持整洁，不准吸烟，不得存放与实验无关的任何物品。

4.3.2　特殊实验室设施和环境要求

4.3.2.1　根据相关要求和规定，各类专用检测实验室制订相应的作业指导书或操作规程，制订必要的准入制度，形成文件。

4.3.2.2　检测工作区域，应按规定设有明显警示标识及特定的标志。如生物安全二级实验室、精密仪器室、无菌室等。

4.3.2.3　非本检测室人员因工作需要，需要进入特殊实验室的要经本检测部门负责人同意，由中心主任批准，方可进入。

4.3.2.4　对人身安全有特殊要求的，进入人员应严格执行有关制度，穿戴个人防护设施，必要的体检及免疫保护等。

4.3.2.5　特殊的生物及放射等强致病性污染物、实验废弃物必须按相关的操作规程或作业指导书进行处理。不得随意带出实验区域。

4.4　在固定（永久）设施以外的场所进行抽样、检测时，应针对不同情况和要求，进行不同处理。

4.5　实验室应有良好的内务管理，使环境符合有关健康、安全和环保要求，以保证检测工作质量和工作人员健康不受影响。

4.6　实验废弃物的处置

4.6.1　感染性实验废弃物及处理办法

4.6.1.1　感染性实验废弃物包括培养基、标本和菌（毒）种保存液、血液、血清，用过的一次性手套、口罩、帽子，用过的试管、吸管、移液器吸头，用过的一次性实验用品及实验器械等携带或可能携带病微生物的实验废弃物。

4.6.1.2　感染性实验废弃物应进行蒸汽灭菌或浸入有效氯含量不低于 0.5% 消毒剂中浸泡24h。灭菌或消毒处理后再使用黄色垃圾袋包装，按要求贴上警示标志及中文标签，运送至暂存点贮存。

4.6.2　病理性实验废弃物及处理方法

4.6.2.1　病理性实验废弃物包括实验动物组织及尸体。实验用试虫在实验结束后，用合格的杀虫剂杀灭,并按病理性实验废物处理。

4.6.2.2　病理性实验废弃物应使用黄色垃圾袋盛装,按要求贴上警示标志及中文标签,运送至暂存地点贮存。

4.6.3　损伤性废弃物及处理办法

4.6.3.1　损伤性废弃物包括针头、解剖刀、手术刀,试验玻片、玻璃试管、玻璃安瓿等能够刺伤或割伤人体的废弃的实验利(锐)器。

4.6.3.2　所有损伤废弃物(不论利器是用做感染性实验还是非感染性实验)都必须放入符合要求的利器盒里(可以使用广口塑料瓶或耐重硬纸盒等),容器装满3/4后封盖,(必要时先进行高压蒸汽灭菌处理),再使用黄色垃圾袋包装,按要求贴上警示标志及中文标签,运送到暂存地点贮存。

4.6.4　药物性废弃物及处理方法

4.6.4.1　药物性废弃物包括过期、淘汰、变质或者被污染的诊断试剂、疫苗和血液制品等。

4.6.4.2　少量的药物性废弃物可以按感染性废物处理。大量药物性废弃物,使用防渗漏包装,按要求贴上警示标志及中文标签,运送至暂存地点贮存。

4.6.5　化学性废弃物及处理方法

4.6.5.1　化学废弃物是指须废弃的具腐蚀性,易燃易爆性、有毒性、有害性化学性试剂或化学消毒剂等化学物品。

4.6.5.2　强酸、强碱等腐蚀性废液应分开收集,并及时进行中和处理后排放到下水道;对低浓度的酸、碱废液,可以用大量清水"无限稀释"后排放下水道。具有放射性物质的诊断试剂,原则上确保消除生物危险后,再按试剂说明妥善处理。对易燃易爆性、有毒有害性化学物品,尽可能正确详细标示内容物和组成成分,运送至指定的暂存点贮存。

4.6.6　实验废弃物的处置

4.6.6.1　后勤管理部门及时将集中的实验废弃物,交由有资质的医疗废物集中处置单位处理,并做好交接记录。

4.6.6.2　废物暂存点应两天一次进行清洗、消毒,外墙粘贴有明显的废物警示标识、"禁止吸烟、饮食"的警示标识和废物管理制度,有防渗漏、防鼠、防蚊蝇、防蟑螂、防盗以及预防儿童接触等安全措施。

4.7　监督管理

4.7.1　检测部门负责人和质量监督员负责抽查实验室环境条件记录,如发现不按规定记录温度、湿度等环境条件时,应督促其按规定记录。若发现环境条件不符合要求时,检测部门负责人应及时告知综合管理科,进行维修和整改,使其达到检测工作要求。当环境条件危及检测结果时,应停止检测工作。

4.7.2　后勤管理部门负责实验室各种设施的日常维护,组织相关人员定期检查设施的完好性和环境条件的符合性,发现异常,应及时采取有效措施,以保证检测工作的顺利进行。

4.7.3　行政管理部门负责对实验设施和环境条件实施监督及对实验室内务管理执行检查和监督。

×××疾病预防控制中心

程序文件

标题:设施和环境条件控制程序

文件编号:××PF01-17

第 1 版　第 0 次修订

共 4 页　第 4 页

5　相关文件

5.1　××PF-01-19《实验室内务管理程序》

5.2　《实验室"三废"处理作业指导书》

5.3　《医疗卫生机构医疗废物管理办法》

5.4　《医疗废物分类目录》

5.5　《医疗废物专用包装物、容器标准和警示标识规定》

6　质量记录

6.1　××PF01-17-01《实验室环境监测记录》

6.2　××PF01-17-02《实验室设施与环境检查及处理记录》

×××疾病预防控制中心
程序文件
标题：安全作业管理程序

文件编号：××PF01-18
第1版　第0次修订
共4页　第1页

1　目的

为加强中心各类场所特别是实验室的安全管理,强化各种安全措施的落实,加强电气使用过程的控制,防止火灾事故的发生,确保化学危险品、毒品、有害生物、电离辐射、高温、高电压、撞击以及水、气、火、电等危及安全的因素和环境得以有效控制,并有相应的应急处理措施,消除减轻事故影响,保障中心人员尤其是实验室人员的人身安全和实验室安全,故制订本程序。

2　范围

适用于中心办公区、实验场所的管理控制。

3　职责

3.1　中心主任全面负责中心安全管理领导工作;

3.2　各部门负责人负责本部门的安全管理工作;

3.3　各部门的安全员负责本部门的安全监督;

3.4　中心安全管理小组负责中心的经常性安全管理和监督检查工作。

4　工作程序

4.1　安全管理

4.1.1　根据专业、功能和工作内容的不同,分别制订具体的安全要求,重点是做好生物安全、水电安全,严防意外事故发生。

4.1.2　实验室应配备一定数量的消防器材,消防器材要品种合适,并定期进行检查保养。

4.1.3　走道、楼梯、出口等部位和消防、安全设施前要保持畅通。

4.1.4　对各种易燃易爆物品要妥善存放,专人保管,远离火种。在使用高压、燃气、特殊电热设备或易燃、爆电、剧毒试剂时,操作人员不得离开岗位。

4.1.5　非工作人员禁止进入实验室工作区域。

4.1.6　实验室每天工作结束后,应检查水电、各仪器设备是否关闭或归位。

4.1.7　内务管理按××PF01-19《实验室内务管理程序》执行。

4.2　消防安全

4.2.1　中心各部门应组织本部门人员认真学习《中华人民共和国消防法》,执行实验室消防安全管理制度,做好消防工作,确保生命财产的安全。

4.2.2　实验室消防要求

4.2.2.1　在放置消防器材的位置,设置显目的火警标志。检验检测人员必须熟悉本岗位的防火要求,熟悉所配灭火器的使用方法,严格执行操作规程。

4.2.2.2　定期检查,保证在有效期内灭火器能正常使用。

4.2.2.3　实验室的消防器材不能随意移动,必须经实验室负责人的同意,方可移动,并做记录。消防设施及器材应保持性能良好,防止人为损坏。

4.2.2.4　实验室消防通道保持畅通。实验室应安装有消防通道指示灯,指示撤退路线。

4.2.2.5　易燃易爆、剧毒、放射性等危险品必须有专人保管,专柜存放,并登记造册,

×××疾病预防控制中心

程序文件

标题:安全作业管理程序

文件编号:××PF01-18

第1版　第0次修订

共4页　第2页

严格执行领用制度。

4.2.2.6　实验室仪器设备放置要定位,并按其性能和要求,分别做好防火、防潮、防尘、防震、防爆、防锈、防腐蚀、防盗等工作,使仪器设备经常处于完善可用状态。特别是贵重仪器设备必须有专人保管。

4.2.2.7　检验检测人员每天应清扫实验室场地,保持实验室及仪器设备整洁卫生。

4.2.2.8　实验室内禁止吸烟和使用明火,如确需使用明火时,必须清理好周围易燃物品,确保安全。

4.2.2.9　实验室内不准乱拉乱接电源线,以免用电超负荷。

4.2.2.10　实验室电源开关、线路、设备应定期检查,发现安全隐患时,应及时报告综合管理科进行维修及整改。

4.2.3　发生火灾或实验室积水或淹没的紧急处理按相关作业指导书执行。

4.3　供气安全

实验室中供气种类有乙炔气体、氮气、氩气、CO_2等。

4.3.1　气瓶管理:实验室气瓶应有专人负责,使用人应熟悉实验室气瓶的种类、性质以及使用过程存在问题的解决方法,包括特殊情况和意外事件发生后的处置方法。

4.3.2　气瓶使用:实验室人员在使用气瓶时应确保气瓶和相关配件的正确连接,无泄漏。

4.3.3　气瓶督查:后勤管理部门负责督查气瓶的安全使用,实验室科室安全员负责检查。

4.3.4　气瓶流转:

4.3.4.1　气瓶使用部门提出申购计划;

4.3.4.2　后勤管理部门承担气瓶的采购任务,保证符合申购要求和质量要求的气瓶;

4.3.4.3　后勤管理部门和实验室应及时办理交接手续,在交接前应妥善保存气瓶;如由实验室自行采购应接受后勤管理部门的交接核查;

4.3.4.4　实验室在领用气瓶后应安全转移到指定地点,做好登记、固定、标识等工作;

4.3.4.5　实验室气瓶使用人应做好安装连接等工作,确保不泄漏;

4.3.4.6　正确使用气瓶、特别是减压阀等配件;

4.3.4.7　用毕气瓶应及时标识、转移到指定地点并及时办理申购手续。

4.3.5　气瓶的存放:

4.3.5.1　实验室的气瓶用墙壁支架固定,最好购置专用储气柜存放。

4.3.5.2　用毕的气瓶放到指定存放处。

4.3.5.3　气瓶库内严禁有明火或其他热源;应通风干燥,避免阳光直射。

4.3.5.4　严禁将气瓶和易燃物、易爆物混放在一起。

4.3.5.5　空瓶与实瓶两者应分开放置,并有明显标志。

4.3.5.6　不同类别储气瓶应分开存放,并在储放区设置明显标志。

4.4　电器安全

4.4.1　管理规定

实验室内所有电器设备均由实验室建设单位安装和调试,任何人不得改装,发生损坏或需要维修时,应停止实验室工作,对实验室进行终末消毒,再由具备资质的维修人员进行维修。

4.4.2　实验室的电力供应

中心目前使用市政输入电路。当停电时,中心配备有柴油发电机,能够保证实验室用电的需要。

4.5　危险化学品安全

危险化学品安全管理按××PF01-20《危险化学品安全管理程序》执行。

本实验室使用的危险化学品有:乙醇、异丙醇、氯仿、酚、甲醛等。这些物品由专人领取,放置在远离易产生火花的地方。所有实验室人员应正确了解这些化学物品的危险性质和安全使用原则。

4.5.1　危险化学品的暴露途径,如表 18-01 所示。

表 18-01　危险化学品暴露途径

吸入	化学品会引起疼痛、不适、过敏反应、呼吸道疾病或癌症
接触	接触皮肤会引起灼伤、结膜炎或系统中毒,危险的化学品会通过割伤、擦伤或针头刺伤进入

4.5.2　危险化学品的保管

4.5.2.1　实验室危险化学品保管人员应熟悉所保管的危险化学品的性质,工作认真负责,具有良好的职业道德,丰富的专业知识,健康的心理素质。保管人员发现安全隐患时,应能及时处理,自己解决不了的及时向科室负责人反映。

4.5.2.2　保管人员要经常检查储存情况,防止容器破碎,标签不清的及时更换,坚持先入库的药品先使用或现买现用的原则,尽量减少危险化学品库存量。

4.5.2.3　危险化学品保管人员发现危险化学品事故隐患时,责令立即排除或者限期排除。

4.5.2.4　危险化学品保管人员调离工作时,要办理交接手续。

4.5.2.5　对存放的化学品,要严格执行安全管理制度,不得同时存放性质相抵触的物品。保管处的温度要控制在 35℃ 以下,通风良好。

4.5.3　危险化学品的使用

4.5.3.1　使用危险化学品时,应做好领用和使用记录。

4.5.3.2　实验室内的危险化学品应保持安全数量,严禁把危险化学品带出实验室。

4.5.3.3　实验室应完善通风设施,配备口罩、手套和防护镜,检验人员在操作时要做好个人防护。

4.5.4　化学品的毒性作用

对使用甲醛作为终末消毒手段的实验室,应严格按照有关操作规程操作,在甲醛浓度降至安全水平以下前,工作人员不进入实验室。

4.5.5　发生危险化学品事故时的应急处理方法

×××疾病预防控制中心
程序文件
标题:安全作业管理程序

文件编号:××PF01-18
第1版　第0次修订
共4页　第4页

4.5.5.1　实验室发生易燃化学品意外燃烧时,按照相关作业指导书处理。

4.5.5.2　工作人员受甲醛蒸气刺激,发生呼吸道症状时及时送医院救治。

4.6　生物安全

4.6.1　根据专业、功能和工作内容的不同,对生物安全的具体要求有所不同,防止意外事故发生。

4.6.2　实验室生物安全按相关规定执行。

5　相关文件

5.1　××PF01-19《实验室内务管理程序》

5.2　××PF01-20《危险化学品安全管理程序》

×××疾病预防控制中心
程序文件
标题：实验室内务管理程序

文件编号：××PF01-19
第 1 版　第 0 次修订
共 2 页　第 1 页

1　目的

加强中心办公场所特别是实验室的内务管理，使实验室符合检测质量要求及有关健康、安全和环保的要求，防止疾病传播，保护环境，保障人体健康和安全。

2　范围

适用于中心办公场所及实验室的卫生和环保等内务工作管理。

3　职责

3.1　中心主任负责建立卫生管理制度及对人员、设备设施和样品的各项安全措施，并逐一落实。

3.2　各部门领导负责建立本部门的内务管理措施，并贯彻执行。部门负责人应负责对本部门的环保与卫生实施监督检查。

3.3　质量负责人负责组织对实验室内务管理进行检查和监督。

4　程序

4.1　卫生管理

4.1.1　中心爱国卫生小组负责建立本单位的卫生管理制度。并对各部门的卫生进行监督检查。对实验室内务卫生管理由质量负责人负责组织检查和监督。

4.1.2　部门负责人应做好本部门所辖范围内的卫生管理。

4.1.3　本单位禁止一切与检测无关的物品进入检验区使用、摆放和储存。

4.2　内务档案管理

4.2.1　建立各种样品的国家标准检验方法，暂无国家标准的应收集地方标准等进行归档。

4.2.2　做好检样的登记、编号。

4.2.3　检测人员应严格按照操作规程，做好原始记录，认真核对检验结果，及时填写检验报告（底稿）并归档。

4.2.4　实验室所有影响检测和校准的仪器的使用、保管，应定期校准，检修情况应归档。

4.3　人员健康防护

4.3.1　技术负责人应对本单位的废液、废物、废气等有可能构成环境污染或影响员工健康、安全的因素实施排放控制。

4.3.2　检测人员在从事检测工作时，要做好个人防护。

4.3.3　在有可能危及检测人员人身安全及健康的作业场所，应设置必要的安全隔离区和紧急处理设备、急救药品等，并保证这些设施处于正常有效状态。

4.4　环保要求

4.4.1　实验室应保持整齐、清洁、安静，不得在实验室内进食、抽烟、会客；试剂要有清晰的标签，写明配制日期、有效日期、名称、配制人等内容，进行定期检查和更换。

4.4.2　检测部门产生的"三废"按××PF01-17《设施和环境条件控制程序》执行。

4.4.3　实验完毕后，及时清洗器皿，整理实验室。所有微生物标本、培养物及污染玻璃器皿均应高压灭菌，煮沸消毒或消毒液浸泡后方能清洗，严防污染环境。

4.5 安全管理

按××PF01-18《安全作业管理程序》执行。

4.6　检测差错和检测事故的分析报告

按××PF01-37《检测差错和检测事故分析报告程序》执行。

5　相关文件

5.1　××PF01-17《设施和环境条件控制程序》

5.2　××PF01-18《安全作业管理程序》

5.3　××PF01-37《检测差错和检测事故分析报告程序》

×××疾病预防控制中心

程序文件

标题：危险化学品安全管理程序

文件编号：××PF01-20

第1版　第0次修订

共2页　第1页

1　目的

加强实验室危险化学品安全管理，强化各种安全措施的落实，妥善储运并保管好该类物品，避免差错失误事件的发生，保障实验室人员的人身安全和实验室安全。

2　范围

适用于中心所有危险化学品的使用管理。这里所称危险化学品，是指具有毒害、腐蚀、爆炸、燃烧、助燃等性质，对人体、设施、环境具有危害的剧毒化学品和其他化学品。

3　职责

3.1　中心主任负责危险化学品的安全管理领导；

3.2　后勤管理部门负责具体的申购、采购及危险化学品的经常性安全管理工作；

3.3　使用部门做好验收及储存工作；

3.4　中心安全管理小组负责危险化学品的安全管理监督检查工作。

4　程序

4.1　组织领导

4.1.1　中心主任负责危险化学品的安全管理领导，定期组织安全检查和布置安全防范工作。

4.1.2　后勤管理部门负责危险化学品的经常性安全管理工作，组织有关部门学习有关法规，培训业余消防队伍，定期检查消防设施。加强对采购、仓储运输、使用保管危险化学品的有关人员进行安全生产业务指导。组织安全检查和负责制订各项安全防范措施，定期向技术负责人汇报有关制度的执行情况。

4.1.3　后勤管理部门负责危险化学品仓库和各项安全配套设施和维修工作的管理，并做好仓库外围库区的杂物、易燃物的清理，消防器材的维修。

4.1.4　后勤管理部门负责危险化学品的采购、运输和发货的经常性事务工作。

4.1.5　使用部门使用危险化学品类化学试剂必须由专人负责计划申请、验收和领用保管，并建立领用消耗登记。

4.1.6　中心安全管理小组负责本程序执行情况的监督检查工作。

4.2　管理措施

4.2.1　危险化学品的采购必须指定专人负责。严格凭证采购手续，采购证不得借给他人使用。

4.2.2　坚持按实际需要品种、数量采购，防止过量库存和积压。常用易燃类、腐蚀类的化学试剂为便于运输等酌情整箱进货。有毒品、易爆品必须按数量容许的最小包装进货，以使万一发生的事故局限在小范围内而易于消除。

4.2.3　危险化学品需由有相关资质的供应商提供。

4.2.4　搬运危险化学品人员必须注意自身防护和穿戴必要的防护用品，如耐酸衣、工作衣、口罩、手套等，用后及时洗消。

4.2.5　加强验收入库，由采购人员或提货人员当面点清品种、规格、数量，对发票验实物，方可出具验收凭证。对标签脱落的危险品要认真查明，及时补救和安全养护。对搬运过程中发生散包碎瓶遗留在地面上的危险物品必须及时清除，妥善处理。

4.2.6　仓储保管危险品应严格执行"五双"制度（双人管、双人发、双人运、双把锁、双人用）。

4.2.7　存放危险化学品库房要经常性保持整洁。

4.2.8　存放危险化学品试剂应科学分类存放。基本原则是：有毒有害品在保险箱内分格安放；易燃品及性质互相抵触或灭火方法不同的试剂应分库分类堆放或上货架。货架下层放液态试剂，中层放固体类试剂，上层放小包装试剂。

4.2.9　受光照易变质的试剂必须放在库内最阴暗处。

4.2.10　放射性同位素，放射线源标准品不得放在危险化学品库内，应另外妥善保管。

4.2.11　危险化学品的包装容器在危险状态未消除前不得任意作为垃圾废弃或做其他用途，避免对环境产生污染危害。

4.2.12　剧毒品包装容器报废前必须统一集中交有关部门做技术处理，以防止污染水土或造成人、畜中毒事故发生。

5　相关文件

5.1　××PF01-06《服务、供应品的采购管理程序》

5.2　××PF01-37《检测差错和检测事故分析报告程序》

5.3　国务院《危险化学品安全管理条例》（2011 版）

5.4　《危险化学品名录》（2012 版）

6　质量记录

6.1　××PF01-20-01《危险化学品采购计划和验收记录》

6.2　××PF01-20-02《危险化学品领用记录单》

6.3　××PF01-20-03《危险化学品消耗记录表》

6.4　××PF01-20-04《危险化学品分类目录》

×××疾病预防控制中心
程序文件
标题：菌种、毒种（株）和阳性标本管理程序

文件编号：××PF01-21
第 1 版　　第 0 次修订
共 3 页　　第 1 页

1　目的

加强中心的菌种、毒种（株）和阳性标本的管理，确保菌（毒）种（株）及阳性标本收集、保管、领用及销毁工作符合规定，相关生物安全检测工作安全有序地进行。

2　范围

适用于本中心菌种、毒种（株）和相应阳性标本的收集、保管、领用、销毁等工作。

3　职责

3.1　微生物实验室负责菌（毒）种的采购计划及菌种验收。

3.2　微生物实验室配合后勤管理部门做好菌（毒）种的采购。

3.3　微生物实验室负责菌种、毒种（株）和相应阳性标本的收集、保管和销毁。

3.4　中心主任负责菌种采购及领用审批。

3.5　中心生物安全管理委员会负责经常性的监督检查。

4　分类与定义

4.1　分类

根据《中国医学微生物菌种保藏管理办法》与《病原微生物实验室生物安全管理条例》的规定，按病原微生物的传染性、感染后对个体或者群体的危害程度，将病原微生物分为一类、二类、三类、四类，其中，第一类、第二类病原微生物统称为高致病性病原微生物。具体分类参照有关规定执行。

4.2　定义

《病原微生物实验室生物安全管理条例》所称病原微生物，是指能够使人或者动物致病的微生物；所称实验活动，是指实验室从事与病原微生物菌（毒）种、样本有关的研究、教学、检测、诊断等活动。

5　程序

5.1　菌种、毒种（株）及阳性标本的收集

下列菌、毒种（株）及阳性样本需移交中心菌、毒种库集中保存：

5.1.1　常规检测、监测项目，科学研究分离获得的有保存价值的普通菌种、毒种（株）及相应的阳性标本。

5.1.2　外部购买的普通菌种、毒种（株）标准株。

5.2　菌种、毒种（株）和阳性样本的接收

5.2.1　在生物安全防护水平相应的设备和条件下进行菌种、毒种（株）和阳性样本接收工作；对可疑高致病原微生物的接收应在生物安全柜内进行，并及时安排两人上送省疾控中心。

5.2.2　接收菌种、毒种（株）和阳性样本时，应有两人在场，一人登记相关信息资料，另一人戴上手套，做好个人安全防护后，检查菌种、毒种（株）和阳性样本包装容器有无破损和泄漏。

5.2.3　对包装完好的菌种、毒种（株）和阳性样本应核实数量、编号，对相关信息资料进行登记，并进行必要的标识，送检和接收双方人员签字确认。

×××疾病预防控制中心

程序文件

标题:菌种、毒种(株)和阳性标本管理程序

文件编号:××PF01-21

第1版　第0次修订

共3页　第2页

5.2.4　包装破损或泄漏的菌种、毒种(株)和阳性样本,应视为感染性废弃物,按实验废弃物管理规定和处置要求进行处置,并对污染的环境进行必要的消毒处理。

5.3　菌种、毒种(株)保管

5.3.1　所保管的菌种、毒种(株),必须具有该菌种、毒种(株)的相关信息资料,经复核或鉴定后入中心菌种、毒种(株)库,建立菌种、毒种(株)档案,保存。

5.3.2　根据所保管的菌种、毒种(株)的特性,采取妥善可靠的方法(如冷冻干燥/室温、半固体/15±1℃、细胞培养液/冷冻)保管,防止菌种、毒种(株)的失活和变异,并配置有足够安全的防范设施。在保存过程中定期检查,保管人如发现菌种、毒种(株)变异或失活,应及时上报科室负责人,有关情况书面报中心生物安全管理委员会。

5.3.3　中心对菌种、毒种(株)管理应制订严密的安全保管制度,对不同类的菌种、毒种(株)进行分类保存,所有菌种、毒种(株)与相应阳性标本实行专柜单独保存,并由专人负责,双人双锁保管。

5.3.4　保管工作中保管人要做好各类记录。

5.4　菌种、毒种(株)及阳性标本的运送

5.4.1　单位内部运送病菌种、毒种(株)及阳性标本的容器或包装材料应满足生物安全防护的要求,应密封,防水、防破损、防外泄。

5.4.2　外送菌种、毒种(株)及阳性标本的容器或包装材料应满足国际民航组织《危险品航空安全运输技术细则》(Doc9284包装说明PI650)规定的B类包装要求。

5.4.3　非高致病性的菌种、毒种(株)及阳性标本的运送应由专人负责,专车运送,运送人员应经过培训取得相关资质,不得通过公共交通工具运送,运送过程应采取相应的防护措施。运输过程中发生意外状况,运送单位、运送人、接受机构应按国家有关规定,采取必要的应急措施。

5.4.4　可疑高致病性的菌种、毒种(株)及阳性标本的运送按照原卫生部《可感染人类的高致病性病原微生物菌(毒)种或样本运输管理规定》,在省内运输高致病性病原微生物菌毒种的,需经省级行政部门批准;需要跨省运输或者运往国外的,由省卫生厅进行初审后,需报国家卫生行政部门批准。

5.4.5　最外层的容器或包装材料上应按规定做好生物安全警示标识。

5.5　菌种、毒种(株)及阳性标本的领取

5.5.1　本单位普通菌种、毒种(株)的领取

由使用人填写《普通菌种领用审批表》或《菌(毒)种领用审批单》,经使用部门负责人审核,到相应的菌种、毒种(株)保管库领取。

5.5.2　外单位普通菌种、毒种(株)的领取

领取单位持单位介绍信,填写《普通菌种领用审批表》或《菌(毒)种领用审批单》,经保管部门负责人审核,报中心分管领导批准即可到相应的菌种、毒种(株)保管库领取。

5.6　菌(毒)种的管理

5.6.1　认真做好菌(毒)种登记工作,统一编号,按时传代、鉴定并做好有关检验记录。

5.6.2　当地检出的地方菌(毒)株,应及时报送省疾控中心,因工作需要暂时保留的

×××疾病预防控制中心

程序文件

标题：菌种、毒种（株）和阳性标本管理程序

文件编号：××PF01-21

第1版　第0次修订

共3页　第3页

菌（毒）株，应按规定时间进行销毁。新发现的菌（毒）种，要做好原始记录，一并报送，以做复核确认。一、二类病菌（毒）种运送和领取时，应有2人参加，程序符合原原卫生部《可感染人类的高致病性病原微生物菌（毒）种或样本运输管理规定》。

5.6.3　菌（毒）种必须有专人保管，专用设备保存。在使用过程中，应接受菌（毒）种保管人的监督，工作结束后，应立即做好善后处理。

5.6.4　使用标准菌株，要填写《标准菌株领用登记表》，做好相应记录。

5.6.5　未经上级批准，不得进行国际各类菌（毒）种交流。

5.7　菌种、毒种（株）及相应阳性标本的销毁

5.7.1　销毁范围：无保留价值的、不符合实验要求的菌种、毒种（株）及相应的阳性样本。

5.7.2　普通菌种、毒种（株）和相应阳性标本的销毁：由保管人或使用人提出申请，经部门负责人同意后自行销毁，销毁菌（毒）种应有2人以上参加，填写《菌（毒）种销毁记录表》，并对销毁效果进行评价，由当事人和监督人员签字确认后再经各责任部门备案。

6　相关文件

6.1　《中国医学微生物菌种保藏管理办法》原卫生部1985年3月23日

6.2　《病原微生物实验室生物安全管理条例》国务院2004年11月12日

6.3　原卫生部《可感染人类的高致病性病原微生物菌（毒）种或样本运输管理规定》2005年12月28日

6.4　国家环境保护总局《病原微生物实验室生物安全环境管理办法》2006年3月8日

6.5　原卫生部《人间传染的病原微生物名录》2006年1月11日

7　质量记录

7.1　××PF01-21-01《普通菌种领用审批表》

7.2　××PF01-21-02《菌（毒）种领用审批单》

7.3　××PF01-21-03《标准菌株领用登记表》

7.4　××PF01-21-04《菌（毒）种销毁记录表》

1　目的

加强实验室环境管理，强化各种环保措施的落实，并有相应的处置措施，确保实验室安全，不污染环境，保护人体健康。

2　适用范围

本程序适用于本中心实验室环境的管理。

3　职责

3.1　中心主任全面负责中心实验室环境保护的领导工作；

3.2　各部门实验室负责人负责本部门实验室的环境管理与监督；

3.3　后勤管理部门负责实验室环境保护的经常性管理工作；

3.4　中心生物安全管理委员会负责实验室环境管理的检查和考核。

4　工作程序

4.1　实验室三废处理

4.1.1　废气排放管理

4.1.1.1　实验室设置

实验室的设置应便于使泄漏的有害气体能自行扩散和自净。

4.1.1.2　废气排放和操作

实验室从事日常检测和化学试验，伴有产生有害气体的操作，必须在通风柜内进行。

4.1.2　废液排放管理

4.1.2.1　有机废液

少量无害有机溶剂废液如醇类、酯类、有机酸类，可用大量水稀释后排放；有利用价值的有机溶剂废液可回收再用；其他废液，集中收集后，焚烧或交由具有相应处理能力的机构处理。

4.1.2.2　无机废液

① 含重金属的废液，不得倒入下水道，收集并经碱化沉淀，将清液排至污水池处理；沉淀物由具有相应处理能力的机构处理。

② 无毒、低毒酸、碱溶液，集中后相互中和至中性，用水稀释后排入污水池。

③剧毒氰化物废液，不管含量高低，必须单独集中，使其碱化，加入次氯酸钙（漂白粉），分解成无毒害的物质后再倒入下水道。

4.1.3　实验使用的过期化学试剂处理

对实验室的过期化学试剂数量较多时，先要进行认真清理登记，注明待处理化学试剂的名称、形态、规格、数量，然后由中心与相关处理单位进行联系后集中外运处理。

4.1.4　实验室"三废"处理具体按××PF01-17《设施和环境条件控制程序》执行。

4.2　实验使用的化学试剂和材料的存放管理

4.2.1　要配备专用试剂架和试药柜，存放少量的化学试剂和材料。

4.2.2　试剂和材料要分类存放：强还原剂和强氧化剂分开存放；易挥发的有机溶剂要密封存放。

4.2.3　对于过期或不再使用的试剂，不得任意倾倒，应按规定的要求进行相应处理。

4.2.4　实验用化学试剂和材料等安全管理按××PF01-18《安全作业管理程序》执行。

4.3　对菌种及阳性标本的处理按××PF01-21《菌种、毒种（株）和阳性标本管理程序》执行。

4.4　监督管理

4.4.1　后勤管理部门负责实验室环境保护的经常性管理工作，负责对各实验室进行环保培训和管理，学习国家有关环保法律和法规，提高环保重要性的认识，加强环境意识。

4.4.2　各实验室在业务培训中，应贯穿环保内容，有关人员应熟知各类化学试剂、材料的化学性质和毒害作用，微生物检测人员要熟知微生物菌种的危害。

4.5　奖罚

4.5.1　实验室自觉做好环境保护工作，年终由中心进行表扬奖励。

4.5.2　对忽视环保工作，或因管理不善，造成环境污染事故的人员，中心将按情节轻重，给予批评、教育和经济处罚。

5　相关文件

5.1　××PF01-17《设施和环境条件控制程序》

5.2　××PF01-18《安全作业管理程序》

5.3　××PF01-21《菌种、毒种（株）和阳性标本管理程序》

1　目的

对检测过程进行控制,保证检测工作符合规定要求,为客户提供准确、可靠的检测数据和清晰、客观的检测报告。

2　范围

适用于本中心样品检测的全过程。

3　职责

3.1　质量负责人负责检测工作全过程的组织、协调和运行监督。

3.2　业务受理室负责样品受理、分发、样品管理,检验报告打印、发放。

3.3　检测人员执行检测任务,做好检测样品流转及检测过程中的各类记录(包括原始记录、仪器使用记录等),编制检测报告(底稿)。

3.4　检验科(所)等部门负责人审核报告底稿,授权签字人签发检验报告。

3.5　质量监督员负责检测工作质量监督。

3.6　质量管理科负责投诉处理。

4　程序

4.1　检测工作分类:一般委托检测、监督委托检测、仲裁检测、疾病控制类检测、食品安全风险监测等。

4.2　检测项目:主要包括食品、食品包装材料与容器、瓶(桶)装水、化妆品、生活饮用水、工作场所、洁净室(区)、生物安全柜、消毒效果、公共场所、疾病控制类等类别样品检测。

4.3　检测方法:首先应采用满足客户需求并适用于所进行的检测方法,优先采用国家标准或国际、区域发布的标准,或由知名的技术组织或有关科学书籍和期刊公布的,或由设备制造商指定的方法。新的检测项目和检测方法按照检测方法确认程序进行。

4.4　检测计划的编制及下达

4.4.1　政府下达的指令性检验任务(包括监督委托检验)、中心内部的检验任务要有计划,计划包括:检验时间、监测范围(必要时),抽检样品种类、名称、数量和检验项目。

4.4.2　办公室负责计划内容的编制、下达。

4.4.3　检验科要严格按下达的计划内容开展工作,遇到各类问题要及时向质量负责人反映,由质量负责人协调。

4.5　样品受理

4.5.1　接待客户,明确客户的需求。客户到业务受理室办理检测申请手续,填写××PF01-07-01《检测协议书》。

4.5.2　对客户的要求进行评审

样品管理员按××PF01-07《合同评审程序》的要求,对客户的要求进行评审,必要时组织相关人员进行评审,以确定客户的要求是否适合于检测、中心是否具备满足客户要求的能力和资源,或通过符合××PF01-05《检测分包程序》要求的分包方来满足客户的要求。

4.5.3　确定检测是否需要有关的技术资料(如企业标准)和附件(如采样单),并检查

×××疾病预防控制中心

程序文件

标题：检测工作程序

文件编号：××PF01-23

第1版　第0次修订

共4页　第2页

客户是否提供了这些必要的条件。

4.5.4　与客户签订委托检验合同

样品管理员指导客户正确填写××PF01-07-01《检测协议书》，并按××PF01-07《合同评审程序》的要求对合同进行评审或组织相关人员一起评审，经评审可以签约的，由样品管理员与客户代表在××PF01-07-01《检测协议书》上签字，表示合同成立。

4.6　检测任务的下达

4.6.1　样品管理员在受理了检测任务后，核对无误，贴上样品标签并入库登记，将样品和有关资料如企业标准交检验所的样品管理员。

4.6.2　检验科样品管理员收到样品后在××PF01-35-02《检测样品流转单》上签字并根据××PF01-35-02《检测样品流转单》上的内容，将检测任务向科所长报告，由科所长将任务下达到检测人员。

4.7　采（抽）样

需要时，应按中心学习××PF01-34《采（抽）样程序》进行采（抽）样。

4.8　样品的接收、标识、流转、管理

按中心制订的××PF01-35《样品管理程序》进行。

4.9　检测实施

4.9.1　检测前准备

4.9.1.1　检验科应在检测开始前对方法做进一步确认。当需使用非标准方法时，应按中心的××PF01-26《检测方法及新项目评审程序》的规定对方法加以确认。

4.9.1.2　检验科应在检测开始前对样品做有效检查，检查的内容：

（1）样品状态与相应的检测方法中描述的标准状态是否有偏离；

（2）样品是否适合于检测；

（3）样品是否符合所提供的描述。

检查结果，如发现不符合或有疑问，检验科应通知样品管理员与客户取得联系，在取得与客户的进一步说明后再确认是否进行检测。样品的有效性检查、与客户的讨论及确定的结果应记录在委托检验合同中。

4.9.1.3　检测人员应检查设施和环境条件是否满足检测方法、测量设备、人身健康安全的要求，若存在问题应按中心××PF01-09《不符合检测工作程序》采取必要的措施，直到符合要求为止。

4.9.1.4　检测人员应检查检测所用的设备，保证在校准有效期内。所有设备应在开始检测前得到应有的检查，以确保其功能、性能正常。若发现超过校准时间，或未经量值溯源，或性能不正常，或怀疑不正常，都应停止检测工作，按中心××PF01-09《不符合检测工作程序》采取必要的措施，直到不符合得到消除或纠正后开展工作。

4.9.1.5　如检测方法对样品的储存有环境条件和时间的要求，应将样品储存于符合要求的环境中并保存足够的时间。

4.9.1.6　检测样品的环境条件、测量设备使用前后状况等在检测原始记录中应加以记录。

4.9.2　样品检测

4.9.2.1　检测应由持有与检测项目对应的检测上岗证者进行；

4.9.2.2　检测时应保证检测环境条件符合检测的要求；

4.9.2.3　检测人员应按检测方法、操作规程及检测细则等进行检测，并做好原始记录。检测方法的任何偏离均应得到技术负责人的批准和客户的同意；

4.9.2.4　检测人员在检测过程中应对样品状态及时进行标识。在检测过程中，应按要求对检测样品加以防护，以免样品发生不正常的变质、损坏、丢失、失效等。具体详见××PF01-35《样品管理程序》；

4.9.2.5　检测过程中若发生异常现象，检测人员应立即按中心××PF01-09《不符合检测工作程序》采取必要的措施。检测人员应将情况如实记录在原始记录中；

4.9.2.6　检测人员应对检测原始记录数据进行数据处理，复核人员应对检测原始记录的完整性及数据的正确性进行复核，审核人员应对检测报告的完整性和相关性进行审核；

4.9.2.7　检测所用计算机和自动化设备应按中心××PF01-29《数据处理控制程序》进行管理和使用；

4.9.2.8　检测分包按中心××PF01-05《检测分包程序》执行。

4.10　检验报告的编制、评价、审核

4.10.1　检测人员根据检测原始记录编制检测报告（底稿）并进行自校，认为无误后签名确认。然后由审核人对检测原始记录和检测报告（底稿）进行系统和适当检查，若检查中发现有差错退回给检测人，经检测人纠正后，审核人应当重新进行校核，认为无误后签名确认。

4.10.2　对需做出评价的检测报告由评价人员做出评价。

4.10.3　检测部门应将检测过程中形成的原始记录、检测报告（底稿）和业务受理室附送的有关资料如企业标准一同交业务受理室。业务受理室根据检验报告（底稿），汇总编制检验报告，校对无误后签名确认，然后连同检测原始记录交审核人，审核无误后签名确认，交授权签字人签发。

4.11　检测报告的批准

4.11.1　检测报告批准人由相应的签字领域的授权签字人承担。

4.11.2　检测报告送批时须附有全部的检测原始记录、检测报告（底稿）和企业标准（适用时）。

4.11.3　批准时检查的内容：

4.11.3.1　与委托检验合同中检测要求的符合性；

4.11.3.2　检测结果的合理性和检验结论（评价）的正确性；

4.11.3.3　检测原始资料的完整性。

4.12　检测报告的盖章和发放

4.12.1　业务受理室根据中心规定（一式三份，二份给客户，一份留档）或评审等特殊要求另行增加检验报告，在报告封面上盖单位（×××疾病预防控制中心）章，内页盖（中心公章或中心检测专用章）骑缝章，并按计量认证批准项目准确使用印章。

4.12.2　已盖章的检测报告由业务受理室负责发放，客户凭委托检验合同领取报告，并签名。需电汇、传真、邮寄的由业务受理室确认对方身份后办理，并记录。

4.13　检测报告的归档由业务受理室负责，将委托检验合同、样品流转卡、检测原始记录和检验报告副本等装订成册交档案室保存，保存期为三年。

4.14　检测采样和留样处理按中心××PF01-35《样品管理程序》执行。

4.15　投诉的受理：客户在收到检验报告后，如对检测结果有怀疑时，可向质量管理部门投诉，投诉的处理按照××PF01-08《申诉和投诉管理程序》执行，由质量管理科负责。

5　相关文件

5.1　××PF01-05《检测分包程序》

5.2　××PF01-07《合同评审程序》

5.3　××PF01-08《申诉和投诉管理程序》

5.4　××PF01-12《记录和档案管理程序》

5.5　××PF01-29《数据处理控制程序》

5.6　××PF01-31《标准物质管理程序》

5.7　××PF01-34《采（抽）样程序》

5.8　××PF01-35《样品管理程序》

5.9　××PF01-38《检测报告管理程序》

6　质量记录

6.1　××PF01-07-01《检测协议书》

6.2　××PF01-35-02《检测样品流转单》

6.3　××PF01-38-01《检测报告》

6.4　××PF01-38-02《检测报告（底稿）》

×××疾病预防控制中心

程序文件

标题：现场检测工作程序

文件编号：××PF01-24

第1版 第0次修订

共1页 第1页

1 目的

对现场检测时的环境、样品、设备、人员等实施有效控制，保证现场检测结果的准确可靠。

2 范围

适用于客户要求或必须到现场进行的抽样/检测工作。

3 职责

3.1 各相关业务科（所）具体实施外部现场检测。

3.2 各相关业务科（所）质量监督员实施外部环境现场检测监督。

4 程序

4.1 根据客户需要，各相关业务科室在审核满足工作环境的前提下，负责协调好具体安排，确定检测人员，并通知客户。

4.2 相关业务科室负责人同意后，携带"现场检测记录表"方可外出执行现场检测任务。

4.3 检测人员携带的仪器，必须配备专用的设备箱，运输中做好防震、防尘、防潮工作，对特殊的设备，应倍加小心。

4.4 现场检测的样品，检测人员直接与客户签订××PF01-07-01《检测协议书》。

4.5 现场采样需带回检测科室检测的样品，客户需到样品室签订××PF01-07-01《检测协议书》。

4.6 现场检测时，检测人员应根据计量规程或国家标准、技术规范，对检测时的现场工作环境进行检查，确定符合后，才能进行检测工作，并将环境条件记录在检测原始记录上。

4.7 在现场环境符合的情况下，检测人员还应对携带到现场的仪器状态进行检查；确认工作状态良好后，才能进行工作，检测工作结束后也应进行检查。

4.8 现场检测结束后，应按××PF01-24-01《现场检测记录表》的要求填写有关内容，并由委托客户有关人员签署意见，确定取报告方式。

4.9 无样品带回实验室的现场检测，由现场检测人员将资料交样品室，由样品室整理后出具报告；需带回实验室测试的样品，按××PF01-34《采（抽）样程序》进行。

4.10 样品室将××PF01-24-01《现场检测记录表》与检测人员出具的报告作为原始记录归档。

5 相关文件

5.1 ××PF01-07《合同评审程序》

5.2 ××PF01-17《设施和环境条件控制程序》

5.3 ××PF01-30《仪器设备管理程序》

5.4 ××PF01-34《采（抽）样程序》

6 质量记录

6.1 ××PF01-07-01《检测协议书》

6.2 ××PF01-24-01《现场检测记录表》

×××疾病预防控制中心

程序文件

标题:应急样品检测工作程序

文件编号:××PF01-25

第1版　第0次修订

共2页　第1页

1　目的

为了完成应急样品的检测工作,保证检测结果的正确性和可靠性,对应急样品的受理检测、出证等过程做出规定。

2　范围

适用于工作时间和非工作时间应急样品的受理、检测、处置、出证等工作。

3　定义

3.1　突发公共卫生事件:突然发生的、直接关系到公众健康和社会安全的公共卫生事件,包括重大传染病疫情、危害严重的中毒事件、影响公共安全的放射性物质泄漏事件、自然灾害引发的疫情和中毒事件、群体性不明原因的疾病,以及其他严重影响公众健康的事件等。

3.2　应急样品指以下两种:

3.2.1　突发公共卫生事件报告管理信息系统上报告的事件的样品;

3.2.2　各级政府特别关注的事件的样品。

4　应急样品的来源

4.1　卫生监督所送检的,并且符合3.2.1范围的样品;

4.2　应急小分队现场处置后采回的样品;

4.3　公安、工商、农业等部门送检的,并且符合3.2.2范围的样品。

5　应急样品的分类

5.1　传染病暴发流行事件的样品;

5.2　食物中毒事件的样品;

5.3　职业中毒事件的样品;

5.4　农药中毒事件的样品;

5.5　其他化学中毒事件的样品;

5.6　环境卫生事件的样品;

5.7　群体性不明原因疾病事件的样品;

5.8　免疫接种事件的样品;

5.9　医院内感染事件的样品;

5.10　放射性公共卫生事件的样品;

5.11　救灾防病工作中采集的样品;

5.12　其他突发公共卫生事件的样品。

6　职责

6.1　应急办、各业务科室负责检测范围内应急样品的受理,送样品到检测科室,以及检测工作全过程的组织、协调和运行监督。

6.2　检测科室负责人下达本科室的检测任务及与其他科室的沟通。

6.3　检测人员执行检测任务,做好检测记录。

6.4　复核人、审核人负责核对检测原始记录和检测报告(底稿)。

×××疾病预防控制中心

程序文件

标题:应急样品检测工作程序

文件编号:××PF01-25

第 1 版　第 0 次修订

共 2 页　第 2 页

6.5　授权签字人签发检测报告。

7　程序

7.1　样品管理

7.1.1　工作时间样品受理。样品受理员根据本程序 3—5 的规定,界定是否属于应急样品。若是应急样品,则填写××PF01-25-01《应急样品送检单》一式二份,其中一份连同样品送检测科室,另一份交客户。

7.1.2　非工作时间样品受理。第一接待者接到样品后,马上与相关检测科取得联系,检测科先安排检测,然后补办相应的手续。

7.2　下达检测任务。检测科室接到××PF01-25-01《应急样品送检单》和样品后,马上组织检测人员进行检测。

7.3　检测实施和结果处理。检测人员检测完毕,马上编制检测报告(底稿),交复核人和审核人核查。对于先要告知检测结果可缓发检测报告的,检测完毕,由检测科室负责人速将检测结果用电话或口头报送样人员。检测科室负责人做好相应的记录。

7.4　样品的处置检测人员学按××PF01-35《样品管理程序》进行。

7.5　编制、批准和发放报告。样品室接到应急样品的检测报告(底稿)后,马上编制检测报告,并速送授权签字人处签字,然后盖章、装订。完成后把检测报告送有关人员,并做好有关记录。

8　相关文件

8.1　××PF01-07《合同评审程序》

8.2　××PF01-08《申诉和投诉的管理程序》

8.3　××PF01-23《检测工作程序》

8.4　××PF01-35《样品管理程序》

8.5　××PF01-38《检测报告管理程序》

9　质量记录

9.1　××CDC/PF-08-01《申诉和投诉登记和调查处理表》

9.2　××PF01-25-01《应急样品送检单》

9.3　××PF01-35-01《样品登记表》

9.4　××PF01-35-02《检测样品流转单》

9.5　××PF01-38-01《检测报告》

9.6　××PF01-38-02《检测报告(底稿)》

×××疾病预防控制中心
程序文件
标题:检测方法及新项目评审程序

文件编号:××PF01-26
第1版 第0次修订
共4页 第1页

1 目的

为保证新开展项目满足相关标准的要求,确保检测数据准确可靠和所拓展检测业务的质量,对本机构开展的检测活动中所采用的方法进行控制,对开展的检测新项目进行评审。

2 适用范围

适用于本中心使用的检验(标准)方法的选择及方法可靠性与适用性的确认和本中心新开展的检测项目,也适用于对已通过计量认证的、因标准修订对检验方法有较大改变的检测项目。

3 职责

3.1 技术负责人负责检验方法的确认,负责新开展项目的组织、检验方法的批准、人员的培训、考核及项目的评审。

3.2 质量管理科负责检测方法的选择和审核,确定兼职人员负责跟踪国内外标准的更新、新增信息。

3.3 质量管理科同检验科等业务科室提出检验项目和与之相对应的检验标准(方法)清单,并确认和跟踪其有效性。

3.4 检验科等业务科室负责编制检测方法中必需的各类作业指导书,负责对偏离标准方法的技术判断,负责自行制订方法的文件编制、试验和不确定度分析。

3.5 检验科等业务科室负责相关新开展项目的实施工作,指定项目负责人确定检验方法、编制检验实施细则、负责检验的准备和实施。

3.6 办公室负责检验设备和检验用物资的供应、检验设施和环境的保障。

4 工作程序

4.1 检验方法的种类

本中心使用的检验方法可分为以下2类:

4.1.1 标准检验方法,包括国家、行业、地方发布的标准方法或国际、区域发布的标准方法。

4.1.2 非标准检验方法,包括由本中心制订并经技术负责人批准的检验方法;知名的技术组织公布的方法;有关科学书籍和期刊公布的方法;设备制造商指定的方法;超出标准适用范围、经扩充或个别修改过的标准方法;客户提供的其他非标准方法。

4.2 标准(方法)的选用

4.2.1 中心检测工作优先使用国家、行业、地方发布的标准方法或国际、区域发布的标准方法(限特定委托方)。当客户指定检测方法时,应采用满足客户要求并且适用于检测的方法。业务受理人员负责检查客户指定方法的适用性、有效性,若客户提供的方法不适用或已过时,业务受理人员应告知客户,共同另选合适的方法,必要时同时联系检验科负责人或技术负责人确定合适的方法。

4.2.2 当客户未指定检测方法时,应优先选择以国家、行业、地方发布的标准方法或国际、区域发布的标准方法(限特定委托方);当无相关标准可依时,优先选择由知名的技术组织或有关科学书籍、期刊公布的方法;由设备制造商指定的方法;自行制订或采用的

×××疾病预防控制中心
程序文件
标题：检测方法及新项目评审程序

文件编号：××PF01-26
第1版　第0次修订
共4页　第2页

方法如能满足检测的预期用途并经过验证的，也可以使用。

4.2.3　质量管理科根据××PF01-04《文件控制程序》对所有标准和作业指导书的发放进行受控管理，确保中心所有部门和人员使用的标准和作业指导书为最新有效版本，并易于员工取阅。

4.3　标准的有效性保持

4.3.1　为确保标准的现行有效，及时了解标准的最新动态，应通过网上查新；与标准发行部门保持密切联系，及时获取标准的最新版本；定期到浙江省标准研究单位查阅；经常与同行互通信息。

4.3.2　检验科等业务科室负责人定期查新、收集与本科室有关标准，若发现标准更新，及时与质量管理科联系，由质量管理科统一购买、确认有效性和换版。同时质量管理科和检测人员也应关注标准信息，确保标准现行有效。

4.4　标准(方法)的确认

4.4.1　检验标准(方法)的确认

4.4.1.1　质量管理科负责编制最新有效版本的产品标准和检验标准(方法)清单，标明标准名称、编号、年号，经质量负责人审核，技术负责人批准。

4.4.1.2　对检测方法中可任意选择的步骤，或当标准规定不够明确、不够具体时，本中心检测项目承担人员应根据自己的工作经验，制订相应的作业指导书，对标准(方法)进行必要的细化和补充。

4.4.1.3　初次采用标准方法开展项目检测时，应按本程序4.6的要求，对方法进行确认试验，经技术负责人审核批准后，方可投入使用。

4.4.2　检验标准变更后的确认

4.4.2.1　标准变更检验方法没有发生重大变化

批准的计量认证项目中依据的检测标准发生变更，但检验方法没有发生重大变化的，由质量管理科将《原计量认证项目能力变更确认表》连同受控过的新标准文本交检验科室。检验科室负责人组织人员对新旧标准之间的差异进行评价，对涉及检测方法或内容发生变化的进行验证或进行方法上的限制，报技术负责人确认。质量管理科按要求向认证部门提出变更申请。一般需要提交变更申请表、上岗证、培训记录、典型报告及原始记录等。

4.4.2.2　标准变更检验方法发生实质性变化

当批准的计量认证项目中依据的检测标准发生变更，并且检测方法发生实质性变化，按本程序4.6的要求，对方法进行确认，按扩项要求进行申报批准。

4.4.3　非标准方法的确认

4.4.3.1　质量管理科同检验科等业务科室对该检验方法进行技术资料审查，对照本中心资源能否满足检测要求，写出初步审查结论，报技术负责人审核。

4.4.3.2　检验科等业务科室指定专人对推荐的非标准检测方法进行技术验证或技术开发(包括结果的不确定度，方法的选择性、线性、重现性、回收率、检测限、干扰性等试验)，证明该方法的准确度、精密度及适用性，并编写方法验证报告，同时编制检测细则(作为指导书)。

  4.4.3.3 质量管理科组织对检测细则进行评审,评估其是否符合要求(准确度、适用性等)。必要时,采用一定技术方法进行验证(如比对试验等)。通过评审的,报技术负责人批准后实施。

  4.5 标准(方法)的控制

  4.5.1 对经确认作废的受控标准文本,质量管理科负责收回,并加盖"作废"印章。对于标准汇编本中个别作废标准,不方便回收的,应在标准目录和标准文本上分别加盖"作废"印章。

  4.5.2 经批准的非标准检测方法的检测细则及相应的技术资料由质量管理科归档。

  4.5.3 非标准检验方法一经批准,视为受控文件,其发放按《文件控制程序》执行。若非标准检验方法已有国家标准、行业标准或地方标准,则该非标准检验方法自动废除。

  4.5.4 需使用非标准检验方法时,样品管理员在接收样时,应事先与客户协商,征得客户的同意,并在委托单备注栏中签字确认。

  4.5.5 如在上级下达的监督抽查检验或其他检验时需用非标准检测方法时,应向上级有关部门进行申报,经确认后方可采用。

  4.6 新项目开展及评审

  凡以前未做过的检验项目或采用新试验方法的检验项目,或已通过计量认证的、因标准修订对检验方法有较大改变的检测项目,均属新开展项目。

  4.6.1 根据中心发展需要,各业务科室提出开展检验新项目,会同质量管理科、检验科收集新项目检验标准及相关技术资料,技术负责人负责审查检验标准的可行性和有效性,并确定新项目。

  4.6.2 检验科根据检验标准的要求,核查中心现有设施和资源能否满足要求,如果不能满足,在《新开展项目申请表》中资源配置情况说明栏中明确说明,列出尚缺的仪器设备清单及环境条件要求,按《仪器设备管理程序》、《量值溯源程序》和《期间核查程序》规定实施。

  4.6.3 检验科指定项目负责人,根据检验标准要求开展练兵试验,如果在检验中发现标准中有些方面还不能满足检验要求,根据实际操作,编制作业指导书,并用标准物质或其他方法验证检验结果的正确性,到操作基本熟练为止。

  4.6.4 开展新项目检验必须做方法学验证,根据需要做标准曲线考察其线性相关,做 2 个以上浓度的回收率试验以验证方法的准确性,每个浓度做 3～5 个平行以考查其重复性,残留检测项目还应做最低检测限验证。各项验证记录均要随检验记录保存。

  4.6.5 在承担该项目的条件成熟后,项目负责人提出对该项目的考核评审申请,由技术负责人指派有关人员对该项目进行评审。评审人员应对照标准要求,对仪器设备、环境条件、人员情况等进行审核,看其是否已经符合新扩项目开展的要求,并重点评审新检验项目工作开展过程中与标准要求的符合性,提交《新开展项目评审表》报技术负责人审批。

  4.6.6 检验人员按《人员管理程序》考核合格,获得相应的上岗证后上岗检验。检验科按标准和有关技术文件要求准备好检验记录表格。

  4.6.7 评审通过后,新开展项目的申请记录及评审记录由质量管理科整理归档。

×××疾病预防控制中心

程序文件

标题：检测方法及新项目评审程序

文件编号：××PF01-26

第 1 版　第 0 次修订

共 4 页　第 4 页

4.6.8　新项目需经计量认证评审后才能向社会提供公证数据。

5　相关文件

5.1　××PF01-04《文件控制程序》

5.2　××PF01-15《人力资源管理程序》

5.3　××PF01-30《仪器设备管理程序》

5.4　××PF01-32《期间核查程序》

5.5　××PF01-33《量值溯源程序》

6　质量记录

6.1　××PF01-26-01《新开展项目申请表》

6.2　××PF01-26-02《新开展项目评审表》

6.3　××PF01-26-03《原计量认证项目能力变更确认表》

1　目的

建立能迅速发现检测活动中任何偏离法律法规、方针、程序技术标准等规定的反馈机制，以及对可偏离例外放行所遵循的原则，特制订本程序。

2　适用范围

本中心所有与检测工作相关活动的偏离。

3　职责

3.1　相关责任部门/人员负责对技术活动偏离的申请；

3.2　检验科等业务科室负责人负责对技术活动中偏离的审核；

3.3　技术负责人负责对技术活动中发生偏离的决定。

4　程序

4.1　允许偏离的原则与范围

4.1.1　由于情况多样性和复杂性，在检测过程中将不可避免地发生对现行程序和检测标准进行偏离的要求，但这种偏离应有政策和原则的规定：

——不违背法律、法规的要求；

——不违背中心的质量方针和目标；

——偏离是可跟踪的、可追溯的，通过对偏离实施记录、标识，可进行追溯或纠正；

——当偏离涉及客户利益时（例外偏离标准检测方法），应与客户充分沟通并征得同意。

4.1.2　允许偏离的许可范围与纠偏要求

4.1.2.1　在实施检测过程中与规定的方法偏离的例外，只有符合下列情况才能允许：

1）已被文件规定；

2）经技术判断认为是合理的；

3）获得客户的认可。

4.1.2.2　当发生如下情况时（不仅限于），本中心允许偏离，但在偏离执行后，相关部门和人员应对偏离所产生的影响做出评估，对其结果的有效性做出评价。必要时，进行验证是否影响质量：

——特殊情况偏离标准中规定的检测方法和要求进行检测，并征得客户同意时：事后对方法进行评价、分析，若方法不合理，则应执行《检测报告管理程序》，追回报告，同时应在检测报告中注明偏离的方法或要求；

——客户要求对抽样计划的偏离、添加、删减，在不违背相关政策、标准要求时：经技术负责人确认在不违背相关政策、标准要求的前提下，按客户的要求进行抽样，并按××PF01-38《检测报告管理程序》的要求对客户出具检测报告，在报告中注明抽样方法的偏离；

——接收检测样品时的状态与正常（或规定）条件的偏离，经客户确认继续检测时：按××PF01-38《检测报告管理程序》的要求对客户出具检测报告，在报告中注明样品状态与正常（或规定）条件的偏离；

——其他情况需要偏离时：根据情况而做出必要的纠偏。

4.1.3 一旦发现偏离发生不符合或检测差错，发现人填写××PF01-27-02《偏离反馈纠正表》，报告职责部门负责人，职责部门及时报告技术负责人，并采取必要的纠正或预防措施，执行××PF01-10《纠正措施程序》和××PF01-11《预防措施与改进控制程序》。

4.2 偏离的申请与批准

1）中心各级人员应根据允许偏离的政策和原则来识别检测活动中所产生的偏离活动；

2）将识别出来的偏离活动由执行人填写××PF01-27-01《允许偏离申请批准表》，由责任部门负责人签署意见后报技术负责人批准；

3）技术负责人应对偏离的合理性进行综合评价，并对其是否允许偏离做出批准；

4）技术负责人负责检测过程涉及技术问题的偏离的批准。

5）其他情况需要偏离时：根据情况而做出必要的纠偏。

4.3 相关的偏离记录，由质量管理科负责保存。

5 引用文件

5.1 ××PF01-10《纠正措施程序》

5.2 ××PF01-11《预防措施与改进控制程序》

5.3 ××PF01-38《检测报告管理程序》

6 相关记录

6.1 ××PF01-27-01《允许偏离申请批准表》

6.2 ××PF01-27-02《偏离反馈纠正表》

×××疾病预防控制中心

程序文件

标题:计算机管理程序

文件编号:××PF01-28

第1版　第0次修订

共4页　第1页

1　目的

保护计算机、网络系统、存储数据及检测用计算机软件的安全、准确及可靠,其过程符合质量手册和有关技术规范要求,防止非授权人员接触和未经批准修改记录,以保证数据的安全保密,确保计算机系统的正常运行。

2　范围

2.1　适用于检测配套的计算机网络设备、网络服务器、工作站所构成应用系统、计算机系统平台、检测用计算机软件、数据存储和传输的控制。

2.2　适用于检验报告管理系统。

3　职责

3.1　办公室负责计算机配套网络的维护、使用、日常管理与安全保密管理。

3.2　总务科负责计算机设备的维修、购置、登记的管理。

3.3　各使用科室负责所用计算机的维护和数据完整安全保密。

3.4　软件使用人员负责自身登录账号、密码的保管。

3.5　实验室检测报告管理系统的使用管理由质量管理科负责,计算机及网络管理由办公室负责。

4　程序

4.1　计算机的使用和管理

4.1.1　各科室落实计算机管理责任制度,未经许可,任何人不得更换电脑硬件和软件,拒绝使用来历不明的软件和光盘。严格按规定程序开启和关闭电脑系统。

4.1.2　各实验室使用计算机和局域网进行数据传输时,应遵守操作规程,严禁在网上进行违规、越权操作。外单位人员上机操作、拷贝文件,严禁外来存储设备接入计算机设备,以防带入病毒破坏储存的数据。

4.1.3　各科室的数据磁盘和应用程序磁盘包括光盘,由各科室妥善保存建档,能做备份的至少备份两份,各类数据磁盘包括光盘上须注明内容,应包括对应用环境和平台等信息内容进行控制。

4.1.4　计算机和自动化设备由各使用科室自行维护,确保其功能正常,并提供保护检测数据完整性所必需的环境与运行条件。应能保证在相对干燥、恒温、无烟尘、无强大磁场干扰、无静电和相对安静的条件下进行运行。对要求较为严格的使用环境,应建立环境监控手段、设施和记录,环境监控应执行××PF01-17《设施和环境条件控制程序》。

4.1.5　对需要进行实验室计算机软件评审的,由办公室负责组织有关专家进行评审,并填写××PF01-28-01《实验室计算机软件评审表》。

4.2　安全防范

4.2.1　所有计算机使用人员有责任保护硬件设备完好并正常运行。

4.2.2　中心计算机管理员负责各类数据库电子数据的安全。定期进行数据备份,对重要数据要每天备份,异机存放、定期进行日志维护。

4.2.3　计算机管理员有责任指导计算机操作员严格按操作规程操作。

×××疾病预防控制中心

程序文件

标题:计算机管理程序

文件编号:××PF01-28

第 1 版　第 0 次修订

共 4 页　第 2 页

　　4.2.4　计算机操作人员为本人使用设备的安全责任人,负责设备的开关机和使用、清洁保养、设开机密码、定期杀病毒等。

　　4.3　计算机系统平台、检测用计算机的管理

　　4.3.1　提供有效软件及其说明书,应用软件应由中心仪器管理员保存备份(包括软件与说明书),软件使用科室应对软件内的数据进行经常备份,防止计算机损坏造成数据丢失。

　　4.3.2　由上级业务单位提供的软件或仪器设备,自身携带随机软件,有关科室保存一套,中心网络管理站另保存一套。

　　4.3.3　软件的使用

　　4.3.3.1　软件使用人员应经过培训,具备一定的计算机知识;

　　4.3.3.2　使用软件的人员应按软件的要求进行操作。

　　4.3.4　计算机保存数据、文件的使用、保存和保密

　　4.3.4.1　使用计算机对数据进行采集、处理、计算、记录、报告、存储、发送时,应保证数据采集的完整性和处理的正确性。

　　1)数据的采集

　　①检测室负责人应按照本部门承检标准和检测细则的要求,规定出每一类承检产品或项目的检测原始数据的采集方式和格式。

　　②如采用自动采集,检测室负责人应对采集数据所用的测量系统实施验证和控制。

　　③采集的原始数据应进行修约或截尾,遵循先修约后运算的原则。

　　2)数据的处理

　　①检测员应对采集到的原始数据进行处理。数据处理应首先确认使用的物理常数、数表、计算公式、图表和曲线等。数据计算时应遵循先修约,后计算的原则。

　　②数据的修约应执行 GB/T8170—2008 标准的规定。

　　3)数据的转移

　　①数据的转移应本着"文件相关"的原则,即:保存转移前的原始数据凭证以便核实查证。

　　②数据在转移过程中不允许进行修约、计算、变更。

　　4)数据的更正

　　数据的更正是指由于记录错误引起的对数据的更正。在原始记录中如发生记录错误需要对错误数据进行更正,应遵循在错误数据上划二条水平横线后,再在错误数据右上角填写正确数据的更正方法。更正数据的操作人员应对更正后的数据进行签章确认和负责。

　　4.3.4.2　计算机软件的保存

　　备份保存的磁盘文件应考虑以下安全措施:

　　——防止磁场对磁盘数据的破坏;

　　——防止因操作系统或硬件配置的升级使磁盘文件不能兼容和继续使用;

　　——防止未经授权改动磁盘文件;

×××疾病预防控制中心

程序文件

标题：计算机管理程序

文件编号：××PF01-28

第1版　第0次修订

共4页　第3页

——防止磁盘丢失和未经批准使用；

——储藏文件的环境条件的控制。

4.3.4.3　获准升级的计算机软件，应由执行人负责删除旧的文件，安装新的文件，经验证合格后方可使用，不允许新旧文件同在一台机器上运行。

4.3.4.4　由计算机保存的数据、文件、记录不得与操作系统安装在同一分区内。由计算机保存的数据、文件、记录每年刻制光盘保存。对需要保密的计算机软件和数据、文件等，必要时应采用加密技术。

4.3.4.5　检测设备配套的计算机设备一概不准接入中心计算机网络。

4.4　安装实验室管理系统的计算机的管理

4.4.1　安装实验室管理系统的计算机设备，不得安装未经许可的应用软件，如工作需要安装未在许可范围的应用软件，需经质量管理办公室同意。

4.4.2　注意完整性和保密性，使用人员应执行数据保密规定，注意自己密码和口令的保密，防止未经批准人员使用计算机读取和修改数据，所设置的口令应经常变更，应按实验室有关程序文件规定执行。

4.4.3　使用人员严格按照实验室管理系统要求操作，检验人员和校核人员对计算机自动生成的数据应进行仔细核对，防止因输入错误带来的差错；不得对原始数据进行修改。

4.4.4　未经批准或授权不得随意调整、变动相关参数。

4.4.5　使用实验室管理系统的计算机打印报告、应注意完整性和保密性，并应符合实验室的有关规定。

4.4.6　各使用科室在中心局域网上公布的信息（包括网上邻居），必须经科室负责人核准；若与其他科室相关的信息，应经其同意方可发布。

4.5　维护与维修

4.5.1　各科室计算机管理员和仪器设备操作者，应对计算机进行日常维护，并保持环境整洁，对一般性异常情况进行处理。

4.5.2　所有计算机应适时对硬盘进行清理检查，查、杀病毒。

4.5.3　计算机硬件出现故障后，应及时填写维修通知单，报总务科，由总务科负责协调修理。

4.5.4　计算机软件出现故障后，应及时上报办公室，由办公室负责派技术人员进行维修。

4.5.5　使用科室需要对实验室计算机软件进行修改的，要填写××PF01-28-02《实验室计算机软件修改申请表》，报办公室处理，由办公室组织有关专家审核。

5　相关文件

5.1　××PF01-04《文件控制程序》

5.2　××PF01-17《设施和环境条件控制程序》

5.3　××PF01-29《数据处理控制程序》

5.4　××PF01-30《仪器设备管理程序》

6　质量记录

6.1　××PF01-28-01《实验室计算机软件评审表》

6.2　××PF01-28-02《实验室计算机软件修改申请表》

××疾病预防控制中心

程序文件

标题：数据处理控制程序

文件编号：××PF01-29

第1版　第0次修订

共3页　第1页

1　目的

为了规范检测过程中所产生的原始数据，使其符合检测报告数据处理要求，在运用和计算中应正确使用数据处理规则，保证检测报告数据的可追溯性和规范性。

2　范围

适用于检测过程原始数据的处理和检测报告的报告数据。

3　职责

3.1　检测人员：负责样品的检测及原始数据的记录、数据有效位数处理，在录入计算机产生检测报告前，正确、规范地使用有效数据处理规则，保证录入数据与检测报告数据有效性一致。

3.2　审核人员：负责对原始数据和检测报告数据有效性的审核。

4　程序

4.1　检测人员收到样品后，按照检测方法和检测设备有效感量，在原始记录单上记录有效数据，记录数据应符合各类设备和检测方法灵敏度要求。

4.2　检测完成后，应按照计算公式，逐项列出公式中的代表项数据，同时带入相应单位符号，以便核实列入的数据通过计算符合该项目计算结果的表示式。代入的数据和结果单位应与标准规定或法定计量单位一致，有效位数的保留应按本程序5取舍（除特殊说明外）。

4.3　如作业指导书要求做标准曲线，则应将该类数据单独列出。自动运算的数据处理设备，必须打印出原始数据（如吸光度、峰高/峰面积等基础数据）和自动运算数据，以便对检测结果复核及审核时追溯。

4.4　滴定分析的原始记录中，应保留各类使用可能影响检测结果的所有相关记录数据的最小有效位数数据，只有在最后检测结果运算时根据 GB/T 8170—2008《数值修约规则与极限数值的表示和判定》和 GB/T 5009.1—2003《食品卫生检验方法理化部分总则》对数据进行有效处理。

4.5　检测原始记录中，应体现平行样品的测定数据，其误差范围应符合标准或检测方法的要求。对于平行样测定，因数据波动大（如气体样品检测），故检测方法要求取平均值的数据，在检测结果按照计算公式运算前，应首先按照本程序5取舍后取平均值。通过自动数据处理设备计算的平均值，应对原始数据进行修约后演算（特别是检测结果临界值数据），以便保证检测数据的准确性。

4.6　当检测结果数据与标准限值相接近时，需要对该项目数据做再测试，再测试平行样时至少应有三份单数，如果不合格样品数>50％，按不合格检测结果平均值报告，否则相反。如果不可能进行再测试项目的检测，检测结果报告必须标明不确定度或相对偏差值。不确定度评定具体按××PF01-39《测量不确定度的评定程序》执行。

4.7　检测报告书的数据在录入或填写检测报告底稿时，应录入或填入与客户约定的控制标准技术文件一致的数据表示值，避免由于使用科学计数法则带给客户对数据含义的理解偏差。对通过录入原始记录数据后自动产生的检测报告值，为了保证检测报告数据的正确性预防和控制计算机网络安全性，复核人员必须对每次报告数据和原始数据进行验算和查验。检测人员有必要把检测项目最后报告数据在原始记录单上简要注明,包括检测数据、标准规定或法定计量单位等信息(可以不记录运算过程)。

4.8 当样品检测结果小于检测方法最低检测限时,检测报告应体现该项目在使用相同检测方法时的最低检测限,对于超过检测范围数据应根据稀释倍数报告实际检测数据。

4.9 复核、审核人员在核查原始数据和报告数据时,应对照作业指导书要求的测试方法检测出限和原始记录数据计算修约规则进行校核,同时对原始数据记录的完整性和使用计量单位的符合性进行核查,如果发现有不一致的部分,应进行演算复核,及时提醒有关人员规范记录或重新计算纠正。

4.10 当复核人员复核发现记录的操作方法与作业指导书不一致,按照××PF01-09《不符合检测工作程序》执行。

4.11 审核人员在审核检测报告数据时,应仔细核对各类运算数据的过程,包括录入原始数据自动计算出的检测结果数据的正确性、报告数据是否符合评价标准数据格式、项目方法对检测报告数据的灵敏度要求、数字修约的规范性,报告计量单位是否与标准规定或法定计量单位相一致等。

4.12 报告打印员在打印出正式报告后,应结合原始报告底稿进行数据校对,并按照检测报告书格式仔细核对每一项报告内容是否完整,确认无误后,交授权签字人签字后发放。

5 检测数据修约规则

5.1 有效数字

在检测中直接或间接测定的量,一般都用数字表示,但它与数学中的"数"不同,而仅仅表示量度的近似值,在测定值中保留一位可疑数字,如 0.0123 与 123 都为三位有效数字。当数字末端的"0"不作为有效数字时,要改写成用乘以"10"来表示。如 24600 取三位有效数字,应写作 2.46×10^4。

5.2 运算规则

5.2.1 除有特殊规定外,一般可疑数表示末位 1 个单位的误差。

5.2.2 复杂运算时,其中间过程多保留一位有效数,最后结果须取应有的位数。

5.2.3 加减法计算的结果,其小数点以后保留的位数,应与参加运算各数中有效数字位数最少的相同。

5.2.4 方法测定中按其仪器精度确定了有效数的位数后,先进行运算,对运算后的数值再修约。

5.3 数字修约规则

5.3.1 在拟舍弃的数字中,若左边第一个数字小于5(不包括5)时,则舍去,即所拟保留的末位数字不变。

例如:将 14.2432 修约到保留一位小数。

修约前   修约后

14.2432   14.2

5.3.2 在拟舍弃的数字中,若左边第一个数字大于5(不包括5)时,则进一,即所拟保留的末位数字加一。

例如：将 26.4843 修约到只保留一位小数。

修约前　　　　　　　　　　修约后

26.4843　　　　　　　　　　26.5

5.3.3　在拟舍弃的数字中,若左边第一位数字等于5,其右边的数字并非全部为"0"时,则进一,即所拟保留的末位数字加一。

例如：将 1.0501 修约到只保留一位小数。

修约前　　　　　　　　　　修约后

1.0501　　　　　　　　　　1.1

5.3.4　在拟舍弃的数字中,若左边第一个数字等于5,其右边的数字皆为零时,所拟保留的末位数字若为奇数则进一,若为偶数(包括"0")则不进。

例如：将下列数字修约到只保留一位小数。

修约前　　　　　　　　　　修约后

0.3500　　　　　　　　　　0.4

0.4500　　　　　　　　　　0.4

1.0500　　　　　　　　　　1.0

5.3.5　所拟舍弃的数字,若为两位以上数字时,不得连续进行多次修约,应根据所拟舍弃数字中左边第一个数字的大小,按上述规定一次修约出结果。

例如：将 15.4546 修约成整数。

正确的做法是：修约前　　　　　　　　修约后

　　　　　　　　15.4546　　　　　　　　15

不正确的做法是：

修约前	一次修约	二次修约	三次修约	四次修约(结果)
15.4546	15.455	15.46	15.5	16

6　相关文件

6.1　××PF01-09《不符合检测工作程序》

6.2　××PF01-39《测量不确定度的评定程序》

×××疾病预防控制中心

程序文件

标题:仪器设备管理程序

文件编号:××PF01-30

第 1 版　第 0 次修订

共 5 页　第 1 页

1　目的

对检测过程中使用的所有仪器设备进行规范管理、使用和维护,以保证检测结果的准确性和有效性。

2　范围

适用于所有对检测数据有影响的仪器设备的购置、验收、停用、维修、报废、标识、使用和维护等的控制和管理。

3　职责

3.1　总务科负责中心仪器设备的采购和管理。

3.2　科室设备管理员负责本科室设备的日常管理。

3.3　仪器设备使用人员负责仪器设备的技术验收、日常维护和保养及对仪器设备经检定或校准后的结果进行符合性确认。

3.4　中心仪器设备管理员负责保管所有设备档案,并制订中心仪器设备的总体检定/校准计划,及时进行溯源管理。

3.5　中心主任批准购置计划和报废申请。

4　程序

4.1　仪器设备的配置

使用科室根据检测工作需要、技术条件和实际工作量等要素提出年度设备购置申请,必要时由使用科室提交可行性报告(内容可包括购买设备的用途、配置的技术要求、购买必要性、预期效益分析等),报总务科汇总。

4.2　仪器设备采购计划的审批

仪器设备采购计划的审批由中心主任办公会讨论决定,中心主任批准。

4.3　仪器设备的采购

4.3.1　总务科负责办理采购事宜,属于政府统一招标的按政府统一招标采购管理办法执行,设备使用科室应协助总务科对采购设备的技术要求进行把关。

4.3.2　仪器设备的采购需签订质量保证、技术培训和售后服务等内容的合同书。仪器设备自订货之日起即应确定操作人员,必要时进行前期培训,并安排好安装场所和技术验收等工作。

4.4　仪器设备的验收

仪器设备到货后,总务科应组织由供货商、中心仪器设备管理员、科室仪器设备管理员、使用科室负责人、仪器设备使用人共同配合进行验收。

4.4.1　中心仪器设备管理员负责对合同内的部件数量、完整性及设备的外观的完好性进行验收,并记录。

4.4.2　科室仪器设备管理员负责组织科室人员完成对仪器设备的安装、调试,技术性能指标的符合性验收;验收完成后将填妥的仪器设备验收报告和仪器设备档案交中心仪器设备管理员。

4.4.3　中心仪器设备管理员在收到完整的仪器设备相关资料(随机所有纸质及电子版资料)后,及时建档、归类、编制目录。

×××疾病预防控制中心

程序文件

标题：仪器设备管理程序

文件编号：××PF01-30

第1版　第0次修订

共5页　第2页

4.4.4　中心仪器设备管理员在仪器设备验收时编制设备唯一性编号(资产标识)，科室仪器设备管理员领取后及时将编号标识牌粘贴于该设备上(便于观察的位置)。

4.5　仪器设备档案管理

4.5.1　应及时建立仪器设备档案，并进行跟踪管理。

4.5.2　仪器设备档案资料包括：

(1)设备及软件的名称；

(2)制造商名称，设备型号，出厂编号(或批号)和其他唯一性标识；

(3)仪器设备配置申请和可行性报告及论证意见(适用时)；

(4)标书及购置计划批准文件(适用时)；

(5)仪器设备采购合同书；

(6)购置发票(复印件)；

(7)设备接收日期、启用日期和目前放置地点；

(8)验收报告(外观验收和技术验收记录)；

(9)制造厂的使用说明书和操作规程；

(10)历年检定/校准报告或测试报告和符合性评审表；

(11)历年仪器使用记录、维护记录和期间核查记录。

4.5.3　科室仪器设备管理员应配合总务科完成仪器设备归档的全部资料的收集，(其中××PF01-30-01《仪器设备使用登记本》可在记录本填完后或在次年1月初交总务科归档)。

4.6　设备的检定/校准及符合性确认管理

4.6.1　计量仪器设备应经法定计量部门检定/校准或测试合格，并经过设备使用范围符合性评审后，方可投入检测工作。检定/校准具体按××PF01-33《量值溯源程序》要求执行，保证仪器设备在运行工作状态中的关键量和值能够始终溯源到国家基准。

4.6.2　计量仪器设备经法定计量部门检定/校准或测试后，应对其检定/校准或测试的结果是否符合检验预期使用要求进行确认，确认符合要求后，方可投入检测工作。检定/校准或测试结果及符合性评审资料列入历年使用记录资料归入设备档案保存。

4.6.2.1　仪器设备经检定/校准或测试后，总务科负责收集、保管检定/校准或测试证书以及比对验证结果原件，并将复印件及时提交相关科室，仪器设备使用人员根据其测量不确定度等指标是否满足检测/校准工作的要求进行符合性确认，并填写××PF01-30-02《仪器设备检定/校准符合性评价记录表》。

4.6.2.2　检定证书的确认，检定证书一般都给出了测量仪器的准确度等级和结论。由于计量检定是严格按照检定规程和检定系统表进行的，规程中已对评定方法、计量标准、环境条件等做出规定，所以对检定结果的评价可不考虑对示值误差测量不确定度的影响，对于检定合格的测量设备，仅需满足选用时的测量要求即可使用。

4.6.2.3　校准证书和测试报告的确认，校准证书和测试报告往往不给出测量仪器的准确度等级和合格与否的结论，但应给出校准参数的测量不确定度。仪器设备使用人员应对所给出的测量信息是否满足使用该测量仪器进行检测的需要进行确认。

4.6.2.4　对设备比对、参加能力验证、使用有资格的供应者提供的有证标准物质来给出可靠的物理或化学特性的验证结果,仪器设备使用人员也要对比对结果进行评价。

4.6.2.5　仪器设备检定或校准后产生修正因子或修正值时,仪器设备管理员应在仪器设备标签中标注校准给出的修正因子或修正值,确保有关数据得到及时修正,计算机软件也应及时得到更新。

4.6.2.6　仪器设备检定/校准或测试不合格时,该仪器设备应停用,仪器设备管理员在该仪器设备上加贴停用标识并按规定申请报修或报废。

4.7　仪器设备状态标识的使用

仪器设备的状态标识分为"合格"、"准用"和"停用"三种,通常以"绿"、"黄"、"红"三种颜色表示,具体标志为:

4.7.1　合格标志(绿色):经检定/校准或测试,确认其符合检验技术规范规定的使用要求的。

4.7.2　准用或限用标志(黄色):仪器设备存在部分缺陷,但在限定范围内可以使用的(即受限使用的),应标注限制使用的范围,以避免误用。

4.7.3　停用或禁用标志(红色):仪器设备目前状态不可使用。包含仪器设备损坏者;仪器设备经检定/校准或测试不合格者;或经检定/校准或测试证明其不符合检验技术规范要求的;仪器设备性能无法确定者;仪器设备超过周期未检定者。

4.7.4　状态标识中应包含必要的信息,如检定/校准日期、有效期、设备编号、确认人及确认日期等。

4.8　仪器设备的使用、维护和管理

4.8.1　检测科室使用的仪器设备管理要落实到人,应当明确规定仪器设备的使用和保管人员,贵重仪器设备应由专人使用管理和保管,对于共用的仪器设备(如天平)也要指定责任保管人员。操作人员必须经培训考核合格后经授权方可上机,与生物安全有关的特种设备(如压力容器等),应当到有培训资质的部门经过培训考核,持证上岗。操作人应严格遵守操作规程,建立维护、保养、交接制度,严格按要求做好使用情况记录。

4.8.2　操作人员必须详细阅读、理解仪器设备使用说明书及操作规程,应严格遵守操作规程,并做好使用前后的记录。

4.8.3　贴有"合格"标志,"准用"标志的仪器设备才能使用;贴有"停用"标志的仪器设备,不能使用。

4.8.4　仪器设备使用人员在使用前必须检查仪器设备性能是否正常,是否在检定或校准有效期内,检查检定或校准结果是否能符合检测需要,环境条件是否能保证正常运转。

4.8.5　一旦设备发生故障,应立即停止使用。设备使用人应及时通知科室设备管理员加贴停用标识,必要时予以隔离,并填写设备维修申请单交总务科,并由总务科负责处理或联系维修。仪器设备经修理正常后,使用前必须经检定或校准等方式证明功能指标已恢复后方可投入使用。同时追溯这些缺陷或偏离对过去进行的检验造成的影响,发现不合格,应按××PF01-09《不符合检测工作程序》进行处理,必要时应通知客户。

4.8.6　对于不能修复的仪器设备,由科室仪器设备管理员填写××PF01-30-03《固定资产报废审批表》,科室负责人签字后报总务科,总务科组织评定后报中心分管领导

×××疾病预防控制中心
程序文件
标题：仪器设备管理程序

文件编号：××PF01-30
第1版　第0次修订
共5页　第4页

审批。

4.8.7　携带仪器设备到现场检测时,先将仪器设备放置于稳固的包装箱内,在运输过程中要避免晃动,到达现场后放置于平稳的场所,检查环境条件,符合规定要求后开机。

4.8.8　实验室对需要使用的无菌工(器)具和无菌器皿应能正确实施灭菌措施,无菌工(器)具与非无菌工(器)具和器皿加以区别。

4.8.9　仪器设备的维护,使用科室检测人员应编制本科室仪器设备维护计划,明确维护项目和保养周期,定期进行维护保养并记录。

4.8.10　外来人员(包括实习生)需要上机操作,必须经中心技术负责人批准,由设备使用人负责培训合格后,在其检测科室相关技术人员的监督下方可使用。

4.9　脱离实验室直接控制的设备管理

仪器设备脱离实验室的直接控制,包括现场使用的、外部流转的,在设备返回实验室后,由操作人员对其进行功能和校准状态检查,对关键量或值进行回顾性试验比对,确认结果吻合或差别符合不确定度要求的设备才能投入使用。

4.10　仪器设备自动控制硬件和软件的保护

4.10.1　检测设备包括硬件和软件在安装、调试、校准后,要采取措施给予保护,特别是软件必须设置密码,防止非授权人员改动设置。操作人员在使用中应及时将自动生成的原始数据、图谱等文件定期备份,必要时,可定期打印成书面资料存档,以免工作软件出现故障造成数据丢失。

4.10.2　自动设备在周期性检定/校准中产生的修正因子,应在设备工作软件上及时更新并备份。

4.11　仪器设备和标准物质的期间核查

当仪器设备/标准物质需要利用期间核查以保持仪器设备校准状态和标准物质的量值可信度时,应制订仪器设备/标准物质期间核查计划及作业指导书,并按计划要求和期间核查作业指导书开展期间核查工作。具体按××PF01-32《期间核查程序》执行。

4.12　使用未定型的专用检测仪器的管理

使用未定型的专用检测仪器的管理,需提供技术机构对该设备的验证证明,以增强该设备出具的数据的可信度。其方法有:

4.12.1　使用有证标准物质(参考标准)来给出可靠的物理或化学特性。

4.12.2　通过三台以上同类仪器设备对可分割的同一样品进行比对。

4.12.3　对于综合性检验的仪器设备,可通过对该设备的基本参数的校验来进行。如这类仪器带有自校程序,还必须包括用自校程序进行自校。

5　相关文件

5.1　××PF01-09《不符合检测工作程序》

5.2　××PF01-32《期间核查程序》

5.3　××PF01-33《量值溯源程序》

6　质量记录

6.1　××PF01-30-01《仪器设备使用登记本》

6.2　××PF01-30-02《仪器设备检定/校准符合性评价记录表》

6.3　××PF01-30-03《固定资产报废审批表》

×××疾病预防控制中心

程序文件

标题：标准物质管理程序

文件编号：××PF01-31

第1版　第0次修订

共3页　第1页

1　目的

对标准物质的采购、验收、使用和保管进行控制，确保标准物质和标准溶液的量值准确、可靠和可溯源性。

2　范围

适用于标准物质和标准溶液的采购、验收、使用和保管。

3　职责

3.1　使用科室提出标准物质采购申请。

3.2　标准物质管理员负责标准物质验收和保管。

3.3　检测人员负责对标准物质量值准确性的验证、期间核查实施。

3.4　总务科负责标准物质采购计划的制订和采购的实施。

3.5　中心主任负责标准物质采购计划的批准。

4　程序

4.1　标准物质的购买

4.1.1　采购申请。各使用科室根据工作需要，提出拟采购的标准物质的具体要求，可包括名称、类型、需要的量值范围、介质、等级、数量、规格、包装类别等信息以及其他特殊要求，填写××PF01-06-01《服务和供应品采购申请表》，递交总务科办理。

4.1.2　采购批准。总务科收到××PF01-06-01《服务和供应品采购申请表》后，负责审核信息的准确性和完整性，并从已建立的合格供应商中询价，完成申请表的填写，上报中心主任批准后采购，并保证标准物质运输途中的安全，做到不污染、不损坏，确保其完整性。

4.1.3　当在国家主管部门批准、发布的标准物质目录中，合格供应商无法提供所需的标准物质时，可以考虑从其他授权单位购买或从国外进口，但应建立、评价新的合格供应商，具体参照××PF01-06《服务、供应品的采购管理程序》执行。

4.2　标准物质的验收与验证

4.2.1　标准物质的验收

采购的标准物质，交由申请采购的使用科室验收，验收内容可包括：

4.2.1.1　依据采购申请表查验是否按要求进行采购，包括名称、规格、数量是否一致，包装、外观是否正常，是否有损坏、破损等情况。

4.2.1.2　采取不同的验收方式进行质量验收，包括标识是否清晰、完整，有无证书或说明书，是否在证书声明有效期内等。

4.2.1.3　验收合格后，应注意在标准物质上做出的标识应与证书相对应，将验收情况填入××PF01-31-03《标准物质验收记录》并归档保存。

4.2.2　标准物质的验证

非有证标准物质需进行量值符合性验证，由检测人员实施，可采用有证标准物质进行验证；新旧、不同批号的标准物质或实验室间比对；参加能力验证或获得满意结果的样品测试；送有资质校准机构校准等。验证合格后，将验证情况填入验证记录归档保存。

4.2.3　验收、验证不符合要求的，不能投入使用，及时通知总务科，由总务科负责退

×××疾病预防控制中心
程序文件
标题:标准物质管理程序

文件编号:××PF01-31
第1版　第0次修订
共3页　第2页

货或做其他处理。

4.3　标准物质(溶液)配制和使用

标准物质使用前,使用人应仔细阅读标准物质证书上的全部信息,检查是否在有效期内和有无异常、注意有效证书中的定值和浓度(或绝对量)单位、使用范围、溶剂是否适合实际应用;使用过程中应严格按操作规程操作,小心轻放,不要污染;使用后要密封,放回原处,并做好登记。分析中发现异常情况要及时报告,避免产生差错。

4.3.1　用标准物质配制的标准溶液,应采取逐级稀释,并登记在××PF01-31-05《试剂(标准溶液)配制原始记录》。

4.3.2　配制的标准溶液和工作溶液标签应规范统一,标准溶液的标签要注明名称、浓度、介质、配制日期、有效期及配制人。

4.3.3　标准滴定溶液配制与标定

4.3.3.1　标准滴定溶液的配制和标定应按相应的国家标准操作,配制和标定操作应由两名检测人员进行,记录中要如实反映初标和复标的四平行滴定数据、所使用的分析天平、滴定管规格与编号、容量瓶及吸量管、环境条件等信息。

4.3.3.2　为获得准确的结果,要注意把握滴定时的速度,使用的计量器具要处于有效校准合格状态,在标准基准物称取量少于0.5g时要使用十万分之一的天平。

4.3.3.3　当用于较精密的测定时,标准溶液的浓度应换算为标准温度20℃时的浓度,在使用时将体积换算为标准温度20℃时的体积。

4.3.3.4　标准滴定溶液配制记录使用××PF01-31-04《滴定分析用标准溶液的制备标定原始记录》。

4.4　标准物质的保管和领用

4.4.1　标准物质应由专人负责保管,予以唯一性编号、登记在××PF01-31-01《标准物质目录》,建立标准物质目录内容包括:标准物质名称、编号、级别、制造单位、购入日期、验收情况或验收结论、失效日期、存放要求、存放地点。

4.4.2　检测部门直接使用的有证标准物质,必须进行使用登记。领用时填写××PF01-31-02《标准物质领用登记表》。

4.4.3　标准物质应放置规定位置,便于取用,不受污染。用完或作废后及时从台账中注销,始终保持账物相符。

4.4.4　标准物质应根据其性质妥善存放,易受潮的应放于干燥器中,需避光保存的要用黑纸包裹或贮于棕色容器中,需密封的用石蜡封口后存放于干燥阴凉处,需低温保存的应存放在冷藏室中,需冷冻保存的应存放在冷冻室中,不宜冷藏的应常温保存。对不稳定、易分解的标准物质应格外关注其存放条件的变化,防止其性能发生变化。

4.4.5　对标准物质存放场所及设施设备应进行日常检查和维护,并保留温度、湿度等监控记录确保其正常运行。对过期、变质、破裂、渗漏的标准物质,要有明显的标识并分区存放。

4.5　标准溶液的保存

4.5.1　配制好的标准溶液要妥善放在专门区域存放,严禁与普通试剂混放。有低温要求的要冷藏,使用前应将温度恢复至常温。

×××疾病预防控制中心

程序文件

标题：标准物质管理程序

文件编号：××PF01-31

第 1 版　第 0 次修订

共 3 页　第 3 页

4.5.2　标准溶液存放的容器应符合规定，注意相溶性、吸附性、耐化学性，遇光易分解或化学性质不稳定的标准溶液应使用棕色瓶在适宜的温度下储存。

4.5.3　应经常检查标准溶液和工作溶液的变化迹象，观察有无变色、沉淀、分层等现象。

4.5.4　当检测结果出现疑问时，应核查所用标准溶液的配制和使用情况，必要时需重新配制并进行复测。

4.5.5　标准溶液保存期限

4.5.5.1　标准溶液一般有保存条件和期限要求的，要在规定的有效期内使用，超过有效期的应重新配制。未明确有效期的可通过对规定环境下保存的不同浓度水平标准溶液的特性值进行持续测定来确定各浓度水平标准溶液的有效期。也可参考下述情况保存。

4.5.5.2　标准滴定溶液常温保存，有效期为两个月，标准滴定溶液的浓度小于等于 $0.02mol/L$ 时，应在临用前稀释配制。

4.5.5.3　用于农兽药残留检测的标准溶液一般配制成浓度为 $0.5\sim1mg/mL$ 的标准储备液，保存在 $0℃$ 左右的冰箱中，有效期为 6 个月；稀释成浓度为 $0.5\sim1\mu g/mL$ 或适当浓度的标准工作液，保存在 $0\sim5℃$ 的冰箱中，有效期为 $2\sim3$ 周。

4.5.5.4　元素标准溶液一般配制成浓度为 $100\mu g/mL$ 的标准储备液，保存在 $0\sim5℃$ 的冰箱中，有效期为 6 个月；稀释成浓度为 $1\sim10\mu g/mL$ 或适当浓度的标准工作液，保存在 $0\sim5℃$ 的冰箱中，有效期为 1 个月。

4.6　标准物质的期间核查

应对标准物质（溶液）进行期间核查，确保持其校准状态的置信度，具体参照××PF01-32《期间核查程序》执行。

5　相关文件

5.1　××PF01-06《服务、供应品的采购管理程序》

5.2　××PF01-32《期间核查程序》

5.3　GB/T27404—2008《实验室质量控制规范食品理化检测》

6　质量记录

6.1　××PF01-06-01《服务和供应品采购申请表》

6.2　××PF01-31-01《标准物质目录》

6.3　××PF01-31-02《标准物质领用登记表》

6.4　××PF01-31-03《标准物质验收记录》

6.5　××PF01-31-04《滴定分析用标准溶液的制备标定原始记录》

×××疾病预防控制中心

程序文件

标题：期间核查程序

文件编号：××PF01-32

第1版　第0次修订

共3页　第1页

1 目的

实验室所使用检测仪器设备和标准物质应始终保持在可信任的准确度范围，因此，对检测数据有影响的检测仪器设备及标准物质应定期进行期间核查。

2 范围

适用于对检测结果准确度和有效性有影响的检测仪器设备和标准物质的期间核查。

3 职责

3.1 科室负责人负责组织仪器设备、标准物质管理人员或使用人员，识别、确认需要开展期间核查的仪器设备、标准物质，并制订年度核查计划，交总务科汇总。

3.2 仪器设备管理人员或使用人员负责起草仪器设备期间核查作业指导书。

3.3 技术负责人负责期间核查作业指导书及期间核查计划的批准。

3.4 仪器设备及标准物质使用人员按计划实施期间核查，并将核查记录交总务科归档。

4 程序

4.1 确定核查对象制订核查计划

科室负责人负责组织仪器设备、标准物质管理人员或使用人员，识别、确认需要开展期间核查的仪器设备、标准物质，并制订年度核查计划，填写××PF01-32-01《仪器设备/标准物质期间核查计划表》，汇总到总务科编制中心年度仪器设备、标准物质期间核查计划，计划可包括仪器设备名称、型号规格、编号、核查时间和核查频次等，编制完成的期间核查计划，经技术负责人批准后实施。

4.1.1 仪器设备核查

并非所有的仪器设备均需要进行期间核查，期间核查一般需要考虑以下条件：校准周期较长或上次校准结果不是很理想的、使用频繁的；使用环境严酷或使用环境发生剧烈变化；使用过程中容易受损、数据易变或对数据存疑的；经常拆卸、搬运、携带到现场检测的；临近失效期；第一次投入运行的等。

4.1.2 标准物质核查对象

4.1.2.1 有证标准物质。反复开启使用的标准物质、含有挥发组分或所含组分不稳定标准物质、标准物质的中间使用溶液或标准溶液有效期的确认等。

4.1.2.2 非有证标准物质。包括参考物质、质控样品、校准物、标准气以及实验室自行配制的标准溶液等。

4.2 编制期间核查作业指导书

仪器设备和标准物质管理人员或使用人员负责起草仪器设备期间核查作业指导书，作业指导书应经过技术评价，证明其核查方法是正确有效的，交技术负责人批准。审批后的期间核查作业指导书由质管科统一编号，作为受控文件发布实施。

4.3 期间核查内容

4.3.1 仪器设备的期间核查，考虑主要的计量性能指标，根据各仪器设备不同而定。通常选择仪器说明书列出的技术指标，如零点检查、灵敏度、准确度、分辨率、测量重复性、标准曲线线性、仪器内置自校检查、标准物质或参考物质测试响应值等。

×××疾病预防控制中心

程序文件

标题:期间核查程序

文件编号:××PF01-32
第1版　第0次修订
共3页　第2页

4.3.2　标准物质的期间核查,通常为特性量值的符合性测试。

4.4　期间核查方法

4.4.1　仪器设备

利用现行有效的有证参考标准对仪器设备进行其灵敏度、重现性和线性范围符合性的检查;对稳定的被测件(例如核查标准)的量值重新测定;与相同准确度等级的另一设备或几个设备的量值进行比较;在资源允许的情况下,进行高等级的自校;参加实验室间比对或能力验证。

4.4.2　标准物质

可用有证标准物质,或新旧、不同批号的标准物质,或实验室间比对;参加能力验证并获得满意结果的样品测试;送有资质校准机构校准等。

4.5　期间核查频次

4.5.1　设备的期间核查时间。原则上安排在两次检定/校准的有效期内至少进行一次核查,对检定/校准周期较长、易发生漂移(稳定性差)、使用频繁和检测数据可疑的仪器设备,可以根据使用其检测特性变化规律,适当增加期间核查的频次。标准物质的核查频次按照程序或规定的要求,以及日程安排进行核查。

4.5.2　标准物质的期间核查时间。可根据实验室对标准物的使用频次和实验室储存标准物质的条件来决定。实验室首次使用的溶液标准物质,期间核查时间间隔可以按先密后疏的原则安排,找出此标准物质期间核查的间隔点,来确定核查间隔。固体标准物质的稳定非常好,有效期长,只要按要求保存,一般期间核查时间为半年一次,但固体标准物质中一些不稳定的成分可根据情况缩短核查间隔时间。不常使用的可以在每次使用前进行核查。

4.6　期间核查的实施

科室负责人按照相关4.1、4.2、4.3、4.4要求,以及期间核查计划的要求和时间组织实施,检测人员按照作业指导书进行期间核查操作并做好记录和结果判定,形成的期间核查报告经科室负责人审核,递交技术负责人批准,质量监督员负责核查过程的监督并记录。

4.7　期间核查结果的处理

4.7.1　如果仪器设备或标准物质期间核查结果符合技术要求指标,可以继续使用,否则停止使用。

4.7.2　当仪器设备或标准物质期间核查结果表明,相关技术要求指标已经出现偏差(标准物质如发现分解、产生异构体、浓度降低等特性变化),除停止使用外,应及时报告总务科,组织相关技术人员进行维护调试、维修或办理报废,仪器设备经维修后需再次进行检定/校准或期间核查。

4.7.3　当相关技术要求指标不符合要求时,除停止使用、维修外,仪器设备使用人员、检测人员应分析偏差对以前检测产生的影响,进行追踪,并启动××PF01-09《不符合检测工作程序》或××PF01-10《纠正措施程序》进行纠正,以减少仪器设备和标准物质的问题给检测结果带来的影响。

4.8　仪器设备期间核查记录由科室收集后,交总务科统一保管,每年按照中心规定

×××疾病预防控制中心
程序文件
标题:期间核查程序

文件编号:××PF01-32
第 1 版　第 0 次修订
共 3 页　第 3 页

归入仪器设备档案。

5　相关文件

5.1　××PF01-09《不符合检测工作程序》

5.2　××PF01-10《纠正措施程序》

5.3　××PF01-30《仪器设备管理程序》

6　质量记录

6.1　××PF01-32-01《仪器设备/标准物质期间核查计划表》

6.2　××PF01-32-02《仪器设备/标准物质核查结果记录表》

×××疾病预防控制中心
程序文件
标题：量值溯源程序

文件编号：××PF01-33
第 1 版　　第 0 次修订
共 2 页　　第 1 页

1　目的

为确保检测结果能够溯源到国家基准。对本中心用于检测、校准和抽样结果的准确性或有效性有影响的所有仪器设备（包括辅助设备）、测量标准（器）、用作测量标准的标准物质（参考物质）进行检定或校准，使其量值准确、有效，符合法制计量、评审准则、标准和规范等要求。

2　范围

适用于本中心对检测、校准的准确性或有效性有影响的仪器设备（包括辅助设备）、测量标准（器）、用作测量标准的标准物质（参考物质）的量值溯源工作。

3　职责

3.1　总务科负责编制仪器设备检定、校准、验证计划并实施。

3.2　自校准人员负责自校仪器设备的校准。

3.3　技术负责人负责仪器设备检定、校准、验证计划的审批。

3.4　各业务科所协助总务科完成量值溯源工作。

4　程序

4.1　仪器设备检定、校准、验证计划的制订。年初由总务科根据检定或校准的相关规定和要求以及本中心检测仪器设备配置、使用情况，负责制订检定、校准、验证的年度计划，计划可包括仪器设备名称、型号、编号、溯源方式、检定/校准周期、最近检定/校准日期、下次检定/校准日期、检定/校准机构、送检人、结果报告方式等信息，计划经技术负责人批准后，由总务科和相关业务科所负责实施。

4.2　仪器设备检定、校准、验证的实施

4.2.1　仪器设备的检定

属国家强制检定目录内的仪器设备，总务科根据检定周期的规定日期及时与省、市等计量检定授权机构联系，按时送检并确保仪器设备在运输途中的安全。对因受体积、质量、安装方式等客观条件限制而不能送检的仪器设备，可以请检定人员上门服务。当地不能检定的，可向上一级质量技术部门指定的检定机构申请检定。

4.2.2　非强制检定的仪器设备的校准

4.2.2.1　总务科根据业务科所提供校准的技术指标要求（如温度、点位、精度等），选择经计量授权或其他有资质的计量技术机构提供检定/校准服务，具体选择按照《服务、供应品的采购管理程序》执行，其出具的校准证书必须提供不确定度等相关信息，确保量值可溯源至国家基准。具体操作可参照4.2.1执行。

4.2.2.2　仪器设备的自校准。当中心开展仪器设备自校准时，自校准必须满足以下条件：

（1）有相应合格的检定/校准用的计量标准（器）；

（2）有检定/校准标准方法或按 JJF1071—2010《国家计量校准规范编写规则》制订，由本单位发布的校准规范（由有关专业专家和计量专家审定）；

（3）有考核合格的人员；

（4）有合适的检定/校准环境条件。

×××疾病预防控制中心

程序文件

标题:量值溯源程序

文件编号:××PF01-33

第1版 第0次修订

共2页 第2页

总务科负责绘制量值溯源系统图,确保量值能溯源到国家基准。相关科所负责编制自校准规程(或作业指导书)(需要时),经技术管理者批准后,由自校准人员按检定/校准规程、方法进行校准。出具检测仪器自校准报告,并给出校准参数的测量不确定度,以检查是否满足溯源等级图的要求。

4.2.2.3 仪器设备无法溯源到国家计量基准的,总务科协同质量管理科组织相关科所选择下列三种方法之一进行验证:设备比对;参加能力验证;使用有资格的供应者提供的有证标准物质来给出可靠的物理或化学特性,并获得满意结果来提供溯源的证据。

4.2.2.4 对不需要检定或校准的仪器设备,总务科负责指定有资格和能力的人员进行功能和性能的验证,确保仪器设备能够正常使用。

4.3 用于仪器设备自校准使用的参考标准要纳入年度检定/校准计划,按时送检,确保其量值准确和可溯源性,有关参考标准的检定/校准和管理具体参见4.1,4.2.1和××PF01-48《检验责任追究制度》执行。

4.4 实验人员在实施检测时,要尽量使用有证标准物质。当不能获得有证标准物质时,要尽量使用有质量保证的纯物质来配制内部标准,并通过比对试验、能力验证等方式证明量值的准确和溯源。

4.5 为保证参考标准和标准物质校准状态的置信度,对参考标准和标准物质按照程序或规定的要求,以及日程安排进行期间核查,核查人员按照××PF01-32《期间核查程序》、××PF01-48《检验责任追究制度》执行。

4.6 参考标准和标准物质的管理。本中心对参考标准和标准物质的购买、运输、使用、核查、存储和安全专门制订了管理程序,具体按照××PF01-31《标准物质管理程序》、××PF01-48《检验责任追究制度》执行。

5 相关文件

5.1 ××PF01-06《服务、供应品的采购管理程序》

5.2 ××PF01-26《检测方法及新项目评审程序》

5.3 ××PF01-30《仪器设备管理程序》

5.4 ××PF01-31《标准物质管理程序》

5.5 ××PF01-32《期间核查程序》

5.6 ××PF01-48《检验责任追究制度》

6 质量记录

6.1 ××PF01-33-01《仪器设备检定、校准、验证计划表》

×××疾病预防控制中心

程序文件

标题:采(抽)样程序

文件编号:××PF01-34

第1版　第0次修订

共3页　第1页

1　目的

对采(抽)样过程进行控制,以确保被抽的样品具有客观性、代表性和公正性,从而确保检测结果的有效性、准确性。

2　范围

实验室为后续检测而对物质、材料或产品进行采(抽)样时。

3　定义

采样:是指从产品中采取有一定代表性样品,供分析检测用。

抽样:是指从欲研究的全部样品中抽取一部分样品单位。抽样的目的是从被抽取样品单位的分析、研究结果来估计和推断全部样品特性。

4　职责

4.1　各采(抽)样/检测部门负责对检测样品的采(抽)样。

4.2　采(抽)样/检测部门按上级和中心采(抽)样计划的要求,执行采(抽)样任务。

4.3　质量管理科对各采(抽)样/检测部门的采(抽)样进行监督管理。

5　程序

5.1　确定采(抽)样工作计划:各采(抽)样/检测部门每年依据卫生监测的要求和政府下达的指令检测任务,制订采(抽)样工作计划。计划内容包括采(抽)样依据、采(抽)样产品(或对象)、采(抽)样数量、样品运送及保存要求、检测项目和责任部门等。

5.2　采(抽)样的原则:随机并符合有关采(抽)样标准要求,数量要达到检测方法中所规定的量。采(抽)样依据,在相应卫生标准中已有采(抽)样规定的,执行卫生标准;相应卫生标准中未规定的,在采(抽)样计划中做出规定。除国家卫生标准明确规定的外,一般采用随机采(抽)样方式。采(抽)样必须注意样品代表性和均匀性,特殊样品(如应急样品等)的采集要具备典型性。当采(抽)样样品不能保证其具有代表性时,实验室应在检测报告上明确声名:本检测结果仅对来样负责。

5.3　现场采(抽)样工作程序(图 34-01)

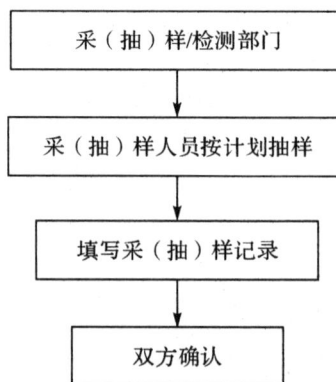

图 34-01　现场采(抽)样工作程序

×××疾病预防控制中心

程序文件

标题:采(抽)样程序

文件编号:××PF01-34

第 1 版　第 0 次修订

共 3 页　第 2 页

5.3.1　外出采样人员应着装整齐,佩戴工作证件,每次采(抽)样至少 2 人。

5.3.2　采(抽)样时必须有被采(抽)样单位派人员陪同,按规定方法采(抽)样,填写××PF01-34-01《检测样品采(抽)样单》一式二份,采(抽)样者和被采(抽)样单位负责人(或经手人)在采(抽)样单上签字后,一份交被采(抽)样单位,一份随样品检测流转。

5.3.3　采(抽)样时应做必要的现场情况调查,并进行详细记录。

5.3.4　微生物检测样品采集必须无菌操作,避免杂菌污染;理化检测样品应有防化学性污染的措施。

5.3.5　样品或盛装样品的容器应有标签,注明采(抽)样时间、样品名称、来源及采(抽)样编号。

5.3.6　采(抽)样人员填写检测协议书后按规定时间送达样品收发部门,在运输途中要保证样品及原包装的完整性,并确保样品安全。

5.4　监督委托样品

5.4.1　监督部门送检的监督委托样品,由送检方填写检测协议书;样品收发部门根据相应的要求收样并进行样品流转(送有关检测部门),检验人员从收到的样品中按有关检测方法抽取样品进行检测。

5.4.2　监督部门送检的监督委托的现场采(抽)样(检测)样品:当该监督委托为现场检测时,由送检方填写检测协议书,检测人员按有关检验方法进行现场检验,将检测协议书送样品收发部门并进行流转(送有关检测部门)。当该监督委托仅限现场采(抽)样时,由送检方填写检测协议书,检验人员按有关方法采(抽)样,将采(抽)样样品送样品收发部门,样品收发部门根据相应的要求收样并进行采(抽)样样品流转(送有关检测部门),检验人员从收到的样品中按有关检测方法抽取样品进行检测。

5.5　一般委托样品

5.5.1　客户送检委托样品时,由送检方填写检测协议书,样品收发部门按客户的要求收样并进行样品流转(送有关检测部门),检验人员按有关检测方法进行检测。

5.5.2　客户要求现场采样(检测):当委托为现场检测样品时,由送检方填写检测协议书,检测人员按客户的要求进行现场检测并将检测协议书送样品收发部门并进行流转(送有关检测部门)。当该委托样品仅限现场采样时,由送检方填写检测协议书,检验人员按客户的要求采(抽)样,将采(抽)样样品送样品收发部门,样品收发部门按客户的要求收样并进行采(抽)样样品流转(送有关检测部门),检验人员按有关检测方法进行检测。

5.6　鉴定委托

5.6.1　送检的鉴定委托样品,由送检方填写检测协议书;样品收发部门根据相应的要求收样并进行样品流转(送有关检测部门),检验人员按有关检测方法进行检测。

5.6.2　送检的鉴定委托现场采(抽)样(检测):当该委托为现场检测时,由送检方填写检测协议书,检测人员按有关检验方法进行现场检验,将检测协议书送样品收发部门并进行流转(送有关检测部门)。当该鉴定委托仅限现场采样时,由送检方填写检测协议书,检验人员按有关方法采(抽)样,将采(抽)样样品送样品收发部门,样品收发部门按有关方法收样并进行样品流转(送有关检测部门),检验人员按有关检测方法进行检测。

×××疾病预防控制中心

程序文件

标题:采(抽)样程序

文件编号:××PF01-34

第 1 版   第 0 次修订

共 3 页   第 3 页

5.7　司法委托

按争议双方商定的方法和数量采(抽)样。

6　相关文件

6.1　××PF01-23《检测工作程序》

6.2　××PF01-24《现场检测工作程序》

6.3　××PF01-25《应急样品检测工作程序》

6.4　××PF01-35《样品管理程序》

7　质量记录

7.1　××PF01-34-01《检测样品采(抽)样单》

×××疾病预防控制中心

程序文件

标题：样品管理程序

文件编号：××PF01-35

第1版　第0次修订

共3页　第1页

1　目的

对样品的运输、接收、处置、保护、存储、保留以及清理等环节加以有效的管理控制,确保样品在任何时候都不发生混淆、变质或污染,安全、保密,以保持检测样品的有效性、完整性,检测结果的准确性。

2　范围

适用本中心检测样品的运输、接收、处置、保护、存储、保留以及清理。

3　职责

3.1　质量管理科负责样品的接收。

3.2　质量管理科负责样品的发放、标识、流转、储存、移交处理等管理。

3.3　检测部门负责检测过程中样品的管理。

4　程序

4.1　样品的接收

4.1.1　一般样品的接收

由质量管理科统一接收,样品受理员应对样品进行符合性检查,认真检查样品状况(名称、包装、外观、规格、型号、生产日期、数量等)及样品资料的完整性,检查样品是否符合检测要求。若有异常情况,应及时与客户沟通,取得进一步说明和认可,并在检测协议书上做出偏离说明。若样品无异,样品受理员应在××PF01-07-01《检测协议书》上签名,并建立样品标识系统。当客户需要咨询样品相关专业问题或要求本中心现场采样时,由质量管理科负责联系相关科所提供咨询服务,并按专业要求进行现场采样,填写检测协议书后,及时将样品送至质量管理科。

4.1.2　对突发事件样品、紧急试样、易变质样品以及疾病控制类样品等,相关检验科对样品有关状况进行检查确认后将样品直接送检验科进行检测,然后尽快到质量管理科办理样品登记手续,确认样品编号,及时对上述样品进行样品识别。

4.2　样品的标识

4.2.1　样品标识系统组成：

样品标识系统由样品编号和检测状态两部分组成。质量管理科对检测样品实施识别管理。检测样品的识别管理系统(即样品标签)由样品编号、样品名称、收样时间和样品所处状态标识(未检/在检/已检/留样)组成。

4.2.1.1　样品编号：年号-顺序号-子分号：年号为样品到中心的公元年号,四位数;顺序号为中心样品的流水号,为五位阿拉伯数字;子分号这同一组样品编号中的细分号,为三位阿拉伯数字。

4.2.1.2　样品状态标记分为：未检□、在检□、已检□、留样□四种,以打钩形式分别代表状态。质量管理科在与客户完成了样品交接后,应在样品上粘贴样品标签并注明未检□和留样□状态标识。检验科收样员与质量管理科样品收发员完成样品交接后,进入检测时,应在样品标识上注明"在检"状态标识。检验科完成了样品检测后,应在样品标识上注明"已检"状态标识。检测部门样品库设"未检区"和"在检区"两个区域。具体见××PF01-35-03《样品状态标识》。

×××疾病预防控制中心

程序文件

标题：样品管理程序

文件编号：××PF01-35

第 1 版　　第 0 次修订

共 3 页　　第 2 页

4.2.1.3　样品收发室留样库设"在检区"和"已检区"来表示检测状态，"在检区"表示已将检测样品送至检测科室；"已检区"表示检测报告（底稿）已到样品收发室。

4.2.3　样品标识的张贴

样品标识应张贴在样品较醒目且不影响检测的位置。难以做到这些要求时采取外包装并在其外包装上张贴样品标识等方法。

4.2.4　样品在流转过程中，其标识应始终跟随样品一起流转，并保持标识的清晰和正确。样品标识由样品受理员或检测人员进行，任何人不得更改样品标识。若样品标识在样品的外包装上，检测人员在开始检测前，应对每个样品的标识进行转贴。

4.3　样品的流转

4.3.1　科室之间的流转

4.3.1.1　样品受理员及时将样品入库登记，根据检测项目进行分样，将样品送至相关检测部门的样品管理员，一般要求上午收到的样品，在下午下班前完成交接，中毒等特殊样品，可由样品受理员直接送到检测部门室，然后补办手续。

4.3.1.2　当样品跨检测部门流转时，检测科室的样品管理员应做好交接工作。

4.3.2　科室内部的流转

检测部门样品管理员根据部门负责人意见，将检测任务下达到组（室）或检测人员，检测人员在检测样品流转单上签署收到样品的日期和姓名。要求退回的检测余样，由检测部门样品管理员负责退回到质量管理科。

4.3.3　各科样品收发员对收到的样品应先对照样品受理单检查样品的符合性、完整性、有效性以及送样过程中有无损坏等，认真记录，做好检测状态标识后，分发至各检测人员进行检测。检测样品应按客户的要求或检测要求，在符合条件的环境中存放。

4.3.4　样品在制备、测试、传递过程中应加安全防护，避免受到非检验性损坏，并防止丢失。样品如遇意外损坏或丢失，应在原始记录中说明，并向科所负责人报告，必要时应立即与客户联系。

4.4　样品的贮存

4.4.1　样品留样库管理由质量管理科负责。样品库内应保持安全、清洁干燥且通风良好，并有恒温控制，不应使检测样品霉变、受损、丢失，其他人员不得擅自进入，样品应分类贮存，样品库内的未检、已检样品，应分类存放，做到账物相符。

4.4.2　需要在规定环境条件下贮存的样品，应配备必要的设施，对于食品样本应有专用的冷冻冷藏设施。严格控制环境条件，并加以记录。保证样品在贮存期间不发生非正常的损坏和变质。

4.4.3　易腐败变质样品、挥发性样品、新鲜食品、易氧化还原分解的样品、生物组织材料、半衰期短的放射性样品等不能复测的样品不留样保存。对于水样、有机溶剂样品等稳定性较差的样品，原则上从报告签发之日起保存 15 天；对于其中部分检测结果会随时间不断变化的项目则不予复测。

4.4.4　各检验科所应有专门且适宜的样品贮存场所，对于食品样本应有专用的冷冻冷藏设施，收样员负责保证样品的完好性、完整性。样品应分类存放，标识清楚。

×××疾病预防控制中心

程序文件

标题：样品管理程序

文件编号：××PF01-35

第 1 版　　第 0 次修订

共 3 页　　第 3 页

4.5　样品的处置

4.5.1　检测样品由质量管理科负责按规定留样，以备复检，同时登记留样日期、留样量及保存日期。

4.5.2　留样期限未满，客户需要提前领取样品，应由客户书面签注"对该检测样品的检测报告无异议"之后，办理退样手续。已过留样期，客户需要领取样品时，办理退样手续。

4.5.3　当检测需要或客户有要求进行复检时，应填写××PF01-35-04《留样样品领取单》，报技术负责人批准后办理相关领用手续。

4.5.4　易腐败变质样品、挥发性样品、新鲜食品、易氧化还原、易分解的样品、生物组织材料、半衰期短的放射性样品等不能复测的样品，在报告发出后，合格样品可及时处理。

4.5.5　检测科所负责检测余样的处置，做好××PF01-35-05《检测余样处理表》的记录。

4.5.6　对超过留样期限的样品，应及时报技术负责人，按规定妥善处理，并填写××PF01-35-06《留样样品销毁申报处理表》。销毁留样或剩余样品时，必须符合"三废"排放标准，不得污染环境，具体按××PF01-19《实验室内务管理程序》执行。易燃、易爆、剧毒等样品处理按××PF01-20《危险化学品安全管理程序》执行。

4.5.7　样品的处理方式有销毁、送慈善机构等。

4.6　样品的保密与安全

4.6.1　本中心应严格按照与客户签订的协议（或合同）有关规定进行样品的检测、贮存和处置，遵照××PF01-01《保护客户机密信息和所有权程序》的规定，对客户的样品、附件及有关信息负保密责任。

4.6.2　对客户的特殊要求，应采取相应的安全防护措施，保护样品的完好性和机密性。

4.7　有关记录资料由质量管理科整理，交中心档案室归档保存。

5　相关文件

5.1　××PF01-01《保护客户机密信息和所有权程序》

5.2　××PF01-19《实验室内务管理程序》

5.3　××PF01-20《危险化学品安全管理程序》

6　质量记录

6.1　××PF01-35-01《样品登记表》

6.2　××PF01-35-02《检测样品流转卡》

6.3　××PF01-35-03《样品状态标识》

6.4　××PF01-35-04《留样样品领取单》

6.5　××PF01-35-05《检测余样处理表》

6.6　××PF01-35-06《留样样品销毁申报处理表》

×××疾病预防控制中心

程序文件

标题：质量控制程序

文件编号：××PF01-36

第 1 版　第 0 次修订

共 2 页　第 1 页

1　目的

通过组织或参加实验室之间能力验证/比对试验以及开展内部质量核查，考核或检查中心的检验能力和水平，从而进行有效的内部质量控制，确保提供给委托方的结果的质量，不断提高中心业务水平。

2　适用范围

中心组织和参加的所有比对和能力验证试验，也适用于中心内部质量核查。

3　职责

3.1　质量管理科负责比对/验证试验计划、内部质量控制方案制订，并负责比对/验证试验活动的组织和协调。

3.2　技术负责人负责比对/验证计划及实施方案的审核、批准，并负责组织对能力验证/比对及内部质量控制活动的评审。

3.3　有关检验科负责能力验证/比对及内部质量控制计划的实施。质量监督员负责对比对试验过程实施监督。

3.4　质量管理科负责能力验证/比对及内部质量控制工作相关资料的归档。

4　程序

4.1　比对试验计划的编制与审批

4.1.1　质量管理科根据上级有关部门的安排及收集到的有关行业信息，编制当年度外部比对/能力验证试验计划，表格有××PF01-36-01《能力验证/比对及内部质量控制计划表》，各检验科根据各自的业务分工提出内部比对方案，内容包括：试验目的、试验项目、试验方式、时间安排、涉及部门或人员等。

4.1.2　内部质量核查一般采用：标准物质考核、留样复检、加标回收率试验、仪器设备比对、人员比对、不同方法之间的比对、组织与实验室之间比对等。

4.1.3　能力验证/比对及内部质量控制计划由技术负责人审核后组织实施。

4.2　计划的实施

4.2.1　外部比对/能力验证试验计划的实施

4.2.1.1　质量管理科根据外部比对试验计划的安排或组织单位的要求，通知有关检验科做好相应准备（包括确定参加比对试验的人员及负责人），并通知相关科室和人员。

4.2.1.2　参加比对和验证试验的检验科负责人组织拟订实施方案，提出准备采取的试验方法、选用的检验仪器设备、人员安排等内容。

4.2.1.3　实施方案由技术负责人审核、批准后，由检验科组织实施。

4.2.1.4　质量监督员对比对/验证试验进行监督，发现问题及时报告质量负责人。

4.2.1.5　比对/验证试验结束后，由检验科提供检验数据，业务受理室编制报告并报技术负责人审核批准后，由质量管理科按要求上报。

4.2.2　内部质量控制计划的实施

4.2.2.1　质量管理科根据内部质量控制计划，根据计划采取的考核方式，汇同检验科共同制备内部比对样品，编制下达。

4.2.2.2　质量负责人可根据客户抱怨情况、检验数据发生疑问且无法解释、内审中

×××疾病预防控制中心

程序文件

标题：质量控制程序

文件编号：××PF01-36

第 1 版　　第 0 次修订

共 2 页　　第 2 页

发现的问题、检验数据在临界值时及重大任务变化情况,要求质量管理科追加内部比对考核。当发生检验质量争议时,应安排内部比对。

4.2.2.3　检验科根据计划要求的人员和方式,安排内部比对试验,检验工作按××PF01-23《检测工作程序》实施。

4.2.2.4　检验科将内部比对过程中形成的检验原始记录交质量管理科编制检验报告。

4.3　质量监督员应加强能力验证/比对试验和内部质量核查过程中的质量监督。

4.4　比对试验结果的评审和处理

4.4.1　质量负责人召集质量管理科科长、检验科长、质量监督人员及参加比对和验证试验人员等相关人员,对比对试验结果进行分析和评价,对存在的问题提出纠正措施,并根据分析结果编制××PF01-36-02《能力验证/比对试验结果分析报告》。上级部门组织的比对/验证试验,结果的评价依据试验方案进行,中心自行组织的实验室间的比对,结果的评价依据检验标准,检验结果落在标准规定的允许误差的两倍之内评价为"符合",否则评价为"不符合"。中心内部的比对结果评价也是依据检验标准,检验结果落在标准规定的允许误差之内评价为"符合",否则评价为"不符合"。

4.4.2　发现比对试验结果不符合时,应立即报告技术负责人。技术负责人应组织相关人员对涉及的各个环节进行专题审核,追根溯源,查出问题的根源,提出纠正和预防措施。

4.4.3　质量负责人应分析、追查比对试验偏差对已发出检验报告的影响,并应及时通知可能受影响的委托方,采取纠正措施。

4.4.4　评审意见以及改进意见应书面通知有关责任科室及相关责任人,并责成限期改正。

4.4.5　改进意见经有关责任科室及相关责任人落实后,应将情况汇报技术负责人并经技术负责人确认。

4.5　质量管理科负责将验证/比对试验有关资料整理归档。

4.6　验证/比对试验及内部质量核查结果将作为质量体系评审的依据之一。

5　相关文件

5.1　××PF01-09《不符合检测工作程序》

5.2　××PF01-23《检测工作程序》

5.3　××PF01-38《检测报告管理程序》

6　质量记录

6.1　××PF01-36-01《能力验证/比对及内部质量控制计划表》

6.2　××PF01-36-02《能力验证/比对试验结果分析报告》

×××疾病预防控制中心

程序文件

标题:检测差错和检测事故分析报告程序

文件编号:××PF01-37

第1版　第0次修订

共3页　第1页

1　目的

提高检测人员的工作责任心,深刻吸取检测差错、检测事故和实验室安全事故教训,不重复犯错,保证检测结果的准确性,使中心检测工作顺利进行。

2　范围

2.1　适用于在检测工作中发生的关于检测数据和报告的一切检测差错、检测事故及处理。

2.2　适用于在检测工作中发生的关于实验室的一切安全事故及处理。

3　职责

3.1　质量管理科是检测差错、检测事故分析报告的职能部门。

3.2　总务科是实验室安全事故分析报告的职能部门。

4　程序

4.1　检测差错分析:本中心将检测差错分为一般差错和严重差错两种情况。

4.1.1　一般差错分析:发现下述任何一种情况者,即为工作人员的一次一般差错。

4.1.1.1　检测报告错误,但报告尚未发出中心。

4.1.1.2　检测报告错误,报告已发出中心,但由所在部门人员自行发现且未造成不良后果者。

4.1.1.3　检测报告错误,报告已发出中心,由他人发现,但只是非关键性文字描述错误,未造成不良后果者。

4.1.2　严重差错分析:发现下述任何一种情况者,即为工作人员的一次严重差错。

4.1.2.1　检测报告错误,报告已发出中心,由他人发现,为关键性文字描述错误,尚未造成严重后果者。

4.1.2.2　检测报告错误,报告已发出中心,由他人发现,为检测数据明显错误,尚未造成严重后果者。

4.1.2.3　检测报告错误,报告已发出中心,由他人发现,为结果判断错误,尚未造成严重后果者。

4.2　检测事故分析

4.2.1　一般检测事故分析:发生下述任何一种情形者,即为工作人员的一次轻度检测事故。

4.2.1.1　检测报告错误,报告已发出中心,由他人发现,为关键性文字描述错误,已对客户造成严重后果,尚未对社会造成严重影响者。

4.2.1.2　检测报告错误,报告已发出中心,由他人发现,为检测数据明显错误,已对客户造成严重后果,尚未对社会造成严重影响者。

4.2.1.3　检测报告错误,报告已发出中心,由他人发现,为结果判断错误,已对客户造成严重后果,尚未对社会造成严重影响者。

4.2.2　严重检测事故分析:发生下述任何一种情形者,即为工作人员的一次严重检测事故。

4.2.2.1　检测报告错误,报告已发出中心,由他人发现,为关键性文字描述错误,已

×××疾病预防控制中心

程序文件

标题：检测差错和检测事故分析报告程序

文件编号：××PF01-37

第 1 版　第 0 次修订

共 3 页　第 2 页

对客户造成严重后果，并对社会造成严重影响者。

4.2.2.2　检测报告错误，报告已发出中心，由他人发现，为检测数据明显错误，已对客户造成严重后果，并对社会造成严重影响者。

4.2.2.3　检测报告错误，报告已发出中心，由他人发现，为结果判断错误，已对客户造成严重后果，并对社会造成严重影响者。

4.3　实验室安全事故分析

4.3.1　轻度安全事故分析：发现下述任何一种情况者，即为工作人员的一次轻度安全事故。

4.3.1.1　实验室内发生文件（资料）或四类菌毒种丢失或失活，实验动物逃逸，仪器设备损坏等事件，但尚未造成严重后果者。

4.3.1.2　实验室内发生轻度燃烧、爆炸、中毒、感染或伤害，但未造成严重后果者。

4.3.2　中度安全事故分析：发现下述任何一种情况者，即为工作人员的一次中度安全事故。

4.3.2.1　实验室内发生文件或资料、三类菌、毒种丢失或失活，实验动物逃逸，仪器设备损坏等事件，造成较严重后果者。

4.3.2.2　实验室内发生燃烧、爆炸、中毒、感染或伤害，造成较严重后果者。

4.3.3　严重安全事故分析：发生下述任何一种情形者，即为工作人员的严重安全事故。

4.3.3.1　实验室内发生文件（资料）、菌毒种丢失或失活，实验动物逃逸，仪器设备损坏等事件，造成严重后果者。

4.3.3.2　实验室内发生燃烧、爆炸、中毒、感染或伤害，造成严重后果者。

4.4　检测差错鉴定与处理

4.4.1　差错发生后，责任人应及时如实向所在部门负责人汇报，并在"事故与差错登记表"上详细记录，写明原因和后果，责任部门负责人签字确认后上报质量管理科。由质量管理科负责人对差错性质进行鉴定，上报质量负责人批准，同时将结果反馈给责任部门。责任部门对鉴定结果不服的，可向质量负责人报告申诉，质量负责人组织有关人员对差错性质进行鉴定。责任部门应根据差错发生情况进行总结、分析，防止类似事件的再次发生，并按照××PF01-38《检测报告管理程序》更正、收回错误报告，重新制作正确检测报告，同时向客户做好解释工作。

4.4.2　差错发生后，当事人若故意拖延不报或弄虚作假，隐瞒真情，一经查出，应从严处理。

4.5　检测事故鉴定与处理

4.5.1　检测事故发生时，责任人应及时如实向所在部门负责人汇报，并在××PF01-37-01《检测事故与差错登记表》上详细登记，写明原因和后果，部门负责人签字确认后上报质量管理科。质量管理科将事故情况，报质量负责人。质量负责人组织有关人员对事故性质进行鉴定，签署鉴定意见。质量管理科将结果反馈给责任部门。责任部门对鉴定结果不服的，可向中心主任提出申诉，由中心主任进行最后裁决。责任部门根据事故发生情况进行总结、分析，严禁同类事故再次发生，并按照××PF01-38《检测报告管理程

×××疾病预防控制中心
程序文件
标题：检测差错和检测事故分析报告程序

文件编号：××PF01-37
第1版　第0次修订
共3页　第3页

序》更正、收回错误报告，重新制作正确检测报告，同时向客户做好解释工作。

4.5.2　事故发生后，当事人若故意拖延不报或弄虚作假，隐瞒真情，一经查出，应从严处理。

4.6　实验室安全事故鉴定与处理

4.6.1　燃烧、爆炸、中毒、感染或伤害等事故发生后，现场人员应立即着手处理，防止事故扩大。事故发生时，责任人应及时如实向所在部门负责人汇报，并在××PF01-37-03《实验室安全事故登记表》上详细登记，内容包括事故的详细描述、原因分析、影响范围、后果评估、采取的措施及有效性的追踪、预防类似事件发生的建议及改进措施等，部门负责人签字确认后上报总务科。总务科将事故调查、处理等情况报质量负责人。质量负责人组织有关人员对事故性质进行鉴定，签署鉴定意见。总务科将结果反馈给责任部门。责任部门对鉴定结果不服的，向中心主任提出申诉，由中心主任进行最后裁决。责任部门根据事故发生情况进行总结、分析，填写××PF01-37-02《检测事故报告单》，严禁同类事故再次发生。若是生物安全事故，按照××PF01-44《病原微生物应急处置程序》处理和报告。

4.6.2　事故发生后，当事人若故意拖延不报或弄虚作假，隐瞒真情，一经查出，应从严处理。

5　相关文件

5.1　××PF01-12《记录和档案管理程序》

5.2　××PF01-38《检测报告管理程序》

5.3　××PF01-44《病原微生物应急处置程序》

6　质量记录

6.1　××PF01-37-01《检测事故与差错登记表》

6.2　××PF01-37-02《检测事故报告单》

6.3　××PF01-37-03《实验室安全事故登记表》

6.4　××PF01-37-04《实验室安全事故报告单》

1　目的

对检测报告的编制、修改和签发等进行控制,保证向客户提供准确有效的检测报告。

2　范围

适用于检测报告的编制、复核、审核、签发、使用等管理。

3　职责

3.1　样品收发室负责检测报告的打印、发放和归档。

3.2　检测人员负责检测报告(底稿)的编制。

3.3　复核人员负责检测原始记录的核查。

3.4　审核人员负责检测报告(底稿)的审查。

3.5　授权签字人负责检测报告的签发。

4　程序

4.1　检测报告的格式:消毒产品、涉水产品、化妆品、毒理、HIV抗体确认、杀虫产品等国家卫计委、农业部、国家FDA有关规定格式的检测报告可直接引用,其余检测报告由质量管理科组织设计。

4.2　检测报告的编制、复核、签发和归档保存。

4.2.1　检测工作结束后,由检测人员或指定的检测报告汇总人根据检测原始记录编制检测报告(底稿),签字确认后交复核人和审核人确认。

4.2.2　需做卫生学评价的,由评价人评价,复核人核对签字确认,由样品收发室汇总有关检测报告(底稿)和评价意见,编制一份完整的报告,经校对人校对后,交授权签字人签发。

4.2.3　检测报告的检测人必须是持"检测人员上岗证"的本单位人员;检测结果的复核人、审核人、授权签字人的资格见中心质量手册第4.1章。

4.2.4　对同一份样品需要按照不同检测项目出具不同的检测报告时,采用报告编号加"阿拉伯数字"方式,所有报告装订成一份归档。如一份样品有二个检测项目,每一个项目需要出具一份检测报告,报告编号为20060304-1和20060304-2。

4.2.5　涉及诉讼、仲裁及其他法律纠纷、行政决策等重大影响的检测报告及时向中心技术负责人或质量负责人批准。

4.2.6　检测报告和检测过程的所有原始资料由样品收发室归档保存,保存期限为5年。

4.3　检测报告的更改

4.3.1　因中心造成的错误需要更改时:

责任部门应及时填写差错登记表,质量管理科审核后,报质量负责人批准后,立即更正,盖作废章后,重新制作,详见××PF01-37《检测差错和检测事故分析报告程序》。对已发出的检测报告应从客户处追回,并做好解释工作。

4.3.2　客户提出更改时:

客户应以书面形式说明更改的理由并盖上单位公章,报质量管理部门负责人批准后更改,同时收回原检测报告。

×××疾病预防控制中心

程序文件

标题：检测报告管理程序

文件编号：××PF01-38

第1版　第0次修订

共3页　第2页

4.3.3　更改和补充的检测报告应与原检测报告编号有所区别，在原检测报告编号后加"R"，并将更正后的检测报告和相关材料以及原来的检测报告、底稿一起归入档案中。

4.4　检测结果准确性发生疑问时的处理

委托方对检测结果准确性发生疑问时，按照××PF01-08《申诉和投诉的管理程序》处理。质量管理科组织力量核查原始记录，分析原因并写出书面报告，将有关情况及时汇报中心技术负责人和质量负责人，必要时应对原样进行复检，重新进行审核；同时立即以书面形式通知委托方，提醒委托方注意可能导致错误的各种情况，采取必要的纠正措施，减少可能造成的损失。

4.5　检测报告发放

4.5.1　当委托方要求用电话、传真或其他电子设备传送检测报告时，应遵守下列规定：

1）委托方在××PF01-37-01《委托检测协议书》中向样品受理人员提供详细的接收地址、电话号码和收件人，并规定如何保证数据的完整和保密。

2）样品收发室指定专人向指定的收件人传送检测结果，详细记录发送时间、地点、发送内容、收件人姓名及接收号码，并遵守××PF01-37-01《委托检测协议书》中关于保密和保证数据完整性的规定。

3）涉及仲裁、诉讼及其他法律纠纷、行政决策等重大影响的检测报告原则上不采用电传方式，确需传送时应加密处理。

4.5.2　当委托方领取检测报告时，在××PF01-38-03《检测报告发放登记表》上写明领取人名字和领取日期。

4.6　检测报告中的分包信息

当检测报告中含分包检测项目时，应在报告中标明。

4.7　结果报告

4.7.1　按检测方法要求报告检测结果，当检测方法没在规定数值结果的表述时，按有效数值修约规定进行表述。

4.7.2　当检测结果低于检测限，在检测报告中提供检测限数值。

4.7.3　当客户有要求或当解释检测结果需要时，或检测方法有要求时，实验室应报告质量控制结果。

5　相关文件

5.1　××PF01-08《申诉和投诉管理程序》

5.2　××PF01-23《检测工作程序》

5.3　××PF01-36《质量控制程序》

5.4　××PF01-37《检测差错和检测事故分析报告程序》

6　质量记录

6.1　××PF01-37-01《委托检测协议书》

6.2　××PF01-38-01《检测报告》

×××疾病预防控制中心

程序文件

标题:检测报告管理程序

文件编号:××PF01-38

第 1 版　　第 0 次修订

共 3 页　　第 3 页

6.3　××PF01-38-02《检测报告(底稿)》

6.4　××PF01-38-03《检测报告发放登记表》

6.5　××PF01-38-04《检测报告更改申请审批表 》

×××疾病预防控制中心
程序文件
标题:测量不确定度的评定程序

文件编号:××PF01-39
第1版　第0次修订
共2页　第1页

1　目的

为了合理评定本中心测量结果的分散性,以确定其不确定度的管理要求,特制订本程序。

2　适用范围

本程序适用于本中心测量结果不确定度的评定。

3　职责

3.1　检验科等业务科室负责本科室项目不确定度评定报告的编写、审核工作。

3.2　技术负责人负责测量不确定度评定报告的批准。

3.3　质量管理科负责有关测量不确定度评定报告等相关记录的保存。

4　程序

4.1　测量不确定度评定要求

测量不确定度与检测结果的有效或应用有关,客户提出要求或不确定度影响与规范的符合性时,检验科等相关业务科室应按以下方法评定检测结果的不确定度:通常采用扩展不确定度的方式,并加以必要的文字说明,在检测报告中进行描述。

4.1.1　如果某一个广泛公认的检测方法规定了测量不确定度的主要来源的极限值,并规定了计算结果的表现形式,在这种情况下,检验科等相关业务科室只要遵守该检测方法和报告的要求,不需要重新评定测量不确定度。

4.1.2　在某些情况下,由于检测方法的特性,无法对测量不确定度从计量学和统计学的角度进行有效和严格的评定时,检验科等相关业务科室应尝试确定不确定度的所有分量并做出合理的评定。但应保证结果的报告形式不会造成对不确定度的错觉。

4.1.3　评价不确定度时,不考虑测定样品预计的远期特性。

4.2　测量不确定度的评定

4.2.1　测量不确定度的评定工作由检验科等相关业务科室负责人组织检测人员对各自承担的工作项目进行评定,必要时可聘请专家参加。

4.2.2　测量中可能导致不确定度的来源有:

1)被测量的定义不完整;

2)复现被测量的测量方法不理想;

3)取样的代表性不够以及测试样品的性质和状态;

4)测量过程中环境的影响;

5)对模拟式仪器的读数存在人为偏移;

6)测量仪器计量性能的局限性;

7)测量标准或标准物质的不确定度;

8)引用的数据或其他参量的不确定度;

9)测量方法和测量程序的近似和假设;

10)在相同条件下被测量在重复观测中的变化;

11)测试人员。

寻找不确定度的来源时,应尽量做到各分量不遗漏、不重复,特别应考虑对结果影响

×××疾病预防控制中心

程序文件

标题：测量不确定度的评定程序

文件编号：××PF01-39

第 1 版　第 0 次修订

共 2 页　第 2 页

大的不确定度分量来源。

4.2.3　检测结果的不确定度评定和报告按照 JJF1 059.1—2012《测量不确定度评定与表示》来实施。评定方法包括：统计分析（A 类评定）和非统计分析（B 类评定）。

4.2.4　如果检测结果是由若干量值通过数学模型的方式求得，则按上述标准的规定计算合成标准不确定度。

4.2.5　当因检测方法的特性关系影响，无法对测量不确定度从计量学和统计学的角度进行有效和严格的评定时，检测人员应在方法操作知识和测量范围的基础上，结合检测的经验和（或）验证数据，对不确定度的所有分量做出合理的评定，以确定其合成不确定度。

4.3　不同检测项目的测量不确定度评定方法不同，检验科等相关业务科室负责人负责组织有关人员编制相应的"测量不确定度评定与表述作业指导书"，同时与相关的技术人员共同完成有关测量不确定度评定与表述。

4.4　检验科等相关业务科室完成不确定度评定报告后，报技术负责人批准实施。

4.5　在对测量不确定度的影响来源发生变化时检验科应及时重新进行测量不确定度的评定或计算，据此重新编写新的××PF01-39-01《测量不确定度评定报告》。

4.6　测量不确定度评定报告及相关记录交质量管理科存档。

5　相关文件

5.1　JJF 1059.1—2012《测量不确定试验的评定与表示》

5.2　××PF01—23《检测工作程序》

6　质量记录

6.1　××PF01-39-01《测量不确定度评定报告》

1　目的

明确病原微生物实验室人员的资格要求，避免不符合要求的人员进出实验室或承担相关工作造成生物安全事故。

2　适用范围

适用于所从事的工作内容或所在岗位职责涉及病原微生物操作和管理的一切人员，包括行政管理人员、专业技术人员、质量监督员、生物安全管理员、安全保卫人员、废弃物管理人员、洗涮人员、保洁人员、健康监护人员和外来单位参观、学习、工作人员以及中心职工跨部门开展实验活动等人员的准入。

3　职责

3.1　中心生物安全管理委员会负责病原微生物操作和管理人员准入制度的制订和更新。

3.2　中心生物安全管理委员会批准病原微生物操作人员和管理人员的准入。

3.3　中心生物安全管理委员会负责本中心病原微生物操作和管理人员准入工作的督导。

3.4　微生物实验室负责人负责本中心病原微生物操作和管理人员准入工作的实施。

3.5　中心生物安全管理委员会负责责任范围内病原微生物操作和管理人员准入工作的监督检查。

4　准入原则

4.1　生物安全管理委员会

接受有关生物安全知识的培训，了解国家相关政策、法规及本中心实验室的生物安全基本情况，熟悉生物安全事故的应急处置和上报程序，有较强的组织能力，对工作有高度的责任心。

4.2　微生物实验室负责人

具备相关专业教育经历和相应的实验室工作经历，接受有关生物安全知识的培训，掌握相关政策、法规、技术规范，掌握本实验室病原微生物相关人员、环境、仪器设备、病原微生物菌毒种、样本和工作内容等情况，掌握意外事件和生物安全事故的应急处置原则和上报程序，有解决相关技术问题的能力，对工作有高度的责任心。

4.3　实验室技术人员及质量监督员

具备相关专业教育经历，熟练掌握有关标准操作规程、仪器设备操作规程，通过所需的生物安全知识、技术考核，获得相应的上岗证，按要求参加生物安全知识和技术培训，掌握相关技术规范，掌握与所承担工作有关的生物安全基本情况，了解所从事工作的生物安全风险，掌握常规消毒原则和技术，掌握意外事件和生物安全事故的应急处置原则和上报程序。

4.4　生物安全管理员

具备相关专业教育经历和相应的实验室工作经历，接受有关生物安全知识的培训，掌握相关政策、法规、技术规范，熟悉责任范围内实验室有关环境、设备、设施、病原微生物菌毒种、样本和工作内容等情况以及实验室的生物安全关键控制点，能够及时发现生物安全

×××疾病预防控制中心

程序文件

标题:病原微生物实验室人员准入程序

文件编号:××PF01-40

第1版　第0次修订

共2页　第2页

隐患,熟悉生物安全事故的紧急处理和报告程序,有解决问题的能力,有较强的责任心。

4.5　实验活动辅助人员

专职消毒人员、废弃物管理人员、洗涮人员、清洁人员等与实验活动相关的人员应掌握责任区域内生物安全基本情况,了解所从事工作的生物安全风险,接受与所承担职责有关的生物安全知识和技术、个人防护方法等内容的培训,熟悉岗位所需消毒知识和技术,了解意外事件和生物安全事故的应急处置原则和上报程序。

4.6　安全保卫人员

具有相应的安全保卫工作经历,接受有关生物安全知识的培训,了解本中心及所在实验室相关基本情况以及安全保卫要求,能够及时发现并快速消除一般安全隐患,能对较严重的安全隐患提出整改意见或方案,熟悉生物安全事故的紧急处理原则和程序,具备火灾等安全事故应急处置工作的组织能力,有较强的责任心,有解决问题的能力。

4.7　健康监护人员

具有相应的工作经历,接受有关生物安全知识的培训,掌握责任范围内实验室人员健康监护工作的原则和程序以及发生生物安全事故时的人员救护知识和处置程序。

5　准入程序

5.1　所有病原微生物实验室人员在满足上述准入原则的前提下,必须是自愿从事相关实验活动,了解潜在危险。

5.2　按中心质量手册的有关规定履行批准手续。

5.3　实验室人员在下列情况进入实验室特殊工作区需经实验室负责人同意:

① 身体出现开放性损伤;

② 患发热性疾病;

③ 呼吸道感染或其他导致抵抗力下降的情况;

④ 在使用免疫抑制剂或免疫耐受;

⑤ 妊娠;

⑥ 已经在实验室控制区域内连续工作6h以上;

⑦ 其他原因造成的疲劳状态。

5.4　实验室人员进入BSL-2级生物安全实验室操作前要签署生物安全知情书。

5.5　BSL-2级实验室房间门上应标有国际通用的生物危害警告标志。

5.6　在实验室内外张贴"禁止吸烟"、"禁止进食"和"禁止喝水"的标志。

5.7　实验室的门应随时关闭。

5.8　16岁以下人员不被批准或允许进入实验室工作区域。

6　质量记录

6.1　××PF01-40-01《BSL-2实验室准入批准记录表》

6.2　××PF02-40-02《BSL-2实验室工作人员生物安全知情书》

×××疾病预防控制中心

程序文件

标题：生物安全风险评估和风险控制程序

文件编号：××PF01-41

第1版　第0次修订

共3页　第1页

1　目的

通过对实验室所操作的病原微生物致病因子及实验活动进行风险评估，明确实验过程中各个环节存在的风险，确定相应的生物安全防护水平，采取相应的风险控制措施，制订相应的管理规程和操作程序，将实验活动的风险控制在允许的水平，保证实验活动安全顺利进行，特制订本程序。

2　适用范围

适用于本中心从事与病原微生物菌（毒）种有关的研究、检测、鉴定等活动的风险评估，也适用于发生生物安全事故、发现隐患和存在其他生物安全问题时的再评估。

3　职责

3.1　实验室负责人负责组织本科室开展的病原微生物实验活动生物安全的风险评估和风险再评估，并对风险评估报告进行定期检查、修订。

3.2　微生物检验人员负责收集病原微生物相关的资料和来自科学文献的新信息，参与风险评估活动和编制风险评估报告，并跟踪评估结果的有效性。

3.3　质管科收集、发放风险评估报告。

3.4　生物安全委员会审核或组织有关专家审定生物安全风险评估报告。

3.5　中心主任批准、发布生物安全风险评估报告。

4　工作程序

4.1　风险评估原则

风险评估坚持事先评估、结合实际、突出重点、全过程评估、实际可行的评估原则，避免内容复杂、操作科学性不强，结论不明确。采取风险控制措施时，首先应该考虑消除危险源（如果可行），然后再考虑降低风险（降低潜在伤害发生的可能性或严重程度），最后考虑采用个体防护装备。

4.2　风险评估依据

风险评估所依据的数据及拟采取的风险控制措施、安全操作规程等应以世界卫生组织、世界动物卫生组织、国际标准化组织、国家卫生主管部门和或行业权威机构发布的指南、标准、教科书等为依据，任何新技术在使用前应经过充分的验证。

4.3　风险评估内容

风险评估的主要内容是病原微生物实验活动中涉及的各种因素，应考虑但不限于以下内容：

（1）生物因子已知或未知的特性，如生物因子的种类、来源、传染性、传播途径、易感性、潜伏期、剂量—效应（反应）关系、致病性（包括急性与远期效应）、变异性、在环境中的稳定性、与其他生物和环境的交互作用、相关实验数据、流行病学资料、预防和治疗方案等；

（2）适用时，实验室本身或相关实验室已发生的事故分析；

（3）实验室常规活动和非常规活动过程中的风险（不限于生物因素），包括所有进入工作场所的人员和可能涉及的人员（如合同方人员）的活动；

（4）设施、设备等相关的风险；

（5）适用时，实验动物相关的风险；

（6）人员相关的风险，如身体状况、能力、可能影响工作的压力等；

（7）意外事件、事故带来的风险；

（8）被误用和恶意使用的风险；

（9）风险的范围、性质和时限性；

（10）危险发生的概率评估；

（11）可能产生的危害及后果分析；

（12）确定可接受的风险；

（13）适用时，消除、减少或控制风险的管理措施和技术措施，以及采取措施后残余风险或新带来风险的评估；

（14）适用时，运行经验和所采取的风险控制措施的适应程度评估；

（15）适用时，应急措施及预期效果评估；

（16）适用时，为确定设施设备要求、识别培训需求、开展运行控制提供的输入信息；

（17）适用时，降低和控制危害所需资料、资源（包括外部资源）的评估；

（18）对风险、需求、资源、可行性、适用性等的综合评估。

在具体的实验室生物安全风险评估中不一定必须包括上述所列的18项内容，而应根据具体情况选择合适的风险因素，包括上述未列出的风险因素。

4.4 风险评估与风险控制程序

4.4.1 实验室负责人组织微生物检验人员对实验室开展的病原微生物实验活动进行生物安全风险评估。检验人员根据实际操作中所涉及的病原微生物实验活动收集相关背景资料和信息，对所有开展的病原微生物及实验活动进行风险识别、风险分析和评估，提出相应的风险控制措施，并编制生物安全风险评估报告。

4.4.2 生物安全委员会对生物安全风险评估报告所有内容进行审核，必要时可以聘请熟悉相关病原微生物特征、实验设施设备、操作规程及个体防护装备的专家共同评审。

4.4.3 经审定的评估报告由中心主任批准后发布。

4.4.4 质管科收集、发放生物安全风险评估报告。

4.4.5 实验室根据风险评估报告，确定相应的生物安全防护设施、设备和个人防护装备，采取相应的风险控制措施，制订相应的管理规程和操作程序。

4.5 风险评估报告内容

标题、生物学特征（种类、来源、传染性、传播途径、易感性、潜伏期、剂量—效应关系、致病性、变异性、环境中的稳定性、药物敏感性、消毒剂敏感性、物理灭活、在宿主体外存活、与其他生物和环境的交互作用、预防和治疗方案）、实验相关活动风险评估与风险控制（实验室感染因子种类、来源和危害，实验常规活动过程中的风险评估与控制，实验常规活动其他风险评估与风险控制，工作人员风险评估与风险控制，实验室非常规活动过程中的风险评估与控制，相关实验室已发生的事故分析和从中得到的启示，被误用和恶意使用的风险与预防控制措施）、实验室理化因素风险评估及安全防护措施、火灾风险与预防控制措施、自然灾害风险评估（水灾、地震）、自然灾害及其他意外事件（事故）处理预案、生物安全和生物安全保障风险管理、评估结论（危害等级、实验活动生物安全防护水平、人员健康

×××疾病预防控制中心

程序文件

标题：生物安全风险评估和风险控制程序

文件编号：××PF01-41

第1版　第0次修订

共3页　第3页

及素质要求、预防和治疗措施要求、应急预案和职业暴露措施要求）。

4.6　风险再评估

鉴于病原微生物相关信息的不断更新和生物安全实验室活动的变更等原因，风险评估应是动态的。在下列情况下应进行风险再评估：

（1）生物安全实验室建造前和正式启用前，主要用于帮助生物安全实验室设计者与使用者确定实验室的规模、设施与合理布局，其评估结果可能针对性不够强或不够详细，与实际使用有差距。因此，在生物安全实验室正式启用前，应根据实际工作进行再评估。

（2）当收集到资料表明所从事病原微生物的致病性、毒力或传染方式发生变化时，应对其背景资料及时变更，并对其实验操作的安全性进行重新评估。

（3）开展新的实验活动（增加新的项目），应对该项目的实验活动进行评估。

（4）在实验活动中分离到原评估报告中未涉及的致病性病原微生物，应再进行风险评估。

（5）生物安全实验室操作人员在进行实验活动中，发现其实验过程存在原评估报告中未发现的隐患或者在检查过程中发现存在生物安全问题，应进行再评估。

（6）在实验活动中发现微生物泄露或人员感染等意外事件或事故时，应立即进行再评估。

（7）改变经评估过的实验活动（包括相关的设施、设备、人员、活动范围、管理等），或者操作超常规量、从事特殊活动室时，应该事先或重新进行风险评估。

（8）相关政策、法规、标准等变化时需要风险再评估。

（9）生物安全实验室在运行过程中，检验人员应收集病原微生物相关的新资料和来自科学文献的新信息，跟踪评估结果的有效性。实验室负责人每年应至少组织进行一次系统的风险再评估，对风险评估报告进行定期检查和修订。

5　支持性文件

5.1　GB 19489—2008《实验室生物安全通用要求》

5.2　中华人民共和国国务院《病原微生物实验室生物安全管理条例》（2004年）

5.3　中华人民共和国国务院《医疗废物管理条例》（2003年）

5.4　WS 233—2002《微生物和生物医学实验室生物安全通用准则》

5.5　中华人民共和国原卫生部《消毒技术规范》（2002年）

5.6　中华人民共和国原卫生部《人间传染的病原微生物名录》（2006年）

5.7　世界卫生组织《实验室生物安全手册》（第三版）

6　质量记录

6.1　××PF01-41-01《病原微生物实验活动生物安全风险评估表》

1　目的

规范病原微生物实验室实验活动，防止违规开展实验活动，确保实验室活动符合国家的规定和实验室生物安全要求。

2　范围

适用于病原微生物实验室实验活动管理。

3　职责

3.1　微生物实验室负责人负责本实验室实验活动开展。

3.2　中心生物安全管理委员会负责对实验室活动执行检查和监督。

3.3　部门质量监督员和生物安全管理员监督本部门实验室活动的开展。

3.4　中心主任对病原微生物实验室实验活动负总责。

4　程序

4.1　病原微生物实验室负责人负责制订并向生物安全管理委员会提交活动计划、风险评估报告、安全及应急措施、人员培训及健康监督计划、安全保障及资源要求。

4.2　在开展活动前，病原微生物实验室负责人应了解实验室活动涉及的任何危险，并为实验人员提供如何在风险最小情况下进行工作的详细指导，包括正确选择和使用个体防护装备。

4.3　病原微生物实验室应利用良好微生物标准操作要求和（或）特殊操作要求。所使用的实验室工作程序和操作规程中的安全要求应以国家主管部门和世界卫生组织、世界动物卫生组织、国际标准化组织等机构或行业权威机构发布的指南、标准等为依据；任何新技术在使用前应经过充分验证，适用时，应得到国家相关主管部门的批准。

4.4　各相关实验室应制订针对操作有害材料或未知风险材料操作的规程，获得维护和分发材料安全数据单（MSDS）。当发现不具备条件的，应要求立即停止工作，不能从事风险不可控的实验活动。

4.5　中心生物安全管理委员会要加强实验人员的安全教育和责任意识，防止个别检验人员违规或超范围开展实验活动，避免实验室生物安全事故的发生。

4.6　实验室生物安全的维护和检查

4.6.1　中心生物安全管理委员会制订针对安全操作和安全装备的检查方案，至少每年检查一次。

4.6.2　中心生物安全管理委员会建立安全清单，为回顾性检查提供资料并进行记录，形成相关安全记录。

4.6.3　对危险品、危险区进行鉴定并加以标记。

4.6.4　实验室应按规定及时报告所有的事件和潜在的危险因素。

4.6.5　若发生职业暴露应及时报告实验室负责人和中心生物安全管理委员会。

4.7　警告标记和标签的建立

4.7.1　对符合危险程度的实验工作区进行标志。

4.7.2　对高度危险性区域要张贴危险公告。

4.7.3　对装存危险物质的容器必须贴上标签，其内容应详细。

×××疾病预防控制中心

程序文件

标题：病原微生物实验活动管理程序

文件编号：××PF01-42

第1版　第0次修订

共2页　第2页

4.7.4　警告标记和标签的粘贴由各相关科室负责。

4.8　一级生物安全实验室实验要求及注意事项

4.8.1　在实验室工作区禁止吸烟。

4.8.2　禁止用实验室的冰箱（柜）储存食物。

4.8.3　处理腐蚀性或毒性物质时必须做好防护工作，应使用安全镜、面罩或其他的眼睛和面部防护用品。

4.8.4　在实验室工作区应穿白大衣或隔离衣，服装应符合实验室设备的要求。

4.8.5　在实验工作区头发不可下垂；避免与污染物质接触或影响实验操作，有此类危险的饰物应避免带入工作区；不可留长胡须。

4.8.6　由实验工作区进入非污染区要洗手，接触污染物后要立即洗手。

4.8.7　实验室禁止堆积过多的垃圾，至少应每日清理一次。

4.8.8　禁止在实验工作区存放个人物品。

4.8.9　在实验室指定清洁区和非清洁区，非工作人员禁止进入工作区。

4.8.10　从移液器吸取液体时禁止口吸。

4.8.11　按照实验室安全规程操作，降低溅出和气溶胶的产生。

4.8.12　每天至少消毒一次工作台面，活性物质溅出后要随时消毒。

4.8.13　所有培养物，废弃物在运出实验室之前必须进行高压灭活，需运出实验室灭活的物品必须放在专用密闭容器内。

4.8.14　生活垃圾和微生物实验室的垃圾一定要分开装放。

4.9　二级生物安全实验室实验要求及注意事项

4.9.1　在一级生物安全防护基础上，实验室入口要贴有生物危险标志，内部显著位置须贴上有关的生物危险信息，注明危险因子、生物安全级别、负责人姓名。

4.9.2　禁止非工作人员进入实验室。

4.9.3　工作人员应接受必需的免疫接种和检测（如乙型肝炎疫苗、卡介苗），建立工作人员的健康档案。

4.9.4　做好收集从事危险性工作人员的基本血清留样工作。

4.9.5　工作人员在进入实验室之前要阅读实验室安全手册。

4.9.6　应用一次性注射器，废弃的针具必须丢入硬质、防刺破的容器内；用过的针头禁止折弯、剪断、折断、重新盖帽；从注射器取下，禁止用手直接操作，应尽量减少对针具的操作；不要将针形废物直接丢入生物危险袋中，也不要与其他废物混合丢弃。实验废物由后勤保障部门人员统一进行处理。

4.9.7　人员暴露感染性物质时，及时向实验室负责人和中心生物安全管理委员会汇报，并记录事故经过和处理方案。

5　相关文件

5.1　国务院《病原微生物实验室生物安全管理条例》（2004年）

×××疾病预防控制中心

程序文件

标题：病原微生物未知风险材料操作程序

文件编号：××PF01-43

第1版　第0次修订

共4页　第1页

1　目的

为控制病原微生物实验未知风险材料对工作人员的危害以及对环境的污染，保证样品的原始性，确保实验室生物安全和检测结果的准确，特制订本程序。

2　适用范围

适用于本中心病原微生物实验未知风险材料的采样、检测、研究、鉴定等活动实施和安全管理。

3　职责

3.1　生物安全负责人或质量负责人负责病原微生物实验未知风险材料采(抽)样、检测工作全过程的组织、协调和运行监督。

3.2　生物安全委员会负责病原微生物实验未知风险材料的风险评估工作。

3.3　卫生监测科负责样品的采(抽)样、包装、运输和送检工作。

3.4　检验科负责样品的接收、检测及废弃物处理等工作，并做好检测过程中的各类记录，编制检验报告底稿。

3.5　质量管理科负责检测样品信息录入和检测报告打印和发放。

3.6　授权签字人签发检测报告。

3.7　生物安全监督员负责实验室生物安全的监督检查工作。

4　工作程序

4.1　风险评估

未知风险的病原微生物(病原微生物实验未知风险材料)可能是一种全新的病原微生物，与人类接触造成人类感染；也可能是以往对人类不致病但是在微生物的进化中发生变异，宿主范围扩大或者改变，变成了对人类致病的微生物；还有一种可能是因为疫情的突然出现，当地或者当时没有准确地确定病原体，成为未知的病原微生物。随着检测、研究的深入，可能会找出确定的病原体。

在对其进行实验操作之前，生物安全委员会可以参照相关病原体，根据有限的临床资料、流行病学资料等，对其潜在危害进行风险预评估，并随着调查、检测、研究的新发现，采取进一步的评估，及时确定未知病原的相关信息，对后续工作进行指导。

4.2　安全防护措施

由于对病原微生物缺乏必要的、详细的了解或研究，应谨慎地采取一些较为保守的样品处理方法，采取更为严格的安全防护措施和风险控制措施。必须在二级生物安全实验室中进行相关操作，个体防护重点是防止直接接触感染和呼吸道感染(包括气溶胶)。样品包装必须符合国家的相关要求。

4.3　现场采(抽)样

4.3.1　采(抽)样人员携带采(抽)样容器、工具、必要的仪器及采样记录，向被抽样单位做好解释工作后进入现场实施采样。到达现场采(抽)样一般为2人一组，若有需要再增加人员进入现场。

4.3.2　采(抽)样人员个体防护在进入现场采样前必须采取安全防护措施，正确穿戴合适的防护服、防护帽、防护口罩和手套，必要时带上护目镜或防护面罩，穿上防水、防污

×××疾病预防控制中心

程序文件

标题：病原微生物未知风险材料操作程序

文件编号：××PF01-43

第 1 版　第 0 次修订

共 4 页　第 2 页

染鞋套或胶鞋。个体防护也可根据现场具体情况评估后再确定是否需要提高防护等级。

4.3.3　采(抽)样未知风险的病原微生物样品采集应具备典型性。采(抽)样人员互相配合，分工协调操作，一人采样，另一人同时记录相关信息(采样时间、样品名称、采样地点或来源、样品唯一性编号、采样人)，确保无菌操作。在主容器即第一层包装外及时加贴标签，标签上必须注明唯一性编号及必要的信息。采样记录最好用复写纸的形式记录，一式 2 份，减少现场工作时间。同时对标签内容与采样记录进行仔细、认真核对，确保正确无误。

4.3.4　样品包装和保藏样品包装和保藏方法、材料和容器应确保即使在运送中包装意外受损时，也能保护人员的安全及标本的完整。不同样品不同检测项目保温条件要求不一致，有些需要冷藏、冷冻的，有些是需要室温保藏的，要针对性地做好样品包装和保藏。血液标本用于细菌、病毒或寄生虫分离时，需低温保存，不能冷冻，用冰块而不是干冰保藏、运送；做立克次体类微生物的全血标本要求干冰保存和冷冻运送；分离培养细菌、病毒的标本大多数要求冷藏运送，不耐寒冷的细菌(如脑膜炎球菌)等应在 35～37℃保温运送；粪便标本因含杂菌较多，常加入甘油缓冲盐水保存液，但甘油缓冲盐水不能用于弯曲菌和弧菌检测；检测核酸样品的保藏运送要求低温快速，从标本采集到检测时间的间隔要尽可能将标本处于冷藏状态。检测前保存时间较长时则需冷冻标本，防止核酸降解。

4.3.4.1　一般样品包装应包括主容器、辅助包装和刚性外包装 3 层包装。包装材料必须能承受运输过程震动与负载。容器结构和密封状态能防止在运输过程中由于震动、温度、湿度或压力变化造成的内容物漏失。在采样现场必须进行 2 层包装，主容器必须密封、防泄漏，液体内装量不超过 1L，固体量不超过包装的质量限制。主容器必须装在辅助包装中。多个易碎的主容器必须装入一个单一的辅助包装时，必须将他们分别包裹或隔离，以防止彼此接触。样品第三层包装，尽量不放置在采样现场，应放置在进入采样现场的进门口或与穿戴防护服同一地点，以免污染。必须使用适当的衬垫材料将辅助包装安全固定在最外层包装中，内容物的任何泄露都不得破坏衬垫材料和外包装的完好性。

4.3.4.2　当使用干冰或液氮做低温保持材料冷藏、冷冻的样品包装时，必须将其置于辅助包装的外面或置于外包装或合成包装件里面，必须有内部支撑物，以保证在冰或干冰消融后辅助包装仍处于原位。冰块外包装或合成包装必须防漏，干冰包装设计和构造必须留有排除二氧化碳的孔，以防产生可能使包装破裂的压力。主容器和辅助包装材料必须能够承受制冷剂的温度，并承受失去制冷作用后所产生的温度和压力。当包装入一个合成件中时，要求在包装件上的标记必须清晰可见，或重新标在合成包装件的外面。

4.4　现场清理

采(抽)样结束后，按照正确方法脱卸个人防护装置。把所有个人防护用品和采样废弃物装入 2 个袋子，回收的一袋，非回收的一袋，带回中心微生物检验室统一消毒或灭菌处理(若采样地点为医疗机构或医学科学院等本身具有处理感染性材料条件或资质的专业机构，非回收的废弃物可直接丢入感染性废弃物存放处)。采样记录在防水的外包装袋子外再套上干净的外包装(不要和样品放在一起)，同时做好采(抽)样现场必要的消毒工作。

×××疾病预防控制中心
程序文件
标题：病原微生物未知风险材料操作程序

文件编号：××PF01-43
第1版   第0次修订
共4页   第3页

4.5 样品运输

样品运输一律由中心专车运送，由采样人员直接护送。运送样品时，注意将装有样品的箱子牢固地固定在交通工具上。若采集的样品须运送到省（市）上级业务部门，采样记录1份交给省（市）业务部门，否则应尽快运送到本中心微生物实验室。

5 样品接收及检测

5.1 样品接收采样人员把样品及采样记录直接交给微生物检测人员。接收样品和检测应由2人同时操作，收样在特定安全区域进行，样品包装处理应在生物安全柜内进行。在生物安全柜内的操作，个人防护必须穿防护服、戴口罩和乳胶手套。打开包装前应先仔细检查每个容器的外观、标签是否完整，标签、采样记录与内容是否一致，是否有污染以及容器是否有破损等。

5.2 所有涉及样品的操作均要求在生物安全柜内进行，同时做好个人防护。要密切注意流行病学动态和临床表现，判断是否存在高致病性病原体，若判定为疑似高致病性病原体，没有条件的实验室应及时送上级业务主管部门在有更高防护等级的实验室进行检测。

5.3 采样记录单经高强度紫外线近距离照射（3.0cm、3～5S双面消毒）或复印等安全处理后交给质量管理科样品管理员录入信息，便于及时编制、打印检测报告。

6 废弃物处理

实验室产生的废弃物和采（抽）样带回来的废弃物，由微生物检验人员统一消毒处理。非回收废弃物一律经高压灭菌后作为医疗废弃物统一处理，可以回收的例如胶鞋、眼镜等根据消毒对象和可能的微生物种类选择合适的消毒和灭菌方法。耐高温、耐湿度的物品和器材，首选压力蒸汽灭菌；耐高温的玻璃器材等可用干热灭菌；不耐热、不耐湿，以及贵重物品，选择环氧乙烷或低温蒸气甲醛气体消毒、灭菌。贵重仪器的表面可以用75%酒精擦拭消毒；器械的浸泡消毒灭菌，应该选择对金属基本无腐蚀性的消毒剂。微生物检测实验室空气、操作台面和地面等也应及时进行消毒。

7 监督检查

7.1 生物安全负责人或质量负责人对未知风险的病原微生物采（抽）样、检测工作全过程进行组织、协调和运行监督。

7.2 实验室安全监督员做好生物安全的监督检查工作。

8 结果报告

8.1 初步结果一旦病原菌初步明确，应按病原菌的危害类别将其转移至相应级别的生物安全实验室开展工作。个人防护、废弃物处理等也相应地进行调整。

8.2 结果报告检测人员在检测同时，应对检测原始记录及数据结果及时记录，复核人员应对检测原始记录的完整性及数据的正确性进行复核，审核人员对检测报告的完整性和相关性进行审核，及时将报告底稿交给质管科。质管科编制和打印检测报告，并交授权签字人签发。

9 相关文件

9.1 GB 19489—2008《实验室生物安全通用要求》

×××疾病预防控制中心

程序文件

标题：病原微生物未知风险材料操作程序

文件编号：××PF01-43

第 1 版　　第 0 次修订

共 4 页　　第 4 页

9.2　中华人民共和国国务院《病原微生物实验室生物安全管理条例》(2004 年)

9.3　中华人民共和国国务院《医疗废物管理条例》(2003 年)

9.4　中华人民共和国原卫生部《可感染人类的高致病性病原微生物菌(毒)种或样本运输管理规定》(2006 年)

9.5　中华人民共和国原卫生部《消毒技术规范》(2002 年)

9.6　WS 233—2002《微生物和生物医学实验室生物安全通用准则》

9.7　世界卫生组织《实验室　生物安全手册》(第三版)

9.8　武桂珍.《高致病性病原微生物危害评估指南》[M].北京:北京大学医学出版社,2008.

9.9　浙江省卫生厅《浙江省二级生物安全实验室技术规范(试行)》(2007 年)

9.10　××PF01-41《生物安全风险评估和风险控制程序》

×××疾病预防控制中心

程序文件

标题：病原微生物应急处置程序

文件编号：××PF01-44

第1版　第0次修订

共4页　第1页

1　目的

为防止实验室生物安全事故的进一步扩大,减少事故的损失,最大限度地保障实验室人员的健康和实验室的生物安全。

2　适用范围

2.1　病原微生物实验室运行中发生的各种安全事故的处理和报告。

2.2　水灾、地震、火灾等灾害和人为破坏的报告及处理。

3　职责

3.1　实验室操作人员应按照相关程序及时、有效地进行处置,并立即报告实验室主任和项目负责人。

3.2　实验室主任和项目负责人负责指导安全事故处置,并及时向中心生物安全负责人报告,生物安全负责人接到报告后及时向中心主任报告。

3.3　生物安全负责人对事故处置进行指导和监督。

3.4　生物安全委员会负责对事故风险和采取的措施进行风险评估。

3.5　实验室项目安全监督员做好安全处置记录。

3.6　中心主任决定是否向当地卫生行政部门报告。

4　程序

4.1　实验室内紧急事故的处置

4.1.1　感染性物质的破碎

立即用纸巾覆盖破损物品,然后在上面洒上有效的消毒液,30min后将其放置专用废物袋中高压处理,并对污染区域进行消毒。应将清理破碎物的清洁用具进行有效消毒,在消毒液浸泡24h或高压灭菌。

4.1.2　运行中离心管的破裂

立即关闭机器电源,让离心机密闭静止30min后进行处理,对转子、吊篮及盖子高压灭菌。离心机内腔应用75%乙醇擦拭喷洒消毒,再用水擦洗并干燥。清洁时使用的所有材料均按污染物处理。

4.1.3　实验室发生感染或者病原毒种泄漏

出现感染或泄漏后,立即报告实验室主任或实验室安全负责人,并采取控制措施,对有关人员进行医学观察或者隔离治疗,封闭实验室,进行现场消毒,防止扩散;组织人员对实验室生物安全状况等情况进行调查。

4.1.4　潜在危害性物质的意外摄入

实验人员意外食入危害性物质,应当立即送到定点医院,告诉医生食入的物质并按照其建议进行处理。应当保留完整的医疗记录。

4.1.5　潜在危害性气溶胶的释放(在生物安全柜以外)

所有人员必须立即撤离相关区域,任何暴露人员都应当接受医学咨询与医学观察。应当立即通知实验室主任和生物安全负责人。为了使气溶胶排出和使较大的粒子沉降,至少1h内严禁人员入内。如果中央通风系统因故停止工作,应当推迟24h后方可进入。在此期间应当张贴"禁止进入"的标志。过了适当时间后,在生物安全负责人的指导下来

×××疾病预防控制中心

程序文件

标题：病原微生物应急处置程序

文件编号：××PF01-44

第1版　第0次修订

共4页　第2页

清除污染。在清除污染工作中应穿戴适当的防护服和防护用具。

4.1.6　培养物等感染性物质的破碎及溢出

立即用纸巾或抹布覆盖破损物品（包括瓶子和容器）以及溢出的感染性物质（包括培养物）。然后在上面倒上0.5％次氯酸钠消毒液，至少30min后将纸巾以及破碎物品清理掉，玻璃碎片用镊子清理，细小的破损物可以用镊子夹着棉花收集、清理，然后再用0.5％的次氯酸钠消毒剂擦拭污染区域。如果用容器清理破碎物，应当对它们进行高压灭菌或放在有效的消毒液内浸泡24h。用于清理的纸巾和抹布等应放在盛放污染性废物的容器内，所有这些操作过程都应戴手套。

如果试验表格或其他打印或手写材料被污染，应将这些信息拷贝到其他载体上，并将原件置于盛放污染性废物的容器内高压灭菌处理。

4.1.7　未装可封闭吊篮的离心机内盛有潜在危险性物质的离心管发生破裂

如果机器正在运行时怀疑发生破裂，应关闭机器电源，让机器密闭静置30min。如果机器停止后发现破裂，应立即将盖子盖上，让机器密闭30min。发生这两种情况时都应当及时通知安全负责人。当清理玻璃碎片时应当用镊子或用镊子夹着消毒棉球进行消毒。

所有破碎的离心管、玻璃碎片、吊篮、十字轴和转子都应放在75％乙醇消毒液内浸泡24h后，然后高压灭菌。未破损的带盖离心管应放在不同容器内75％乙醇消毒液中，浸泡60min后再取出。

离心机内腔应当用75％乙醇消毒液擦拭，放置过后再擦拭一次，然后用水擦洗后并擦干。清理时所使用的所有材料都应当按感染性废弃物处置。

4.1.8　在可封闭吊篮（安全杯）内离心管的破碎

所有含感染性物质的离心管装入密封离心安全杯或从取出密封离心安全杯中取出都应在生物安全柜内进行。如果怀疑发生破损，应该打开盖子和松开固定部件，并高压灭菌。

4.2　水灾、地震和其他人为破坏

4.2.1　发生供水管破裂或下水堵塞时要立即报告，尽力将污染物、废弃物放置到安全地点以防止扩散。

4.2.2　发生水灾时，对实验室内潜在的危险应向紧急救助人员报告。发生灾害时，应当根据条件，让所有在实验室工作的人员及时安全转移；培养物和感染性物质应当收集在可高压的灭菌袋内或者用有一定厚度的泡沫箱收集，实验室生物安全负责人应当根据现场情况决定继续利用或最终废弃。并同时与相关消防人员和实验室主任联系。只有在受过训练的实验室工作人员的陪同下，消防人员才可以进入。

4.2.3　发生地震后，首先设立距实验室维护结构20m范围内的封锁区，其次对封锁区进行消毒，然后由专业人员在做好个人防护的前提下对实验内部环境边消毒边清理，清理到样品保存地点。如果保藏样品的容器没有破坏，可安全转移到其他安全的实验室存放。如果保藏样品的容器已有破坏和外溢应立即用可靠方法进行彻底消毒灭菌。

4.2.4　恶意破坏经常是有选择性的，根据门禁系统和实验室监视系统的记录，及时报警，并根据情况进行事故后处理，将损失减少到最低限度。

4.3　火灾

×××疾病预防控制中心

程序文件

标题：病原微生物应急处置程序

文件编号：××PF01-44

第1版　第0次修订

共4页　第3页

4.3.1　实验室火灾的常见因素

1）超负荷用电；

2）电器保养不良，例如电缆的绝缘层破旧或损坏；

3）电线过长；

4）仪器设备在不使用时未关闭电源；

5）使用的仪器设备不是专为实验室环境设计；

6）易燃、易爆品处理、保存不当；

7）不相容化学品没有正确隔离；

8）在易燃物品和蒸气附近有能产生火花的设备；

9）通风系统不当或不充分。

4.3.2　实验室防火要求

1）每个房间的显著位置和走廊里都应该有火灾警告、说明和逃脱线路的指示。

2）应定期检测消防报警系统，确保其功能正常并使所有人员熟知其运行。

3）工作场所应配备相应的消防设施，并放置于醒目易取的地点。消防设施应当包括水龙带以及水、干粉或泡沫等。

4）提高实验室工作人员的防火意识、出现火灾后的应急反应、防火设备的使用。

5）当火灾发生时，赶快报警。现场的实验室人员应立即判断是否有能力和措施扑灭火情。如果有能力可以扑灭则尽快扑灭。如果无能力即安全有序地撤离。

6）所有出口都有合适的黑暗中可分辨方向的标识。

7）当出现紧急状况时，实验室所有出口门的锁都应处于开启状态。

8）出口的设计保证在不经过高危险区域就能逃脱。

9）所有出口都能通向一个开放安全的空间。

10）走廊、流通区域不得放置障碍物，且不受人员流动和灭火设备移动的影响。

11）所有的防火设备都有固定的颜色便于识别。

12）消防器材应放置在靠近实验室的门边，以及走廊和过道的适当位置。这些器材应包括软管以及灭火器。灭火器要定期进行检查和维护，确保在其有效期内使用。

4.4　实验室紧急撤离的要求

4.4.1　感染事故时的撤离

应按正常退出实验室时的程序，脱衣、换鞋，进行消毒。

4.4.2　紧急灾害时的撤离

发生火灾、水灾、地震时，按下紧急报警铃，关闭电源。从紧急逃生的安全门撤离。如无法按正常程序退出，实验室人员退出实验室后，应集中在一个指定的相对安全场所。

4.4.3　依据《病原微生物实验室生物安全管理条例》第四十六条，应当立即组织防疫人员和医疗机构以及其他有关机构，依法采取下列预防、控制措施：

1）封闭被病原微生物污染的实验室或者可能造成病原微生物扩散的场所；

2）开展流行病学调查；

3）对相关人员进行隔离治疗，并对相关人员进行医学检查；

4）对密切接触者进行医学观察；

×××疾病预防控制中心

程序文件

标题:病原微生物应急处置程序

文件编号:××PF01-44

第1版　第0次修订

共4页　第4页

5)进行现场消毒;

6)对实验室内染疫或者疑似染疫的动物采取隔离、扑杀等措施;

7)开展生物安全风险评估;

8)其他需要采取的预防、控制措施。

5　相关文件

5.1　GB 19489—2008《实验室生物安全通用要求》附录C:《实验室生物危险物质溢洒处理指南》

5.2　××PF01-41《生物安全风险评估和风险控制程序》

6　质量记录

6.1　××PF01-44-01《实验室意外情况记录表》

×××疾病预防控制中心
程序文件
标题：食品安全事故应急检验

文件编号：××PF01-45
第 1 版　第 0 次修订
共 7 页　第 1 页

1　目的

为了调查处理食品安全事故时，提供科学、快速、准确的检验数据，特制订本预案。

2　适用范围

本预案适用于本中心开展食品安全事故应急检验时的相关工作，包括样品采集、受理、检验、结果报告等环节。

3　职责

3.1　中心主任负责食品安全事故调查处置工作的组织领导、统筹和协调。

3.2　食品安全事故应急科室负责确定样品是否属于应急样品范畴，并做好有关科室协调工作，参与检测项目的确定。负责组织食品安全事故应急演练。

3.3　负责食品安全事故采样科室负责采样、检测项目的确定、结果审核与上报。

3.4　检测科室配合现场科所采样，负责检测工作的实施、检测过程的质量监督、检测报告（底稿）的编制及审核。

3.5　办公室和总务科等职能科室负责食品安全事故处置的物资和交通工具等的后勤保障工作。

3.6　应急值班人员实行 24h 应急值班制度。应急值班人员应具备处置食品安全事故的相关知识和技能，在值班期间保持通讯畅通。

4　程序

4.1　准备工作

4.1.1　人员准备

4.1.1.1　培训

检验技术人员应具备相应的资质，接受应急检测相关的技术培训，能够胜任检验的相关技术岗位工作，掌握食品安全事故应急检验相关的采样和检测技术，熟悉应急检测的相关工作程序和要求。

4.1.1.2　检验工作岗位要求

1）所有技术人员应掌握基本的工作程序和技术，掌握各类样品的前处理技术和相应的检测方法，熟练掌握检验工作相关仪器设备的使用操作技术。

2）熟悉实验室应急检测工作程序、样品采集工作要求和实验室生物安全相关要求。

3）实验室相关技术人员保持 24h 通信畅通，确保随时上岗工作。实验室合理安排人员外出、休假，保证应急检测有足够的实验人员。

4.1.2　检测技术方法准备

4.1.2.1　实验室为保证应急检测需要，应建立涵盖病毒、细菌分离培养及其鉴定的技术方法，核酸检测技术方法，抗原、抗体检测技术方法，病原体快速筛查技术方法，并确保实验室的检测技术方法处于有效运行状态。对常见致病菌的检测鉴定能力保持有效状态。

4.1.2.2　实验室为保证应急检测需要，平时应组织专业技术人员进行相关方法的技术练兵，以确保实验室的检测技术方法处于有效运行状态。

4.1.2.3　实验室对毒物的新检测技术和快速检测方法、新发食源性传染病及新出现

×××疾病预防控制中心

程序文件

标题：食品安全事故应急检验

文件编号：××PF01-45

第1版   第0次修订

共7页   第2页

的病原检测技术进行跟踪，适时引进新的检测设备和检测技术方法，同时要对方法的有效性进行专家评估。

4.1.3　检测设备准备

食品安全事故微生物应急检验相关的主要仪器设备由专人负责制订标准操作规程，包括操作步骤、设备维护、技术资料目录、维修及技术支持，仪器设备应得到良好的维护保养，确保其保持在正常使用状态，每台仪器能够独立操作、熟练使用者不少于2人，以保证应急检测时的需要。

4.1.4　试剂、器材准备

食品安全事故微生物应急检验相关试剂器材储备，保证有足量的个人防护设备、采样器材、检测试剂耗材储备并及时补充，确认检测试剂在有效期内。

实验室应根据日常检测中处置过的食品安全事故事件的毒物项目（例如毒鼠强、氟乙酰胺、钡盐、金属铅、砷、汞、镉及其化合物等）储备对应检测方法所要求的试剂和标准物质，并有专人负责，定期检查，确保在有效期内。

4.1.5　其他支持

4.1.5.1　实验室应建立一个包括上级和同级实验室的检验专家库，保存每位专家的联络方式，以备信息的畅通和经验的交流。

4.1.5.2　应确定几家有相应能力和资质的检测机构，与之建立委托关系。以备由于缺乏仪器、标准物质和化学试剂，或设备性能达不到、仪器故障、停电等原因，导致无法具体实施应急检测时，能立即取得联系委托检测或请求技术支持，确保完成应急检测任务。

4.2　样品采集

4.2.1　实验室人员参与检测样品的采集，采样前做好准备工作，包括采样器械、培养基、保存液、个人防护用品、记录表格等。

4.2.2　样品采集原则：样品采集要有针对性，要采集早期、用药前的各类样品，要足量采集，采集过程中要避免污染并做好保存，及时运送。

4.2.3　做好样品采集对象的病情背景资料和个人相关信息的收集和记录。

4.2.4　样品采集种类：食品样品、呼吸道样品、消化道样品、血液样品及为了明确病因而采集的尸检样品，可能的环境标本等。

4.2.5　样品采集方法：用洁净的容器（采样瓶、塑料采样袋、洁净纸袋等）采集100～1000g样品。采样的量要充足，除能够满足正常检验需要的量外，还要留出足够的量以备复核之用。采样要有代表性。

4.2.6　注意事项：食物样品种类繁多，突发事件中应着重采集相关样品，避免盲目、重复采集；对于食物中毒事件，由于中毒患者的相关食品相对较少，则应尽可能分别采集全部剩余食物。

4.2.7　重视食物样品的污染问题，对于微生物检测的样品，采样过程和容器污染问题显得尤为重要，它可能会直接影响到对样品的最后评价。

4.2.8　食品安全事故危害因子分析中，正确采集样品非常重要，可以说分析试验的成败与所采样品正确与否关系很大。它不仅可以确定诊断，而且可以帮助查清毒物来源。在采样时要注意。

×××疾病预防控制中心

程序文件

标题:食品安全事故应急检验

文件编号:××PF01-45

第 1 版　第 0 次修订

共 7 页　第 3 页

4.2.9　要了解中毒经过、中毒人数、性别、年龄、症状,中毒前吃过哪些食品和药品,同食者是否有同样的症状。如系中毒事故,则应了解制作食物原料(盐、碱、油等)有无拿错或混入有毒物质情况,食品加工过程如何,装食物的器具有无毒物污染,周围环境有无有害气体,是否经过医生的治疗,效果如何,对中毒死亡者是否经过法医检验,结果如何。

4.2.10　采样设备

4.2.10.1　冰箱、液氮罐、骨髓采样包、真空试管(抗凝、不抗凝)、试管架、碘伏、止血带、注射器、酒精灯、各种采集样品(尿液、粪便、唾液、痰液、呕吐物和其他体液或分泌物、组织、指甲、毛发、衣服、口罩、饰品以及气体、水、土壤、动植物等)的器具、设备、容器及固定保存液,样品保温箱/保温瓶。灭菌性塑料袋、容器、各种采样工具(调匙、勺子、夹子、镊子、剪刀等)。灭菌生理盐水试管、棉拭子,采便管、培养基。

其他必备物品:医用酒精、消毒棉球、消毒棉签、消毒纱布、记号笔、胶布等。

4.2.10.2　常见化学中毒现场检测处理设备

毒物查询系统、气体检测仪、化学法毒物快速检测箱(常见毒物、药物的化学法或简单仪器分析),其他便携毒物检测仪器、洗眼器、洗胃机、重伤员皮肤洗消装置等。

4.2.10.3　现场快速检验所需物品

必要的现场检测设备(食物中毒快速检测箱、毒物快速分析设备、深部温度计等)。

4.2.10.4　记录工具

各种记录表格、照相机、摄像机等。

4.3　运输样品

4.3.1　样品的运输

对温度有特殊要求的样品要低温保存运输,样品的包装要确保其基本特征不变,确保密封性良好,防止污染,如有剧毒物按化学品管理条件要求执行。

4.3.2　样品的保存

采集的样品要低温保存,以减缓样品的降解和变质,并要尽快分析测定。样品一般在2℃以下可保存两周,在−20℃以下可保存两个月。玻璃器皿在冷冻或化冻时可能会冻裂,应放在塑料袋或烧杯内。样品运输前应在低温下冷冻数小时,然后移入保温瓶或保温箱,并放入冰块或干冰。

4.4　样品的交接、管理

4.4.1　样品受理:检查样品与编号一致性,包装的完整性,标签的准确性。

4.4.2　根据××PF01-25《应急样品检测工作程序》规定,检测部门先安排检测,然后补办相应的手续;填写应急样品送检单,送检单一式三份,其中一份连同样品送检测科室,另一份交客户,还有一份备存。

4.5　样品检测

4.5.1　下达检测任务:检验科接到应急样品送检单和样品后,科室负责人马上组织检验人员进行检测。检验人员接到食品安全事故样品后,应作为紧急情况立即进行检验,以最快的速度出具检验报告。

4.5.2　现场快速检验:为快速查明食品安全事故事件致病物质和中毒食品,以便及时采取针对性控制措施和指导救治病人,可在现场进行快速检验,但不得出具检测报告,

×××疾病预防控制中心
程序文件
标题:食品安全事故应急检验

文件编号:××PF01-45
第 1 版　第 0 次修订
共 7 页　第 4 页

应该立即把样品送到实验室进行定量检测。

4.6　食品安全事故微生物应急检验

4.6.1　确定检测项目

4.6.1.1　按照食源性疾病症候群确定病原体检测范围。

4.6.1.2　根据现场调查提出的病因假设优先安排检测项目。

4.6.1.3　根据食品风险因素一般分布规律或本地局部分布规律判断,可能性大的病原体优先检测。

4.6.1.4　优先进行病原学快速检测和病原分离,病原学检测无阳性结果可通过血清学检测寻找病因线索。

4.6.2　检测流程及方法的选择

实验室应与现场充分沟通,获取样本相关信息。根据样品种类、发病时间、采样时间、采样部位等情况综合考虑,选择分子扩增、分离培养、抗原检测、抗体检测等方法,避免无意义项目检测。

4.6.3　基本检测流程

确定检测的基本流程,综合考虑病人的症状、样本的状况及可能的病原体类别,在条件许可的情况下,首先采用快速检测方法进行病原体定性筛选,特异性核酸检测、抗原检测具有病原学诊断意义,在确定病原体性质上有较高的价值;病原体分离鉴定是病原学诊的金标准;双份血清抗体检测四倍升高才具有诊断意义。

4.6.4　实验室生物安全

4.6.4.1　食品安全事故微生物应急检验中,病原微生物的检测要严格按照实验室生物安全的要求进行工作;

4.6.4.2　已知病原体或高度疑似病原体检测,按照生物安全管理相关条例进行相应级别的防护,在相应等级的生物安全实验室进行检测;

4.6.4.3　不明原因感染性疾病标本检测原则上按怀疑的、可能产生最高级别生物危害的病原体进行生物安全防护,并在开始工作前进行严格的生物安全危害评估。

4.6.5　结果评估

4.6.5.1　假阳性风险

检测中,首先应排除由于样品污染、操作过程污染、交叉反应造成的假阳性结果。分子扩增试验要严格按照 4 个分区进行,确认操作过程中阳性对照品未造成污染或不使用阳性对照。首次使用的 PCR 方法扩增产物应测序确认。血清学检测,原则上要设阳性、阴性和空白对照。

4.6.5.2　假阴性风险

任何试验方法都有检测限,应谨慎使用阴性检测结果排除诊断,除非业内公认可以作为排除诊断指标。

4.6.5.3　出现一种以上病原体阳性检测结果

首先应评估所有阳性结果是否准确,如果是,评估是否具有同等的诊断价值。不应机械地用实验结果解释病因,谨慎做"多种病原体协同感染"之类的结论。

4.6.6　病原诊断

病原诊断应综合现场流行病学调查、病人的临床症状和实验室检测结果进行。尤其要注意不同采集部位样本的检测结果诊断价值不同。尽可能有不同方法实验结果的相互验证。单一快速过筛试验方法的检测结果一般不宜作为最后的病原诊断解释。

4.7　食品安全事故理化应急检验

4.7.1　化学性食品安全事故可能的原因

4.7.1.1　有毒有害的化学物质污染食品：

1）直接污染，如误食用农药拌种谷物加工的食品或喷洒农药不久的蔬菜、水果。误用盛装化学毒物或被污染的容器盛装食品等。

2）间接污染，主要有食用已吸收有毒化学物的动物或植物。如滥用氟乙酰胺、毒鼠强造成二次污染。

4.7.1.2　把有毒有害的化学物质误作为食品、调味品、食品添加剂或营养强化剂摄入。如将非食用油作食用油、亚硝酸盐作食盐、碳酸钡作发酵粉等。

4.7.1.3　食品中添加了非食品级的或伪造的或禁止使用的食品添加剂、营养强化剂以及超量使用食品添加剂。

4.7.1.4　食品中滥用有毒化学物。如用甲醇经勾兑后作白酒出售。

4.7.1.5　食品中营养素发生化学变化，如油脂酸败。

4.7.1.6　食品中人为投入有毒化学物。

4.7.1.7　造成食品安全事故的其他原因。

4.7.2　检验程序与方法

4.7.2.1　食品安全事故危害因子分析的特点

1）分析目标的不确定性。很多情形下，食品安全事故发生的原因和情节是不明确的，由中毒过程及现场无法提供目标化合物，如伪劣药物、伪劣产品、不明原因的食品和水污染、蓄意投毒等。此外，许多毒物没有特殊的症状与组织改变，还有些中毒症状难以与例如癫痫等疾病区分开，在临床上无法做出准确判断。所以，食品安全事故危害因子分析具有探索性和研究性，其分析目标常常是不能事先明确肯定的。

2）毒物品种繁多，样品来源各异，分析方法及样品处理手段各不相同。食品安全事故具有突发性和多样性的特点，事先无法预测明天可能分析什么毒物、什么类型的样品，因此，除建立一些常见毒物的分析方法外，对非常见的毒物应在技术、设备条件和检测信息上有所储备，建立食品安全事故危害因子分析技术信息库，随时准备研究或构建新的分析方法。

3）微量至痕量分析，灵敏度、准确度要求高，对仪器设备要求高。由于是痕量分析，分析过程受污染及受干扰的可能性大为增加，故对质量控制的要求高。

4.7.2.2　检验程序的拟定

食品安全事故危害因子分析工作比较复杂，而且责任重大。送检材料的数量往往较少，而且常常又不能重复采样。所以，要求检验人员在化验之前对情况做周密的研究和分析，从中探索食品安全事故危害因子分析的方向和缩小检验范围，并拟定合理的检验计划，以便合理地使用检材，准确、迅速地完成任务。在检验过程中要十分注意选用适宜的

×××疾病预防控制中心
程序文件
标题：食品安全事故应急检验

文件编号：××PF01-45
第1版　第0次修订
共7页　第6页

分离程序和灵敏可靠的检验方法。要做空白试验和已知对照试验，以便检查操作是否正确。这是极其重要的一环。

4.7.2.3　预试验

预试验的目的是在消耗少量检材的情况下，提供检验方向，从而决定检验的方法和步骤。这样既可节省化验时间，又可获得正确的结果。如检材具有某种物质的特殊气味，即可据此直接进行检验，立刻得出结论。如发现检材中有微小的药物颗粒等异物，即应拣出进行外表观察和物理性质检验，判断可能属于某种毒物，以便直接进行某种毒物的反应，迅速得出结论。

在全面了解情况及做好预试验的基础上，订出试验计划：包括检验程序、检验方法及检材分配。第一次检验最多用使用检材1/3，另1/3以备重复检验及定量使用，保留1/3以备复核用。

4.7.2.4　确证试验

经过预备试验，得出毒物的线索后。必须在进行毒物的化学确证试验。如系无机化合物，检验它的阳离子和阴离子；如系有机化合物，检验各种官能团。某些毒物尚需生成衍生物的性质加以确证。

确证试验前，预先将毒物从检材中提取分离，若提取物不纯，对反应有干扰，还必须精制。常用的纯化方法有透析、水蒸气蒸馏、液—液分配、柱层、薄层净化等。

确证反应所选择的方法须灵敏可靠，方法不一定很多，但要选择不同性质的反应。因此采用的分析方法除常量、半微量分析方法外，常常根据检验的需要采取微量分析，如点滴分析、显微结晶分析、色层析等。有条件的情况下，应运用仪器分析。如光谱、色谱等分析方法。

检出某毒物后，在可能的范围内，还应研究其化合状态。因为某些元素在一种化合状态下为剧毒。而在另一种化合状态下则毒性甚小或无毒。例如升汞（$HgCl_2$）为剧毒，甘汞（Hg_2Cl_2）毒性较小，而朱汞（HgS）则几乎无毒。

4.7.2.5　含量测定

在食品安全事故危害因子分析中不经常进行含量测定，因确定了是什么毒物，在大多数情况下就达到了送检目的。但在某些情况下，含量测定对判断是否该毒物引起中毒致死的结论时具有重要意义。例如，在部分脏器中测得的毒物含量已超过该毒物的致死量，那么，中毒或死亡原因就十分明显了。有些元素为人体组织正常成分，或可能为药用，在此情况下必须做定量测定后才能判定是否是该元素为引起中毒死亡的主要原因。

4.7.3　资料的整理和总结

每次食品安全事故发生后，应根据调查的结果进行资料的整理和总结，这对于研究和掌握食品安全事故发生规律，制订预防措施以及积累有关资料具有重要意义。食品安全事故资料的整理内容，包括食品安全事故发生经过，病人临床表现，引起中毒的食品，食品被污染的原因，检验结果，最后诊断，对食品安全事故的处理和预防措施等。

4.8　结果报告

4.8.1　检测人员检测完毕，马上编制原始记录和检测报告（底稿），交与复核人和审核人核查。由检验科负责人速将检测结果电话或口头报送样人员，供现场处置参考。检

×××疾病预防控制中心

程序文件

标题：食品安全事故应急检验

文件编号：××PF01-45

第 1 版　第 0 次修订

共 7 页　第 7 页

验科负责人做好相应的记录。结果首先向中心领导报告,经中心领导批准后才能出具正式报告。

4.8.2　结果报告工作程序按××PF01-38《检测报告管理程序》执行。

4.8.3　实验室恪守结果的保密原则,不得对公众发布重大疫情实验检测结果,只能上报主管部门。

4.9　资料的整理归档及其他

4.9.1　每次食品安全事故发生后,应根据调查的结果进行资料的整理和总结,这对于研究和掌握食品安全事故发生规律,制订预防措施以及积累有关资料具有重要意义。食品安全事故资料的整理内容,包括食品安全事故发生经过、病人临床表现、引起中毒的食品、食品被污染的原因、检验结果、最后诊断、对食品安全事故的处理和预防措施等。

4.9.2　食品安全事故应急检验相关记录保管,保存期不少于五年。

5　相关文件

5.1　××PF01-25《应急样品检测工作程序》

5.2　××PF01-24《现场检测控制程序》

5.3　××PF01-23《检测工作程序》

5.4　××PF01-38《检测报告管理程序》

5.5　主席令 21 号《中华人民共和国食品安全法》(2015 年)

5.6　国务院《突发公共卫生事件应急条例》(2011 年)

5.7　原卫生部令第 8 号《食物中毒事故处理办法》(1999 年)

5.8　GB 14938—1994《食物中毒诊断标准及技术处理总则》

6　质量记录

6.1　××PF01-35-01《检测样品流转单》

×××疾病预防控制中心
程序文件
标题：食品安全风险监测工作程序

文件编号：××PF01-46
第 1 版　第 0 次修订
共 2 页　第 1 页

1　目的

根据《中华人民共和国食品安全法》、《食品检验机构资质认定评审准则》要求，中心为了切实完成国家和省食品安全风险检测工作，保证监测数据的准确可靠，提升发现能力和食源性疾病预警能力，特制订本工作程序。

2　范围

本程序适用于本中心按照、市食品安全委员会或上级部门制订的食品安全风险监测方案或计划，对本辖区范围内的食品、食品添加剂、食品相关产品中生物性、化学性和物理性危害进行的风险监测工作。

3　职责

3.1　中心主任负责食品安全风险监测工作的组织领导、统筹和协调。

3.2　收到当地食品安全委员会或上级部门制订的食品安全风险监测和评估方案或计划时，中心分管领导组织有关人员立即对食品安全风险监测和评估编制计划，确保食品安全风险监测检验优先于其他检测任务，并保质保量按时完成。

3.3　承担食品安全风险监测科室负责食品安全风险监测工作的组织和协调，包括采样送检、数据分析汇总、结果评价及结果报送。

3.4　质量管理科负责食品安全风险监测的质量控制等。

3.5　检测科室负责食品安全风险监测的检验、检测过程的质量监督、监测数据和分析结果的报送等。

3.6　办公室负责食品安全风险监测工作的协调。

3.7　总务科负责食品安全风险监测工作所需的物资和交通工具等的后勤保障工作。

4　程序

4.1　采样

4.1.1　采样由承担食品安全风险监测科室 2 名（含）以上人员参加，检验科协助。

4.1.2　采样后，采样人员应及时填写采样记录。

4.1.3　采样数量应满足食品安全风险监测和评估方案或计划。

4.1.4　采样点的选择要根据被监测食品抽样数量的要求按照随机原则从中挑选出在本地具有代表性、典型性和适时性的监测样品。

4.2　食品安全风险监测检验

4.2.1　食源性致病菌监测

4.2.1.1　通过食源性致病菌监测，主动收集动物、食品和环境中分离的病原情况以及对这些病原的耐药性和相似性进行分析，可以进一步确定污染源或污染环节，掌握主要食源性致病菌的流行和耐药趋势，制订有效的预防控制措施，同时也为制订或评价良好生产、加工操作规范提供基础数据。

4.2.1.2　监测项目涵盖沙门氏菌、空肠弯曲菌、副溶血性弧菌、大肠杆菌 O157：H7、金黄色葡萄球菌、单核细胞增生李斯特氏菌、阪崎肠杆菌等主要食源性致病菌。

4.2.1.3　微生物检验科负责食源性致病菌监测的检验、检测过程的质量监督、监测数据和分析结果的报送等。

××× 疾病预防控制中心
程序文件
标题：食品安全风险监测工作程序

文件编号：××PF01-46
第 1 版　第 0 次修订
共 2 页　第 2 页

4.2.1.4　检测方法按市食品安全委员会或上级部门规定的方法进行。

4.2.2　化学污染物及有害因素监测

4.2.2.1　通过化学污染物及有害因素监测，为食品风险评估、预警和制（修）订食品安全标准提供科学依据，及时发现食品安全隐患，降低食源性疾病的发病率，为食品安全监管提供科学依据。

4.2.2.2　监测项目有农药残留、元素、食品添加剂、非法添加物质等及食品加工过程中形成的有害物质。

4.2.2.3　理化检验科负责化学污染物及有害因素监测的检验、检测过程的质量监督、监测数据和分析结果的报送等。

4.2.2.4　检测方法按市食品安全委员会或上级部门规定的方法进行。

4.3　质量控制

4.3.1　质量管理科负责食品安全风险监测和评估的质量控制等。

4.3.2　检验科按规定参加上级部门组织的室间质量控制。

4.4　数据分析汇总及结果由承担食品安全风险监测科室负责食品安全风险监测数据报送。

4.5　后勤保障

总务科负责食品安全风险监测工作所需的物资和交通工具等的后勤保障工作。

5　相关文件

5.1　主席令 21 号《中华人民共和国食品安全法》(2015 年)

5.2　国认实〔2010〕49 号《食品检验机构资质认定评审准则》

5.3　原卫生部等七部门《食品安全风险评估管理规定（试行）》(2010 年)

1　目的

为加强食品监督管理，规范监督抽检工作，保障食品的食用卫生安全，依据《中华人民共和国食品安全法》、《食品安全法实施条例》、《健康相关产品国家卫生监督抽检规定》等有关法律、法规制订本程序。

2　适用范围

用于本中心按照当地人民政府和上级原卫生部门制订的食品安全年度监督管理计划，对本辖区范围内的食品进行定期监督抽样检验工作。

3　职责

3.1　中心主任负责监督抽样检验工作的组织领导、统筹和协调。

3.2　收到当地人民政府和上级原卫生部门制订的食品安全年度监督管理计划时，中心分管领导组织有关人员立即对食品监督抽样检验编制计划，确保食品监督抽样检验优先于其他检测任务，并保质保量按时完成。

3.3　承担食品安全风险监测科室负责食品监督抽样工作的组织和协调，包括配合相关部门采(抽样)样、送检、数据分析汇总、结果评价及结果报送。

3.4　样品收发室负责食品监督抽样样品的受理、样品管理、检测报告的编制和检测报告的发放等。

3.5　检测科室负责食品监督抽样样品的检验、检测过程的质量监督、审核等。

3.6　办公室和总务科负责食品监督抽样工作所需的物资和交通工具等的协调和后勤保障工作。

4　程序

4.1　食品监督抽样检验包括任务领取、抽样方案制订与批准、抽样实施、样品检验、数据分析汇总、评价及结果报送等。

4.2　抽样应具有代表性。抽样检验应当采用食品安全国家标准，政府下达的指令性任务与标准提出的标准值(或检出限)不一致时，应按照政府规定的要求执行。

4.3　食品监督抽检人员采(抽)样及检验活动的规范性、合法性和真实性。采用的技术标准、规范是否合法有效，原始记录、检验报告的真实性、规范性和完整性；监督抽检实行抽、检分离制度，抽样人员不得少于 2 名，抽样量应当不少于检验需要量的 3 倍。

4.4　食品监督抽样检验具体按××PF01-34《采(抽)样程序》执行。

4.5　检验结果应由检验人员独立判断，不受外界的影响和干预。

4.6　中心在食品监督抽检中应独立、科学、客观、公正地开展工作，抽检活动不受任何单位和个人干预。

4.7　食品监督抽检数据和结果严重失真、失准造成重大事故的，应追究相关食品监督抽检人员的责任。

5　相关文件

5.1　××PF01-23《检测工作程序》

5.2　××PF01-34《采(抽)样程序》

×××疾病预防控制中心
程序文件
标题:检验责任追究制度

文件编号:××PF01-48
第 1 版　第 0 次修订
共 2 页　第 1 页

1　目的

为强化检验责任意识,规范检验行为,保证出具的检验数据和结论客观、公正,特制订本制度。

2　范围

适用于在岗的中心食品检验工作有关的工作人员,包括管理人员、采抽样人员、检验人员、报告编制人员、评价人员等。

3　职责

3.1　本中心所有检验人均应按照有关法律、法规的规定,并依照检验标准和检验规范对食品等样品进行检验,尊重科学,恪守职业道德,切实依法履行岗位职责。

3.2　各科室负责人监督本部门的人员保证出具的检验数据和结论客观、公正、准确规范,不得出具虚假或者不实数据和结果的检验报告。

3.3　中心最高管理者、技术负责人、质量负责人贯彻执行"科学公正、准确规范"方针;不聘用不得从事食品检验工作的人员;确保检验人员独立于食品检验活动所涉及的利益相关方,有措施确保其人员不受任何来自内外部的不正当的商业、财务和其他方面的压力和影响,防止商业贿赂,保证检验活动的独立性、诚信性和公正性。确保食品检验机构和检验人对出具的食品检验报告负责。

4　制度内容

4.1　检验责任追究制度是指对本中心及其工作人员不履行或者不正确履行职责,贻误检测工作或者损害客户合法权益等行为予以责任追究的制度。

4.2　责任追究,应当坚持实事求是、客观公正,分级负责,有责必问、有错必纠和教育与惩处相结合、处分与责任相适应等原则。

4.3　检验责任追究制度实行首长问责制。中心相关工作人员出现检验事故时,应当追究实验室责任人甚至领导者的责任。

4.4　具体检测工作人员应当追究过错责任。如过错行为系经审核、批准做出的,具体工作人员、审核人、批准人均为过错责任人,分别承担相应的责任。

4.5　过错责任追究分为如下 3 类:

4.5.1　诫勉谈话、限期整改;

4.5.2　责令书面检查、通报批评;

4.5.3　建议给予处分。

4.6　食品检验机构和检验人出具虚假检测报告行为处理

4.6.1　《食品检验机构资质认定管理办法》第三十七条　食品检验人员出具虚假检验报告的,其有关主管部门应当依法作出给予其撤职或者开除的处分决定;受到刑事处罚或者开除处分的食品检验机构人员,自刑罚执行完毕或者处分决定作出之日起 10 年内不得从事食品检验工作。

4.6.2　《中华人民共和国食品安全法》第一百三十八条　违反本法规定,食品检验机构、食品检验人员出具虚假检验报告的,由授予其资质的主管部门或者机构撤销该食品检验机构的检验资质,没收所收取的检验费用,并处检验费用五倍以上十倍以下罚款,检验

×××疾病预防控制中心

程序文件

标题:检验责任追究制度

文件编号:××PF01-48

第1版　第0次修订

共2页　第2页

费用不足一万元的,并处五万元以上十万元以下罚款;依法对食品检验机构直接负责的主管人员和食品检验人员给予撤职或者开除处分;导致发生重大食品安全事故的,对直接负责的主管人员和食品检验人员给予开除处分。

违反本法规定,受到开除处分的食品检验机构人员,自处分决定作出之日起十年内不得从事食品检验工作;因食品安全违法行为受到刑事处罚或者因出具虚假检验报告导致发生重大食品安全事故受到开除处分的食品检验机构人员,终身不得从事食品检验工作。食品检验机构聘用不得从事食品检验工作的人员的,由授予其资质的主管部门或者机构撤销该食品检验机构的检验资质。

食品检验机构出具虚假检验报告,使消费者的合法权益受到损害的,应当与食品生产经营者承担连带责任。

4.7　食品检验机构以广告或者其他形式向消费者推荐食品的处理

4.7.1　《食品检验机构资质认定管理办法》第三十八条　食品检验机构以广告或者其他形式向消费者推荐食品的,依照《中华人民共和国食品安全法》第一百四十条第四款的规定予以处罚。

4.7.2　《中华人民共和国食品安全法》第一百四十条　违反本法规定,在广告中对食品作虚假宣传,欺骗消费者,或者发布未取得批准文件、广告内容与批准文件不一致的保健食品广告的,依照《中华人民共和国广告法》的规定给予处罚。

广告经营者、发布者设计、制作、发布虚假食品广告,使消费者的合法权益受到损害的,应当与食品生产经营者承担连带责任。

社会团体或者其他组织、个人在虚假广告或者其他虚假宣传中向消费者推荐食品,使消费者的合法权益受到损害的,应当与食品生产经营者承担连带责任。

违反本法规定,食品药品监督管理等部门、食品检验机构、食品行业协会以广告或者其他形式向消费者推荐食品,消费者组织以收取费用或者其他牟取利益的方式向消费者推荐食品的,由有关主管部门没收违法所得,依法对直接负责的主管人员和其他直接责任人员给予记大过、降级或者撤职处分;情节严重的,给予开除处分。

对食品作虚假宣传且情节严重的,由省级以上人民政府食品药品监督管理部门决定暂停销售该食品,并向社会公布;仍然销售该食品的,由县级以上人民政府食品药品监督管理部门没收违法所得和违法销售的食品,并处二万元以上五万元以下罚款。

4.8　聘用国家有关法律、行政法规规定禁止从事食品检验工作人员的处理;

4.8.1　《食品检验机构资质认定管理办法》第三十六条　食品检验机构有下列情形之一的,资质认定部门应当撤销其资质认定证书:

（一）出具虚假食品检验报告或者出具的食品检验报告不实造成严重后果的;

（二）聘用国家有关法律、行政法规规定禁止从事食品检验工作人员的;

（三）资质认定证书暂停期间对外出具食品检验报告的;

（四）逾期未整改或者整改后仍不符合资质认定要求的;

（五）依法撤销资质认定的其他情形。

4.8.2　应当追究相关负责人的责任。并可对相关责任人以告诫。可对相关负责人进行通报批评。情节严重,造成恶劣影响和后果的,相关负责人应调离岗位,停职反省。

4.9　本制度从批准之日起施行。

×××疾病预防控制中心
程序文件
标题:食品检验回避制度

文件编号:××PF01-49
第1版   第0次修订
共1页   第1页

1 目的

建立食品检验回避制度,就是为实现公平公正防止在食品检验中可能发生的营私舞弊现象发生。依据《中华人民共和国食品安全法》、《食品检验工作规范》等有关法律、法规制订本制度。

2 适用范围

中心食品检验工作有关的工作人员,包括采抽样人员、检验人员、报告编制人员、评价人员等。

3 职责

3.1 中心办公室负责登记和受理各类食品检验业务工作的计划。

3.2 质量管理科负责具体的食品检验回避。

3.3 回避申请由中心分管领导批准。

4 工作要求

4.1 有下列情形之一的,检验人员应主动回避:

4.1.1 本人或者其近亲属的委托检验;

4.1.2 本人与客户或与委托检验项目有利害关系;

4.1.3 参加过初次食品检验的复检事项;

4.1.4 作为专家提供过咨询意见的食品检验项目。

4.2 回避的提出和实施:

4.2.1 自行提出回避,由其所属的食品检验机构决定;

4.2.2 客户要求检验人员回避,向食品检验机构提出申请;

4.2.3 客户对回避的决定有异议的,可以撤销委托;

4.2.4 有提请和批准的相关记录。

5 支持性文件

5.1 主席令21号《中华人民共和国食品安全法》(2015年)

5.2 卫监督发〔2010〕29号附件《食品检验工作规范》

第四篇

作业指导书范例

前　言

　　作业指导书是指有关任务如何实施和记录的详细描述。对没有作业指导书就会产生不利影响的所有活动,均应当制订作业指导书,并对其实施进行详细描述。作业指导书规定了开展活动的方法,通常适用于某一职能内的活动;而程序文件通常描述跨职能的活动。在实验室使用最多的作业指导书是详细的书面描述文件,如检测细则、仪器设备操作规程等。

　　作业指导书的编写任务一般由具体使用部门承担。编写作业指导书时,应让具体操作人员参与,并使他们清楚作业指导书的内容。当作业指导书涉及其他过程(或工作)时,要认真处理好接口。作业指导书应按规定的程序批准后才能执行,一般由部门负责人批准;未经批准的作业指导书不能生效。作业指导书是受控文件,经批准后只能在规定的场合使用。严禁执行作废的作业指导书。作业指导书执行一定时间后,要按规定的程序进行更改和更新。

　　本书中关于实验室作业指导书仅提供几个范本,包括××ZY01-××-01《×××型原子吸收分光光度计期间核查操作规程》、××ZY01-××-02《×××型酶标仪期间核查操作规程》、××ZY01-××-03《×××型高效液相色谱仪期间核查操作规程》、××ZY01-××-04《×××型培养箱期间核查操作规程》、××ZY01-××-05《人类免疫缺陷病毒实验活动风险评估报告》、××ZY01-××-06《菌种保管细则》、××ZY01-××-07《紧急冲淋装置洗眼器操作细则》。各单位在实际使用中应编写适合各自实际情况的作业指导书。

目　录

×××疾病预防控制中心

作业指导书

标题:×××型原子吸收分光光度计期间核查操作规程

文件编号:××ZY01-××-01

第1版　　第0次修订

共2页　　第1页

1　目的

本方法规定了×××型原子吸收分光光度计的期间核查的操作规程方法,使仪器期间核查能按规范的方法正确进行。

2　适用范围

本方法适用于本中心使用中和修理后的原子吸收分光光度计的性能检查。

3　职责

3.1　操作人员应严格按照本校准方法,按期进行仪器的期间核查,并做好期间核查记录。

3.2　复核人员复核期间核查结果。

3.3　科室主任审核期间核查结果。

4　概述

本仪器利用火焰或石墨炉将金属元素原子化,在每个元素的特征谱线下,进行测定。期间核查主要核查火焰和石墨炉。

5　技术要求

5.1　仪器外观

仪器标签应清晰可辨;仪器及附件的所有紧固件均应紧固良好,连接件连接良好;运动部件应运动灵活、平稳;气路系统应可靠密封,不泄漏;仪器各旋钮及功能键应能正常工作。

5.2　仪器自检及计算机控制检查

开机并连接计算机后,仪器应能通过自检;输入计算机指令后,仪器的相应部件应能正常工作。

5.3　技术指标

5.3.1　基线稳定性:仪器稳定后在铜测定标准条件下,点火状态下,记录 ABS 波动范围为 $\pm 0.008/15\text{min}$ 以下。

5.3.2　火焰原子吸收法测铜

检出限要求:检出限 $\leqslant 0.02\mu\text{g/mL}$;重复性要求:相对标准偏差 $RSD \leqslant 1.5\%$;线性误差要求:线性误差 $\leqslant 10\%$。

5.3.3　石墨炉原子化法测镉

检出限要求:$\leqslant 4\text{pg}$;重复性要求:相对标准偏差 $RSD \leqslant 5\%$;线性误差要求:线性误差 $\leqslant 15\%$。

6　期间核查条件

6.1　仪器期间核查环境条件

电源电压:220V±10V(AC),50Hz;温度:5～35℃;相对湿度:≤85%。

6.2　期间核查主要设备和试剂

6.2.1　铜、镉空心阴极灯。

6.2.2　铜标准溶液;锰标准溶液。

×××疾病预防控制中心

作业指导书

标题：×××型原子吸收分光光度计期间核查操作规程

文件编号：××ZY01-××-01

第 1 版　　第 0 次修订

共 2 页　　第 2 页

7　期间核查项目和期间核查方法

7.1　外观检查

外观检查按本方法 5.1 要求进行。

7.2　仪器自检及计算机控制检查

开机并连接计算机，使仪器进行自检；连接成功后，在计算机上执行部分指令，仪器相关部件应有正常工作行为。

7.3　仪器计量性能检查

7.3.1　基线的稳定性测定

在 0.2nm 光谱带宽，波长 324.7nm 条件下，按测铜的最佳标准条件，点燃乙炔/空气火焰，吸喷二次蒸馏水或去离子水，待仪器稳定后，记录 15min 内基线漂移。

7.3.2　火焰原子吸收法测铜、石墨炉原子化法测镉的检出限、重复性和线性误差

7.3.2.1　检出限

将仪器各参数调至正常状态，按仪器的最佳线性范围，用火焰原子吸收法测定铜标准溶液系列；石墨炉原子化法测镉标准溶液系列。每个浓度分别测 3 次吸光度，按线性回归法，求出曲线斜率（b），相同条件下，分别对空白溶液测 11 次吸光度，求出标准偏差 S_A，检出限 $C_L = 3S_A/b$。

7.3.2.2　重复性

选择 7.3.2.1 标准系列中的某个浓度，使其吸光度在 0.1～0.3 的范围内，进行 7 次测定，求出重复性即相对标准偏差（RSD）。

7.3.2.3　线性误差

利用 7.3.2.1 得到的曲线回归方程，计算出曲线系列中间点（第 i 点）的浓度 C_i，减去第 i 点实际浓度 Csi，与第 i 点实际浓度 Csi 的百分比，即为线性误差。

$$X_i = (C_i - Csi)/Csi \times 100\%。$$

8　期间核查结果

按本方法进行期间核查，并达到技术指标的仪器出具期间核查结果，未达到技术指标的停止使用，报后勤服务科维修。

9　期间核查周期

×××型原子吸收分光光度计期间核查周期为一年。

10　支持性文件

10.1　××ZY01-××-01.《×××型原子吸收分光光度计期间核查操作规程》

10.2　JJG 694—2009《原子吸收分光光度计检定规程》

×××疾病预防控制中心
作业指导书
标题:×××型酶标仪期间核查操作规程

文件编号:××ZY01-××-02
第1版　第0次修订
共2页　第1页

1　目的

为规范酶标仪操作程序,正确使用仪器,保证检测工作顺利进行和设备安全。

2　适用范围

适用于×××型酶标仪新购入、使用中和维修保养后的酶标仪的期间核查。

3　职责

3.1　实验操作人员应严格按照本期间核查方法,按期进行仪器的期间核查。并做好期间核查记录,出具期间核查结果。

3.2　复核人员复核期间核查结果。

3.3　科室负责人审核期间核查结果。

4　概述

酶标分析仪是用于酶标试验中测定抗原、抗体含量的仪器。由光源、滤光片、比色计、打印机、电脑组成。利用光的吸收与板孔中吸光物质的多少成比例原理来推定被测标本中某物质的含量。可用于各种酶联免疫反应的检测。

5　技术要求

5.1　外观要求

5.1.1　仪器应有下列标志:名称、型号、制造厂名、出厂日期、出厂编号。

5.1.2　仪器的各功能部件(调零、校准、打印、程序设定等)均能正常工作,电缆线的接插件应接触良好。

5.1.3　仪器运动部分应平稳、不应有卡滞、突跳及显著的空回。

5.2　计量性能要求

5.2.1　示值稳定性:±0.005;

5.2.2　吸光度示值误差:±0.03;

5.2.3　吸光度重复性:1.0%。

6　期间核查条件

6.1　环境条件

6.1.1　温湿度:15～35℃,15%～85%。

6.1.2　电压:(220±22)V;频率:(50±1)Hz。

6.1.3　无强光直射,无振动、噪声、磁场、电场干扰,无强气流影响。

6.2　检定器材

6.2.1　光谱中性滤光片(吸光度标称值分别为0.5A,1.0A,并经检定在有效期内或在经检定合格的分光光度计机上测得定值)。

7　期间核查项目和期间核查方法

7.1　外观检查

用目测和手动进行外观检查,外观应符合5.1的要求。

7.2　示值稳定性检查

选用492nm波长或仪器特有的专一波长,将吸光度标称值1.0的光谱中性滤光片,

××× 疾病预防控制中心

作业指导书

标题：×××型酶标仪期间核查操作规程

文件编号：××ZY01-××-02

第 1 版　第 0 次修订

共 2 页　第 2 页

平放在微孔酶标板的空板架上，以空气为参比，测量并记录仪器的初始示值，5min 后记录仪器示值一次，10min 后再记录仪器示值一次。后两次示值的最大值减去初始示值即为示值稳定性。

7.3　吸光度示值误差检查

依次选用 450、492、620nm 波长或仪器特有的专一波长，将吸光度标称值分别为 0.5、1.0 的两块光谱中性滤光片在已检定合格的 721 分光光度计上测得吸光度 A_s，然后同时平放在微孔酶标板的空板架上，以空气为参比，连续测量 3 次，依次记录仪器示值 A_i，并计算平均值。仪器示值减去 721 分光光度计上测得吸光度值即为吸光度示值误差。

7.4　吸光度重复性检查

选用 450nm 波长或仪器特有的专一波长，将吸光度标称值分别为 0.5 或 1.0 的光谱中性滤光片平放在微孔酶标板的空板架上，以空气为参比，于固定的某一孔位重复测量 6 次，记录仪器示值，并计算平均值。以实验结果的相对标准偏差值（RSD 值）表示仪器的吸光度重复性。

$$RSD = \sqrt{\frac{\sum_{i=1}^{n}(x_i - \bar{x})^2}{n-1}} \times \frac{1}{\bar{x}} \times 100\%$$

8　期间核查结果

按本方法进行期间核查，出具期间核查结果，达到技术要求的为合格，未达到技术要求的应注明不合格项目，停止使用并报总务科以维修。

9　期间核查周期

期间核查一般在两次检定之间进行一次，若有需要可随时进行。

10　支持性文件

10.1　《酶标仪使用说明书》

10.2　《酶标仪作业指导书》

××疾病预防控制中心
作业指导书
标题：×××型高效液相色谱仪期间核查操作规程

文件编号：××ZY01-××-03
第1版　第0次修订
共2页　第1页

1　目的

本方法规定了×××型高效液相色谱仪的期间核查方法，使仪器期间核查能按规范的方法正确进行。

2　适用范围

本方法适用于本中心使用中的和修理后的×××型高效液相色谱仪的期间核查。

3　职责

3.1　操作人员应严格按照本期间核查方法，按期进行仪器的期间核查，并做好期间核查记录，出具期间核查结果。

3.2　复核人员复核期间核查结果。

3.3　科室主任签发期间核查结果。

4　概述

本×××型高效液相色谱仪由输液泵、进样器、色谱柱、检测器和数据处理机等组成。本仪器利用紫外检测器测定，期间核查主要核查紫外检测器。

5　技术要求

5.1　仪器外观

仪器标签应清晰可辨；仪器及附件的所有紧固件均应紧固良好，连接件连接良好；运动部件应运动灵活、平稳；指示灯灵敏；输液系统应无泄漏。

5.2　仪器自检及计算机控制检查

开机并连接计算机后，仪器应能通过自检；输入计算机指令后，仪器的相应部件应能正常工作。

5.3　技术指标

5.3.1　紫外—可见光检测器：基线漂移≤0.5mAU/h；基线噪声≤0.05mAU；最小检测浓度≤$1.0×10^{-7}$ g/mL（萘的甲醇溶液）。

5.3.2　整机定性重复性：（6次测量）RSD≤1.5%；整机定量重复性：（6次测量）RSD≤3.0%。

6　期间核查条件

6.1　仪器环境条件

6.1.1　电源电压：220V±10V（AC），50Hz；温度：15～35℃；相对湿度：20%～80%。

6.1.2　室内无强腐蚀性气体，无强烈的机械振动的电磁干扰。

6.2　期间核查主要设备和试剂

6.2.1　百分之一天平；滤膜（0.45μm）。

6.2.2　萘或其他较稳定的标准溶液。

7　期间核查项目和期间核查方法

7.1　外观检查：按本方法5.1要求进行。

7.2　仪器自检及计算机控制检查：按本方法5.2要求进行。

7.3　仪器性能检查

××× 疾病预防控制中心
作业指导书
标题：×××型高效液相色谱仪期间核查操作规程

文件编号：××ZY01-××-03
第 1 版　　第 0 次修订
共 2 页　　第 2 页

7.3.1　基线漂移和基线噪声检查

在正常工作状态下，选用 C_{18} 色谱柱，紫外 254nm，流动相为 100％甲醇，流量 1.00mL/min，检测灵敏度调到最灵敏档，待仪器基线稳定后，记录 30min 内基线漂移和基线噪声。

7.3.2　灵敏度（最小检测浓度）

在 7.3.1 色谱条件下，注入 10～20uL 一定浓度萘的甲醇溶液或其他较稳定的标准溶液，记录标准色谱峰高 H 和基线噪声峰高 HN。最小检测浓度＝2×HN×C/H（C 为标准浓度）。

7.3.3　整机定性、定量重复性

在 7.3.1 色谱条件下，以一定浓度的萘/甲醇标准溶液或其他较稳定的标准溶液，作为样品，记录保留时间和峰面积（或实测值），连续测定 6 次，计算相对标准偏差 RSD。

计算公式：标准差 $S = \pm[\sum(X_i - X_{平均})^2/4]^{1/2}$；$RSD = S/$平均峰面积$\times 100\%$

8　期间核查结果

按本方法进行期间核查，并达到技术指标的仪器出具自校结果，未达到技术指标的停止使用，报总务科维修。

9　期间核查周期

×××型高效液相色谱仪期间核查周期为一年。

10　支持性文件

10.1　××ZY01-××-03《×××型高效液相色谱仪期间核查操作规程》。

10.2　JJG 705—2002《液相色谱仪检定规程》。

×××疾病预防控制中心

作业指导书

标题:×××型培养箱期间核查操作规程

文件编号:××ZY01-××-04

第 1 版　　第 0 次修订

共 2 页　　第 1 页

1　目的

本操作规程规定了生化培养箱、恒温培养箱的期间核查方法,使仪器期间核查能按规范的方法正确进行。

2　适用范围

本方法适用于新购入、使用中和修理后的生化培养箱或恒温培养箱的期间核查。

3　职责

3.1　操作人员应严格按照本期间核查方法,按期进行仪器的期间核查,并做好期间核查记录,出具期间核查结果。

3.2　复核人员复核期间核查结果。

3.3　科室负责人审核期间核查结果。

4　概述

生化培养箱和恒温培养箱均为恒温设备,由温度控制和温度指示两组器材组成。在卫生检验中作为培养微生物或化学分析的恒温环境。

5　技术要求

5.1　外观要求:外表无明显损伤和锈蚀,温度显示清晰,各旋钮无松动。

5.2　温度均匀性允差:$\leqslant \pm 0.5\,℃$。

5.3　温度示值允差:$\leqslant \pm 1\,℃$。

5.4　温度波动度:$\leqslant \pm 0.5\,℃$。

6　期间核查条件

6.1　核查环境温度 10—30℃,相对湿度不大于 85%。恒温培养箱核查时环境温度必须低于实验温度,生化培养箱不受此限。

6.2　电源要求:电压 $220\mathrm{V}\pm 10\%$,频率 $50\pm 1\mathrm{Hz}$。

6.3　水银温度计 0~50℃(经计量部门检定合格)三支。

6.4　设定温度在设备标称的使用范围之内(如 37℃),运行 24h 以上。

7　期间核查项目和期间核查方法

7.1　外观要求:

用目测和手动进行,应符合本方法 5.1 的要求。

7.2　温度均匀性允差

将三只插有温度计并装有适量水的烧杯放入已稳定在实验温度的箱内上中下不同处,1h 后读取各烧杯中的温度计三个示值,最高温度示值与最低温度示值之差即为温度均匀性允差,不得大于 $\pm 0.5\,℃$。

7.3　温度示值允差

用一支温度计,放在培养箱的正中位置,固定刻度朝向箱门方向,以便观察。关闭培养箱门,分别在 30min、60min、3h、24h、48h 后,观察并记录每一次实际读数和数显指示屏上显示的箱内温度。5 次数显指示屏上显示的箱内温度的平均值与实测温度平均值之差,不得大于 $\pm 1.0\,℃$。

×××疾病预防控制中心

作业指导书

标题:×××型培养箱期间核查操作规程

文件编号:××ZY01-××-04

第 1 版　第 0 次修订

共 2 页　第 2 页

7.4　温度波动度

同 7.3 测量,5 次测量中温度波动度误差(最高温度－最低温度),不得大于±0.5℃。

8　期间核查结果

将各项期间核查结果填入《生化培养箱、恒温培养箱期间核查记录表》,经核查符合本仪器技术要求的判为合格,不合格的应注明不合格原因。

当温度均匀性允差与温度示值允差及温度波动度项目不符合本方法 5.2、5.3、5.4 时,应停止使用。报总务科维修。

9　期间核查周期

期间核查周期为一年,新购入或修理后应核查合格使用。

10　支持性文件

10.1　《生化培养箱、恒温培养箱说明书》

10.2　《生化培养箱、恒温培养箱作业指导书》

××疾病预防控制中心

作业指导书

标题：人类免疫缺陷病毒实验活动风险评估报告

文件编号：××ZY01-××-05

第1版　第0次修订

共17页　第1页

1　HIV病毒生物学特性

1.1　种类和病毒分型

艾滋病是获得性免疫缺陷综合征(acquired immunodeficiency syndrome，AIDS)的简称，是由人类免疫缺陷病毒(human immunodeficiency viruses，HIV)引起的慢性传染病。HIV为单链RNA病毒，属于反转录病毒科，慢病毒属中的人类慢病毒组。HIV基因组长度约为9.8kb，基因两侧为长末端重复区序列(LTR)，有3个结构基因(gag、pol、env)和至少6个调控基因(tat、rev、nef、vif、vpu、vpr)。

根据HIV基因差异，分为HIV-1型和HIV-2型，两型间核苷酸序列差异超过40%。目前全球流行的主要是HIV-1。HIV-1可进一步分为3个亚型组13个亚型，其中M组有A、B、C、D、E、F、G、H、I、J、K 11个亚型，N亚型组只有N亚型，O亚型组只有O亚型。近年来发现多个流行重组型。HIV-2的生物学特性与HIV-1相似，但其传染性较低，引起的艾滋病临床进展较慢，症状较轻。HIV-2型至少有A、B、C、D、E、F、G 7个亚型。我国以HIV-1为主要流行株，已发现的有A、欧美B、泰国B、C、D、E、F和G 8个亚型，还有不同流行重组型，在部分地区发现有少数HIV-2型感染者。

1.2　来源

1983年在巴黎巴斯德研究所专门研究反转录病毒与癌症关系的法国病毒学家吕克·蒙塔尼(Luc Montagnier)及其研究组首次从一位罹患晚期卡波西氏肉瘤的年轻男同性恋艾滋病人的血液及淋巴结样品中，分离到一种新的反转录病毒，同时，美国国家癌症研究所的美国生物医学科学家罗伯特·加罗(Robert Gallo)及属下也从一些细胞株系中分离到新病毒，并于1984年在《科学》期刊发表论文，论证了这种新病毒与艾滋病的病原关系。1986年，该病毒的名称被统一为"人类免疫缺陷病毒"(HIV)。1985年首次感染中国大陆公民，目前呈加速流行的趋势，已成为最重要的公共卫生问题之一。

1.3　传染性

主要为HIV感染者和AIDS患者的血液、精液、阴道分泌物及乳汁。

1.4　传播途径

主要传播途径有三种：性接触，包括同性、异性及双性接触；血液及血制品，包括共用针具静脉吸毒、介入性医疗操作等；母婴传播，包括产前、产中和产后。

1.5　易感性

人类对HIV没有天然免疫力，人群普遍易感。高危人群为男性同性恋、静脉药物依赖者、性乱者、血友病、多次接受输血或血制品者。

1.6　潜伏期

人体感染艾滋病后需经过0.5～20年，平均7～10年的时间才能发展为艾滋病人，这段时间称为潜伏期。处于潜伏期的艾滋病感染者的血液、精液、阴道分泌物、乳汁、脏器中含有艾滋病毒，具有传染性。

1.7　剂量—效应关系

目前尚未见有HIV病毒对人准确感染剂量的报道。HIV的感染主要与暴露途径和感染方式密切相关。

×××疾病预防控制中心
作业指导书
标题：人类免疫缺陷病毒实验活动风险评估报告

文件编号：××ZY01-××-05
第1版 第0次修订
共17页 第2页

1.8 致病性

HIV感染是一个漫长而复杂的过程，从初始感染到终末期，在这一过程的不同阶段，临床表现多种多样。根据 WS 293—2008《艾滋病和艾滋病毒感染诊断标准》，将艾滋病的全过程分为Ⅰ期（原发感染期）、Ⅱ期（HIV感染中期）和Ⅲ期（艾滋病期）。

Ⅰ期 HIV进入人体后，在24～48h到达局部淋巴结，约5d左右在外周血中可以检测到病毒成分。部分感染者出现HIV病毒血症和免疫系统急性损伤所产生的临床症状，通常发生在初次感染HIV后1～3周左右。大多数病人临床症状轻微，没有明显的感觉。临床症状以发热最为常见，可伴有咽痛、盗汗、恶心、呕吐、腹泻、皮疹、关节痛、淋巴结肿大及神经系统症状。

Ⅱ期 感染者体内HIV持续复制，具有传染性，故又将无症状的病人称为HIV感染者。此期持续时间一般为6～7.5年。其时间长短与感染病毒的数量、型别，感染途径，机体免疫状况，营养条件及生活习惯等因素有关。在无症状期HIV在体内不断复制，免疫系统受损，CD4淋巴细胞计数逐渐下降。

Ⅲ期 为感染HIV后的最终阶段。病人CD4细胞计数＜200/mm³，HIV-RNA拷贝数明显升高。此期主要临床表现为HIV相关症状、各种机会性感染及肿瘤。HIV相关症状：主要表现为持续一个月以上的发热、盗汗、腹泻；体重减轻（10%以上）。部分病人表现为神经精神症状，如记忆力减退、精神淡漠、性格改变、头痛、癫痫及痴呆等。

1.9 变异性

HIV的显著特点之一是具有高度变异性。HIV的反转录酶无校正功能、错配性高是导致HIV基因频繁变异的重要因素。env基因最易发生突变，导致其编码的包膜糖蛋白gp120抗原变异，gp120表面抗原变异有利于病毒逃避免疫清除，也给HIV疫苗研制带来了困难。

1.10 环境中的稳定性

HIV对外界抵抗力低。对热敏感，56℃ 30min能使HIV在体外对人的T淋巴细胞失去感染性，但不能完全灭活血清中的HIV；100℃ 20min可将HIV完全灭活。能被75%乙醇、0.2%次氯酸钠及漂白粉灭活。但病毒在20～22℃液体环境下可存活15d；在37℃可存活10～15d；在冷冻血制品中，须68℃加热72h才能保证灭活病毒。

1.11 药物敏感性

对AIDS至今仍无特效药，有些药物虽能抑制病毒在体内的复制，但停药后病毒可恢复其繁殖力。目前主张联合用药称为高活性抗病毒治疗（highly active antiretroviral therapy，HAART），目前国际上用于治疗HIV感染的药物有以下大类：核苷类反转录酶抑制剂（NRTIs）、非核苷类反转录酶抑制剂（NNRTIs）和蛋白酶抑制剂（PIs）等。

1.12 消毒剂敏感性

常用消毒剂0.5%次氯酸钠、5%甲醛、2%戊二醛、0.5%过氧乙酸、70%酒精等室温处理10～30min即可灭活HIV。0.1%甲醛、紫外线和γ射线均不能灭活HIV。

1.13 物理灭活

HIV对热敏感，可以用高温灭活病毒，在低温条件下保存病毒。高压灭菌121℃ 20min，或煮沸20min均可达到灭活病毒的目的。在室温（22～27℃）液体环境下HIV可存活 15d 以上；经 56℃处理 30min 可使 HIV 在体外对人的 T 淋巴细胞失去感染性，但不能完全灭活血清中的 HIV；经过 60℃ 3h 或 80℃ 30min 作用后不能检出感染性病毒。目前，WHO 推荐的反转录病毒灭活方法是 100℃ 20min。干燥环境中的 HIV 活性在几小时内降低 90%～99%。HIV 对紫外线不敏感，有较强的抵抗力。

1.14　在宿主体外存活

HIV 是一种寄生生物，无法在体外独立生存，它离开血液以后，在体外存活的时间相当短。与其他传染病病毒如肝炎、肺炎、疟疾等相比，HIV 是一种极其脆弱的病毒。它在人体外的存活时间不会超过 3～4h。HIV 在体外的存活时间还受环境因素影响，在湿润环境比干燥的环境下存活时间长。但是，在污染的血液中，HIV 将能存活一段时间，因为血液中存在着 HIV 赖以生存的宿主细胞，可供病毒生存和复制。

1.15　HIV 与其他生物和环境的交互作用

据报道，结核杆菌感染可加速 HIV 感染进程，伴有结核病的 HIV 感染者的平均存活时间远比其他 HIV 感染者缩短。HCV/HIV、HBV/HIV 的混合感染可增加艾滋病患者病死率，霉菌等机会性感染亦是患者死亡的主要原因。

艾滋病病毒有不耐酸、较耐碱，在碱性环境中的活性更大，而酸性环境对其具有一定的杀伤力。

1.16　预防和治疗方案

1.16.1　迄今为止，AIDS 仍无有效的特异性预防和特效的治疗方案，也无理想的疫苗。控制 AIDS 流行宣传教育是预防 AIDS 的基础，加强个人防护是最有效措施，对血液和血制品进行严格检验和规范化管理，确保输血和血制品的安全；筛查无症状的孕期感染者能有效预防围生期感染；建立 HIV 感染的检测网络，控制疾病的流行蔓延。

1.16.2　抗 HIV 药物预防　在感染发生数小时内，联合使用抗 HIV 药物对于突发的医院内感染和实验室感染个体能起到保护作用。

1.16.3　主要药物治疗　高活性抗病毒治疗是目前控制 AIDS 进展较为有效的方法。HAART 疗法的原理是选择一种蛋白酶抑制剂和两种反转录酶抑制剂联合用药，从多环节抑制病毒复制，从而加强抗病毒疗效，也称为鸡尾酒疗法。HAART 的效果显著优于单药治疗，该疗法对降低病毒载量、延长患者生命有显著作用，但不能清除以前病毒方式潜伏于细胞内的病毒，停药后会导致 AIDS 复发。

2　实验室相关活动风险评估与控制

2.1　实验室感染性因子种类、来源和危害

根据 HIV 病毒特性和作为初筛实验室功能，本实验室可能的感染因子为 HIV-1 型和 HIV-2 型。感染因子的来源可能如下：

①用于 HIV-抗体检测的血液，包括全血、血清和血浆。②检测、实验操作的场所。③实验室操作中可能产生的含病毒气溶胶。

上述感染性因子可能造成的危害有：

①实验室含病毒气溶胶对实验室环境造成污染。②被污染的实验器材、器皿等对实验室环境造成污染。③实验室废弃物对环境造成污染。④实验人员暴露后感染。

×××疾病预防控制中心

作业指导书

标题：人类免疫缺陷病毒实验活动风险评估报告

文件编号：××ZY01-××-05

第1版　第0次修订

共17页　第4页

2.2　实验室常规活动过程中的风险评估与控制

2.2.1　样品采集

（1）主要风险　采血人员抽血不熟练或不规范，被 HIV 感染者或 AIDS 患者的血液污染了皮肤、黏膜，或不小心被含有 HIV 的血液污染了的针头刺破皮肤，有可能被 HIV 感染，造成职业暴露；血液标本溅洒、废弃物处理不当等造成环境污染。

（2）风险控制措施　使用一次性采血针和带盖塑料采血管（严禁使用玻璃管），采样人员经过正规采血培训，并熟练掌握采血技巧。采血前做好个人防护（防护服、乳胶手套、口罩）；用过的针头直接放入利器盒内，禁止用手直接接触使用后的针头或将使用后的针头重新套上针头套；采好血后直立于试管架中，防止倒翻；消毒棉签等污染物放入医疗废弃物专用袋中，统一消毒处理。

2.2.2　样本包装和运输

（1）主要风险　若包装不符合生物安全要求，可导致样品的侧翻、渗漏而形成污染。

（2）风险控制措施　采用 3 层容器对样本进行包装（严禁使用玻璃容器），第一层采血管应防渗漏，及时拧紧盖子。第二层要容纳并保护第一层容器（采血管），要求不易破碎和渗漏、带盖且易消毒处理。第三层要容纳并保护、固定第二层容器的运输包装箱，易于消毒，同时注明"小心轻防、防止日晒、小心水浸、防止重压"。样本应由中心专车运回实验室。

2.2.3　样品接收

（1）主要风险　运输途中有样本管破裂，血液溢漏，则可能对样本接收人员造成污染。

（2）风险控制措施　样本直接送至 HIV 初筛实验室，由检验人员接收。接收样本前做好个人防护（穿上防护服、戴手套、口罩），在生物安全柜中打开，容器及时进行消毒。仔细核对样品与送检单，检查样品管有无破损和泄漏。若有样本管溢漏，立即在生物安全柜内将尚存留的样本移出，被污染的样品管和盛器进行消毒，同时报告实验室负责人。

2.2.4　样品检测

（1）主要风险

1）离心过程中离心管破裂造成离心机污染，或在超/高速离心时形成气溶胶，污染环境。

2）血液样本溅洒，造成人员或环境污染。

3）洗板、读板时液体溅出污染设备表面或工作台面。

4）检测过程中发生职业暴露，被 HIV 感染者或 AIDS 患者的血液污染了皮肤、黏膜，有可能被 HIV 感染。

（2）风险控制措施　检测人员在实验前严格做好个人防护（穿上防护服、戴手套、口罩，穿不露脚趾和覆盖脚背、防滑、防渗漏的工作鞋。），打开样品主容器和加样、移液操作必须在 BSL-2 实验室中进行，动作轻缓，防止内容物泼溅；使用生物密闭型的离心机、耐离心压力和带螺旋管盖的离心管，离心前做好平衡，选择正确的离心速度和离心力。洗板、判读结果时酶标板轻放轻拿，避免液体溅出。

2.2.5　样本保存

（1）主要风险　HIV 初筛阳性样本若保存不当，易造成污染，甚至被恶意使用。

×××疾病预防控制中心

作业指导书

标题：人类免疫缺陷病毒实验活动风险评估报告

文件编号：××ZY01-××-05

第1版　　第0次修订

共17页　　第5页

　　（2）风险控制措施　严格做好个人防护，样本的保留均在生物安全柜内进行，动作要轻缓；所有样本的血清或血浆都保留在带螺旋盖的塑料管内，再装入可密封的塑料冻存盒中，置−20℃以下冰箱内保存，双人双锁。初筛阳性样本待其第二份血采到后，立即将两份血清或血浆全部上送至上级业务部门HIV确证实验室确证。

　　2.2.6　阳性样本上送

　　（1）主要风险　若包装不规范，或运输工具无安全保障，则易造成污染扩散甚至样本丢失。

　　（2）风险控制措施　阳性样本应严格执行规范的3层包装（同样品采集）或使用UN2814包装，并由专车运送，专业人员全程护送。用于抗体检测的血清和血浆样品在冷冻条件下运送。用于$CD4^+$和$CD8^+$ T淋巴细胞测定的样品应在室温下（18～25℃）或4℃（特殊要求时）运送。用于病毒载量检测的样品应在−20℃以下运输。

　　2.2.7　实验室的清洁和消毒

　　（1）主要风险　工作完毕若不及时对工作台面进行消毒，有可能会对下次操作人员造成污染或感染。

　　（2）风险控制措施　工作完毕及时对所有工作台面、地面和生物安全柜进行消毒，使用50～100倍的施康清洗消毒液I擦拭，生物安全柜用70％～75％的酒精消毒。用消毒液清洁后干燥20min以上。待实验和消毒完毕，先脱去手套，再脱去防护服，并正确用肥皂和流水洗手。

　　2.2.8　实验室废弃物处置

　　（1）主要风险　剩余的阳性样本管是高危污染源，采血过的针头处理不当易造成人员被污染、刺伤甚至造成HIV感染。

　　（2）风险控制措施　艾滋病采样及实验室产生的所有废弃物，包括不再需要的样本、酶标反应板及其他物品等，均视为HIV污染品处理，应装在有"生物危害"标识的医疗废弃物专用袋内，置于密封、防渗漏容器中，于121℃高压灭菌15～20min后再运出实验室，集中存放，交由有资质的医疗废弃物处理单位上门收集，集中处置；一次性利器盒严禁再次打开，同上述垃圾一起处理；在处理废弃物的同时做好交接记录，所有相关记录定期整理归档。

　　2.3　实验室常规活动中其他风险评估与预防控制措施

　　2.3.1　电力

　　（1）主要风险　断电存在造成电气设备故障的风险。断电导致生物安全柜、酶标仪等生物安全防护设备、检测设备等停止工作而可能造成感染性物质外溢，存在污染操作人员和环境的风险。

　　（2）预防控制措施

　　实验室由双路市电供电，并为主要设备配备应急电源（UPS），避免实验室断电可能产生的风险，确保检测顺利。

　　2.3.2　电器操作

　　（1）主要风险　实验室活动涉及的电气操作，包括实验室工作区内电气设备的启动、关闭、安装、维修；设备层内UPS、空调机组等电气设备的启动、关闭、维修等。这些电气

×××疾病预防控制中心

作业指导书

标题：人类免疫缺陷病毒实验活动风险评估报告

文件编号：××ZY01-××-05

第1版　第0次修订

共17页　第6页

操作的过程可能产生触电、电击、造成电气故障等风险。

（2）预防控制措施：

1）电气设备的设计及制造符合相关安全标准的要求。实验室工作区内若有380V电源插座，对其明确标识，由有资质的专业人员进行操作。

2）新的、改装过的或修理过的电气设备在未经合格的人员（如有资质的电工）完成电气安全测试和设备符合安全使用要求之前，不允许使用。

3）电气设备使用人员接受正确操作的培训，操作方式不降低电气安全性。电气设备使用人员定期检查设备的可能引起电气故障之破损。只有合格的人员可从事电气设备和电路工作。禁止未经授权的工作。

4）采取措施对设备去污染以减少维护人员被 HIV 感染的风险。

2.3.3　实验室给排水设施设备

（1）主要风险　实验室含有给排水的设施设备包括位于工作区和洗消间的高压灭菌器和洗手池。当感染性材料溢出时，给水管道破裂、排水阻塞可能导致水灾，有污染实验人员和环境的风险。

（2）安全防护措施　实验室的排水经由高压灭菌器和洗手池先排放到中心污水池进行处理，避免了直接排水可能造成的环境污染。

2.3.4　实验室设施设备管道

（1）主要风险　实验室设施设备管道穿越维护结构可能造成密封不严，当感染性材料溢出时，有污染环境的风险。

（2）安全防护措施　所有管道穿越维护结构的部位严格密封，定期进行检测，避免感染性材料外溢污染环境的风险。

2.3.5　辐射风险

（1）主要风险　辐射源或辐射事故可以间接导致病原微生物屏障系统的破坏。

（2）安全防护措施　实验室应远离辐射源，如果无法避开，则应采取物理隔离措施，防止辐射源对检测工作和人员健康产生影响。

2.3.6　生物安全设备和检测仪器设备

（1）生物安全柜

1）主要风险　没有按照设备操作规程或使用说明书进行操作、维护，使生物安全柜的气溶胶防护效果明显降低或消失，失去安全防护效果。设备因长时间使用或未及时更换HEPA 过滤膜，使其功能失常，造成工作窗口气流速度降低或流向紊乱。生物安全柜使用后未彻底消毒处理，对于清洁、维护人员将会产生污染。设备长期关停期间，将会使部分电器元件老化失去正常功能。设备移位、碰撞受损等没有及时进行性能检测等。

2）预防控制措施　接受相关操作、维护培训，每年请有资质的服务机构对生物安全柜进行风速、气流、尘埃粒子、紫外线强度等主要性能进行检测，确保其功能正常，操作时动作应轻缓。

（2）高压灭菌器

1）主要风险　没有正确配备高压灭菌器，会产生气溶胶污染环境；没有按照设备操作规程或使用说明书进行操作、维护，可能使高压灭菌器效果明显降低或失效，失去去污染与无害化的作用;压力锅长时间使用又不定期监测灭菌效果,对压力容器的灭菌效果无从考证,存在灭菌不彻底引起污染的隐患。压力锅长期关停期间,如果内部不及时排干水分,将会使内部器件老化失去正常功能。

2)预防控制措施　持证上岗。选择下排式高压灭菌器,防止气溶胶污染,规范正确操作,定期维护,确保高压灭菌器性能正常,做好使用记录。对压力灭菌器按照 WS/T 310. 3—2009《医院消毒供应中心 第 3 部分:清洗消毒及灭菌效果监测标准》规定进行每次物理监测、每周生物监测及包内、包外化学监测,并记录,以监控灭菌质量。

(3)酶标仪和洗板机

1)主要风险　配备的酶标仪和洗板机,不按照相关要求进行鉴定、校准或维护,不按照作业指导书或使用说明操作,不能确保设备的正常性能,影响检测结果。在使用酶标仪和洗板机的过程中,可能会发生污染设备表面和工作台面的风险。

2)预防控制措施　酶标仪每年强检一次,中途再做一次期间核查;洗板机每年进行一次功能检查;在洗板、读板时,要做到动作轻缓,小心操作;倘若有液体溅出,要马上进行消毒处理。

(4)个人防护用品

1)主要风险　实验室不提供充足的、质量符合要求的防护服、一次性乳胶手套、口罩和覆盖足背的防滑鞋等,若使用大小不合适的个人防护用品,穿戴、脱卸的程序、方法不符合要求,均可能造成被感染或污染的风险。

2)预防控制措施　选择正规、合适的产品,使用前进行必要的培训,按照规定的程序使用、脱卸,穿戴时相互检查确认,避免使用破损、缺陷的产品。

(5)应急救治设施和用品

1)主要风险　实验室若没有配备必要的应急设施和物品,或配备的急救用品种类不全、不合适或过期,导致急用时无法发挥作用。

2)预防控制措施　在实验室内配备洗眼器,确保功能正常。配备的 70％乙醇或其他消毒剂等急救物品与实验活动相适应,专人负责管理,定期维护、清理、更新。

(6)消毒灭菌剂

1)主要风险　消毒剂产品无生产许可证、过期或配制方法不正确、种类选择不合理,将会导致消毒效果降低、生物灭活能力降低或对物品腐蚀性增加、对皮肤造成刺激等问题。

2)预防控制措施　选择正规厂家、符合国家标准生产的产品,选择合适的消毒剂,按照规定的消毒方法、消毒时间、消毒浓度(剂量)进行消毒,避免使用过期产品;消毒过程中消毒人员应做好必要的个体防护,防止发生意外。

2.3.7　管理体系的风险

(1)主要风险　管理体系(包括应急预案)是否健全和完善,是否符合实际管理要求,程序文件、作业指导书和操作规程是否科学和具有可操作性,是确保生物安全的主要因素。如果组织结构不健全、设置不合理,体系文件与实际工作不匹配,以及部门职责不清或衔接不当等都可能带来安全风险。

(2)预防控制措施　定期开展对管理体系的评审,要特别关注风险评估程序、应急预

×××疾病预防控制中心

作业指导书

标题：人类免疫缺陷病毒实验活动风险评估报告

文件编号：××ZY01-××-05

第1版 第0次修订

共 17 页 第 8 页

案、HIV抗体检测标准操作规范（SOP）等，发现问题及时修订、完善，以确保生物安全管理体系持续有效运行。

2.4 工作人员的风险评估与预防控制措施

2.4.1 人员数量和素质

（1）人员数量

1）主要风险 人员过少会因缺少相互提示或因工作量增大而导致操作过程中工作失误增加，风险增加。

2）预防控制措施 尽量有2个工作人员同时进行采样、检测或有质量监督员对关键步骤进行监督。

（2）人员结构

1）主要风险 新进人员若没有高资历人员带教操作，不能很好地处理意外事件，风险增加。

2）预防控制措施 实验室检测人员年龄和资历结构应配备合理，新进人员应有高资历人员带教或监督操作。

（3）职业操守

1）主要风险 HIV抗体检测实验室存在较大的安全风险，若责任心不强的人员参与该项工作，产生生物危害而危及人员安全、环境安全与社会安定的可能性较大。

2）预防控制措施 加强职业道德教育，培养工作责任心。

2.4.2 健康管理

（1）主要风险 健康状况主要包括生理、心理素质与免疫状态。当身体出现腹泻等胃肠道症状、手部皮肤有开放性损伤及其他不适于工作的情况，职业暴露风险增加。

（2）预防控制措施 建立健康申报制度，遇有手部皮肤有开放性伤口及其他不适于工作的情况，及时向科室负责人报告并暂停工作；裸露皮肤的微小伤口、擦伤、皲裂等应用防水材料严密覆盖。如接触物的传染性大，应戴双层手套。工作人员上岗前必须进行HIV抗体和乙肝病毒、丙肝病毒等肝炎标志物的检测，并接种乙肝疫苗。每年对工作人员采血检测HIV抗体，血清长期保留。

2.4.3 人员资质

（1）主要风险 实验人员不熟悉HIV抗体的检测方法及操作规范，在进行HIV抗体检测前未进行相关的专业知识培训，无法保证工作质量和安全。

（2）预防控制措施 检测技术人员需经过上岗培训和在岗持续培训。上岗培训内容至少应包括：艾滋病检测相关基础知识，艾滋病相关检测技术及管理要求，实验操作，质量保证与质量控制，生物安全。要求掌握相关专业知识和技能，能独立熟练地操作，并经考核合格，持证上岗。在岗持续培训指在工作中要根据需要接受复培训，至少每2年1次，除接受检测基本培训内容外，要求了解相关技术、质控及安全要求的新进展。实验室在使用新方法前，须对技术人员进行培训，获得资格后方可开展相应工作。检测人员应分为检验人、复核人、签发人。复核人、签发人应具备对检测过程进行分析和解决问题的能力。

2.4.4 生物安全培训需求

（1）主要风险 工作人员上岗前没有接受严格的生物安全以及相关生物安全设备操

×××疾病预防控制中心

作业指导书

标题：人类免疫缺陷病毒实验活动风险评估报告

文件编号：××ZY01-××-05

第 1 版　第 0 次修订

共 17 页　第 9 页

作的技术培训，易造成生物安全事故的发生。

预防控制措施　检测人员必须接受省级以上艾滋病检测实验室主持的安全培训，包括上岗前培训和复训，每年参加本中心组织的生物安全知识或生物安全操作技术培训、考核。上岗前熟练掌握生物安全仪器设备、设施操作技术，具备相关的安全防护能力。

2.4.5　应急事件处理能力

（1）主要风险　实验人员上岗没有接受实验室突发事件处理的培训，一旦发生意外事件，不能有效地早期处理和控制生物安全事件。

（2）预防控制措施　实验室工作人员必须严格按照中心制订的《实验室意外事故和职业性疾病报告制度》和《病原微生物生物安全应急处置技术方案》中规定的要求进行应急事件的处置，强化职业暴露的应急处理能力。规范工作中职业暴露后现场急救处理办法。

2.5　实验室非常规活动中的风险评估与预防控制措施

2.5.1　主要的实验室非常规活动

（1）检测外专业人员对实验室设施设备的维护、维修、检测验证（如主要设施设备的检测验证）和更换（如高效过滤器等的更换）等。

（2）实验室后勤保障人员对实验室及公共环境的保洁、实验器材洗刷消毒。

（3）实验室外人员对实验室的参观和上级部门对实验室的检查。

（4）任何其他人员需要进入实验室从事实验活动外的行为（如火灾、水灾时消防人员、急救人员的进入）。

2.5.2　主要风险

（1）进入实验室可能会引起实验室感染的风险，特别是如不慎打翻、打破血管或损坏仪器零件情况下。

（2）实验室运行过程中某些人员需要进入实验室参观，存在影响实验室正常运行的风险。

（3）进入实验室后，导致相关或不相关的设施设备的损坏。

2.5.3　预防控制措施

（1）实行人员准入、登记制度。参观和检查活动应尽可能不进入 HIV 初筛实验室；若中心外专业人员和实验室后勤保障人员确需进入实验室进行相关活动，或上级部门需要进入实验室进行检查，应在对实验室（包括环境和设施设备等）做彻底消毒后、实验室未运行时才准入；发生火灾、水灾时，消防人员、急救人员进入时应有防护措施。任何外来人员进入实验室时应有实验室人员协助和全过程陪同。

（2）实验室外专业人员和实验室后勤保障人员必须要有相应的专业知识，应对其进行生物安全培训，提供安全指南，实验室人员应协助、指导和规范进入人员在实验室内的活动并对其安全行为进行监督，进入人员必须遵守实验室的各项管理规定，以确保人员和环境安全。

（3）进入人员绝对不能私自动用实验室内有标志的危险品（除非经过授权），绝不能将未经消毒处理的物品拿出实验区。

（4）在实验室进行设施、设备维护维修过程中，若发生意外事件，应立即报告实验室负责人，对造成的事故进行风险评估，采取应对措施。按专业技术要求进行设施、设备的维护维修时,不能私自动用其他设施设备,导致相关或不相关的设施设备损坏时应报告。

(5)应当对高效过滤器等作原位消毒后,才进行更换。

(6)为确保自己和他人的安全,禁止未穿防护服的人员随意进出实验室的防护区域,同时也禁止穿防护服的人员走出实验室的防护区域。

(7)对实验室的设施、设备进行维护工作时动作轻柔,避免产生气溶胶。

(8)在实验室内进行设施、设备检验维修工作时,至少有两人共同参加。

(9)检验维修后,离开实验室前,必须洗手。

2.6　相关实验室已发生的事故分析和从中得到的启示

我国 HIV 职业暴露不断出现且逐年增加,职业暴露主要为针头刺伤。事故发生由以疾控系统为主,转为以医院为主。美国 CDC 对 52 例医务工作者职业暴露感染 HIV 情况统计,其中 45 例是经血污染的中空针头引起针刺或割伤而感染。所以检测人员抽血时,一定要认真、仔细、谨慎操作,抽血后的针头直接放入利器盒内,禁止用手直接接触使用后的针头或将使用后的针头重新套上针头套。

2.7　被误用和恶意使用的风险与预防控制措施

存在的可能风险　工作人员在实验活动过程中,在不知情的情况下可能误用实验材料和设施设备等,导致人员感染和实验室环境污染、人员损伤或设施设备损坏等事故。

2.7.1　预防控制措施

(1)实行严格的人员准入和持证上岗制度。

(2)所有获得批准进入实验室工作的人员,必须严格按规程操作实验材料和设施设备,以及其他一切实验活动,不得私自动用实验室内任何不熟悉物品。

(3)发生事故时必须及时报告并做必要的处理和记录。

(4)实验室内所有材料和试剂必须具有标识。

(5)阳性血清管理严格实行双人双锁管理,转移必须执行严格的审批制度。

2.8　危险发生的概率评估以及可接受的风险(表 05-01)

表 05-01　危险发生的概率评估以及可接受的风险

序号	危险发生的可能因素	风险可控程度
1	实验过程中产生的气溶胶	可控
2	血管泄漏、破裂	可控
3	离心管破裂等原因造成溶液从离心管中溢出	可控
4	注射器使用不当造成病毒泄漏	可控
5	实验操作过程中操作人员受伤	可控
6	实验器材未经适当消毒造成环境污染	可控
7	实验人员防护不当造成的病毒扩散	可控
8	废弃物处理不当造成病毒扩散	可控
9	非工作人员进入实验室的不当操作造成的风险	可控
10	实验材料、设施设备等被误用或被恶意使用的风险	可控
11	水灾、地震及火灾等灾害造成的风险	不可控

×××疾病预防控制中心

作业指导书

标题：人类免疫缺陷病毒实验活动风险评估报告

文件编号：××ZY01-××-05

第 1 版　第 0 次修订

共 17 页　第 11 页

2.9　对风险、需求、资源、可行性、适用性等的综合评估

已对在生物安全二级实验室所进行的活动进行了全面的风险评估，并根据风险的内容逐项制订了可行的、适用的防控措施。

3　实验室理化因素风险评估及安全防护措施

3.1　紫外线

主要风险　实验室内生物安全柜使用紫外线灯进行物体表面消毒。实验室所用的紫外线波长为 250～280nm。紫外线主要影响眼睛和皮肤，引起急性角膜炎和结膜炎、慢性白内障等眼疾病，还可诱发皮肤癌。

安全防护措施　在实验室工作应避免紫外线直接照射人体，特别是眼部。生物安全柜表面固定紫外线危害的标识，提醒实验人员小心紫外线危害。在进行紫外线消毒时，实验人员尽量远离消毒区域。基本可以规避紫外线对人体的危害。

3.2　施康清洗消毒剂Ⅰ

主要风险　施康清洗消毒剂Ⅰ属于含氯消毒剂，有效氯的含量为 4.55%～5.55%，次氯酸钠为主要杀菌因子。含氯的消毒液会残留在空气中不挥发，长期使用人会感到头疼、恶心，刺激黏膜，如果有体质过敏的人，还容易引发过敏、哮喘疾病等。高浓度含氯消毒剂对人的呼吸道黏膜和皮肤有明显的刺激作用，可使人流泪、咳嗽，并刺激皮肤和黏膜，严重者可使人产生氯气中毒。急性中毒者出现躁动、恶心、呕吐、呼吸困难等症状，甚至窒息而死。

安全防护措施　按照使用说明，根据消毒对象不同配制不同的稀释倍数，避免使用不必要的高浓度的消毒液，稀释和使用时戴好手套，消毒后可及时开窗通风，基本可规避消毒液对人体的危害。

3.3　其他

主要风险　实验室内的照明和声音（生物安全柜等）有可能因强光和噪声对人员造成损害。

安全防护措施　对实验室的照明和声音等参数进行检测，确保合格，避免强光和噪声对人员的损害。

4　火灾风险与预防控制措施

实验室火灾的常见因素：

(1)超负荷用电；

(2)电器保养不良，例如电缆的绝缘层破旧或损坏；

(3)电线过长；

(4)仪器设备在不使用时未关闭电源；

(5)使用的仪器设备不是专为实验室环境设计；

(6)易燃、易爆品处理、保存不当；

(7)不相容化学品没有正确隔离；

(8)在易燃物品和蒸气附近有能产生火花的设备；

(9)通风系统不当或不充分。

×××疾病预防控制中心

作业指导书

标题：人类免疫缺陷病毒实验活动风险评估报告

文件编号：××ZY01-××-05

第1版　第0次修订

共17页　第12页

安全防护措施　实验室采取以下措施避免火灾发生，保证发生火灾后能够安全撤离实验室：

(1)每个房间均装设有应急灯，所有出口都有黑暗中可见的"紧急出口"标识；

(2)实验室配备灭火器，放置在易取的地点，摆放部位张贴灭火器标识，用于扑灭可控制的火灾，帮助人员撤离火场；

(3)对灭火器进行定期检查和维护，确保其有效使用；

(4)当出现紧急状况时，实验室所有出口的锁都是开启状态，出口设计保证在不经过高危险区域就能逃脱，所有出口都能通向一个开放空间；

(5)走廊、流通区域不得放置障碍物，不受人员流动和灭火设备移动的影响；

(6)在实验室工作区显著位置张贴火警电话。实验室每年对工作人员进行消防知识培训，包括消防器材的使用、火灾发生时的应急行动等。

5　自然灾害风险评估

自然灾害可能导致的实验室紧急状况主要包括水灾和地震等。

5.1　水灾

风险评估　发生水灾可能导致实验室内感染性材料外溢。

安全防护措施

(1)在安全手册中制订《实验室紧急事件应急预案》，并对所有实验室人员进行培训。

(2)发生水灾后，实验室负责人、中心主任根据条件让所有在实验室的人员及时安全转移；同时与相关消防人员联系。只有在受过训练的实验室工作人员陪同下，消防人员才可以进入。

5.2　地震

风险评估　发生地震会导致实验室维护结构和设施损坏，导致人员伤害和实验室感染性材料外溢的风险。

安全防护措施　实验室应采取措施减低自然灾害风险，保证发生后能够安全撤离实验室，减少对人员和环境的影响。发生地震后，首先设立距实验室维护结构20m范围内的封锁区，其次对封锁区进行消毒，然后由专业人员在做好个人防护的前提下对实验内部环境边消毒边清理，清理到样品保存地点。如果保藏样品的容器没有破坏，可安全转移到其他安全的实验室存放。如果保藏样品的容器已有破坏和外溢应立即用可靠方法进行彻底消毒灭菌。处理现场的人需要由生物安全委员会评估暴露级别和暴露源级别，决定是否用药及确定预防性用药方案。

6　自然灾害及其他意外事件(事故)处理预案

6.1　实验室生物安全事件(事故)事故处理措施

(1)皮肤针刺伤或切割伤　立即用肥皂和大量流水冲洗，尽可能挤出损伤处的血液，70%乙醇或其他消毒剂消毒伤口。

(2)皮肤污染　用水和肥皂冲洗污染部位，并用适当的消毒剂浸泡，如70%乙醇或其他皮肤消毒剂。

(3)黏膜污染　用大量流水或生理盐水彻底冲洗污染部位。

×××疾病预防控制中心

作业指导书

标题：人类免疫缺陷病毒实验活动风险评估报告

文件编号：××ZY01-××-05

第1版　第0次修订

共17页　第13页

（4）衣物污染　尽快脱掉污染的衣物，进行消毒处理。

（5）如果实验表格或其他打印或手写材料被污染　应将这些信息复制，并将原件置于盛放污染性废弃物的容器内。

（6）离心过程中离心管破裂　应马上关闭电源，让离心机停止工作，并静止30min，然后缓慢打开离心机盖，将离心杯平稳地拿到生物安全柜中，如果发生泄漏，则将配制好的1％的次氯酸钠消毒液灌入离心杯腔体中消毒30min，然后弃去消毒液和离心管碎片，将离心杯清洗后擦干。

（7）污染物泼溅或溢出

1）发生小范围污染物泼溅或溢出事故时，立即用清洁布覆盖，然后在上面倒上10～25倍稀释的施康消毒液，并使其作用30min以上。再将清洁布及破碎物品清理掉；玻璃碎片应用镊子清理。然后再用消毒剂擦拭污染区域。用于清理的清洁布等应当放在盛放污染性废弃物的容器内。在所有这些操作过程中都应戴手套。

2）发生大范围污染物泼溅事故时，应立即通知实验室主管领导和安全负责人到达事故现场查清情况，确定消毒的程序。如果实验室一旦发生了重大泼溅事故，应按严重情况处理，并采取以下措施：

①从污染处疏散人员，但要防止污染扩散；

②控制污染——锁门并防止进一步进入；

③查清情况，确定消毒处理的程序；

④如果认为合适，可进行生物安全柜和（或）实验室的低温蒸气甲醛气体消毒，但生物安全柜和（或）实验室必须有可靠的密闭性能，人员必须完全离开。具体操作可按说明书执行。

⑤发生溢出后应离开房间约30min。穿防护服，被溅的地方用经消毒剂浸泡的吸水物质覆盖；消毒剂起作用10～15min后清理该地方。移走吸水性物质，用消毒剂冲洗该地方。

（8）发生空气污染时，可采用低温蒸气甲醛气体消毒。由于甲醛有致癌作用，不宜用于生物安全柜和实验室的常规空气消毒。

（9）意外和事故登记、报告和检测

重大意外和事故必须进行登记，对职业暴露事故应填写"艾滋病职业暴露人员个案登记表"，内容包括：

①意外和事故发生的时间、地点及详细经过。

②意外和事故处理方法和经过，包括专家或领导赴现场指导和处理的情况。

③随访检测的日期、项目和结果。

6.2　对重大和意外事故报告和监测

6.2.1　发生重大事故时，在紧急处理的同时要立即向主管领导和专家报告。同时抽血检测HIV抗体，暴露后4周、8周、12周、6个月要定期检测。

6.2.2　发生小型事故时可在紧急处理后立即将事故情况和处理方法报告主管领导和专家。

6.2.3　职业暴露后预防　按照《全国艾滋病检测技术规范》（2009年修订版）中的第

×××疾病预防控制中心

作业指导书

标题：人类免疫缺陷病毒实验活动风险评估报告

文件编号：××ZY01-××-05

第 1 版　第 0 次修订

共 17 页　第 14 页

八章实验室生物安全中 8 职业暴露后预防要求进行急救、评估和确定是否需要药物预防，做好暴露后预防的监测等处理。

6.3　灾害和其他意外事件处理

在制订的应急预案中应包括消防人员和其他紧急救助人员。应事先告知他们哪些房间有潜在的感染性物质，让他们熟悉实验室的布局和设备。发生自然灾害时，应就实验室建筑内和（或）附近建筑物的潜在危险向当地或紧急救助人员提出警告，只有在受过训练的实验室工作人员的陪同下，才能进入这些地区。由生物安全人员依据当地的规定决定继续利用或是最终丢弃。实验室人员要熟悉紧急撤离的情况及紧急撤离路线标识，在实验室发生不可控制的火灾、水灾、爆炸或其他危险情况时，为确保工作人员的安全，要进行紧急撤离。所有实验室人员须了解紧急撤离行动计划、撤离路线和紧急撤离的集合地点，每年至少参加一次紧急撤离演习，包括急救设备使用和采取相应急救措施。

实验室负责人定期检查实验室是否有用于急救和紧急程序的设备和确保设备的正常使用。紧急撤离前，要采取必要的消毒等措施以减轻事故的严重程度。

7　生物安全和生物安全保障风险管理

7.1　化学、物理、辐射、电气、水灾、自然灾害等的风险评估

实验活动中未涉及化学、物理、辐射等相关检测和研究内容，因此不存在相应的风险。实验室所在地理位置海拔面高，建筑材料可抗六级地震（整个浙江省远离大板块构造激烈活动带，杭州现今处在较稳定的欧亚陆板块上，属大后方），能够抵抗水灾、地震等灾害。

7.2　风险评估人员

风险评估由中心主任组织检验科、质量管理科有关熟悉 HIV 相关风险的检验人员进行风险评估并形成风险评估报告，经中心生物安全委员会审核，请全省熟悉相关病原微生物特征、实验设施设备、操作规程及个体防护设备的不同领域的专家进行评估和讨论，不断修订完善。

7.3　风险评估报告

风险评估报告应是实验室采取风险控制措施，建立安全管理体系和制订安全操作规程的依据，并经中心主任批准。在记录风险评估的过程中，风险评估报告应注明评估时间、编审人员和所依据的法规、标准、研究报告、权威资料、数据等，并每年进行风险评估或对风险评估报告的复审。

7.4　需重新进行风险评估的情况

（1）HIV 初筛实验室改造前（或新建造前）和正式启用前。

（2）当收集到资料表明所从事的 HIV 的致病性、毒力或传染方式发生变化时，应对其背景资料及时变更，并对其实验操作的安全性进行重新评估。

（3）开展新的实验活动（增加新的项目），应对该项目的实验活动进行评估。

（4）生物安全实验室操作人员在进行实验活动中，发现实验过程存在原评估报告中未发现的隐患或者在检查过程中发现存在生物安全问题，应进行再评估。

（5）在实验活动中发现微生物泄露或人员感染等意外事件或事故时，应立即进行再评估。

（6）改变经评估过的实验活动（包括相关的设施、设备、人员、活动范围、管理等）或者

×××疾病预防控制中心

作业指导书

标题:人类免疫缺陷病毒实验活动风险评估报告

文件编号:××ZY01-××-05

第1版　　第0次修订

共 17 页　　第 15 页

操作超常规量、从事特殊活动时,应该事先或重新进行风险评估。

(7)相关政策、法规、标准等变化时需要风险再评估。

7.5　其他风险管理

在进行风险评估时还应注意评价实验室及设施设备进行清洁、维护或关停期间的风险,同时还应注意外部人员活动以及使用外部提供的物品或服务所带来的风险。

实验室人员应依据风险评估报告,采取相应的风险控制措施,选择适当生物安全防护措施(包括设施、设备和个人防护装备等),减少工作人员暴露的危险和使环境污染降到最低限度。

风险评估所依据的数据及拟采取的风险控制措施、安全操作规程等应以国家卫生和计生委员会、世界卫生组织、国际标准化组织等机构或行业权威机构发布的指南、标准等为依据。

7.6　消毒剂的选择

中心实验室选用 70%～75% 酒精和稀释 10～25 倍、50～100 倍、200 倍的施康消毒剂 I(主要成分为次氯酸钠)作为实验室常用消毒剂。

7.7　工作人员素质

HIV 初筛实验室共有实验人员 4 人,均为副高和正高职称。所有技术人员均参加过省卫生厅组织的生物安全培训,并系统学习生物安全体系文件,参加 HIV 相关实验操作培训和应急演练,考核合格,经体检证明无任何传染性疾病,身体状态良好。

8　评估结论

8.1　危害等级

根据《中华人民共和国传染病防治法》中有关规定 HIV 属乙类传染病,按照乙类传染病预防控制;《人间传染的病原微生物名录》规定艾滋病毒(Ⅰ型和Ⅱ型)生物危害程度为第二类,WHO 将其归为于生物安全危险度 3 级病原微生物。

8.2　实验活动生物安全防护水平

原卫生部《人间传染的病原微生物名录》规定 HIV 病毒培养、动物感染实验在 BSL-3/ABSL-3 实验室进行,未经培养的感染性材料的操作在 BSL-2 进行,灭活材料的操作、无感染性材料的操作在 BSL-1 进行。根据上述原则,本中心为 HIV 初筛实验室,主要进行 HIV 抗体的血清学检测,从事未经培养的感染性材料操作,实验活动所需生物安全实验室级别为 BSL-2。在实验室操作时,应穿戴防护服、工作帽、一次性手套、覆盖脚背的工作鞋、口罩,如果接触物的传染性大,应戴双层手套。

8.3　人员健康及素质要求

工作人员在上岗前均经充分的生物安全和专业知识及操作技能培训,具有省卫生厅组织的生物安全培训考核合格证和上岗证,并定期参加省市疾控中心组织的 HIV 抗体检测技术复训,每年参加本中心组织的生物安全相关知识培训和考核,应该具有高度的责任心。

8.4　预防和治疗措施要求

AIDS 仍无有效的特异性预防和特效的治疗方案,也无理想的疫苗。实验室加强个人防护是最有效措施。普遍性防护原则包括以下五项基本内容:安全处置锐利器具,对所有器具严格消毒，认真洗手，使用防护设施避免直接接触血液，安全处置废弃物。

　　艾滋病的治疗目前尚未发现抗 HIV 的特效药物，因而强调综合性治疗。包括抗病毒、免疫调节、抗肿瘤及控制机会性感染的治疗等。针对其病情，目前可采用如下四种治疗方法：一是对艾滋病病毒本身起作用；二是对感染艾滋病的人的 T 淋巴细胞发生作用；三是防止艾滋病患者的免疫机能下降并使其机能恢复；四是对因免疫机能下降而引起的各种感染症的治疗。

　　8.5　应急预案和职业暴露措施要求

　　一旦发生职业暴露或其他安全事故时，在紧急处理的同时要立即向主管领导报告，启动应急预案。职业暴露发生后，遵循四条原则：及时处理原则，报告原则、保密原则，知情同意原则。尽快进行职业暴露后预防，包括急救、对暴露级别的评估、对暴露源的评估、预防性用药、报告与保密，做好暴露后预防的监测等。具体可以按照《浙江省艾滋病病毒职业暴露应急预案（试行）》和《医务人员艾滋病病毒职业暴露防护工作指导原则（试行）》执行。

9　相关文件

　　9.1　GB 19489—2008《实验室　生物安全通用要求》

　　9.2　GB 50346—2011《生物安全实验室建设技术规范》

　　9.3　中华人民共和国国务院《病原微生物实验室生物安全管理条例》（2004 年）

　　9.4　WS 233—2002《微生物和生物医学实验室生物安全通用要求》

　　9.5　WS 293—2008《艾滋病和艾滋病毒感染诊断标准》

　　9.6　中华人民共和国原卫生部《消毒技术规范》（2002 年）

　　9.7　中华人民共和国原卫生部《人间传染的病原微生物名录》（2006 年）

　　9.8　中华人民共和国原卫生部《医疗废物管理条例》（2003 年）

　　9.9　世界卫生组织《实验室　生物安全手册》（第三版）

　　10.0　HJ 421—2008《医疗废物专用包装物、容器标准和警示标识规定》

　　10.1　卫医发[2004]108 号《医务人员艾滋病病毒职业暴露防护工作指导原则（试行）》

　　10.2　浙卫发【2007】263 号《艾滋病病毒职业暴露应急预案（试行）》

　　10.3　中国疾病预防控制中心《全国艾滋病检测技术规范》（2009 年修订版）

　　10.4　浙江省卫生厅《浙江省二级生物安全实验室技术规范（试行）》（2007 年）

　　10.5　祈国明.《病原微生物实验室生物安全》[M].第 2 版.北京：人民卫生出版社，2006 年.

　　10.6　李凡，刘晶星，徐志凯.医学微生物学 [M].第 8 版.北京：人民卫生出版社，2013 年.

　　10.7　李兰娟，任红，高志良，牛俊奇.传染病学[M].第 8 版.北京：人民卫生出版社，2013 年.

×××疾病预防控制中心

作业指导书

标题：人类免疫缺陷病毒实验活动风险评估报告

文件编号：××ZY01-××-05

第 1 版　第 0 次修订

共 17 页　第 17 页

10. 风险评估报告编制小组人员名单表

表 05-02　风险评估报告编制小组人员名单表

序号	姓 名	性别	出生年月	学历	所学专业	职 称	单 位
1	周××	男	1968.09	研究生	环境化学	主任医师	浙江省××市××区疾病预防控制中心
2	商××	女	1961.03	本 科	卫生检验	主任技师	浙江省××市××区疾病预防控制中心
3	赵××	女	1976.12	本 科	卫生检验	副主任技师	浙江省××市××区疾病预防控制中心
4	帅××	女	1976.02	本 科	卫生检验	副主任技师	浙江省××市××区疾病预防控制中心
5	张××	女	1974.10	本 科	医学检验	副主任技师	浙江省××市××区疾病预防控制中心
6	胡××	男	1967.10	研究生	临床检验诊断学	主任技师	浙江省××市××区疾病预防控制中心

×××疾病预防控制中心
作业指导书
标题:菌种保管细则

文件编号:××ZY01-××-06
第 1 版　第 0 次修订
共 2 页　第 1 页

1　目的

为了规范菌种保管,做好对使用菌种进行细菌检验的质量控制,特制订本细则。

2　范围

适用于标准(参考)菌种和临床工作中分离的有保存价值的菌株。

3　职责

菌种保管员负责按照本细则对菌种进行规范保管。

4　方法

4.1　菌种应由专人负责保管,并由科室负责人经常督促检查。若菌种保管员有工作变动,应及时做好全面交接工作。

4.2　菌种应该保存在安全的地方,所用冰箱应加两把锁,由两人保管,由专人领取。

4.3　菌种必须设记录卡,其内容包括菌种名称、编号、来源、分离日期、鉴定日期、鉴定者、鉴定结果、传代情况、保存方法和温度、转移及销毁情况和原因、保存者、部门负责人等。

4.4　保存的菌种应于规定时间进行移种,每移种三次做一次鉴定,如发现污染或变异应及时处理。

4.5　菌种管理按××PF01-21《菌种、毒种(株)和阳性标本管理程序》执行。

5　菌种传代和鉴定程序

5.1　金黄色葡萄球菌(ATCC25923):划种甘露醇高盐琼脂→选择典型菌落(黄色),一部分接种高层半固体培养(传代),一部分做涂片染色镜检、血浆凝固酶试验等鉴定。

5.2　大肠埃希菌(ATCC25922):划种伊红美蓝琼脂→选择典型菌落(乳糖＋),一部分接种高层半固体培养(传代),一部分做生化鉴定。

5.3　铜绿假单胞菌(ATCC27853):划种普通营养琼脂培养基→选择扁平、湿润的菌落(该菌所产生的带荧光的水溶性青脓素与绿脓素相结合将使培养基呈亮绿色),或划种血琼脂平板→选择周围有溶血环的金属光泽菌落,一部分接种高层半固体培养(传代),一部分做生化鉴定。

6　菌种的保存方法

6.1　液体石蜡覆盖保存法

6.1.1　取纯化菌种穿刺接种于半固体培养基中,经 37℃18～24h 培养后,加无菌液体石蜡覆盖半固体表面(高度以 1cm 为宜)。

6.1.2　用液体石蜡封存以后,放入 4℃冰箱中保存,也可直接放在低温干燥处保藏。

6.1.3　液体石蜡覆盖保存法适用于保存传代用菌种,一般可保存 3～6 个月。

6.2　斜面冷藏保存法

6.2.1　取纯化菌种转接种于适宜的固体斜面培养基上,经 37℃18～24h 培养后,用纸将管塞部分包扎好,放入 4℃冰箱中保存,也可直接放在低温干燥处保存。

6.2.2　斜面冷藏保存法适用于保存工作用菌种,一般可保存 1～2 个月。

7　注意事项

在菌种传代和鉴定过程中要严格遵守实验室操作规程,用过的菌种标本要进行高压灭菌处理。在开启干燥菌种管时使用灭菌纱布进行保护性操作。如果菌种管被打碎,应立即用消毒剂进行消毒处理。

8　支持文件

8.1　××PF01-21《菌种、毒种(株)和阳性标本管理程序》

×××疾病预防控制中心

作业指导书

标题:紧急冲淋装置洗眼器操作细则

文件编号:××ZY01-××-07

第1版　第0次修订

共1页　第1页

1　目的

紧急冲淋装置洗眼器是为了防止在实验室操作过程中将血液或其他可能引起感染的标本溅入眼睛或皮肤而安装的保护装置,以达到应急处理,减轻受伤害程度的目的。

2　适用范围

适用于异物侵入眼部或皮肤的工作人员。

3　使用仪器和设备

洗眼器和冲淋器。

4　洗眼器操作细则

4.1　冲洗眼部时,只要用手轻推手推阀,清洁水就会从洗眼喷头自动喷出来。

4.2　用后须将手推阀和防尘盖复位。

5　冲淋器操作细则

5.1　用手向下拉阀门拉杆,水就会从喷淋头自动喷出。

5.2　只要旋动喷头,即可调节水量大小。

5.3　用后须将阀门拉杆向上复位。

6　注意事项

6.1　本装置能在紧急情况下暂时减缓有害物质对身体的侵害,进一步的处理和治疗须遵从医生的指导。

6.2　本装置要定期检查,发现问题时应及时排除故障。

6.3　检查方法是开启冲眼器和冲淋器,观察使用效果。

7　参考文件

紧急冲淋装置洗眼器使用说明书。

第五篇

实验室安全手册范例

前　言

　　实验室安全作为一门学科,重点研究的是在实验室环境下人、机、环境系统之间的相互作用以及保障检验人员实验安全的科学与技术,研究实验风险所导致的事故和灾害的发生、发展规律以及防止实验室意外事故发生所需的科学知识与技术方法。

　　实验室安全事故是指在实验过程中发生的,与人们的愿望相违背的,使实验操作发生失控、暂时停止或永久停止,并造成人员伤害或财产损失的意外事件。在实验过程中,人们总会遇到各种来自不同方面的不安全因素的干扰,如果忽视了对不安全因素的防范或对其控制不力,就会发生实验室安全事故。

　　实验室安全手册是以实验室生物安全管理体系文件为依据而制订的快速阅读文件,本着"简明、易懂、易读"的原则,方便检验人员使用。本书中提供的实验室安全手册分14章,除修订页和目录外,其内容包括第1章,目的及紧急联络电话、联系人;第2章,实验室平面图、紧急出口、撤离路线;第3章,实验室安全规定;第4章,生物安全;第5章,化学品的使用安全;第6章,实验室用电安全;第7章,仪器设备的使用安全;第8章,实验室消防安全;第9章,个体防护;第10章,危险废物的处理和处置;第11章,实验室应急应变指南;第12章,实验室操作及防护规范;第13章,事件、事故处理的规定;第14章,艾滋病检测实验室安全防护。

　　各单位在编写实验室安全手册时应结合各自的实际情况。

×××医疗机构

实验室安全手册

标题:修订页

文件编号:××××-0.1

第 1 版　　第×次修订

共 1 页　　第 1 页

修订页

序号	文件编号	页次	修订内容		批准人	批准日期
			前	后		

×××医疗机构
实验室安全手册
标题:目 录

文件编号:××××-0.2
第1版 第×次修订
共1页 第1页

目　录

×××医疗机构

实验室安全手册

标题:目的及紧急联络电话、联系人

文件编号:××××-01

第 1 版　 第×次修订

共 1 页　 第 1 页

第 1 章　目的及紧急联络电话、联系人

1.1　目的

1.1.1　为了给所有实验室检验检测人员及辅助人员提供安全及健康的实验室环境,特制订本手册。本手册列出的各项安全使用规定旨在减少以至完全消除在实验室内发生的一切危险。

1.1.2　本手册由本单位生物安全管理委员会提出并通过。

1.2　紧急联络电话

1.2.1　火警:119。

1.2.2　盗警:110。

1.2.3　急救:120。

1.3　联系人(表 5-1-1)

表 5-1-1　联系人

实验室名称	联系人	职务	电话	手机
门诊实验室				
临床生化实验室				
临床免疫实验室				
临床微生物实验室				
PCR 实验室				
艾滋病检测实验室				

×××医疗机构
实验室安全手册
标题:实验室平面图、紧急出口、撤离路线

文件编号:××××-02
第 1 版　第×次修订
共 1 页　第 1 页

第 2 章　实验室平面图、紧急出口、撤离路线

×××实验室平面图、紧急出口及撤离路线见图 5-2-1。

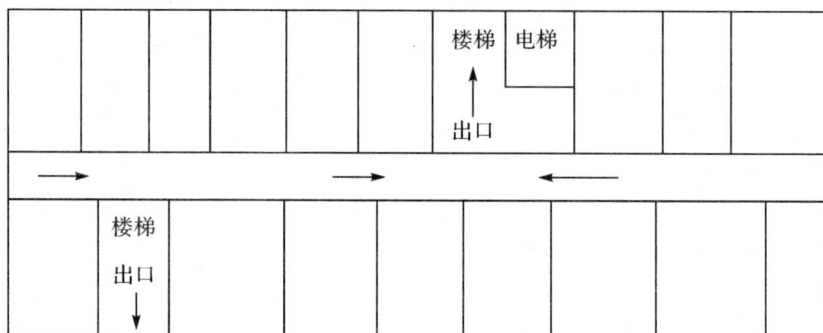

图 5-2-1　×××实验大楼第×层平面图、紧急出口及撤离路线

×××医疗机构
实验室安全手册
标题:实验室安全规定

文件编号:××××-03
第1版 第×次修订
共2页 第1页

第3章 实验室安全规定

1 目的

为了贯彻本单位"明确职责、严格管理、事先控制、安全第一"的生物安全管理方针,保证有一个安全、整洁的实验室工作环境,以保护检验人员的安全和健康,正常有序地开展检测工作,特制订本规定。

2 职责

2.1 科室负责人为本科室安全责任人。科室负责人在本科室内推荐一名生物安全管理员,报最高管理者批准。科室生物安全管理员负责检查、监督本科室的安全操作和清洁卫生工作,保证所属实验室地面、试剂架、橱、实验操作台的干净整洁。具体按××SAC×01-23《实验室内务管理程序》执行。

2.2 各类检验人员必须接受安全教育,牢记本单位的生物安全管理方针和管理目标。在科室负责人的领导下,生物安全管理员负责对新进检验人员(包括协作、进修和实习等人员)进行技术安全知识教育,之后才允许他们进入实验室进行实验工作。具体按××SAC×01-04《生物安全管理及实验室人员培训考核程序》执行。

2.3 发生事故时必须提交事故报告,对大事故要按照"四不放过"(事故原因不清不放过、事故责任者没有受到处罚不放过、事故责任者和相关人员没有受到教育不放过、没有防范措施不放过)的原则进行处理,对隐瞒事故不报者要追查事故直接责任人的责任,触犯刑律者交司法部门依法追究其刑事责任。具体按××SAC×01-07《事件、伤害、事故和职业性疾病及潜在危险报告程序》执行。

3 安全规定

3.1 熟悉所使用的化学物质的特性和潜在危害。

3.2 检查设备的性能,充分考虑到使用设备的局限性。

3.3 工作中碰到疑问应及时请教,不得盲目操作。

3.4 不得在实验室储藏食品、饮食、抽烟,不得将家属、小孩及亲友带进实验室。

3.5 接触危险化学品时必须穿工作服,戴护目镜,穿不露脚趾的满口鞋,长发必须束起。

3.6 熟悉在紧急情况下的逃离路线和紧急疏散方法,清楚灭火器材的位置,牢记紧急联络电话。

3.7 保持实验室门和走道畅通。使存放实验室的试剂数量最小化。未经允许严禁将剧毒药品储存在实验室。

3.8 操作有毒气体的实验必须在合适的通风柜内进行。

3.9 离开实验室前须洗手,不可穿着实验室服装和戴手套进入清洁场所。

3.10 试剂溢出时应立即清除。如溢出物有剧毒气体挥发,当时无法处理,必须及时疏散人员并封闭现场,立即报告科室负责人和生物安全管理委员会。

3.11 保持实验室干净整洁、无堆积,每天至少清理一次实验台面,通常在下班前或完成某个特定实验后进行。

3.12 做实验期间严禁脱岗。晚上、节假日加班做某些危险性实验时,室内应有两人

×××医疗机构

实验室安全手册

标题：实验室安全规定

文件编号：××××-03

第 1 版　　第×次修订

共 2 页　　第 2 页

以上。

　　3.13　及时按规定处理实验废弃物（包括化学废弃物、生物废弃物），并将其送往指定地点。

　　3.14　实验室及禁烟区内禁止吸烟，严禁违章使用明火。

4　实验安全事项

　　4.1　在生物安全二级实验室做检验至少应有两人在场。

　　4.2　根据不同类型实验的要求，有的实验必须佩戴保护眼睛的护目镜。

　　4.3　要经常保持实验室环境的整洁卫生，做到地面、桌面、设备三清洁。

　　4.4　如实验室管道有漏水现象，应及时通知后勤保障部门修理。

　　4.5　每天下班离开实验室前，应检查门、窗是否关好，自来水龙头是否关紧，电气线路、通风设备、电热设备等是否切断电源。

第 4 章　　生物安全

1　生物安全设施和个体防护

根据本单位微生物实验室所接触的微生物种类,已知对健康成年人有无致病作用,或可能存在的潜在危险,可以作为常规实验室技术控制,安全防护原则上采用一级和二级防护标准。

1.1　正确使用生物安全柜、超净台等专用安全设备。

1.2　工作人员做二级生物安全实验时应穿工作服,戴防护眼镜。

1.3　工作人员手上有皮肤破损或皮疹时应戴手套。

1.4　每个实验室应设洗手池,洗手池宜设置在靠近出口处。

1.5　实验室围护结构内表面应易于清洁,地面应防滑、无缝隙,不得铺设地毯。

1.6　实验台表面应不透水,耐腐蚀,耐热。

1.7　实验室中的家具应牢固。为便于清洁,各种家具和设备之间应保持一定间隙。应有专门放置生物废弃物容器的台(架)。

1.8　实验室如有可开启的窗户,应设置纱窗。

1.9　应设置能实施各种消毒方法的设施,如高压灭菌器、化学消毒装置,以便对废弃物进行处理。必要时应设置洗眼装置。

1.10　可能产生致病生物气溶胶的操作应在生物安全柜(以Ⅱ级生物安全柜为宜)或其他物理抑制设备中进行,并使用个体防护设备。

1.11　处理高浓度或大容量感染性材料时必须在生物安全柜(以Ⅱ级生物安全柜为宜)或其他物理抑制设备中进行,并使用个体防护设备。上述材料的离心操作如果使用密封的离心机转子或安全离心杯,且它们只在生物安全柜中开闭和装载,则可在实验室中进行。

1.12　当操作不可能在生物安全柜内进行而必须采取外部操作时,为防止感染性材料溅出或雾化危害,操作人员必须使用面部保护装置(护目镜、面罩、个体呼吸保护用品或其他防溅出保护设备)。

1.13　离开实验室时,工作服或防护服必须脱下并留在实验室内,不得穿着外出,更不能携带回家。用过的工作服应先在实验室中消毒,然后洗涤或丢弃。

1.14　当手可能接触感染性材料、污染的表面或设备时,应戴手套;如可能发生感染性材料溢出或溅出时,宜戴两副手套。不得戴着手套离开实验室。工作完全结束后方可除去手套。

1.15　一次性手套不得清洗和再次使用。

2　微生物菌(毒)种的保存

微生物菌(毒)种由专人保管和保藏,并严格使用登记制度。具体按××SAC×01-12《实验室菌(毒)种和生物样本安全保管程序》执行。

3　废弃生物材料的处理

废弃的生物材料丢弃前应采用严格的消毒灭菌措施,并确认对人体和环境不构成危害。具体按××SAC×01-14《医疗废物管理程序》执行。

4　其他

微生物操作过程中涉及的各种化学品等,参照本安全手册第 5 章化学品的使用安全实施。

×××医疗机构
实验室安全手册
标题:化学品的使用安全

文件编号:××××-05
第 1 版　第×次修订
共 2 页　　第 1 页

第 5 章　化学品的使用安全

1　化学品的危害

1.1　腐蚀性化学品会损伤或烧毁皮肤。

1.2　有些易燃危险化学品在一些日常动作(如开关电源、穿脱衣服)时会引起燃烧或爆炸。

1.3　化学品配制、使用和处理不当可能引起爆炸或者液体飞溅。

1.4　随意倾倒化学废液会导致环境污染。

2　化学品危害的预防

2.1　在实验室中,对化学品的存放、处理、使用及处置的规定和程序均应符合实验室行为规范。

2.2　使用化学品前,要详细查阅该化学品的使用说明,充分了解该化学品的物理和化学特性。

2.3　严格遵照操作规程和使用方法使用化学品,避免对自己和他人造成危害。

2.4　佩戴合适的个人保护器具,在通风柜中操作实验。

2.5　实验过程中不得擅自离开岗位。

2.6　了解化学品使用、保存、处理和废弃的程序。

2.7　了解工作区域所用的危险化学品,明确其毒性或安全性,采取相应的预防保护措施。

2.8　使用危险化学品时,应清楚其产生化学损伤时所应采取的应急措施,并有所准备。

2.9　危险化学品使用过程中一旦出现事故,应及时采取相应的控制措施,并及时向科室负责人和生物安全管理委员会报告。

2.10　实验室一级易燃品(闪点≤28℃,如乙醚、丙酮、苯等)的存放总量不得超过 4L。

3　化学品溅出

3.1　注意事项

3.1.1　知道实验室使用的危险化学品数量与种类,并对可能发生的化学品溅出事故有安全预防措施。

3.1.2　了解所使用的化学品的性质。

3.1.3　对化学品溅出的清理必须由专业人员或经验丰富的人员来完成。

3.1.4　可以用带有使用说明的溅出物处理包(盒)吸收剂、反应剂和防护设备来清理轻微的化学品溅出。

3.1.5　轻微的化学品溅出是指在没有急救人员在场的情况下,实验人员能自行安全处置的事故。

3.1.6　所有其他化学品溅出事故都应被视为重大事故。

3.1.7　确认物品安全数据清单(MSDS)是有效的。

3.2　紧急情况下的应对措施

×××医疗机构

实验室安全手册

标题：化学品的使用安全

文件编号：××××-05

第 1 版　第×次修订

共 2 页　第 2 页

3.2.1　当轻微危险化学品溅出时,可采取以下措施:

①通知事故现场人员;

②穿戴防护设备,包括防护眼镜、手套和防护衣等;

③避免吸入溅出物产生的气体;

④将溅出物影响区域控制在最小范围;

⑤用合适的化合物去中和、吸收无机酸,收集残留物并放置在容器内,当作化学废弃物处理;

⑥对于其他化学品溅出,当作化学废弃物处理;

⑦用水清洗事故现场。

3.2.2　当重大危险化学品溅出时,可采取以下措施:

①尽快将受伤人员搬离事故现场;

②疏散事故现场人员,封锁现场;

③如果溅出的化学品属易燃品,要关掉火源和热源;

④迅速向单位领导报告;

⑤现场应有处理事故经验丰富的人员和相关人员。

××× 医疗机构
实验室安全手册
标题：实验室用电安全

文件编号：××××-06
第 1 版　第×次修订
共 1 页　第 1 页

第 6 章　实验室用电安全

1　实验室电器的危害

1.1　被电击会导致伤害,甚至死亡。

1.2　电线短路有可能导致爆炸和火灾。

1.3　电弧或电火花会点燃易燃物品、油品或引爆具有爆炸性的材料。

1.4　冒失的开启或操作仪器设备很可能导致仪器设备的损坏或使身体受伤。

1.5　电器过载会令机器损坏、短路或燃烧。

2　实验室电器危害的预防

2.1　电气设备使用人员应接受正规的操作培训,做到操作安全。

2.2　当手、脚或身体粘湿时,切勿启动电源开关,或触摸电器用具。

2.3　经常检查电线、插座或插头,一旦发现损毁要立即更换。

2.4　仪器设备开机前要先阅读相关资料,熟悉该仪器设备的操作规程。

2.5　使用电炉、电热设备等用电设备时,使用人员不得离开。

2.6　对有可燃气体反应装置的实验室,必须安装防爆开关、防爆灯具等专门的防爆电气设备。

2.7　电器用具要在清洁、干燥和良好的情况下使用。清洁和维护电器用具前要切断电源。

2.8　禁止在烘箱等电热设备内烘烤溶剂、油品等易燃、可燃挥发物。

2.9　切勿带电插接电气线路。

2.10　非电器施工专业人员切勿擅自拆改电气线路。

2.11　不要在一个电源插座上通过转接头连接过多的电器。

2.12　不要擅自使用大功率电器。

2.13　实验室内禁止私拉电线,如有需要必须提出申请,由后勤保障部门负责办理。

×××医疗机构

实验室安全手册

标题:仪器设备的使用安全

文件编号:××××-07

第1版　第×次修订

共1页　第1页

第7章　仪器设备的使用安全

1　错误使用仪器设备的危害

1.1　错误操作可能损坏设备,造成人身伤害。

1.2　缺乏保护装置的设备容易引起事故。

1.3　错误地连接电源,可能引起触电、失火。

2　危害的预防

2.1　只有经过培训和考核,经科室负责人允许,才可以使用仪器设备做指定的实验。

2.2　务必清楚仪器设备的每个按钮的位置及用途,以便在紧急情况下立即停止操作。

2.3　遵守仪器设备的安全操作规程,切勿贪图省时省力而走捷径。

2.4　在操作某些仪器时,衣帽穿戴要符合要求,不宜穿宽松的衣服。

2.5　要确保装妥安全罩后方可正常运作,如果对仪器的某些活动部分的安全性有怀疑,应立即停机检查。

2.6　当仪器在运转过程中出现杂音或其他异常时,应立即关机,并书面通知后勤保障部门安排专业人员检查。

2.7　在清洁、维护仪器时,应先断电并确保无人,才能开启仪器。

2.8　由于操作仪器而发生的事故,须及时向科室负责人报告。

×××医疗机构

实验室安全手册

标题:实验室消防安全

文件编号:××××-08

第1版　第×次修订

共1页　第1页

第8章　实验室消防安全

1　失火时的注意事项

1.1　保持镇静,不要惊慌,在可能的情况下切断房内电源或关机,关掉燃料供应阀。

1.2　小型火灾应找到适当的灭火器材,拔掉保险销,对准火源,按下压把直接将火扑灭。为防止火势失控,随时做好疏散人员的准备也是至关重要的。

1.3　火势比较大时,应迅速撤离现场并拨打119报警,告知发生火情的详细地址、燃烧物质、联系电话、报警人姓名,并派人到路口迎接消防车。

1.4　在逃离火场遇到浓烟时,要俯卧爬行迅速离开现场。

1.5　采用低姿势靠墙疏散,一路关闭所有背后的门。不要在没有后援人员的情况下独自进入着火的房间,不要在房门上半部分摸上去发热的情况下将门打开。

1.6　尽可能移出钢瓶。

2　紧急状况下的应对措施

2.1　小火的应对措施

2.1.1　通知实验室人员,呼叫周围容易帮助的人员。

2.1.2　正确使用灭火器材,灭火器应对准火焰的底部。

2.1.3　灭火时自己要面向火而背向消防通道,必要时可及时利用通道撤离。

2.1.4　用湿毛巾捂鼻,避免受到烟熏。

2.2　大火的应对措施

2.2.1　疏散实验室人员,拨打火警电话119。

2.2.2　尽可能移出钢瓶,将门关闭以控制火势蔓延。

2.2.3　将人员疏散到安全区域,不得使用电梯。

2.2.4　现场应有处理事故丰富的人员和相关人员。

2.2.5　在任何情况下,在没有得到上级部门有关安全的信息时,不得擅自返回火情发生地。

3　实验室灭火器材选择

按××SAC×01-19《实验室安全作业管理程序》执行。

×××医疗机构

实验室安全手册

标题：个体防护

文件编号：××××-09

第 1 版　第×次修订

共 1 页　第 1 页

第 9 章　个体防护

1　眼睛及脸部的防护

1.1　眼睛及脸部是实验室中最易被事故伤害的部位，因而对它们的保护尤为重要。在相关实验时，检验人员必须戴安全防护眼镜。

1.2　当化学品溅入眼睛后，应立即用水彻底冲洗。冲洗时，应将眼皮撑开，小心地用自来水冲洗数分钟，再用蒸馏水冲，然后去医院进行检查。

1.3　为了防止可能的爆炸及实验产生的有毒有害气体的伤害，可佩戴有机玻璃防护面罩或呼吸系统防护用具。

2　手的防护

2.1　在实验室中为了防止手受到伤害，可根据需要选戴各种手套。当接触腐蚀性物质、边缘尖锐的物体（如碎玻璃、木材、金属碎片）、过热或过冷的物质时，均须戴手套。

2.2　手套必须爱护使用，以确保无破损。

2.3　防护手套的种类及用途

2.3.1　聚乙烯一次性手套：用于处理腐蚀性固体药品和稀酸（如稀硝酸）。但不能用于处理有机溶剂，因为许多溶剂可以渗透聚乙烯，使之产生破洞。

2.3.2　医用乳胶手套：该类手套用乳胶制成，经处理后可重复使用。由于这种手套较短，应注意保护手臂。该手套不适于处理烃类溶剂（如己烷、甲苯）及含氯溶剂（如氯仿），因为这些溶剂会造成手套溶胀而损害。一次性医用乳胶手套具有成本低，无须清洗消毒、使用方便等优点而被广泛应用，因此，在微生物无菌操作、血清学试验中使用可避免交叉感染。

2.3.3　橡胶手套：橡胶手套较医用乳胶手套厚，适于较长时间接触化学品。

2.3.4　帆布手套：一般用于接触高温物体。

2.3.5　纱手套：一般用于机械的操作。

3　身体的防护

3.1　检验人员不得穿凉鞋、拖鞋。严禁理化人员穿高跟鞋进入实验室，应穿平底、防滑、合成皮或皮质的满口鞋。

3.2　所有人员进入实验室都必须穿工作服。

3.3　工作服一般不耐化学药品的腐蚀，故当其受到严重腐蚀后，必须换下更新。

3.4　为了防止工作服上附着的化学药品扩散，工作服不得穿到其他公共场所如会议室等。

3.5　每周至少清洗工作服一次。

4　个人防护装备的选择、使用和维护

4.1　实验室所用个人防护装备应符合国家有关标准的要求。

4.2　在风险评估的基础上，按不同级别的防护要求选择适当的个人防护装备。具体按××SAC×01-16《实验室个人防护装备的选择、使用和维护程序》执行。

×××医疗机构

实验室安全手册

标题:危险废物的处理和处置

文件编号:××××-10

第 1 版　第×次修订

共 1 页　第 1 页

第 10 章　危险废物的处理和处置

1　化学废物

1.1　危害

1.1.1　化学废液处理不当会导致环境污染。

1.1.2　随意乱倒化学废液、乱扔化学废物不仅污染环境,而且会伤及无辜。

1.2　处理和处置

1.2.1　有毒有害化学废液(包括所有有机废液,无论浓度大小)都要随时收集。

1.2.2　化学废液要随时分类收集,用适当的容器盛装存放,贴好标签,定点保存。

1.2.3　收集时注意将无机物和有机物分开存放,含卤族元素的有机物单独存放,切勿混杂倾倒,避免发生事故。

1.2.4　过期或成分不明的固体化学药品也要妥善保存,交由单位统一处理。

1.2.5　后勤保障部门应定期组织集中处理有毒、有害化学废液废物。

2　微生物废物

2.1　危害

2.1.1　医疗废物含有大量的致病菌、病毒等,具有极强的传染性,可能导致传染性疾病的流行,直接危害人们的身体健康。

2.1.2　医疗废物通过以下三个途径使人体健康受到影响:

2.1.2.1　从实验室产生的废弃培养基与人体直接接触,或者与医疗废物中受到感染的血液或体液直接接触;

2.1.2.2　医疗废物能在空气中产生气溶胶,而气溶胶中含有病原体,可通过呼吸作用而进入人体,或经黏膜吸收而感染;

2.1.2.3　通过传播媒介,比如沾有病原体的针头,沾有血液、体液的物质,经过皮肤表面的伤口而进入人体内。

2.2　处理和处置

2.2.1　高温灭菌法:是利用高温高压蒸汽杀灭细菌的方法。蒸汽在高温高压下具有穿透力强的优点,在 121℃ 条件下维持 20min,能杀灭一切微生物。

2.2.2　化学消毒法:用于对液体废物(如尿液、血液)的消毒。

3　实验室"三废"及医疗废物管理

按××SAC×01-14《医疗废物管理程序》执行。

×××医疗机构

实验室安全手册

标题:实验室应急应变指南

文件编号:××××-11

第1版   第×次修订

共1页   第1页

第11章   实验室应急应变指南

1   实验室事故紧急应变措施

1.1   衣服着火

1.1.1   就地翻滚熄灭火苗。如有安全冲洗设备可用,则立即用水浸透衣物。

1.1.2   如有必要,采取医学处理。

1.1.3   向科室负责人报告事故。

1.2   化学品溅到身体

1.2.1   用紧急冲淋设备或水龙头冲洗溅到的部位,在快速流动的水下至少冲洗5min。

1.2.2   立即除去被溅到的衣物。

1.2.3   确认化学品没有进入鞋内。

1.2.4   如有必要,采取医学处理。

1.2.5   向科室负责人报告事故。

1.3   轻微割破和刺伤

1.3.1   使用肥皂和水冲洗伤口几分钟,并用力挤出血液。

1.3.2   如有必要,采取医学处理。

1.3.3   向科室负责人报告事故。

1.4   安全防护设备

1.4.1   所有的实验室人员必须非常清楚地了解所有逃生路线和安全防护设备的位置,包括急救箱、灭火器材、紧急冲淋洗眼装置等。

1.4.2   所有实验操作过程中所产生的伤害都必须立即向科室负责人报告。

2   医疗急救快速处理措施

2.1   保持冷静,立即告知科室负责人。

2.2   如有必要,马上采取可以救生的一切措施。

2.3   除非有被进一步伤害的可能,否则不要轻易移动受伤者。

2.4   做好受伤人员的保暖工作。

2.5   拨打急救电话120求助。

3   重大事故快速处理措施

3.1   将受伤人员抬离事故现场。

3.2   疏散事故现场人员,封锁现场。

3.3   向科室负责人和单位生物安全管理委员会报告事故。

3.4   拨打急救电话120求助。

3.5   现场应有处理事故经验丰富的人员和相关人员。

×××医疗机构

实验室安全手册

标题:实验室操作及防护规范

文件编号:××××-12

第1版　　第×次修订

共3页　　第1页

第12章　实验室操作及防护规范

1　实验室用仪器设备的防护

1.1　玻璃仪器

1.1.1　正确使用各种玻璃仪器对于减少人员伤害事故及保证实验的安全是非常重要的。实验室中不允许使用破损的玻璃仪器。对于不能修复的玻璃仪器,应当按照废物处理。在修复玻璃仪器前,应清除其中所残留的化学药品。

1.1.2　实验室人员在使用各种玻璃器皿时应注意以下事项:

①在橡皮塞或橡皮管上安装玻璃管时应戴防护手套。先将玻璃管的两端用火烧光滑,并用水或油脂涂在接口处作润滑剂。对黏结在一起的玻璃仪器不要试图用力拉,以免伤手。

②破碎玻璃应放入专门的垃圾桶。破碎玻璃在放入垃圾桶前,应用水冲洗干净。

③在进行减压蒸馏时应当采取适当的保护措施(如安装有机玻璃挡板),以防止玻璃器皿发生爆炸或破裂而造成人员伤害。

④不要将加热的器皿放在过冷的台面上,以防止因温度急剧变化而引起的玻璃仪器破碎。

1.2　通风柜

通风柜的作用是保护实验室人员远离有毒有害气体,但它不能排出所有的毒气,因此在做实验时不能关闭通风。化学药品和实验仪器不能摆放在通风柜的出口处。

1.3　加热

1.3.1　使用水浴时要注意水浴中的水量,避免水被蒸发干而达不到加热目的。

1.3.2　电炉用于加热时必须有人照看,不能用手触摸加热板。

1.4　温度计

实验室人员应选用合适的温度计。温度计不能当搅拌棒使用,以免折断。水银温度计破碎后要用移液管吸去大部分水银,然后用硫黄覆盖剩余的水银,数日后进行清理。

1.5　蒸馏

1.5.1　蒸馏用的玻璃器皿接口和磨口处要涂润滑脂,整个反应装置要用夹子紧固,同时要避免应力的产生。

1.5.2　在进行蒸馏时,操作者不得擅自离开实验操作台。

1.6　气体钢瓶

1.6.1　在搬运气体钢瓶时必须小心谨慎,应将钢瓶套上安全帽。在实验室使用的钢瓶应固定在合适的位置,因为钢瓶内的物质经常处于高压状态,当钢瓶跌落、遇热,甚至不规范的操作时都可能发生爆炸等危险。

1.6.2　钢瓶内的压缩气体除易爆、易喷射外,许多气体易燃、有毒且具有腐蚀性,因此使用钢瓶时应注意以下几点:

①钢瓶上原有的各种标记、刻印等一律不得除去。所有气体钢瓶必须装有调压阀。

②氧气钢瓶的调压阀、阀门及管路禁止涂油类或脂类。使用结束时,须将调压阀及管路内的残存气体放空,以保护调压阀。

×××医疗机构

实验室安全手册

标题：实验室操作及防护规范

文件编号：××××-12

第1版　第×次修订

共3页　第2页

③钢瓶使用完、关闭出气阀后须放上安全帽（原设计中无须安全帽者除外）并套紧。取下安全帽后必须谨慎小心，以免无意中打开钢瓶主阀。

④在操作有毒或腐蚀性气体时，应戴防护眼镜、面罩、手套和工作围裙。

⑤不得将钢瓶完全用空（尤其是乙炔、氢气、氧气钢瓶），必须留存一定的正压力，并且将阀门关紧，套上安全帽，以防阀门受损。钢瓶不得放于走廊与门厅，以防紧急疏散时受阻或发生其他意外事件。

⑥应经常检查钢瓶，特别是氢气钢瓶是否有泄漏。

⑦气体钢瓶有使用年限，应定期试压，过期钢瓶要报废。

1.7　烘箱及真空干燥箱

1.7.1　不准将两种不同的样品同时放入一个干燥箱内进行干燥，以免样品交叉污染。

1.7.2　需干燥的样品必须用玻璃盖或有小孔的铝箔覆盖。

1.7.3　真空烘箱应缓慢加热，加热后的真空烘箱应该冷却到室温后再解除真空。

1.7.4　解除真空时应缓慢进行，防止样品飞溅。

1.8　离心机

1.8.1　在使用离心机时，离心管必须对称平衡，否则可用水作平衡物，以保持离心机旋转平衡。

1.8.2　启动离心机前应盖好盖子，先在较低的速度下启动，然后再调节至所需的离心速度。

1.8.3　当离心操作结束时，必须等到离心机停止运转后才能打开盖子，绝不能在离心机运转时打开盖子或用手触摸离心机的转动部分。

1.8.4　玻璃离心管要求较高的质量；塑料离心管中不能放入热溶液或有机溶剂，以免在离心时管子变形。

1.8.5　离心溶液时一般控制在离心管的一半左右，切不能放入过多液体，以免离心时液体散佚。

1.9　注射器

使用注射器时要防止针头刺伤及针筒破碎伤害手部，针头和针筒要旋紧，以防止渗漏。无用的针筒应该先毁坏再处理，以防他人误用。

1.10　冰箱和冰柜

1.10.1　实验室的冰箱一般无防爆装置，不适宜用于存放易燃、易爆和挥发性溶剂。

1.10.2　严禁在实验室的冰箱和冰柜内存放食品。

1.10.3　所有存放在冰箱和冰柜内的低沸点试剂均应贴有规范的标签。

1.10.4　放于冰箱和冰柜内的所有容器均应密封。定期清洗冰箱，清除不需要的样品和试剂。

1.11　小工具

1.11.1　要正确使用各种小工具，不得随意改变其用途，例如将螺丝刀当作凿子用，将钳子当作扳手用，将扳手当作锤子用。不要随意在扳手手柄上加延长杆而使扳手过载。

1.11.2　不允许用衣服口袋装带工具。

×××医疗机构

实验室安全手册

标题:实验室操作及防护规范

文件编号:××××-12

第1版 第×次修订

共3页 第3页

2 洗液的使用和防护

2.1 洗液分为酸性洗液(重铬酸钠或重铬酸钾的硫酸溶液)、碱性洗液(氢氧化钠—酒精溶液)及中性洗液(常用洗涤剂)三种。

2.2 酸性洗液应放于玻璃缸内,碱性洗液可放于塑料桶内。

2.3 采用碱性洗液时,玻璃仪器的磨口件应拆开后才能放入洗液缸内,以免磨口被碱性洗液腐蚀而黏合。放入碱性洗液前玻璃仪器要用丙酮和水预洗。

3 有机溶剂的使用和防护

3.1 许多有机溶剂如果处理不当会引起火灾、爆炸、中毒等事故。

3.2 极度易燃溶剂的燃点通常为32℃。燃烧范围越大,危险性也越大。表5-12-1列出了几种常用溶剂的燃点、自燃温度和燃烧范围。

表 5-12-1 常用溶剂的燃点、自燃温度和燃烧范围

溶剂	燃点	自燃温度	燃烧范围
丙酮	−18℃	538℃	3%～13%
乙醚	−45℃	180℃	1.85%～48%
酒精	12℃	423℃	3.3%～19%
乙酸乙酯	−4.4℃	427℃	2.18%～11.5%
异丙醇	12℃	399℃	2.3%～12.7%
甲苯	4.4℃	536℃	1.4%～6.7%

3.3 溶剂和空气的混合物一旦燃烧便会迅速蔓延,而且其火力之大可以在瞬间点燃易燃物体,在氧气充足(如氧气钢瓶漏气引起)的地方火力更猛,可使一些不易燃的物质燃烧。化学气体和空气的混合物燃烧会引起爆炸(如3.25g丙酮气体燃烧释放的能量相当于10g炸药)。

3.4 常见火源有明火(酒精灯、火柴)、火星(电源开关、摩擦)、热源(电热板、灯丝、烘箱、散热器、香烟)和静电电荷等。

3.5 有些溶剂(如苯、氯仿、二硫化碳)有剧毒,而有些溶剂(如二甲亚砜)中的溶质由则会通过皮肤进入到血液。注意:二硫化碳的自燃温度为100℃,因此蒸气可使其燃烧。乙醚溶剂要注意通风,特别是高温时期。

3.6 安全使用有机溶剂要做到以下几个方面:

①检查极易燃溶剂的储存和使用是否符合当地规定;

②使用和储存所需的最小数量;

③在没有火源和通风良好的地方(如通风柜)使用,为避免达到最低爆炸标准,使用中尽量少产生气体;

④如有溢出或散落,应根据溢出的量移开所有火源,并用泡沫灭火机喷洒,再用吸收剂清扫、装袋、封口,作为废溶剂处理。

×××医疗机构

实验室安全手册

标题：事件、事故处理的规定

文件编号：××××-13

第 1 版 第×次修订

共 1 页 第 1 页

第 13 章 事件、事故处理的规定

1 职责

发生事故时，当事人应立即报告科室负责人，并逐级上报，不得隐瞒。当事人负伤或有困难时，最先发现事故的人或发生事故的科室的相关人员有责任帮助完成报告。

2 事故等级的划分

各类事故按伤害程度和损失情况分为一般事故、大事故和重大事故三个等级。凡造成人员受伤，但达不到轻伤标准，造成财产损失 2000 元以下的属一般事故；凡造成人员轻伤，造成财产损失 1 万元以下的或发生失去控制的火灾事故属大事故；凡造成人员重伤，造成财产损失 1 万元以上的属重大事故。事故或事故等级由本单位生物安全管理委员会认定。

3 事故的处理

3.1 重大事故

应在抢救伤员或为防止事故进一步扩大，对现场做某些紧急处置的同时，以最快的速度向单位领导报告事故情况。单位领导赶赴现场勘查事故情况，同时立即向当地卫生局报告，协作进行事故的紧急处理，并及时报当地安全生产监督管理局。事故处理完毕后，相关科室应写出事故经过报告，报单位生物安全管理委员会；由单位写出事故报告，报当地卫生局和安全生产监督管理局。

3.2 大事故

处理情况同重大事故，上报当地卫生局和安全生产监督管理局。

3.3 一般事故

事故发生后应立即报单位生物安全管理委员会，并报分管领导。事故处理完毕后，相关科室写出事故报告，报单位生物安全管理委员会。

3.4 事故现场是分析事故原因的重要依据，除特例采取紧急处置外，应严格保护现场，任何人都不得擅自清理事故现场或涂改实验记录。

3.5 大事故应由事故现场所在科室的负责人会同本单位生物安全管理委员会组成事故调查组，按有关规定要求严肃地调查处理。

3.6 事件、伤害、事故和职业性疾病报告按××SAC×01-07《事件、伤害、事故和职业性疾病及潜在危险报告程序》执行。

×××医疗机构
实验室安全手册
标题：艾滋病检测实验室安全防护

文件编号：××××-13
第 1 版　　第×次修订
共 1 页　　第 1 页

第 14 章　艾滋病检测实验室安全防护

1　工作要求

1.1　艾滋病检测实验室的检测人员必须经过上岗前业务培训，并持有省级上岗证。

1.2　检测人员应严格按照操作规程（SOP）进行操作并做好相关记录。

2　安全防护要求

2.1　艾滋病检测实验室的设立须经省卫生厅批准。

2.2　艾滋病检测实验室的检测人员必须遵守本单位实验室生物安全管理手册和实验室安全手册的规定，做好个人防护。

3　职业暴露的预防和处理

3.1　艾滋病检测实验室的检测人员须按《全国艾滋病检测技术规范》（2009 版）操作。

3.2　发生实验室职业暴露须立即进行急救处理，具体按《全国艾滋病检测技术规范》（2009 版）执行。

4　质量管理

4.1　按规范采集和处理艾滋病检测用样品，并做好样品安全防护。

4.2　艾滋病检测所用试剂必须经国家食品药品监督管理局注册批准，并在有效期内使用。

4.3　设立专人对艾滋病检测实验室的计算机进行维护保养和管理。

4.4　做好艾滋病检测实验室所用仪器的维护及校准，以保证检测工作的质量。

4.5　艾滋病检测实验室要严格执行从样品接收到报告打印的规范管理，严格遵守保密制度，未经许可不得向无关人员或单位提供任何艾滋病检测情况。

4.6　在进行酶标检测过程中要严格按照质量保证、内部质量控制和质量评价三个方面进行质量管理。

5　污物与废弃物的处理

5.1　废弃物处置应符合 GB 19489—2008《实验室生物安全通用要求》和《消毒技术规范》（原卫生部 2002 年版）。

5.2　从艾滋病检测实验室出来的所有废弃物（包括不再需要的样品、培养物和其他物品）均应视为感染性废弃物，经高压灭菌后再按××SAC×01-14《医疗废物管理程序》处理。

6　血清库管理

6.1　艾滋病检测可疑阳性样本必须由专人负责管理，具体按××SAC×01-12《实验室菌（毒）种和生物样本安全保管程序》执行。

6.2　建立艾滋病检测样品血清库，将艾滋病确证阳性样本、可疑阳性样本（即酶标阳性标本）及阴性样本分类管理。

第六篇

质量记录表式范例

前　言

记录是指能够提供管理体系符合要求及有效性运作的证据,具有可追溯性,有作为证据并据此采取纠正和预防措施的作用。记录分质量记录和技术记录两种。质量记录就是阐明所取得的结果或提供所完成活动的证据的文件,通常以表格形式来表示。因此,表格是指用于记录管理体系所要求的数据的文件。表格应当包括标题、标识号、修订的状态和日期。

质量记录的特点:一是可操作性。质量记录属于指导操作性使用的一种文件,因而明确、具体、实用。二是可检查性。质量记录反映操作者的实际操作活动,具有数量化和特征化,因而可以检查和评价。三是可追溯性。当需要追踪了解原因时可通过质量记录查明情况,从而能够有针对性地采取预防和纠正措施。四是可见证性。质量记录为单位进行内部或外部管理体系检查提供了证据,也可以反映对不合格工作采取了哪些纠正措施。五是系统性。质量记录了整个管理体系活动的完整过程,因而具有连续性,也为管理者分析管理体系的问题提供了依据。

质量记录是在检测活动中所产生的相关活动记录,是以表格的形式记录下来,所以表格应当被引用或附在质量手册、程序文件和(或)作业指导书中。

本书中列出质量管理体系所用的质量记录表式,供各单位在编写实验室质量管理手册时参考。

1. 保护客户机密信息和所有权程序执行情况检查记录表

共　页；第　页　　　　　　　　　　　　　　　　表格编号：××PF01-01-01

受检部门	
检查 内容	客户是否提供了有关资料　　□是　　□否
	任务完成后对客户资料的处理　□保存　□退回
	未经客户同意是否将有关资料或信息向外透露　□有　□没有
	传递结果的计算机是否设置密码　□是　□否
	非本实验室人员进入实验室时是否经过技术质量管理科批准　□是　□否
检查人员对检查 结果评价意见	检查人员签名　　　　　　　　日期：　年　月　日
质量负责人意见	质量负责人签名　　　　　　　日期：　年　月　日

2. 违反保护客户机密信息和所有权规定的调查及处理记录表

共　页；第　页　　　　　　　　　　　　　　　　表格编号：××PF01-01-02

责任科室		责任人 /岗位名称		违规日期	
违规事实及所 造成的后果	质量管理科负责人签名　　　　　　　日期：　年　月　日				
调查 处理意见	调查人员签名　　　　　　　　　　　日期：　年　月　日				
质量负责人 处理意见	质量负责人签名　　　　　　　　　　日期：　年　月　日				
中心主任 意见	中心主任签名　　　　　　　　　　　日期：　年　月　日				

3. 失信情况及处理表

共　页;第　页 　　　　　　　　　　表格编号:××PF01-02-01

责任科室		责任人/岗位名称	
失信事实描述	调查人签名		日期:　年　月　日
中心主任处理意见	中心主任签名		日期:　年　月　日
客户反馈意见	客户签名		日期:　年　月　日

4. 受控文件目录

共　页;第　页 　　　　　　　　　　表格编号:××PF01-04-01

序号	文件编号/受控号	文件名称	原件/复印件及份数	保管部门	实施日期	备注

5. 受控文件发放/回收登记表

共　页;第　页 　　　　　　　　　　表格编号:××PF01-04-02

文件受控号	持有人/部门	领用人	领用日期	回收日期	文件回收人签名	备注

6. 管理体系文件修改申请表

共　页;第　页　　　　　　　　　　表格编号:××PF01-04-03

文件名称		文件编号	
需修改的内容:			
修改后内容:			
修改理由:			
申请人		日期:　　　年　月　日	
审核人		日期:　　　年　月　日	
批准人		日期:　　　年　月　日	
实施日期	年　月　日		

7. 管理体系文件审批表

共　页;第　页　　　　　　　　　　表格编号:××PF01-04-04

文件名称		文件编号	
目的及适用范围:			
编制依据:			
主要内容:			
编制人:			年　月　日
审核人		日期	年　月　日
批准人		日期	年　月　日
实施日期	年　月　日		

8. 文件销毁记录表

共　页；第　页　　　　　　　　　　　　　　表格编号：××PF01-04-05

序号	文件编号	文件名称	销毁理由	数量	销毁日期	审核人	批准人	销毁人	备注

9. 分包检测项目申请审批表

共　页；第　页　　　　　　　　　　　　　　表格编号：××PF01-05-01

拟分包项目：

分包理由：

拟分包方名称

对分包方的要求：

申请人：

　　　年　　月　　　日

样品收发部门负责人：

　　　年　　月　　　日

审批意见：

技术负责人：

　　　年　　月　　　日

10. 检测分包方评审表

共 页;第 页 表格编号:××PF01-05-02

分包方单位名称			
分包方法人代表		分包方质量负责人	
联系人及电话		传真	
地址		邮编	
质量体系保证情况		认证(认可)证书编号	认证(认可)有效期
实验室国家认可	是口否口		
实验室资质认定	是口否口		
食品资质认定	是口否口		
评审内容	检测人员数量、素质情况: 检测设备情况: 检测环境条件: 管理体系的建立和运行情况: 服务质量: 其他:		
可承担分包项目	检验依据		是否属于认证(认可)项目
质量管理科意见: 　负责人签名: 　年 月 日	技术负责人意见: 　签名: 　年 月 日		

11. 合格分包方名录

共 页;第 页 表格编号:××PF01-05-03

编表人: 日期:

序号	分包项目	分包方单位名称及地址	联系人及联系电话	备注

12. 检测分包协议

共　　页;第　　页　　　　　　　　　　　表格编号:××PF01-05-04

甲方(委托方):＿＿＿＿＿＿＿＿＿＿＿＿＿＿＿＿＿＿＿＿＿＿＿＿＿

乙方(分包方):＿＿＿＿＿＿＿＿＿＿＿＿＿＿＿＿＿＿＿＿＿＿＿＿＿

甲方委托乙方对＿＿＿＿＿＿＿＿＿＿＿＿＿＿＿＿＿进行＿＿＿＿＿＿＿＿＿＿＿

＿＿＿＿＿＿检测。经共同协商,达成以下协议:

一、甲方所承担的义务和职责:

1. 甲方在将检测任务分包给乙方后,要及时将分包样品送达乙方,同时要明确通知乙方检测项目、要求执行的检测标准和完成期限等要求。甲方仅对乙方所出具的检测数据进行认可并采用。

2. 甲方要对乙方的检测工作以及人员、环境、设备、管理体系等进行监督。

3. 甲方应将甲方实验室的有关检测工作质量保证规定和实验室公正性、保密性规定告知乙方,并要求乙方一同遵守。

4. 甲方应及时向乙方支付检测所需费用。

5. 甲方如发现乙方违反本协议规定,甲方有权终止分包。

二、乙方所承担的义务和职责:

1. 乙方要遵守甲乙双方所签订的协议,认真履行分包职责。

2. 乙方收到甲方所送的分包样品后,要在要求的时间周期内完成检测,如有困难,应及时通知甲方。如甲方所送样品不符合检测要求,乙方可以拒收样品。乙方如在检测过程中发现异常情况,应及时通知甲方。

3. 乙方应按照甲方要求开展检测工作,及时出具检测报告并对检测结果负责。

4. 乙方可以接受甲方的工作指导和日常的监督管理。

5. 乙方要保证在检测工作中遵守公正、准确的原则,对涉及检测结果的有关信息应严格执行保密规定,不得向无关人员透露。

6. 乙方按检测项目和收费标准向甲方收取检测费用。

7. 乙方如发现甲方违反本协议规定,乙方有权终止分包。

本协议一式两份,双方各执一份,由双方代表签字盖章后生效。

甲方代表签字:　　　　　　　　　　　　乙方代表签字:

(盖章)　　　年　　月　　日　　　　　(盖章)　　　年　　月　　日

13. 服务和供应品采购申请表

共 页;第 页　　　　　　　　　　　表格编号:××PF01-06-01

科室:

序号	品名	规格/型号	数量	等级	估价	用途	供应商	备注

申请人:　　　　　　　　　　　　　日期:

科室负责人:　　　　　　　　　　　日期:

中心主任批准:　　　　　　　　　　日期:

14. 供应商评价表

共 页;第 页　　　　　　　　　　　表格编号:××PF01-06-02

供应商名称				
地址				
电话		传真		邮编
联系人				
主要产品情况	产品名称		型号、规格	参考价格
质量体系保证情况	是否通过了 ISO9000 族标准认证或产品认证或 GSP 认证: 口是口否 认证证书编号: 口营业执照口许可证证书			
评价内容	产品质量:口好 口一般 口差 价格:口合理 口一般 口不合理 交货期:口及时 口一般 口不及时 服务:口好 口一般 口差 顾客满意度:口好 口一般 口差 运输条件:口便利 口一般 口不方便			
评价结论	评价人: 　　　年　　月　　日			
审批意见	技术负责人: 　　　年　　月　　日			

15. 合格供应商名录

共　页；第　页　　　　　　　　　　　　表格编号：××PF01-06-03

序号	供应商名称	提供服务/产品	联系人及联系电话	备注

编表人：

日期：

16. 物品验收单

共　页；第　页　　　　　　　　　　　　表格编号：××PF01-06-04

序号	品名	规格	数量	等级	批号	单价	生产单位/供应商	验收情况
备注								

总务科验收人：

日期：

17. 物品领用单

共　页；第　页　　　　　　　　　　　　表格编号：××PF01-06-05

日期	物品名称	规格	数量	类别	单价	备注

领用科室：

领用人：

18. 物品报废申请单

共 页;第 页   表格编号:××PF01-06-06

序号	物品名称	规格	数量	原因	处理建议

申请人意见: 申请人:
                              年   月   日

审批意见:
                         技术负责人:
                              年   月   日

19. 试剂(材料)验证记录表

共 页;第 页   表格编号:××PF01-06-07
科室:

试剂(材料)名称/规格			
生产厂家		批号	
验证内容			
验证方法			
验证结果			
验证结论	□合格□不合格		
验证人/日期		复核人/日期	

20. 检测协议书

共　页;第　页

记录编号:×× PF01-07-01
样品(受理)编号:××××××××

委托方:电话:

通讯地址:传真:

承检方:

ZQ 通讯地址:

联系电话:

×××政府非税资财政专户
账号×××××××××××××××

根据国家有关法律、法规,双方就委托检测事项经共同协商达成以下协议:

样品名称		规样品编号	
生产单位		检测类别	
受检单位			
采(送)样单位			
生产日期或批号		样品状态	
样品规格		商标	
样品数量		代表数量	
检测项目及依据			
评价依据			
委托方是否同意使用非标方法	□同意□不同意	委托方是否同意分包	□同意□不同意
报告是否作符合性声明	是□否□	报告是否作单项判定	是□否□
退样方式	□自取□代办处理□其他				
检测费用	元	交费日期		收费人签字	
收样人		收样日期		完成日期	
其他说明					
备注					

承检方承诺:遵守国家的法律法规,保质保量完成检测任务,为委托方的所有商业或
　　　　　技术机密保密;

客户承诺:对提供的一切资料和实物的真实性负责,及时配合承检方工作,按时缴纳
　　　　　所需费用,"完成日期"后15天内凭本协议书领取检测报告。

　　　　　本协议书一式二份,双方各执一份,签字后生效。本协议书未尽事宜,双方
　　　　　协商解决。

委托方代表签名:　　　　　　　　承检方代表(评审人)签名:

　年　　月　　日　　　　　　　　　年　　月　　日

21. 申诉和投诉调查处理表

共　页；第　页　　　　　　　　　　　　　　表格编号：××PF01-08-01

申诉、投诉人姓名		单位		
地址				
电话		传真	邮编	
投诉方式			投诉日期	
投诉内容及理由			受理人：　　年　　月　　日	
质量管理科调查及处理意见			签名：　　　年　　月　　日	
质量负责人意见			签名：　　　年　　月　　日	
中心主任意见			签名：　　　年　　月　　日	
处理结果			记录人：　　年　　月　　日	

22. 客户满意度调查表

共　页；第　页　　　　　　　　　　　　　　表格编号：××PF01-08-02

尊敬的客户：

　　首先，感谢您对我们的信任，将样品送至本中心检测。倾听客户的意见，努力满足客户的需要，是我们完善服务工作的主要方法之一。在此，恳请您在百忙之中抽出时间填写此"满意度调查表"，对我们的工作提出好的意见和建议，以提高我们的服务质量。欢迎您一如既往地支持、督促我们的工作，请在□的项上打"√"，谢谢您的合作！

评价及要求	咨询服务	满意□	一般□	不满意□
	样品接收	满意□	一般□	不满意□
	检测公正性	满意□	一般□	不满意□
	服务态度	满意□	一般□	不满意□
	出具报告及时情况	满意□	一般□	不满意□
	收费情况	满意□	一般□	不满意□
	有无暗示、索要行为	无□		有□
	有无接受礼金、礼品	无□		有□
	综合满意度	满意□	一般□	不满意□

其他方面的意见和建议：

客户名称（或个人签名）：　　　　　　　　　　　　　　年　　月　　日

注：根据电话等方式得到的记录必须写清调查方式有记录人签名

23. 不符合工作识别及纠正记录表

共 页;第 页　　　　　　　　　　　　　　　表格编号:××PF01-09-01

不符合工作发生部门:				观察人:		
不符合事实描述:						
不符合工作项来源: □客户的投诉 □分供方的失误 □存在的改进意见 □质量监督 □质量控制 □人员操作 □仪器设备 □消耗性材料 □方法上的问题 □校准溯源 □原始记录 □环境条件 □数据处理 □计算机网络 □内审 □管理评审 □外审 □采抽样 □样品保管 □其他						
不符合工作类型:体系性不符合项□ 实施性不符合项□ 效果性不符合项□						
不符合标准、手册、程序:						
条款号:						
原因分析:						
建议纠正/纠正措施: 预计完成日期: 监督人:				日期:	年 月	日
纠正/纠正措施批准人: 质量负责人:				日期:	年 月	日
纠正/纠正措施完成情况: 责任部门负责人:				日期:	年 月	日
纠正/纠正措施跟踪验证情况: 质量管理科负责人:				日期:	年 月	日

24. 纠正措施要求及实施情况表

共 页;第 页　　　　　　　　　　　　　　　表格编号:××PF01-10-01

责任部门		顺序号	
不合格事实简述:			
原因分析:			
纠正措施具体要求:			
要求完成日期			
质量管理部门:		日期:	
纠正措施: 责任科室:　　　　　　　质量管理部门:　　　　　　　质量负责人: 日期:　　　　　　　日期:　　　　　　　日期:			
完成日期及情况: 　　　　　　　　　　　　　　　责任科室: 　　　　　　　　　　　　　　　　年 月 日			
验证情况: 　　　　　　　　　　技术质量管理部门:　　　　年 月 日			

25. 预防措施要求及实施情况表

共　　页；第　　页　　　　　　　　　　　　　　　　表格编号：××PF01-11-01

潜在不符合工作发生部门		观察人		时间	
潜在不符合事实描述					
建议预防措施					
预计完成日期： 观察人：				年　　月　　日 年　　月　　日	
预防措施批准： 质量负责人：				年　　月　　日	
预防措施完成情况： 责任部门负责人：				年　　月　　日	
预防措施跟踪验证情况： 质量管理科负责人：				年　　月　　日	

26. 改进措施要求及实施情况表

共　　页；第　　页　　　　　　　　　　　　　　　　表格编号：××PF01-11-02

需改进的部门		观察人		时间	年　　月　　日
需改进事实描述					
建议改进措施					
预计完成日期： 观察人：				年　　月　　日 年　　月　　日	
改进措施批准： 质量负责人：				年　　月　　日	
改进措施完成情况： 责任部门负责人：				年　　月　　日	
改进措施跟踪验证情况： 质量管理科负责人：				年　　月　　日	

27．管理体系内审年度计划表

共　页；第　页　　　　　　　　　　　　　　表格编号：××PF01-13-01

审核目的	
审核范围	
审核依据	
审核组名单	

实施项目及要点	时间安排	负责人	协助人
1．编制内审检查表 2．内审组集中进行有关文件（质量手册、程序文件、作业指导书）审核 3．文件不符合项纠正 4．跟踪审核 5．完善各部门内审检查表 6．进行各部门的现场内审 7．不符合项纠正 8．跟踪审核 9．编写全面的审核报告			
备注	如有必要，开展相关部门、相关要素的内部审核		

批准人签名：　　　　　　　　　　　　　　　日期：　　年　月　日

28．管理体系内审首（末）次会议记录表

共　页；第　页　　　　　　　　　　　　　　表格编号：××PF01-13-02

会议名称			
主持人		会议地点	
会议时间	年　月　日　时		
参加会议人数	人（参加会议名单见签到表）		

会议内容：

29. 管理体系内部审核报告

共　页;第　页　　　　　　　　　　　　　　表格编号:××PF01-13-03

审核目的和范围	
审核依据	
审核日期	年　月　日至　年　月　日

审核组组长:

成员:

不符合项统计	①项②项③项

审核综述及审核结论:

审核组长

日期:　年　月　日

30. 管理体系内审不符合项汇总表

共　页;第　页　　　　　　　　　　　　　　表格编号:××PF01-13-04

编号	不符合项内容	责任科所	类型	纠正措施 完成时间	验证 情况

注:类型分①体系性不符合;②实施性不符合;③效果性不符合

日期:　年　月　日

31. 管理体系内审不符合项报告

共　页；第　页　　　　　　　　　　　　　　　　表格编号：××PF01-13-05

受审核部门：

不符合项事实描述：

不符合标准、管理体系文件条款：
不符合类型：① ② ③ Ⅰ Ⅱ
审核员(签名)：　　　　　　　　　　　　　　　　部门负责人确认：
　　　　　　　日期：　　　　　　　　　　　　　　　　　日期：

建议纠正措施：

预计完成日期：
部门负责签名：　　　　　　　　审核员确认签名：　　　　　批准人：
　　　　　　　日期：　　　　　　　　　　日期：　　　　　　　日期：

纠正措施已完成情况：

部门负责人签名：　　　　　　　　　　　　　　　　　　　　　　日期：

纠正措施跟踪及有效性验证：

审核员签名：日期：

　　注：类型分①体系性不符合；②实施性不符合；③效果性不符合
　　　　Ⅰ轻微不符合；Ⅱ严重不符合　日期：　　　年　　月　　日

32. 管理体系内审检查表

共　页;第　页　　　　　　　　　　　　　表格编号:××PF01-13-06

标准条款	检查内容	涉及部门	检查方法	检查结果记录	评价

检查人签名:　　　　　　　　　　　被审核部门负责人签名:

日期:　年　月　日　　　　　　　　日期:　年　月　日

33. 管理评审计划表

共　页;第　页　　　　　　　　　　　　　表格编号:××PF01-14-01

管理评审实施计划表

评审目的:	
评审范围:	
参加评审人员:	
所需文件:	
质量负责人:	中心主任:
日期:　　年　月　日	日期:　　年　月　日

34. 管理评审实施计划表

共　页;第　页　　　　　　　　　　　　　表格编号:××PF01-14-02

评审目的:	
评审主持人:	评审时间:
评审地点:	评审方式:
参加评审人员:	
管理评审报告内容及报告人:	
质量负责人:	中心主任:
日期:　　年　月　日	日期:　　年　月　日

35. 管理评审会议记录表

共　页;第　页　　　　　　　　　　　　　　　表格编号:××PF01-14-03

会议名称			
会议时间		会议地点	
主持人		记录人	

会议内容:

36. 管理评审报告

共　页;第　页　　　　　　　　　　　　　　　表格编号:××PF01-14-04

评审目的:

评审内容:

评审意见和结论:

批准人:

日期:　　　年　　月　　日

37. 技术项目考核记录

共 页;第 页   表格编号:××PF01-15-01

姓名		性别		年龄		
岗位		从事岗位内工作项目			学历	

考核项目:

考核记录:

1. 检测方法理解的准确性:

    掌握方法关键量□   检测结果达到方法要求□   未达到检测允许范围□

2. 操作过程的正确性:

    操作无差错□   操作基本正确□   操作有差错□

3. 操作的熟练程度:

    独立操作□   参考作业指导书□   其他人员带教□

4. 原始记录填写的认真程度:

    填写清晰无差错□   涂改按照规范要求□   填写不规范□   有差错□

5. 数字修约的准确性:

    符合修约规则□   不符合修约规则□

6. 质量控制样品检测结果的准确性:

    满足方法要求 □   不满足方法要求□

7. 其他

考核组意见	. 考核组长: 年 月 日
中心主任意见	中心主任: 年 月 日

38．岗位考核记录

共　　页；第　　页   表格编号：××PF01-15-02

被考核人姓名		性别		年龄	
岗位		从事岗位内 工作项目		学历	
考核项目：					

考核记录：

1．对管理体系质量文件的熟悉程度：

　　熟悉管理体系□　　　　　　　　　　　　　　熟悉岗位职能□

　　掌握工作方法□　　　　　　　　　　　　　　不了解管理体系要求□

2．工作过程的正确性：

　　无差错□　　　　　　　　基本正确□　　　　　　　　有差错□

3．工作能力表现：

　　主动开展□　　　　　　　　完成规定任务□　　　　　　　其他人员带教□

4．参加培训结果：

　　优秀□　　　　　　合格□　　　　　　一般□　　　　　不合格□

5．岗位监督评价意见：

　　胜任 □　　　　　　需要改进 □　　　　　胜任□

考核组意见：

　　　　　　　　　　　　　　　　　　　　考核组长：　　　年　月　日

中心主任批准意见：

　　　　　　　　　　　　　　　　　　　　中心主任：　　　年　月　日

39. 实验室工作人员上岗资格证书

共 页；第 页 表格编号：××PF01-15-03

No：×××-01

_____同志：

经中心学术委员会会同中心技术负责人、质量负责人和有关部门，对你从事实验室_____岗位能力考试考核，成绩合格。准予上岗，特发此证。

上岗内容：

中心主任：

签发日期 年 月 日

40. 实验室人员健康档案及免疫记录一览表

共 页；第 页 表格编号：××PF01-15-04

序号	姓名	科室	岗位	健康档案	免疫记录	备注

41. 质量监督员监督记录表

共 页；第 页 表格编号：××PF01-16-01

部 门		被监督人		监督日期

监督过程事实描述：

评价意见：

监督员： 被监督人：

日期： 年 月 日

42. 实验室生物安全监督检查记录表

共　　页；第　　页　　　　　　　　　　　　　表格编号：××PF01-16-02

科室：

监督岗位/人员：	监督时间：

监督项目及内容：

安全 管理	体系文件知晓情况　符合☐　不符合☐ 人员培训　　　　符合☐　不符合☐	实验室设施和环境　符合☐　不符合☐ 安全计划实施　　正常☐　不正常☐
消防 安全	灭火器型号_____位置_____个数_____有效性指示　符合☐　不符合☐ 最近的消防栓位置_____性能状态　　　　符合☐　不符合☐ 危险品保管和使用　符合☐　不符合☐　疏散通道　　通畅☐　不符合☐	
出入 管理	生物安全标识　符合☐　不符合☐ 外来人员登记　符合☐　不符合☐	出入限制措施　　符合☐　不符合☐ BSL-2准入批准　符合☐　不符合☐
防护 用品	防毒面具数量_____有效期_____符合☐　不符合☐ 防护服　数量_____有效期_____符合☐　不符合☐ 防护眼罩数量_____　　　　　　符合☐　不符合☐ 　　　　　　　　　　　　　　　符合☐　不符合☐　急救药箱	
仪器 设备	环境温湿度　　符合☐　不符合☐ 紫外线消毒灯　符合☐　不符合☐ 生物安全柜使用　正常☐　不正常☐ 用电安全　　　符合☐　不符合☐	紧急冲淋洗眼装置维护　符合☐　不符合☐ 高压灭菌器　　　正常☐　不正常☐ 生物安全柜是否每年检测　是☐　否☐ 内务整理　　　整洁☐　不规范☐
实验 操作	检测方法和操作规程　符合☐　不符合☐ 消毒灭菌　有效☐　无效☐	个人防护　　　符合☐　不符合☐ 样品接收与保管　符合☐　不符合☐
菌种 管理	保存冰箱温度　符合☐　不符合☐ 使用及销毁记录　符合☐　不符合☐	是否双人双锁　　是☐　否☐
数据 记录	实验原始记录　规范☐　不规范☐ 消毒记录　　　规范☐　不规范☐	废弃物处置记录　规范☐　不规范☐
试验 耗材	耗材是否符合要求　是☐　否☐	蒸馏水是否符合要求　是☐　否☐

其他

监督结论：	是否需要采取纠正措施： 　　　是☐　　　否☐ 若需采取，请填写××SAC×01-20-01《不符合项 识别及纠正记录表》和××SAC×01-26-01《纠正 和预防措施实施情况表》

检查组成员：　　　　　　　　　　　　日期：

科室负责人：　　　　　　　　　　　　日期：

43. 实验室环境监测记录

共　页;第　页　　　　　　　　　　　　　表格编号:××PF01-17-01

日期	温度	湿度	监测人	日期	温度	湿度	监测人

异常情况记录:

备注

44. 实验室设施与环境检查及处理记录

共　页;第　页　　　　　　　　　　　　　表格编号:××PF01-17-02

检测检验区:

房间号	负责人	检查情况	问题处理

检查情况:

检查人员:

日　　期:

45. 危险化学品采购计划和验收记录

共　　页;第　　页　　　　　　　　　　　　　　　　表格编号:××PF01-20-01

	采购计划	物资名称	等级	规格	数量	生产厂家	使用部门	准备使用日期
采购计划								
	计划人:　　　　　　　　　　　　　　日期:							
验收记录及验收结论	外观:　　　　　　　　　　　　　标签: 执行标准:　　　　　　　　　　　批号: 有效日期:　　　　　　　　　　　合格证书(编号): 　其他: 　验收结论: 　　　　　　　　　　　　验收人:　　年　　月　　日 　　　　　　　　　　　　复核人:　　年　　月　　日							
备注								

46. 危险化学品领用记录单

共　　页;第　　页　　　　　　　　　　　　　　　　表格编号:××PF01-20-02

实验室:　　　　　　　　　　　　　　日期:

物资名称	发票号码	规格	单位	数量	单价	总价	备　注

47. 危险化学品消耗记录表

共　页;第　页　　　　　　　　　　　　　表格编号:××PF01-20-03

实验室:　　　　　　　　　　　　　　　　日期:

日期	物资名称	规格	单位	数量	取用人	复核人	备注

48. 危险化学品分类目录

共　页;第　页　　　　　　　　　　　　　表格编号:××PF01-20-04

物资名称	分类	规格	单位	数量	验收时间	备注

验收人:　　　　　　　　　　　　　　　　复核人:

49. 普通菌种领用审批表

共　页;第　页　　　　　　　　　　　　　表格编号:××PF01-21-01

领用部门:　　　　　　领用人:　　　　　　　　　　　年　月　日

菌种名称	菌种编号	数量	半固体	冻干	用途	备注

中心领导:　　　　　　　　主管部门:　　　　　　　　经办人:

年　月　日　　　　　　　　年　月　日　　　　　　　年　月　日

50. 菌(毒)种领用审批单

共　页;第　页　　　　　　　　　　　　　表格编号:××PF01-21-02

领用部门:　　　　　　　　　领用人:　　　　　　　年　月　日

菌种名称	菌种编号	数量	半固体	冻干	用途	备注

中心领导:　　　　　　　　主管部门:　　　　　　　　经办人:

年　月　日　　　　　　　　年　月　日　　　　　　　年　月　日

51. 标准菌株领用登记表

共　页;第　页　　　　　　　　　　　　　表格编号:××PF01-21-03

购买日期	菌株名称	编号	数量	存放地点	领取日期	领取数量	剩余数量	领用人	保管人	

52. 菌(毒)种传代及销毁记录表

共　页;第　页　　　　　　　　　　　　　表格编号:××PF01-21-04

菌(毒)种名称	数量(株)	传代方式	传代日期	经办人(签名)	
菌(毒)种名称	数量(株)	销毁方式	销毁日期	经办人(签名)	科主任(签名)

53. 现场检测记录表

共　页;第　页　　　　　　　　　　　　　表格编号:××PF01-24-01

测量场所						
环境条件						
仪器型号及编号						
检测项目			检验依据			
测量次数 监测点及编号	1	2	3	4	5	6
×××						
×××						
修正因子:						
计算公式:						

检验人:　　　　　　　　　　　　复核人:

　年　月　日　　　　　　　　　　　年　月　日

54．应急样品送检单

共　页；第　页　　　　　　　　　　　　　　表格编号：××PF01-25-01

受检单位名称			采样地点			检验类别		
样品编号	样品名称	生产单位	商标	规格	数量	生产日期/批号	样品性状及包装	保存条件
检验项目								
执行标准						备注		

送检人：　　　　　　　日期：　　　　　　　　　联系电话：

要求完成时限：　　　　年　月　日（　　个工作日）

①样品状况与上述登记相符，确认□　　　　　②不符情况描述：

收样人：　　　　　　　　　　收样日期：　　年　月　日

55．新开展项目申请表

共　页；第　页　　　　　　　　　　　　　　表格编号：××PF01-26-01

申请科室		日期	
新开展项目名称			
方法来源	□自行制订方法□公开发布的方法（1. 国家标准/规范；2. 期刊/书籍） □其他：		
	方法代号或出处：		
实施目的/理由			
资源配置情况说明	（填写仪器设备、人员配备、所需经费等） 仪器设备： 人员配备： 所需经费：		
计划方案、目标、应用范围			
科主任意见	签字：　　　　日期：		
技术负责人意见	签字：　　　　日期：		

56. 新开展项目评审表

共　　页；第　　页 　　　　　　　　　　　　　　　　表格编号：××PF01-26-02

项目名称		完成科室	
方法来源	□自行制订方法＊公开发布的方法（1、国家标准/规范；2、期刊/书籍） □其他：		
	方法代号或出处：		

方法验证结果：

提供资料：
科主任签字：　　　　　　　　　　　　　　　　　日期：

技术专家意见：
确认人员（技术组成员）：　　　　　　　　　　　日期：

审核部门意见： 签字：　　　　日期：	批准意见： 技术负责人签字：　　　　　　日期：

57. 原计量认证项目能力变更表

共　　页；第　　页 　　　　　　　　　　　　　　　　表格编号：××PF01-26-03

序号	检测对象	项目/参数		新颁标准（方法）名称及编号（含年号）	原标准号	变化内容	实验室条件符合性说明
		序号	名称				

　填表人：　　　　　　　　　　　　技术负责人：
　日期：　　　　　　　　　　　　　日期：

58. 允许偏离申请批准表

共　页;第　页　　　　　　　　　　　　表格编号:××PF01-27-01

申请允许偏离内容	
申请允许偏离理由	申请人(签字):　　　　　年　月　日
科所意见	科所负责人(签字):　　　年　月　日
审核意见	质管办主任(签字):　　　年　月　日
审批意见	技术负责人(签字):　　　年　月　日
备注	

59. 偏离反馈纠正表

共　页;第　页　　　　　　　　　　　　表格编号:××PF01-27-02

允许偏离内容	
偏离反馈情况	反馈人(签字):　　　　　　　　日期:
拟采取的措施	科室负责人(签字):　　　　　　日期:
审核意见	质管科科长(签字):　　　　　　日期:
批准意见	技术负责人(签字):　　　　　　日期:
备注	

60. 实验室计算机软件评审表

共　页;第　页　　　　　　　　　　　　　表格编号:××PF01-28-01

软件名称		版本	
开发商			
内容简述			

评审或验证结论:

　　　　　　　　　　　　　　　　　　　　　评审人:　　　　年　月　日

审批意见:

　　　　　　　　　　　　　　　　　　　　　批准人:　　　　年　月　日

61. 实验室计算机软件修改申请表

共　页;第　页　　　　　　　　　　　　　表格编号:××PF01-28-02

名称		编号	

拟修改的内容:

修改理由:

修改后的内容:

申请人:　　　　　　　　　　　　　　　　　　　年　　月　　日

审核意见:
审核人:　　　　　　　　　　　　　　　　　　　年　　月　　日

批准意见:
批准人:　　　　　　　　　　　　　　　　　　　年　　月　　日

表格编号：××PF01-30-01

62. 仪器设备使用(管理)登记本

仪器编号：

仪器名称：

使用科室：

保管人员：

起止日期：

说　明

1. 仪器设备使用(管理)登记本由使用科(所)填写。填完后或次年1月初上交总务科归档；

2. 该登记本作为仪器报废审批时主要依据；

3. 该登记本不适用于高压灭菌器的使用记录。

表 1　仪器设备基本信息登记表

仪器名称		型号/规格	
出厂编号		生产厂家	
中心编号		价格(万元)	
启用日期			
附件			

表 2　仪器设备维护计划表

维护频次	维护内容	维护人

计划编制人/日期：＿＿＿＿＿＿＿＿＿＿＿＿　　科室负责人签名/日期：＿＿＿＿＿＿＿＿＿＿＿

表 3　仪器设备维护记录表

维护日期	维护内容	维护后状况		维护人	备注
		主机 正常/异常	附件 正常/异常		

注:维护后状况正常请打"√"确认,异常请打"×"确认,故障时请在备注栏中具体说明

表 4　仪器设备使用记录表

使用日期	样品数量	检测项目 （工作内容）	工作环境		工作时间		使用前状况	使用后状况	使用者	备注
			温度/℃	湿度/%	开机	关机	正常/故障	正常/故障		

注:1. 使用状况正常请打"√"确认,故障请打"×"确认,故障时请在备注栏中具体说明

　　2. 样品编号为连续的,可表示为如 11020002～0015

　　3. 实验室有气压要求时,请在备注栏中填写

表 5　仪器设备检定/校准符合性检查记录表

检定日期	检定结果	检定周期	检定单位	符合性检查 符合/不符合	检查人	备注

注:"符合性检查"指仪器设备的检定/校准结果是否符合检测标准/规范要求,符合请打"√"确认,不符合请打"×"确认

表 6　仪器设备维修记录表

日期		故障情况	维修情况	维修结果	维修单位	维修人	备注
请修	维修						

×××疾病预防控制中心

地址:

邮编:

63. 仪器设备检定/校准符合性评审记录表

共　　页；第　　页

科室：　　　　　　　　　　　　　　　　　　表格编号：××PF01-30-02

仪器编号：		仪器名称：
□检定/□校准/□测试证书编号： 检定/校准/测试单位：		有效期：
□检定/□校准/□测试日期：		□有效期/□建议校准周期：
检定/校准/测试单位资格 授权/认可证书号：□有　□无 标准器编号：□有　□无		标准器是非在有效期内：□是　　□不是
溯源性 实验室检测要求：□技术指标/□误差范围/□使用范围 □检定/□校准/□测试结果 校准/测试结果符合性：符合□　不符合□		评价人：　　　年　月　日
设备可靠性评价： 同意贴：合格证□　　准用证□　　停用证□ 科室设备管理员：　　　年　月　日	批准人：　　　年　月　日	

64. 固定资产报废审批表

共　　页；第　　页

表格编号：××PF01-30-03

设备名称			型号规格	
生产厂家			产品编号	
购买日期			中心编号	
使用科室		购置价格	放置地点	
报废理由： 科室设备管理员人：			日期：　年　月　日	
审核情况： 科室负责人：			日期：　年　月　日	
核实情况： 中心设备管理员：			日期：　年　月　日	
审批意见： 中心主任：			日期：　年　月　日	
处理情况： 中心设备管理员：			日期：　年　月　日	

65. 标准物质目录

共　页;第　页　　　　　　　　　　　　　　　　　　编号:××PF01-31-01

序号	标准物质名称	技术指标	不确定度	等级标准号	规格	数量/存量	生产厂商	购买日期	有效期至	备注

66. 标准物质领用登记表

共　页;第　页　　　　　　　　　　　　　　　　　表格编号:××PF01-31-02

日期	物质名称	标准物质编号	数量	领用人	发货人

67．标准物质验收记录

共 页;第 页 表格编号:××PF01-31-03

标准物质名称/编号:

生产单位名称:

标准物质级别:GBW□ GBW(E)□ 其他□

标准物质证书编号:

标准有效期限:

标准物质技术特性验收记录:

(1) 物质的状态:固体□液体□

(2) 包装完整程度:完整□不完整□其他□

(3) 颜色是否正常:是□否□

(4) 标识内容是否清晰:是□否□

(5) 是否有均匀性参数:有□没有□

(6) 是否有标准值可信区间:有□没有□

(7) 是否有不确定度报告:有□没有□

实验室使用验收记录:

(1) 标准值可靠性试验:准确□不准确□(附验证报告)

(2)标准稳定性试验:变异系数<5%□变异系数5%～10%□变异系数>10%□

验收意见:

验收人: 年 月 日

技术管理层专业组负责人批准意见:

技术管理层专业组负责人:

年 月 日

68. 滴定分析用标准溶液的制备标定原始记录

表格编号：××PF01-31-04

共 页；第 页

溶液名称						
溶剂名称		配制浓度		mol/L	配 mL	制 量
规格					对比	复比
数量						

标准物质
- 名称
- 规格
- 数量

标准试剂：

指示剂
- 名称
- 浓度

环境温度 ℃
溶液温度 ℃
天平编号
移液管编号
容量瓶编号
干燥箱编号

标定

序号	1	2	3	4

称量或滴定管读数 g / mL

溯源标准物质登记编号：
滴定管检定合格证编号：

待标溶液
- 滴定管读数(mL)
- 滴定管校正值(mL)
- 温度校正值(mL)
- 耗用总体积(mL)
- 空白消耗体积(mL)

标定温度 ℃　计算公式：

标定允差% ≤0.1

	计	算	结	果

CV% 　　不确定度

使用期限	年 月 日 至 年 月 日	复标日期	年 月 日
标定日期	年 月 日	复标者	

复标

序号	1	2	3	4

测定用温度计检定合格证编号：

对比法

标准溶液名称
标准溶液浓度 C
溯源标准溶液登记编号：

- 滴定管读数(mL)
- 滴定管校正值(mL)
- 温度校正值(mL)
- 耗用总体积(mL)
- 空白消耗体积(mL)
- 吸取待标溶液量(mL)

指示剂
- 名称
- 浓度

计算公式：

标定允差% ≤0.1
溶液温度 ℃
移液管编号
容量瓶编号
滴定管编号
标定浓度

	计	算	结	果

不确定度

备注　　两种不同方法比对允差≤0.2%

69. 试剂(标准溶液)配制原始记录

共　页;第　页　　　　　　　　　　　表格编号:××PF01-31-05

标准物质名称		编号	
级别批号		标准物质浓度	
使用溶剂		配制浓度	
配制依据			
保存条件		有效期	
配制方法			

配置人:　　　　　　　　　　　　　　复核人:

日期:年　月　日　　　　　　　　　　日期:年　月　日

70. 设备/标准物质期间核查计划表

共　页　第　页　　　　　　　　　　　表格编号:××PF01-32-01

序号	仪器名称/标准物质	仪器型号/标准物质级别	仪器/标准物质编号	核查依据	最近检定/标定日期	有效期	核查计划时间	实施人

编制人:　　　　　　　　　　　　　　批准人:

日期:年　月　日　　　　　　　　　　日期:年　月　日

71. 设备/标准物质核查结果记录表

共　　页;第　　页　　　　　　　　　　　　　　　　表格编号:××PF01-33-02

序号	仪器名称/标准物质	仪器型号/标准物质级别	仪器/标准物质编号	核查依据	最近检定/标定日期	有效期	核查计划时间	实施人

编制人:　　　　　　　　　　　　　　　　　批准人:

日期:年　　月　　日　　　　　　　　　　日期:年　　月　　　日

72. 仪器设备检定、校准、验证计划表

共　　页;第　　页　　　　　　　　　　　　　　　　表格编号:××PF01-33-01

仪器名称	仪器型号	仪器编号	溯源方式	最近检定/校准/验证日期	下次检定/校准/验证日期	检定/校准/验证周期	检定/校准/验证机构	结果报告方式	检定/校准/验证结果	溯源要求	送检人

编制人:　　　　　　　　　　　　　　　　　批准人:

日期:　　　　　　　　　　　　　　　　　日期:

73. 检测样品采(抽)样单

共　页;第　页　　　　　　　　　　　　　　　　　表格编号:××PF01-34-01

抽样部门:

序号	抽样产品/对象	抽样依据	抽样数量	样品运输和保存要求	拟检测项目	责任人	备注

采(抽)样人:　　　　　　采(抽)样时间:　　　　　　现场陪同人:

注:本表一式二份,一份交被采样单位,一份随样品检测流转

74. 样品登记表

共　页;第　页　　　　　　　　　　　　　　　　　表格编号:××PF01-35-01

日期	样品名称	检测项目	份数	送样者及单位	联系方式	报告日期	取报告日期	报告领用者	备注

75. 检测样品流转卡

共　页;第　页　　　　　　　　　　　　　　表格编号:××PF01-35-02

检测科室:　　　　　　　　　　　　　　　样品编号:

样品名称:　　　　　　　　　　　　　　　生产日期或批号:

样品状态:　　　　　　　　　　　　　　　样品规格:

送检日期:　　　　　　　　　　　　　　　样品数量:

客户要求完成日期:　　　　　　　　　　　要求检测科室完成日期:

序号:　　　　　　　　　　　　　　　　　检测项目:　　　　　　　　检测方法依据:

备注:

质量管理科收样人:＿＿＿＿＿＿＿＿＿＿＿　(　　　　)

检验科收样人:＿＿＿＿＿＿＿＿＿＿＿　　　(　　　　)

检测结果评价人:＿＿＿＿＿＿＿＿＿＿＿　　(　　　　)

检测报告书审核人:＿＿＿＿＿＿＿＿＿＿＿　(　　　　)

发文者:＿＿＿＿＿＿＿＿＿＿＿　　　　　　(　　　　)

76. 样品状态标识

共　页;第　页　　　　　　　　　　　　　　表格编号:××PF01-35-03

×××疾病预防控制中心
样品标签:
样品编号:
收样日期:
未检□在检□已检□留样□

77. 留样样品领取单

共　页;第　页　　　　　　　　　　　　　　表格编号:××PF01-35-04

领取人			
样品编号		领取数量	
领取原因			
质量管理科意见	负责人:		年　月　日
技术负责人意见	签名:		年　月　日

78. 检测余样处理表

共 页;第 页　　　　　　　　　　　　　表格编号:××PF01-35-05

样品编号	样品名称	处理方式	处理人	处理时间

79. 留样样品销毁申报处理表

共 页;第 页　　　　　　　　　　　　　表格编号:××PF01-35-06

样品编号	样品名称	报告日期	数量	处理方式

申报处理人:　　　　　审核人:　　　　　　　批准人:

　　年　月　日　　　　　　年　月　日　　　　　　年　月　日

80. 能力验证/比对及内部质量控制计划表

共 页;第 页

20×× 年度　　　　　　　　　　　　表格编号:××PF01-36-01

序号	产品	项目	检测室	参加人员	质控方式	组织单位	计划比对时间	控制要求

批准人:　　　　审核人:　　　　　编制人:　　　　　编制日期:　　年　月　日

81. 能力验证/比对试验结果分析报告

共　页;第　页　　　　　　　　　　　表格编号:××PF01-36-02

试验项目			
参加单位和人员			
设备名称和编号		试验时间	
试验负责人		监督人	
比对试验结果分析			
其他需说明的情况	记录人:		年　月　日
备注			

试验负责人:　　　　　　　　　　技术负责人:

82. 检测事故与差错登记表

共　页;第　页　　　　　　　　　　　表格编号:××PF01-37-01

检测事故/差错事实描述	责任人:		年　月　日
责任部门负责人意见	签名:		年　月　日
质量管理科意见	签名:		年　月　日
质量负责人意见	签名:		年　月　日
责任部门负责人确认意见△	□同意　　　□申诉 申诉理由: 签名:		年　月　日
申诉处理意见☆	质量负责人/中心主任签名:		年　月　日

注①:△指责任部门负责人确认意见为申诉时,必须填写申诉理由

注②:☆指检测差错申诉处理由质量负责人签署意见

　　　检测事故申诉处理由中心主任签署意见

注③:本表填写一式二份;一份留质管科,一份随检验报告归档

83. 检测事故报告单

共　页;第　页　　　　　　　　　　　　　　表格编号:××PF01-37-02

事故名称:		发生日期:	

经过:

调查组:	日期:	年	月	日

处理结果:

办公室:	日期:	年	月	日

中心分管领导意见:

	日期:	年	月	日

84. 实验室安全事故登记表

共　页;第　页　　　　　　　　　　　　　　表格编号:××PF01-37-03

实验室安全事故描述:

	登记人:	年	月	日

责任部门负责人意见:

	签名:	年	月	日

总务科处理意见:

	签名:	年	月	日

质量负责人意见:

	签名:	年	月	日

部门负责人确认意见:认同□　　　申诉□

	签名:	年	月	日

中心主任意见:(如有申诉时填写)

	签名:	年	月	日

注:本表填写一式二份

85. 实验室安全事故报告单

共　页;第　页　　　　　　　　　　　　　　　　表格编号:××PF01-37-04

事故名称:	发生日期:

经过:

调查组:		日期:	年	月	日

处理结果:

质管科:	总务科:		日期:	年	月	日

中心分管领导意见:

	日期:	年	月	日

表格编号:××PF01-38-01

86. 检测报告封面

Test Report

××疾病预防控制中心

表格编号：××PF01-38-02

87. 检测报告说明页

一、对检测结果如有异议者，请于收到检测报告之日起十五天内向本中心提出；微生物检测结果不做复检。

二、检测类别：一般委托、鉴定委托、监督委托、司法委托。

三、委托送检的样品，本中心仅对来样负责。

四、本报告无批准人签字，或涂改，或未加盖中心检验专用章或公章无效。

本报告不得部分复制，不得用作广告宣传，经同意复制的复制件未重新加盖本中心检验专用章或公章无效。

五、"★"表示分包检测的项目。

质量体系文件编号：ZJPF01-38-01

地址：×××× 号

电话（Tel）：　　　　　　　　　　邮编（Post Code）：

传真（Fax）：

网址（Website）：

×××省疾病预防控制中心简介

　　××疾病预防控制中心是直属于××××的卫生事业单位,承担着政府公共卫生技术管理职能。

　　中心设有检验科、卫生监测科等。主要从事食品、化妆品、饮用水等的检测分析;中心获得了省级计量认证、食品检验机构资质认定、职业卫生乙级资质等资质……

　　本中心的质量方针是:××××。

88. 检测报告发放登记表

共　页;第　页　　　　　　　　　　　　　　　　表格编号:××PF01-38-03

送样日期	样品编号	样品名称	生产单位	报告日期	签名	取报告日期

89. 检测报告更改申请审批表

共　页;第　页　　　　　　　　　　　　　　　　表格编号:××PF01-38-04

报告编号		样品名称	
需修改的内容:			
修改后内容:			
修改理由:			
申请单位		申请人	
联系方式		申请时间	年　月　日
相关部分负责人意见			
批准人		日期	年　月　日

90. 检测报告(底稿)

共　页;第　页

检测部门：　　　　　　　　　　　　　　　表格编号：××PF 01-38-05

样品编号		接收日期		检测日期	
检测依据					
序号	检测项目名称	单位	标准要求	检测结果	单项判定

附注：

　　检测人：　　　　　　　　复核人：
　　　　年　　月　　日　　　　　　　　年　　月　　日

91. 检测报告

共　页;第　页　　　　　　　　　　　　表格编号：××PF01-38-06

报告编号：

样品名称		样品编号	
生产厂家		样品商标	
委托单位		委托单位地址	
送样单位		采样单位	
批　号		来样方式	
生产日期		样品状态/包装	
到样样品数量		样品规格	
接收日期		检测日期	
检测项目			
检测依据			
评价标准			

检测结论：

附注：

批准人：　　　　　　　　　　　　职务：

　　日　期：　　　　年　　月　　日

92. 测量不确定度评定报告

共　页；第　页　　　　　　　　　　　　　表格编号：××PF01-39-01

检测方法名称	
检测标准名称	
不确定度来源	
数学模型	
A 类不确定度	
B 类不确定度	
传播系数	
各分量	
不确定度	
合成标准	
不确定度	
展伸不确定度	U＝ （U 由合成标准不确定度 u_c＝　　　　和因子 k＝　　　　而得）

评估人		评估日期		年	月	日
审核人		审核日期		年	月	日
签发人		签发日期		年	月	日

93．BSL-2 实验室准入批准记录表

申请人		职称/职务	

申请工作内容:

_____

身体状况:

_____

安全措施:

申请人		日期	年　月　日
批准人		日期	年　月　日
实施时间		年　月　日至　年　月　日	

94．BSL-2 实验室工作人员生物安全知情书

共　页；第　页　　　　　　　　　　　　　　　　表格编号：××PF02-40-02

姓名		性别	
职称/职务		身体状况	
科室		培训情况	
拟参加的工作		联系电话	
承担任务及范围		上岗证号	

拟工作时间：　　　　　　　　　　　　　　　　年　月　日至　年　月　日

申请人声明：

　　本人已接受 BSL-2 实验室生物安全知识培训，熟悉并承诺遵守实验室相关制度、规定和操作规程，知晓实验室工作潜在的危险，自愿参加实验室工作，特此声明。

申请人（签名）＿＿＿＿＿＿＿＿＿＿　　　　　　　　　　　年　　月　　日

科室负责人意见：

　　同意申请人参加 BSL-2 实验室工作。

科室负责人（签名）＿＿＿＿＿＿＿＿＿＿　　　　　　　　　年　　月　　日

生物安全管理委员会意见：

　　同意申请人参加 BSL-2 实验室工作。

生物安全管理委员会主任（签名）　　　　　　　　　　　　年　　月　　日

95. 病原微生物实验活动生物安全风险评估表

共　页；第　页　　　　　　　　　　　　表格编号：××PF01-41-01

病原微生物名称	
一、病原微生物生物学特性	
二、实验室相关活动风险评估与控制	
三、实验室理化因素风险评估及安全防护措施	
四、火灾风险与预防控制措施	
五、自然灾害风险评估	
六、自然灾害及其他意外事件(事故)处理预案	
七、生物安全和生物安全保障风险管理	
八、评估结论	
(一)病原微生物危害等级	
(二)实验活动生物安全防护水平	
(三)人员健康及素质要求	
(四)预防和治疗措施要求	
(五)应急预案和职业暴露措施要求	
九、参考文献	

评估人员：　　　　　　　　　　　　日期：

科室负责人：　　　　　　　　　　　日期：

96. 实验室意外情况记录表

共　页；第　页　　　　　　　　　　　表格编号：××PF01-44-01

发生时间		发生地点	
报告人		报告时间	
报告方式		恢复工作时间	
意外情况类别			
处理措施及结果			
原因分析			
拟采取的预防措施			
生物安全委员会意见			
记录人		实验室负责人	
	年　月　日		年　月　日